SCHLANK UND SCHÖN

Sonderausgabe der Naumann & Göbel Verlagsgesellschaft mbH
in der VEMAG Verlags- und Medien Aktiengesellschaft, Köln

Redaktion: Sabine Zarling
Layout: Jürgen Pengel
Grafik: Heike Diem
Rezepte: Versuchsküche essen & trinken/schöner essen
Styling: Renate Gerber, Gisela Koch, Günther Meierdierks
Schlußredaktion: Christa Davids, Karin Schanzenbach, Sigurd-Falk Weber
Redaktionelle Mitarbeit: Anke Rabeler
Bildbearbeitung: Jutta Wolf
Fotos: Heino Banderob, Thomas Diercks, Wolfgang Krüger, Dietrich Ruhde,
Ralf-C. Stradtmann, Richard Stradtmann
Illustrationen: Gerlinde Koebel
Gesamtherstellung: Naumann & Göbel Verlagsgesellschaft mbH, Köln

essen & trinken

SCHLANK UND SCHÖN

Mit ausgewogener Ernährung zum Wunschgewicht

NAUMANN & GÖBEL

INHALT

Fit in den Tag

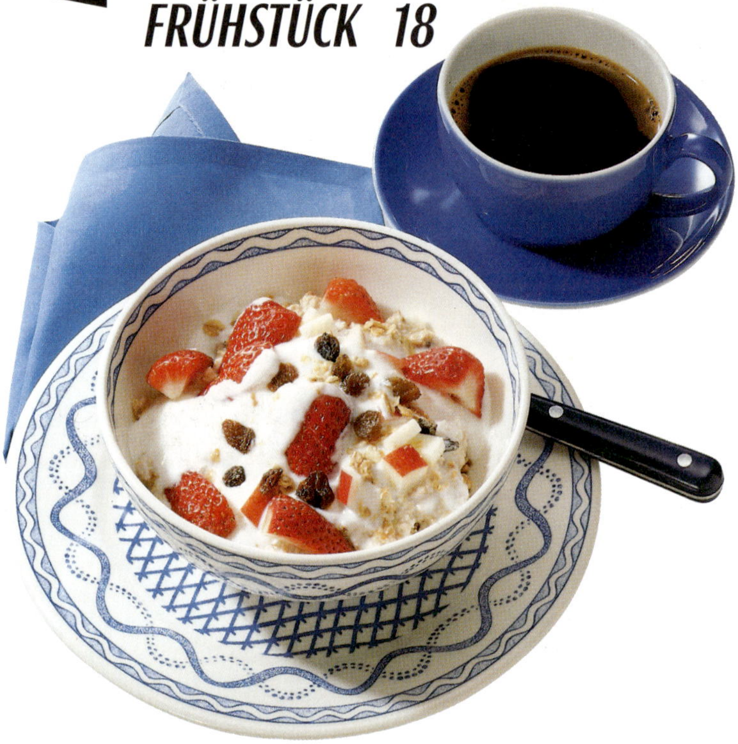

Für den kleinen Hunger

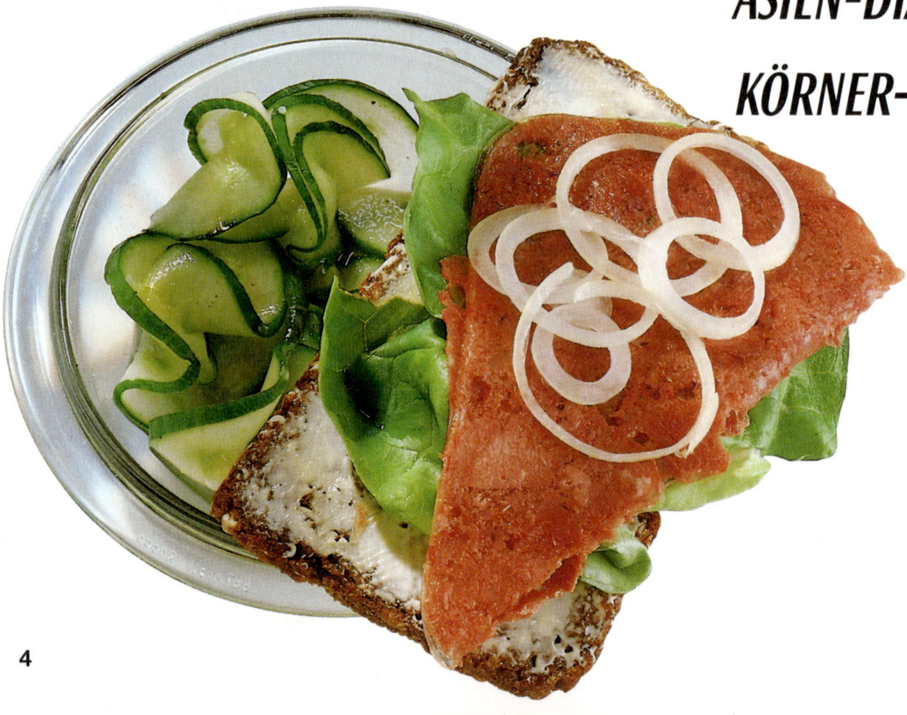

Schlank mit Genuß

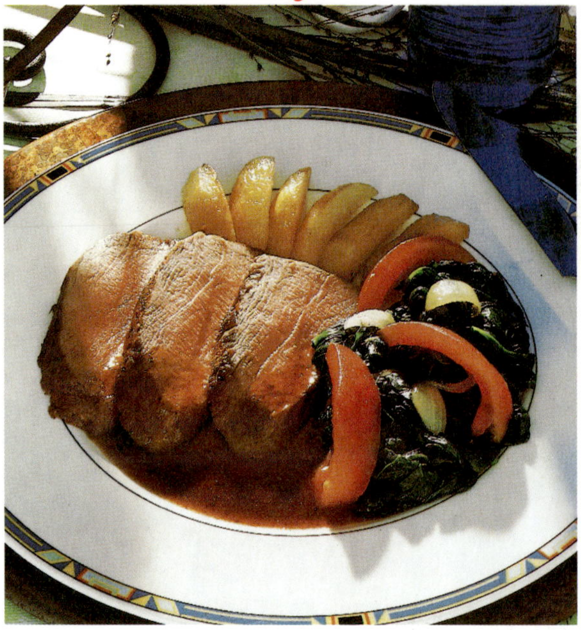

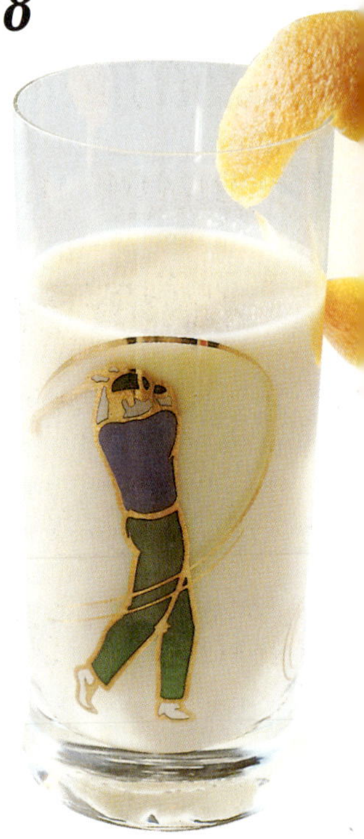

Schnell abnehmen

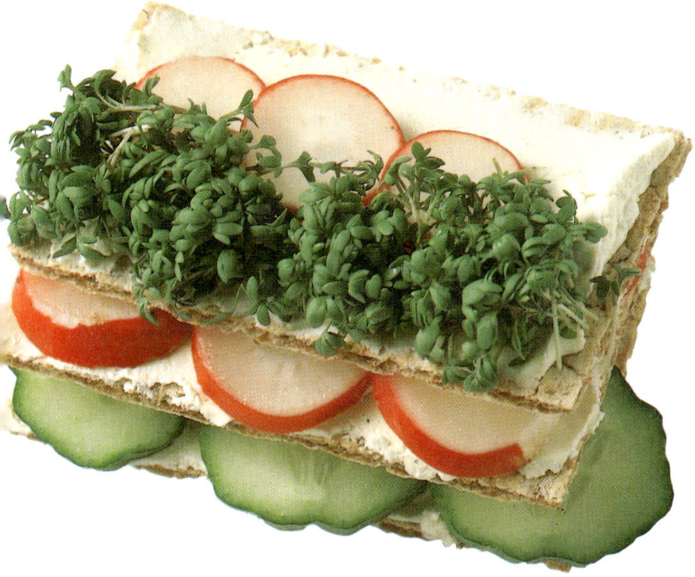

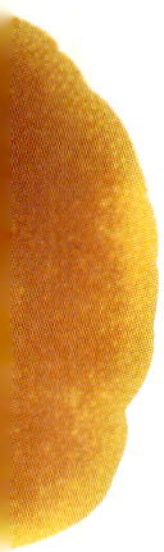

Schlanke Gastlichkeit

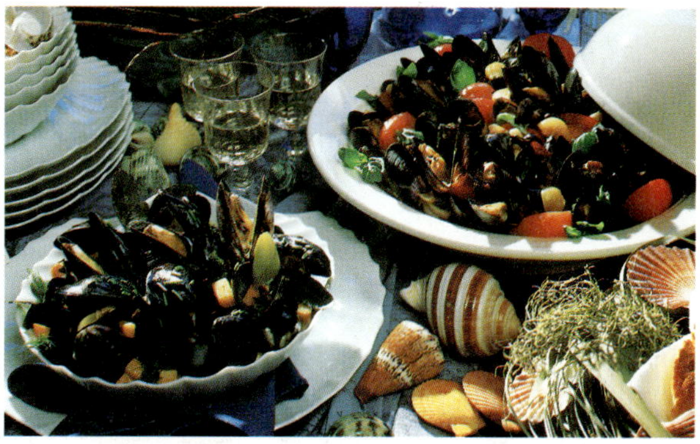

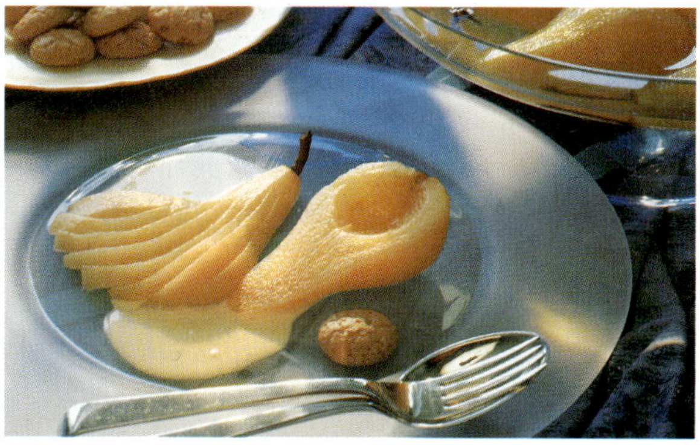

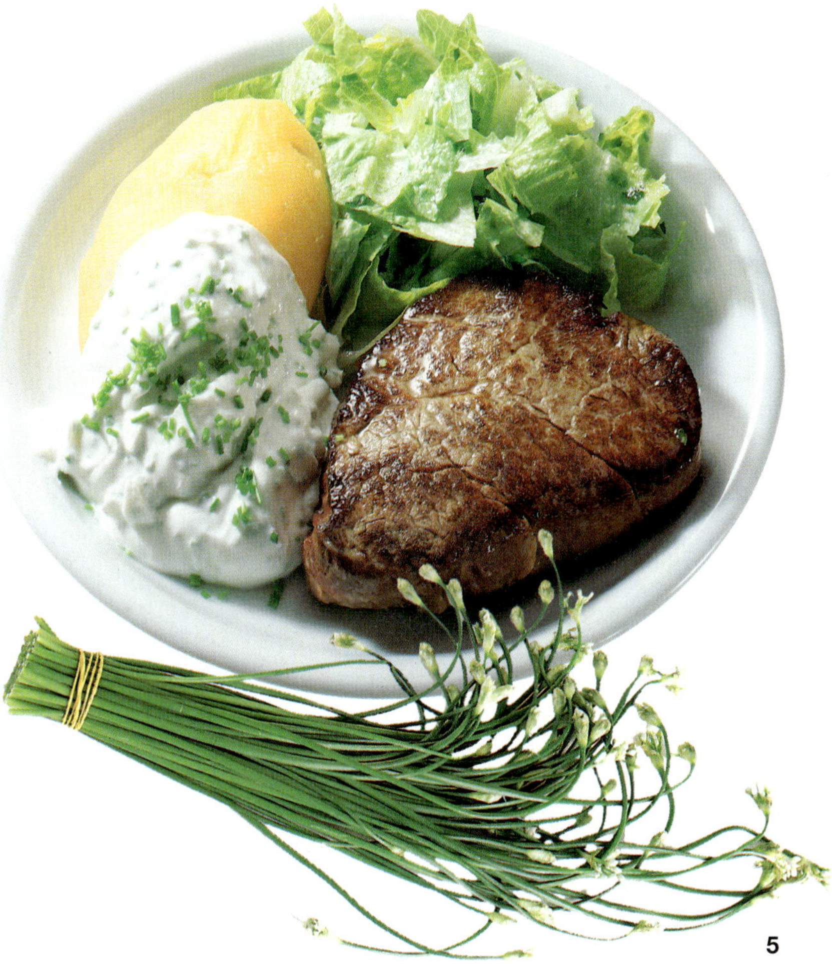

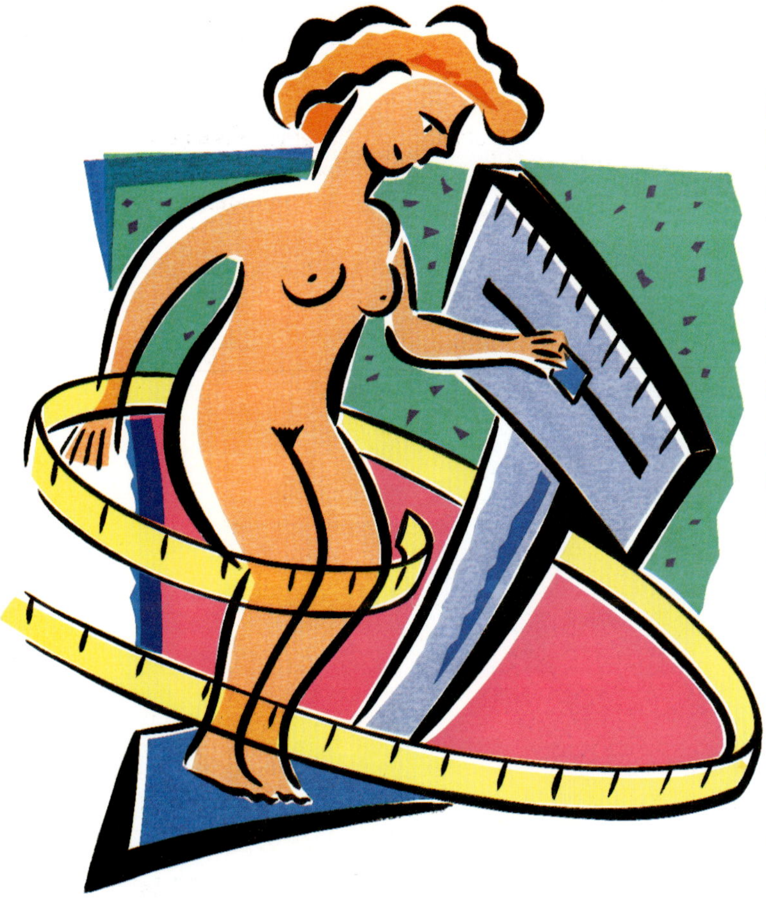

RUND UMS ABNEHMEN

Sie möchten schlanker werden? Wie Sie es garantiert schaffen, wie Sie Ihr Gewicht halten, und was Sie sonst noch über Diäten wissen sollten, finden Sie hier!

Dieses Buch bietet Ihnen zwanzig verschiedene Diäten zum Schlankwerden. Wählen Sie die Diät, die Ihnen am meisten zusagt. In dem Kapitel „Schlank mit Genuß" finden Sie Schlankheitskuren, die Sie unbegrenzt lange machen können. Das Kapitel „Schnell abnehmen" besteht aus Diäten, die ideal sind, wenn Sie in Kürze zwei bis drei Kilo abnehmen möchten. Länger als eine Woche sollten Sie diese Diäten nicht durchführen. Falls Sie sich länger kalorienarm ernähren möchten, probieren Sie unsere 4-Wochen-Diät. Sie ist zusammengestellt aus Rezepten dieses Buches. Oder wählen Sie einfach Gerichte zum Abnehmen, die Sie besonders mögen. Ob Sie täglich 1000, 1200, 1400 oder 1500 Kalorien zu sich nehmen möchten, entscheiden Sie. Addieren Sie einfach die Kalorien von Frühstück, Zwischenmahlzeiten und Hauptgerichten. Und damit Sie auch während einer Diät Freunde zum Essen einladen können, wählen Sie eines unserer acht schlanken Menüs – oder feiern Sie eine leichte Party mit Muscheln.

DIÄT BEGINNT IM KOPF: SO WERDEN UND BLEIBEN SIE SCHLANK

Damit Ihre Diät zum Erfolg wird, und Sie langfristig Ihr Gewicht halten, ist folgendes wichtig:

- ***Gehen Sie mit einer positiven Einstellung ans Abnehmen***
- ***Reduzieren Sie Ihr Gewicht langsam***
- ***Bewegen Sie sich viel***
- ***Essen Sie nach der Diät fettärmer, kohlenhydrat- und ballaststoffreicher***

Diät beginnt nicht mit dem Gang auf die Waage, sie beginnt im Kopf. Nur wenn Sie ganz sicher sind, daß Sie schlanker werden möchten, sollten Sie sich auch zu einer Diät entschließen. Eine halbherzig begonnene Abmagerungskur ist zum Scheitern verurteilt: Sie brechen die Diät mißmutig ab und betäuben Ihren Frust durch Schokolade oder Eis – mit dem Effekt: Sie werden dicker und dicker. Damit Sie die Diät mit einem guten Gefühl beginnen, die Kur ein, zwei, drei Wochen oder noch länger durchhalten, und Sie Ihre Ernährung so umstellen, daß Sie langfristig schlank bleiben – dazu werden Sie hier motiviert.

Überlegen Sie als erstes, wieviel Sie abnehmen möchten. Vorstellungen, so dünn wie Fotomodelle zu werden, sind

Was Sie über Diäten wissen sollten

Hier finden Sie Wissenswertes, das Sie vor Diätbeginn lesen sollten:

Warum sind Sie übergewichtig?

Fettpölsterchen an Bauch, Beinen und Po entstehen nicht von heute auf morgen. Sie haben sie peu à peu angegessen. Denn nur wer mehr Kalorien zu sich nimmt, als der Körper verbraucht, nimmt zu. Die überschüssige Energie wird in Form von Fett an Hüften, Armen und Bauch als Reserve für Notzeiten deponiert.

Was macht dick?

Besonders fetthaltige Lebensmittel schlagen zu Buche, von denen wir meistens zu viel es-

VERGESSEN SIE CRASH-DIÄTEN

Jeder von uns möchte am liebsten ganz schnell, ganz viel und ganz einfach abnehmen und natürlich dauerhaft schlank bleiben. Eier-, Ananas- oder Atkins-Diät – sie verprechen viel und halten wenig. Zwar nehmen Sie schnell ab, wenn sie eine Woche lang nur Eier oder Ananas essen. Aber genauso schnell haben Sie die verlorenen Pfunde auch wieder zugenommen. Der große Nachteil von Crash- oder Modediäten: Sie entsprechen nicht unseren Ernährungsgewohnheiten. Denn gesundes Abspecken gelingt nur mit einer gesunden Mischkost aus Gemüse, Obst, Brot, Nudeln, Kartoffeln, magerem Fleisch und Fisch – und viel Bewegung. Untersuchungen belegen: Wer häufig Crash-Diäten macht, wird letztendlich immer dicker und bringt auch noch seinen Stoffwechsel völlig durcheinander.

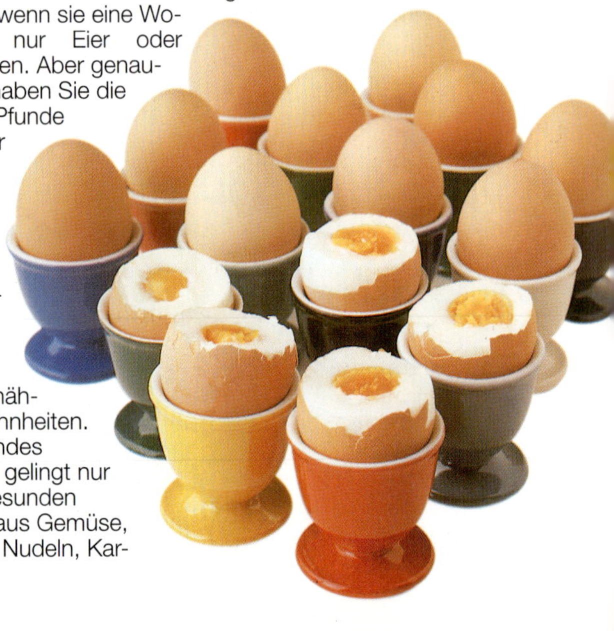

einfach illusorisch. Versuchen Sie auch nicht, das Idealgewicht (Körpergröße in cm – 100 – 10 Prozent = Körpergewicht in kg) anzustreben. Untersuchungen haben ergeben, daß Menschen mit Normalgewicht (Körpergröße in cm – 100 = Körpergröße in kg) genauso gesund sind wie Idealgewichtige. Ob Sie zu dünn oder zu dick sind oder das richtige Gewicht haben, läßt sich am genauesten mit dem sogenannten Body-Mass-Index (BMI) bestimmen (siehe Tabelle rechts).
Die beste Methode, langfristig schlank zu bleiben, ist langsam abzunehmen, zum Beispiel sechs Kilo in einem halben Jahr. Und setzen Sie sich immer kleine Ziele – um so häufiger haben Sie ein Erfolgserlebnis!

sen. Fett ist nämlich Träger von Aromastoffen. Und deshalb schmeckt fetter Käse besser als magerer, sind Salami und Leberwurst aromatischer als Putenbrust, und die Schokoladentorte mit Sahne zergeht sanfter auf der Zunge als Löffelbiskuits.

Essen Dicke mehr als Schlanke?

Nicht unbedingt. Denn wer sein Gewicht konstant hält, und das tun viele Übergewichtige auch, ißt soviel, wie der Körper an Kalorien benötigt. Wer weniger Kalorien aufnimmt, nimmt ab.

Ist Dicksein angeboren?

Es gibt Menschen, die die Veranlagung haben, dick zu werden. Ob sie es tatsächlich werden, entscheidet sich, wie bei allen anderen Menschen auch, vorwiegend im Säuglings- und Jugendalter. Wird in diesen Lebensphasen zu viel gegessen, bilden sich Fettzellen, die ein Leben lang existent bleiben. Selbst durch eine Diät werden sie nur geleert. Das Tragische: Wird nach einer Diät wieder kalorienreich gegessen, sind die Fettzellen im Nu wieder prall gefüllt. Übrigens: Für den Speck auf den Hüften ist ein schwerer Knochenbau nicht verantwortlich. Und wenn Sie nicht wissen, warum Sie übergewichtig sind, lassen Sie Ihren Hormonspiegel und Ihre Schilddrüse untersuchen.

Fortsetzung auf Seite 8

WIE FALLEN SIE INS GEWICHT?

Die Tabelle mit dem Body-Mass-Index (BMI) gibt Auskunft. Liegen Ihre Werte zwischen 20 und 25, sind Sie normalgewichtig. Zwischen 26 und 30 haben Sie leichtes, über 31 starkes Übergewicht. Der BMI wird errechnet aus Ihrem Körpergewicht in Kilogramm durch das Quadrat Ihrer Körpergröße in Metern.

- **_Extremes Übergewicht_**
- **_Starkes Übergewicht_**
- **_Leichtes Übergewicht_**
- **_Normalgewicht_**
- **_Untergewicht_**

Größe in Metern

Gewicht in Kilogramm	1,56	1,60	1,64	1,68	1,72	1,76	1,80	1,84	1,88	1,92
105	43	41	39	37	35	34	32	31	30	28
104	43	41	39	37	35	34	32	31	29	28
103	42	40	38	36	35	33	32	30	29	28
102	42	40	38	36	34	33	31	30	29	28
101	42	39	38	36	34	33	31	30	29	27
100	41	39	37	35	34	32	31	30	28	27
99	41	39	37	35	33	32	31	29	28	27
98	40	38	36	35	33	32	30	29	28	27
97	40	38	36	34	33	31	30	29	27	26
96	39	38	36	34	32	31	30	28	27	26
95	39	37	35	34	32	31	29	28	27	26
94	39	37	35	33	32	30	29	28	27	25
93	38	36	35	33	31	30	29	27	26	25
92	38	36	34	33	31	30	28	27	26	25
91	37	36	34	32	31	29	28	27	26	25
90	37	35	33	32	30	29	28	27	25	24
89	37	35	33	32	30	29	27	26	25	24
88	36	34	33	31	30	28	27	26	25	24
87	36	34	32	31	29	28	27	26	25	24
86	35	34	32	30	29	28	27	25	24	23
85	35	33	32	30	29	27	26	25	24	23
84	35	33	31	30	28	27	26	25	24	23
83	34	32	31	29	28	27	26	25	24	23
82	34	32	30	29	28	26	25	24	23	22
81	33	32	30	29	27	26	25	24	23	22
80	33	31	30	28	27	26	25	24	23	22
79	32	31	29	28	27	26	24	23	22	21
78	32	30	29	28	26	25	24	23	22	21
77	32	30	29	27	26	25	24	23	22	21
76	31	30	28	27	26	25	23	22	22	21
75	31	29	28	27	25	24	23	22	21	20
74	30	29	28	26	25	24	23	22	21	20
73	30	29	27	26	25	24	23	22	21	20
72	30	28	27	26	24	23	22	21	20	20
71	29	28	26	25	24	23	22	21	20	19
70	29	27	26	25	24	23	22	21	20	19
69	28	27	26	24	23	22	21	20	20	19
68	28	27	25	24	23	22	21	20	19	18
67	28	26	25	24	23	22	21	20	19	18
66	27	26	25	23	22	21	20	19	19	18
65	27	25	24	23	22	21	20	19	18	18
64	26	25	24	23	22	21	20	19	18	17
63	26	25	23	22	21	20	19	19	18	17
62	25	24	23	22	21	20	19	18	18	17
61	25	24	23	22	21	20	19	18	17	17
60	25	23	22	21	20	19	19	18	17	16
59	24	23	22	21	20	19	18	17	17	16
58	24	23	22	21	20	19	18	17	16	16
57	23	22	21	20	19	18	18	17	16	15
56	23	22	21	20	19	18	17	17	16	15
55	23	21	20	19	19	18	17	16	16	15
54	22	21	20	19	18	17	17	16	15	15
53	22	21	20	19	18	17	16	16	15	14
52	21	20	19	18	18	17	16	15	15	14
51	21	20	19	18	17	16	16	15	14	14
50	21	20	19	18	17	16	15	15	14	14

RUND UMS ABNEHMEN

Essen Übergewichtige anders?

Häufig ja. Dicke richten sich mit dem Essen mehr nach der Uhrzeit. Sie lassen sich auch beim Anblick von Rouladen oder Schweinebraten oder allein vom Duft frisch gebackener Hefeschnecken zum Essen verleiten. Außerdem setzt bei Übergewichtigen das normale Sättigungsgefühl während des Essens nicht ein. Sie essen mehr als dem Körper gut tut. Auch essen Dicke schneller und schaffen so größere Portionen. Streß ist ebenso ein Faktor, der das Dickwerden begünstigt: Übergewichtige greifen bei Hektik, Kummer, Einsamkeit oder Langeweile eher zu Schokolade, Bratwurst oder Hamburger als Schlanke.

Warum nehmen einige Menschen besonders schwer ab?

So ungerecht es ist, aber einige Menschen haben das Pech, nur besonders wenige Kalorien zu benötigen. Bei Menschen gleichen Alters, gleicher Größe und gleichem Körperbau kann der Kalorienbedarf bis zu 30 Prozent schwanken. Das sind bei einem Bedarf von 2100 Kalorien für eine junge Frau etwa ein Drittel, also maximal 700 Kalorien am Tag mehr oder weniger.

Warum können einige Menschen essen und essen, ohne dick zu werden?

Das Rezept des ewigen Schlankseins heißt „Thermogenese". Es bedeutet soviel wie Wärmeentwicklung. Lebensmittel werden im Körper durch die Verdauung in ihre Einzelteile zerlegt, in Kohlenhydrate, Eiweiß und Fett. Diese Nährstoffe werden dann in den Zellen weiter abgebaut. Dadurch entsteht Wärmeenergie, die meßbar ist – die Kalorie. Werden mehr Sahnebonbons oder Weintrauben gegessen, als der Körper benötigt, lagern sich die überschüssigen Kalorien normalerweise in Form von Fett im Körper ab. Bei einigen Menschen jedoch nicht. Wissenschaftler vermuten hinter diesem Phänomen folgendes: Durch die überschüssige Energie erwärmt sich die Hautoberfläche in verstärktem Maße. Die Energie wird nach außen abgegeben. Die Kalorien, die andere dick machen, „verdampfen" bei den ewig Schlanken einfach.

Warum kommt es während der Diät zu einem Gewichtsstillstand?

In den ersten Tagen des Hungerns wird kein Fett abgebaut, sondern nur überflüssiges Wasser ausgeschieden. Erst danach geht es ans Fett. Der Körper muß es abbauen, um leistungsfähig bleiben zu können. Doch bevor er seine Fettreserven verbrennt, schaltet er um auf Sparflamme – und benötigt so weniger Kalorien bei gleicher Leistung. Die Folge: Man nimmt nicht ab.

Warum nimmt man nach Diäten so schnell zu?

Der Körper hat sich an die geringe Kalorienzufuhr gewöhnt. Wird nach der Diät wieder gegessen wie vor dem Abspecken, nimmt der Körper normale Portionen wie Festessen wahr. Im Nu sind die mühsam geleerten Fettzellen wieder prall gefüllt.

Was ist der Jo-Jo-Effekt?

Durch häufiges Diäten schwankt das Körpergewicht: Während der Diät geht es runter, nach der Diät geht es ebenso rasch wieder rauf. Je häufiger radikale Diäten gemacht werden, desto größer ist der Jo-Jo-Effekt. Und es ist bewiesen: Häufiges Diäten macht dick!

Was ist der Set-Point?

Er könnte ein weiterer Grund für das Scheitern einer Diät sein. Daß es den Set-Point gibt, daran zweifeln Wissenschaftler nicht. Wie er allerdings genau funktioniert, wissen sie noch nicht. Angenommen wird: Der Set-Point ist das „biologische Gleichgewicht" des Körpers. Wird der Körper durch eine Diät aus seinem Gleichgewicht gebracht – Fett soll abgebaut werden – versucht er mit allen Mitteln, dieses Gleichgewicht wiederherzustellen. Trotz intensivster Vorsätze, nicht zu naschen, sind die Sinne plötzlich extrem fixiert auf alles Eßbare. Natürlich werden wir schwach – und essen und essen. Der Körper erreicht sein Ausgangsgewicht und übersteigt es häufig sogar, denn: Der Körper will partout von seinem Fett nicht runter! Nur durch langsames Abnehmen und reichlich Bewegung läßt er sich überlisten und sein Gewicht nach unten einpendeln.

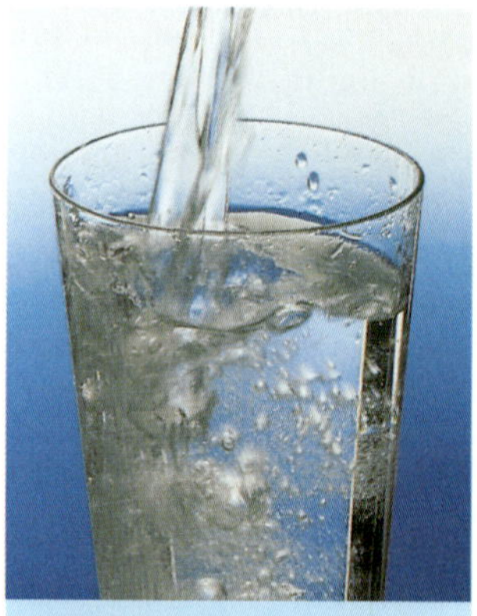

Während Ihrer Diät müssen Sie viel trinken – am besten sind zwei bis drei Liter am Tag. Ideal sind Mineralwasser, Kräuter- oder Früchtetees. Sie enthalten keine Kalorien und belasten nicht Ihren Kreislauf wie Kaffee oder schwarzer Tee. Warum sollen Sie so viel trinken? Die Flüssigkeit entschlackt und entwässert Ihren Körper.

Was ist das Wohlfühlgewicht?

Es ist das individuelle Gewicht, bei dem sich jemand am wohlsten fühlt. Es richtet sich nach keiner Gewichtstabelle, sondern lediglich nach dem eigenen Körpergefühl. Und nur dieses Gewicht ist entscheidend: Schließlich sollen Sie sich gefallen, egal, ob Sie dünn, schlank oder dick sind.

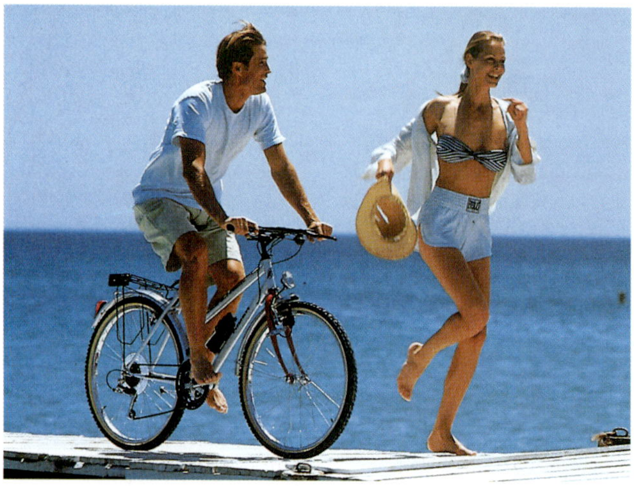

DURCH BEWEGUNG ANS ZIEL

Zu einer Diät zählt nicht nur kalorienarmes Essen, sondern auch Bewegung. Am besten sind Radfahren, Schwimmen, zügiges Gehen oder Joggen – dreimal wöchentlich für je eine halbe Stunde. Denn Ausdauertraining regt den Fettstoffwechsel an, fördert das Abnehmen und beeinflußt den Appetit: Je aktiver Sie werden, desto weniger Heißhunger haben Sie auf Eis oder Chips. Besonders wichtig: Fangen Sie bereits zu Beginn der Diät mit Radfahren, Schwimmen oder mit Gymnastik an. Denn Sport wirkt dem Jo-Jo-Effekt und der Aktivierung des Set-Points (siehe rechts) entgegen. Bringen Sie sich also in Schwung nach dem Motto: Durch Bewegung und Ausdauer ans Ziel. So sind Ihre Aussichten ideal, schlank zu werden.

DIÄTEN IM VERGLEICH

Diät	Was dürfen Sie essen?	Wie wirkt die Diät?
Gesunde Mischkost plus Bewegung	Alles, siehe alle Diäten in diesem Buch, speziell in dem Kapitel „Schlank mit Genuß“	Sie haben Spaß am Essen, weil alle Gerichte lecker schmecken. Und Sie können die Diäten unbegrenzt lange durchführen. Dadurch, daß Sie sich zu jeder Diät außerdem viel bewegen, sind die Aussichten ideal, schlank zu werden und zu bleiben
Vollwert-Diät	Alle Lebensmittel, die nicht oder nur wenig industriell bearbeitet sind. Dazu zählen Nudeln, Reis und Brot aus Vollkorn, Kartoffeln, Gemüse, Obst. Es wird wenig Fleisch und wenig Fisch gegessen	Es treten keine Mangelerscheinungen auf. Die Diät kann dauerhaft gemacht werden und bewirkt gleichzeitig eine Veränderung der Lebensmittelauswahl und des Eßverhaltens. Die Gerichte können zu Beginn der Diät „zu gesund“ schmecken
FdH - Friß die Hälfte	Sie treffen die gleiche Auswahl an Lebensmitteln und Gerichten wie gewohnt, Sie essen davon aber nur die Hälfte	Diese Diät ist die unkomplizierteste, weil Sie so weiteressen wie gehabt. Doch nach kurzer Zeit wird der Teller meist wieder üppig gefüllt – die Diät wird abgebrochen. Auf Dauer kann die FdH-Methode zu Mangelerscheinungen führen
Trennkost	Eiweißreiche Lebensmittel wie Joghurt, Milch und Eier sollen nicht mit kohlenhydratreichen Lebensmitteln wie Brot, Kartoffeln und Nudeln gegessen werden	Läßt sich nur schwer durchführen. Sie ist eigentlich keine Diät, sondern wurde speziell für Kranke mit Stoffwechselstörungen entwickelt. Außerdem sind die Gerichte kein besonderer Genuß
Brigitte-Diät	Gesunde, ausgewogene Mischkost	Leckere Gerichte machen das Abspecken leicht. Durch diese Diät können Sie dauerhaft schlank werden
Pfundskur	Alles, bevorzugt werden kohlenhydratreiche Lebensmittel wie Gemüse, Getreide, Kartoffeln und Obst. Es werden aber kaum fetthaltige Lebensmittel angeboten	Es werden „Fettaugen“ in den verschiedenen Lebensmitteln gezählt. Ein „Fettauge“ entspricht drei Gramm Fett. Die Diät ist durch die Zählerei etwas mühsam durchzuführen. Doch zum langfristigen Abnehmen ist sie gut geeignet. Sie lernen, bewußter und besser zu essen
Crash-Diäten (zum Beispiel Eier- oder Ananas-Diät)	Nach den meist einseitigen Wochenplänen hauptsächlich oder ausschließlich nur ein Lebensmittel, wie zum Beispiel Eier, Ananas oder Äpfel	Sie nehmen nur kurzfristig ab. Meistens schmecken die Gerichte so ungewöhnlich, daß Sie froh sind, wenn die Diätwoche beendet ist
Formula-Diäten	Sie trinken Spezial-Drinks mit zum Beispiel Vanille-, Erdbeer- oder Schoko-Geschmack	Die Drinks enthalten alle lebenswichtigen Nährstoffe, so daß Sie keinen Mangel erleiden. Sie ist aber zu eintönig. Die Diät wird deshalb häufig abgebrochen
Schalttage (Reis-, Obst- oder Safttag)	Sie essen über einen Tag verteilt entweder nur Reis oder Obst oder trinken Gemüse- und Obstsäfte	Sie dauern nur einen Tag und sind zum langfristigen Abspecken nicht geeignet. Zum Entschlacken sind sie jedoch ideal
Null-Diät	Nichts	Sollten Sie nicht allein, sondern nur unter ärztlicher Kontrolle durchführen

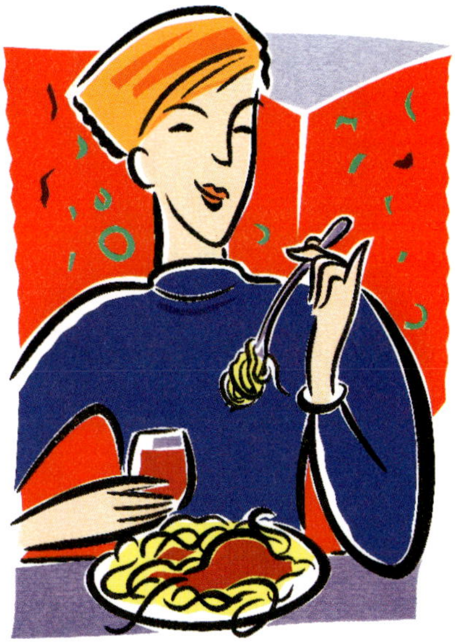

WELCHE DIÄT IST DIE BESTE?

Früher galt das Motto: Nicht mehr als tausend Kalorien am Tag – egal, ob fettes Steak, Butterbrot, Salat oder Quark gegessen werden. Heute gelten andere Maßstäbe: **kein strenges Kalorienzählen, viele Kohlenhydrate, wenig Fett.**

Was bedeutet das? **Wissenschaftler sind der Meinung, daß uns nur das Fett im Essen dick macht.** Und deshalb sind kohlenhydratreiche Diäten am besten geeignet zum Schlankwerden und Schlankbleiben.

Gemüse, Kartoffeln, Nudeln, Reis, Obst, Müsli und Brot werden nämlich im Körper völlig verbrannt. Auch wenn wir noch soviel davon essen, sie machen uns nicht dick. Deshalb müssen Sie auch während Ihrer Diät nicht streng die Kalorien zu zählen, Sie sollten sich lediglich daran orientieren. Denn ob Sie ein oder zwei Möhren, drei oder vier Löffel Müsli essen, spielt keine Rolle.

Generell sollten Sie viel mehr Brot, Müsli, Obst, Gemüse, Hülsenfrüchte, Reis, Nudeln und Kartoffeln essen: Die Lebensmittel werden im Körper langsam verdaut und machen lange satt. Heißhunger kommt deshalb während der Diät nicht auf. Und: **Kohlenhydrate machen Sie glücklich!** Sie bewirken den Anstieg der Aminosäure Tryptophan im Blut, aus der im Gehirn der Neurotransmitter Serotonin gebildet wird. Dieser Glücksstoff bringt Sie in gute Stimmung – während und nach der Diät.

RUND UMS ABNEHMEN *Gesund und schön mit Vitaminen und Mineralstoffen*

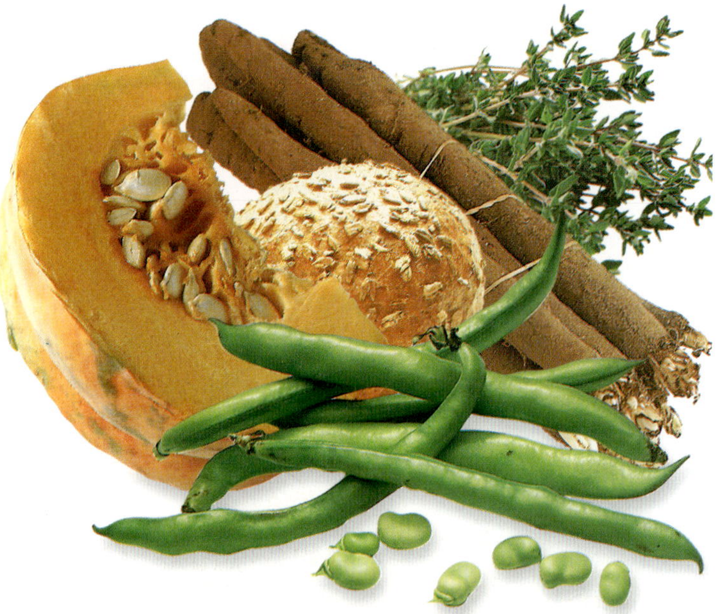

MACHT MUNTER: EISEN

Eisen macht leistungsfähig, gibt eine schöne Haut und stärkt Muskeln. Es bindet den Sauerstoff im Blut und transportiert es als Bestandteil von Hämoglobin in die Zellen. Unter Eisenmangel leiden besonders Frauen häufig: Sie fühlen sich dann schlapp, appetitlos und sehen blaß aus. Fit und rosig werden sie wieder durch eisenreiche Lebensmittel wie Leinsamen und Sesamsaat, Vollkornprodukte, Hülsenfrüchte, Fleisch, grüne Gemüse und Kräuter. Da Vitamin C die Aufnahme des Eisens erleichtert, sollte zu den Mahlzeiten ein Glas Orangensaft oder ein Stück Obst gegessen werden.

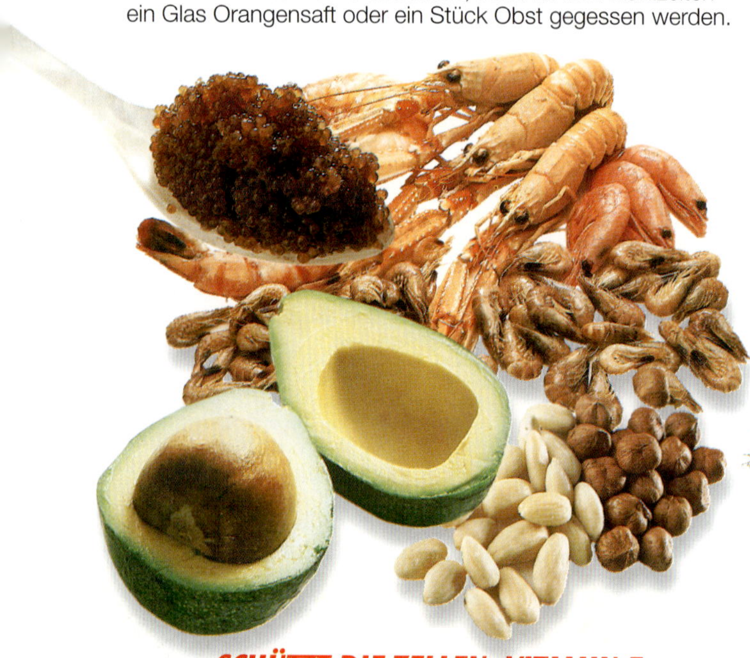

SCHÜTZT DIE ZELLEN: VITAMIN E

Wie Vitamin C, A und Karotin ist auch Vitamin E ein Antioxidans. Es schützt Hormone, Enzyme, Vitamin A, vor allem aber die Fettschichten der Zellwände vor freien Radikalen. Diese aggressiven Stoffe entstehen durch Luftverschmutzung und Streß und zerstören die Zellwände. Durch Vitamin E werden sie jedoch unschädlich gemacht. Dadurch bleiben die Zellwände elastisch und die Haut zart. Besonders viel Vitamin E enthalten Keimöle. Weitere gute Quellen sind Nüsse und Samen, Fisch, Hülsenfrüchte, Fenchel und Avocados.

HALTEN JUNG: VITAMIN A UND KAROTIN

Die Vorstufe des Vitamin A, das Beta-Karotin, kommt nur vor in pflanzlichen Lebensmitteln wie zum Beispiel in Möhren, Mangos, Aprikosen, Brokkoli, Spinat und Kräutern. Vitamin A ist ausschließlich enthalten in tierischen Lebensmitteln, zum Beispiel in Leber, Milch, Käse und Butter. Beide Vitamine stärken die Sehkraft, fördern das Wachstum und schützen die Zellwände. Karotin verhindert speziell beim Sonnenbaden das Altern der Haut.

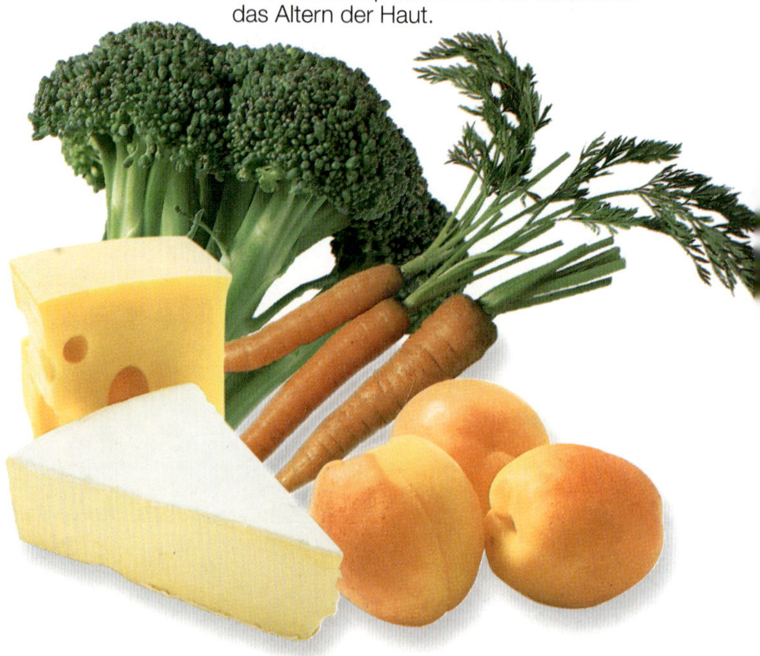

MACHT FIT: VITAMIN C

Es ist wie Vitamin A, E und Karotin ein Antioxidans und schützt die meisten Vitamine vor der Zerstörung durch Sauerstoff und vor freien Radikalen. Dadurch stärkt es nicht nur das Immunsystem, sondern auch die Zellen und den gesamten Stoffwechsel. Das bedeutet: Durch Vitamin C gibt es seltener Schnupfen, schlaffe und blasse Haut und blutendes Zahnfleisch. Außerdem entgiftet es den Körper und fördert die Eisenaufname. Da Vitamin C wasserlöslich, licht- und hitzeempfindlich ist, sollten Obst und Gemüse möglichst roh oder frisch zubereitet gegessen werden.

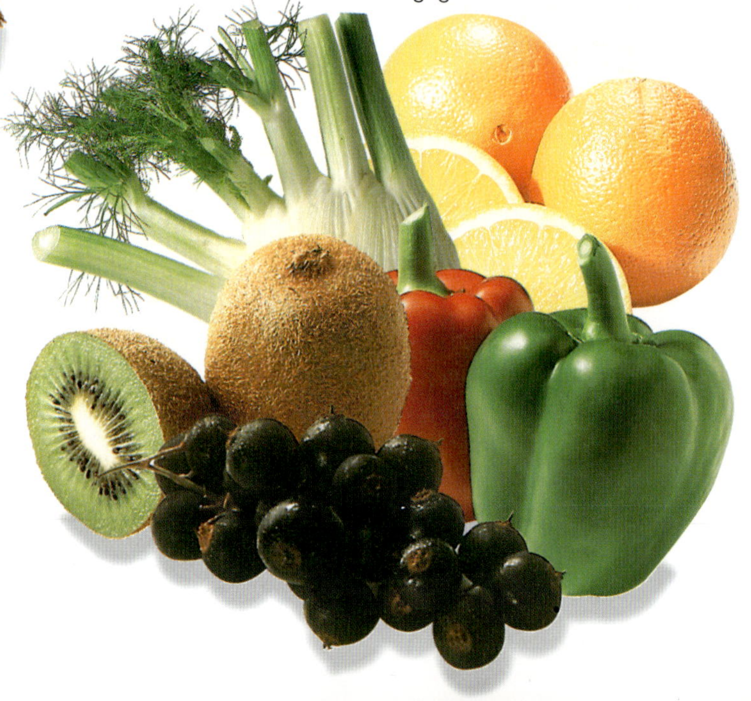

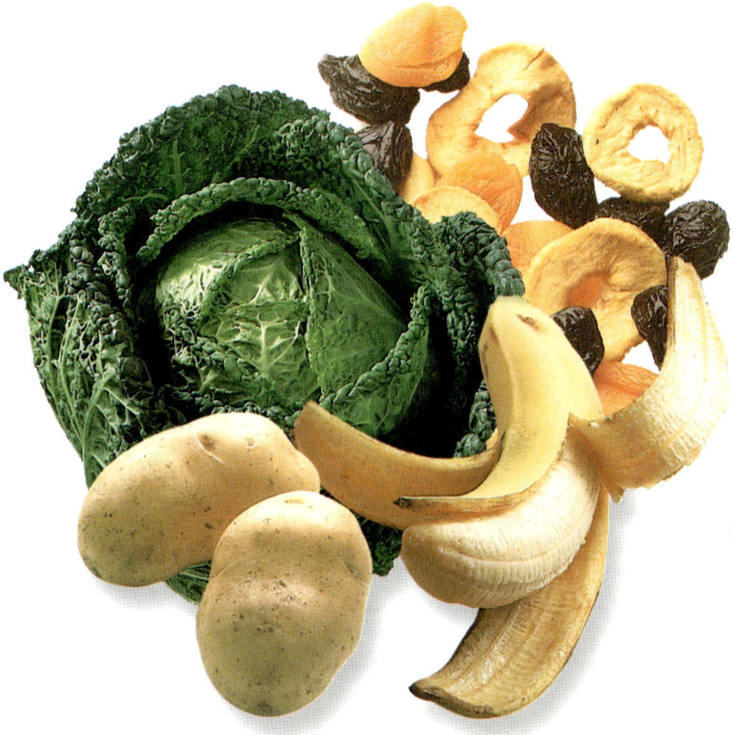

ENTWÄSSERT: KALIUM

Kalium und Natrium regulieren den Wasserhaushalt des Körpers – Kalium wirkt wassertreibend, Natrium wasserbindend. Deshalb sollten besonders während einer Diät kaliumreiche Lebensmittel gegessen werden: Durch sie wird überschüssiges Wasser ausgeschieden. Besonders reich an Kalium sind Gemüse, speziell alle Kohlarten, Kartoffeln, Pilze, Hülsenfrüchte und Obst wie Beeren, Bananen, Melonen und Trockenfrüchte. Wer jedoch extreme Abmagerungskuren macht oder zusätzlich Abführmittel zum Abnehmen schluckt, kann einen Kaliummangel erleiden. Er äußert sich durch schwache Muskeln, Verstopfung und Herzbeschwerden.

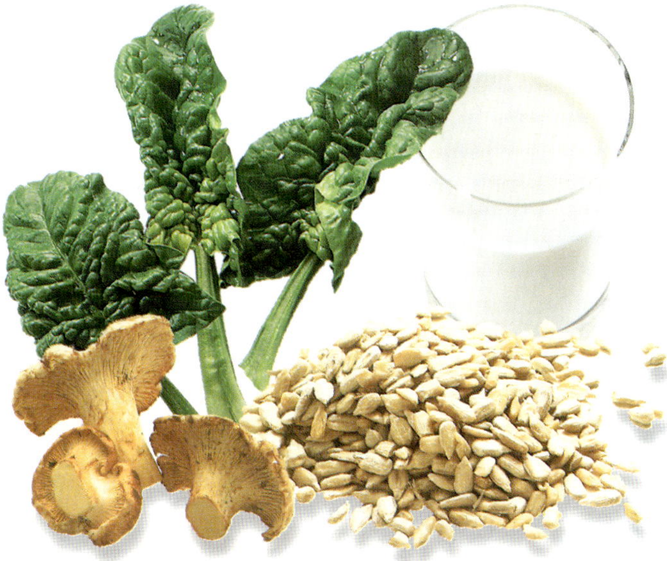

STÄRKEN: KALZIUM UND VITAMIN D

Kalzium ist der Stoff, aus dem Knochen und Zähne gebaut sind. Es stärkt Nerven und Muskeln, aktiviert Enzyme und bringt Blut zum Gerinnen. Kalziumreich sind Milch, Käse, Samen und grüne Gemüse. Es kann jedoch nur wirksam werden, wenn Vitamin D vorhanden ist. Das Vitamin ist enthalten in Fisch, Ei, Käse und Pilzen. Es kann aber auch aus seiner Vorstufe in der Haut gebildet werden. Deshalb sollte man sich viel im Freien bewegen, um so die Vitamin-D-Produktion anzukurbeln.

ENTGIFTEN: KUPFER, SELEN, ZINK

Diese drei Spurenelemente sind lebenswichtige Mineralstoffe und Bestandteile von Enzymen. Sie wirken wie die Vitamine A, C und E als Antioxidantien und schützen die Zellen vor Ozon und Umweltgiften. Außerdem binden sie im Körper Schwermetalle wie Cadmium, Blei und Quecksilber und befördern sie aus dem Körper. Kupfer, Selen und Zink sind enthalten in Fisch, Muscheln, Fleisch, Getreide, Knoblauch, Nüssen und Hülsenfrüchten, Zink auch noch in der Milch.

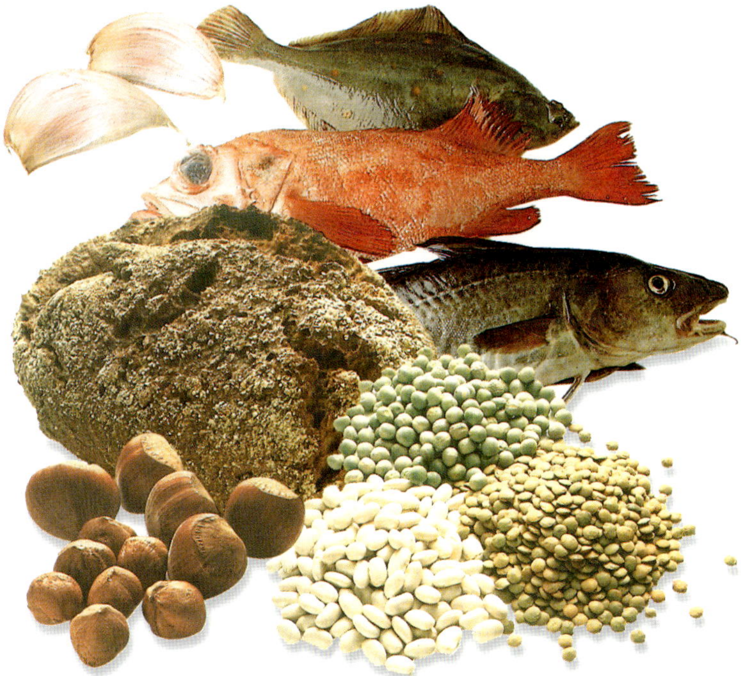

MACHEN SCHÖN: B-VITAMINE

Die meisten B-Vitamine sind Bestandteile von Enzymen und regeln Auf- und Abbau von Kohlenhydraten, Eiweiß und Fett. Speziell B_2 und B_6 sorgen für geschmeidige, glatte Haut und glänzendes Haar. Reich an diesen Vitaminen sind Vollkornprodukte, Gemüse, Geflügel, Fleisch, Fisch, Pilze, Kartoffeln und Milch. Besonders schön macht auch Pantothensäure, die zusätzlich den Körper entgiftet. Sie ist in fast allen Lebensmitteln enthalten, speziell in Fleisch, Fisch, Milch und Hülsenfrüchten.

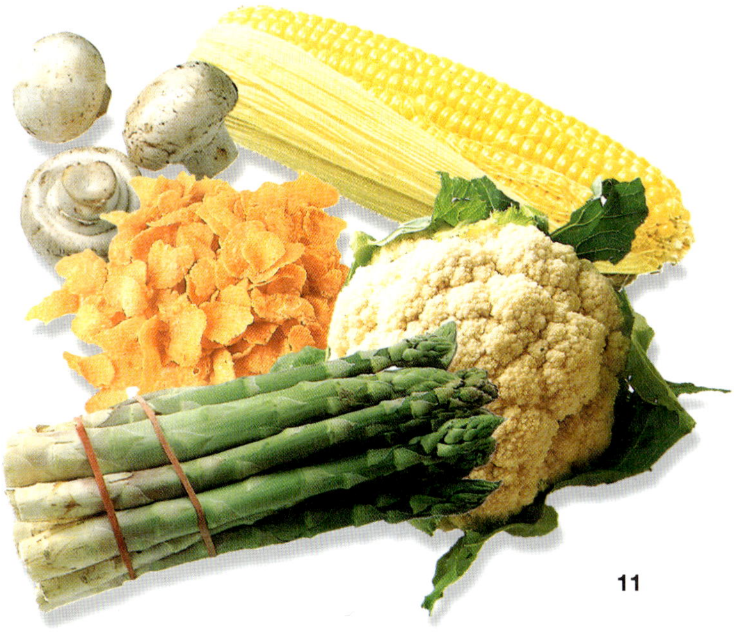

RUND UMS ABNEHMEN

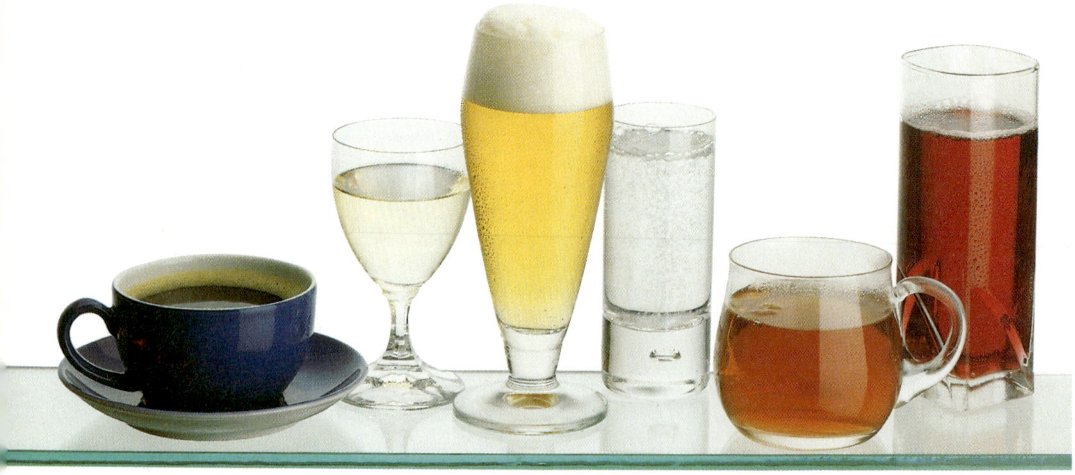

ABFÜHRMITTEL: NEIN DANKE!

Glaubersalz, Rizinusöl, Sennesblätter und andere Abführmittel sind nicht zum Abnehmen geeignet! Wer meint, schlanker werden zu können, weil sich der Darm schneller entleert, der irrt.

Regelmäßiges Einnehmen von Abführmitteln fördert nicht das Entleeren des Darmes, es führt zu einem Kaliummangel: Verstopfung ist die Folge.

Um den Darm wieder in Schwung zu bringen, gibt es nur eine Lösung: ballaststoffreiches Essen. Vollkornbrot, Müsli, Nudeln, Reis und Gemüse enthalten viele Ballaststoffe, die die Darmtätigkeit anregen.

Zum Quellen benötigen die Faserstoffe Flüssigkeit. Trinken Sie deshalb mindestens zwei Liter am Tag .

Auf Weizenkleie im Müsli sollten Sie verzichten. Die Randschichten des Getreides sind relativ hoch mit Schadstoffen belastet. Milchprodukte wie Joghurt und Kefir fördern eine gesunde Darmflora. Auch Bewegung bringt den Darm wieder auf Trab.

TIPS ZUM ABNEHMEN

- Schon bei den Getränken können Sie viele Kalorien sparen. Meiden Sie süße Limonaden und Cola-Getränke, Milch, Pils und Schnäpse. Trinken Sie stattdessen Kalorienfreies oder Kalorienarmes wie Kaffee, Weinschorle, alkoholfreies Bier, Mineralwasser, Tee, Frucht- oder Gemüsesäfte – verdünnt mit Wasser.
- Essen Sie fünf bis sechs Mahlzeiten am Tag. So bekommen Sie keinen Hunger zwischendurch.
- Lassen Sie sich Zeit beim Essen. Das Sättigungsgefühl setzt nämlich erst nach zwanzig Minuten ein. Wer zu schnell ißt, ißt auch häufig zu viel. Langsames Essen ist Genuß und kommt außerdem der Bekömmlichkeit zugute. Legen Sie deshalb häufiger kleine Pausen ein und kauen Sie jeden Bissen gründlich.
- Essen Sie nicht, während Sie lesen oder fernsehen. Meistens essen Sie dabei mehr als nötig.
- Trinken Sie ein Glas Wasser vor dem Essen. Es dämpft den Hunger.
- Gehen Sie nicht hungrig einkaufen. Sie packen sich wahrscheinlich mehr in den Einkaufswagen als auf Ihrer Liste steht.
- Würzen Sie Ihr Essen mit möglichst wenig Salz. Salz bindet Wasser und verhindert dadurch das Entschlacken des Körpers.
- Essen Sie wenig Fett. Meiden Sie fette Wurst, Würstchen, fetten Käse, Schlagsahne, Mayonnaisesalate, fetten Fisch, fettes Fleisch, Sahne- und Cremetorten, Kekse, Öl, Butter oder Margarine.
- Essen Sie spät abends keine großen Portionen, damit Sie Ihren Magen nicht unnötig belasten.

Wenn der Hunger auf Süßes kommt

Dann lindern auch keine Möhren, Äpfel oder Aprikosen den Appetit auf Schokolade, Lakritzen oder Sahnebonbons. Essen Sie das, worauf Sie Appetit haben. Allerdings sollten Sie nicht eine ganze Tafel Schokolade essen, sondern nur einen Riegel, einige Bonbons oder Gummibärchen. Genießen Sie die Süßigkeiten – am besten sehr, sehr langsam. So essen Sie automatisch weniger – und müssen kein schlechtes Gewissen haben!

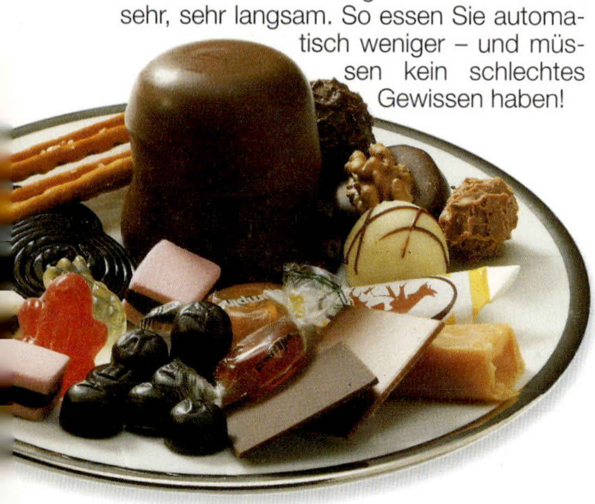

Leichter durch LIGHT-Produkte?

Wahrscheinlich nehmen Sie nicht ab, wenn Sie Butter gegen Halbfettbutter, Camembert gegen Light-Streichkäse und Pils gegen Light-Bier austauschen. Denn was „leicht" oder „light" bedeutet, ist rechtlich nicht geklärt: Sind die Produkte leicht an Kalorien, leicht im Geschmack oder leicht bekömmlich? Nur wo auf der Packung „kalorienreduziert" oder „kalorienarm" drauf steht, sind auch garantiert schlanke Produkte drin. Von Natur aus gibt es viele Lebensmittel, die kalorienarm sind: Kartoffeln, Nudeln, Gemüse, Obst, Vollkornbrot, Milch und Joghurt – sie sind die Säulen einer gesunden, bewußten Ernährung, und sie brauchen keine Konservierungs-, Farb- und Aromastoffe.

TIP: Bestreichen Sie Ihr Brot etwas dünner mit Butter als dick mit Halbfettbutter, süßen Sie Ihren Kaffee mit weniger Zucker als mit Süßstoff, tauschen Sie fetten Schweinebraten aus gegen Geflügel, essen Sie Harzer, Hütten- oder Schichtkäse statt Emmentaler, Butterkäse oder Parmesan.

SO KOCHEN SIE SCHONEND UND FETTARM

Sie brauchen nicht nur die richtigen Lebensmittel zum fettarmen und vitaminschonenden Kochen, Sie brauchen auch das richtige Küchengerät:

- Am schonendsten bereiten Sie Gemüse und Fisch in einem Dämpftopf zu. Durch das Dämpfen bleiben Farbe, Biß, Vitamine und Mineralstoffe am besten erhalten, denn Gemüse und Fisch kommen nicht mit Wasser, sondern nur mit Wasserdampf in Berührung. Zum Dämpfen benötigen Sie kein Fett.
- Vitaminschonend ist ebenfalls das Dünsten von Gemüse: Garen Sie Möhren, Brokkoli oder Staudensellerie in einem Topf mit dickem Boden in wenig Fett bei schwacher Hitze.
- Ebenso gesund ist das Kochen im Schnellkochtopf: Gemüse und Fisch werden sanft und besonders schnell gegart.
- Zum fettarmen Braten empfiehlt sich eine beschichtete Pfanne oder eine Pfanne mit geriffeltem Boden. Kartoffeln, Fleisch und Fisch werden in beiden auch mit wenig Fett knusprig.

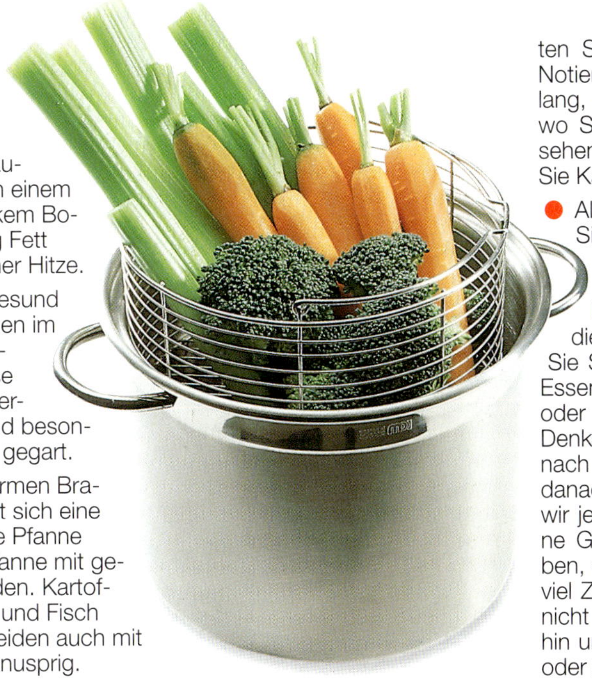

Mit wie vielen Kalorien abnehmen?

Wissenschaftler empfehlen, möglichst langsam das Gewicht zu reduzieren. Wenn Sie täglich etwa 1500 Kalorien essen, nehmen Sie langsam ab und leiden keinen Mangel an Vitaminen und Mineralstoffen. Ob Sie mit 1000, 1200, 1400 oder 1500 Kalorien schlank werden möchten, entscheiden Sie. Auf jeden Fall sollten Sie keine Diät unter 1000 Kalorien machen. Sie nehmen durch so eine Schlankheitskur zwar viel ab, aber das Gewicht anschließend zu halten, ist nach einer kalorienarmen Diät um so schwerer.

DER IDEALE SNACK: OBST

Weintrauben, Himbeeren, Mango, Kiwi, Erdbeeren, Papaya und Heidelbeeren sind zum Abnehmen wie geschaffen: Sie enthalten nur wenig Kalorien, aber viele Vitamine und Mineralstoffe. Und sie wirken entwässernd. Wer seinen Hunger auf Süßes nicht mit Schokolade, Weingummmi oder Eis stillen möchte, greift deshalb am besten zu solchen saftigen Fitmachern.

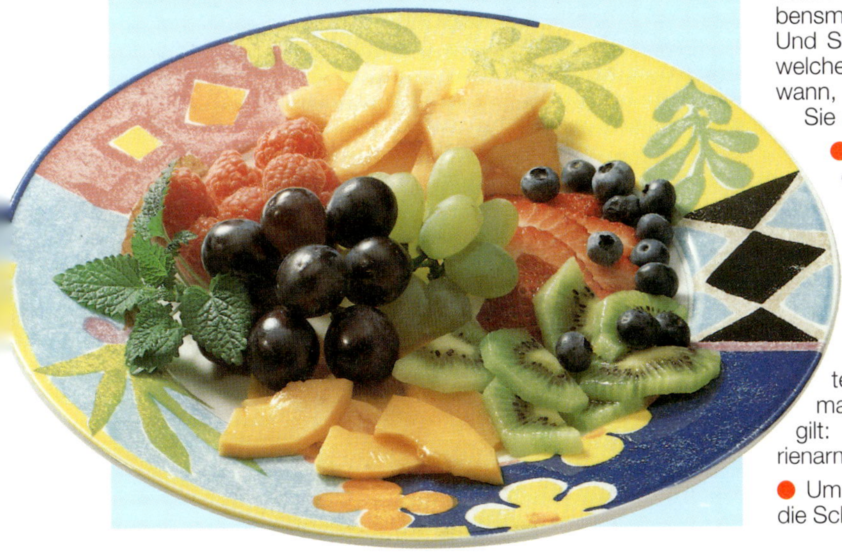

DAS PROBLEM: SCHLANKBLEIBEN

Eine Diät durchzuhalten ist einfacher, als anschließend das Gewicht zu halten. So schaffen Sie es, dauerhaft schlank zu bleiben:

- Essen Sie nach der Diät nicht so kalorien- und fettreich wie vor Diätbeginn. Dieser Kalorienschub ließe die Fettzellen sofort wieder anschwellen. Deshalb: Nur schrittweise und langsam die Kalorienzufuhr erhöhen.
- Keine Diät nützt, wenn Sie anschließend Ihre Lebensmittel nicht bewußter auswählen, und Sie Ihre Eßgewohnheiten nicht ändern. Deshalb sollten Sie wissen, welche Lebensmittel Sie schlank halten. Und Sie sollten überlegen, in welchen Situationen – also wann, wo, wie und weshalb – Sie essen.
- Zum Schlankbleiben eignen sich alle Lebensmittel, die Sie auch während der Diät gegessen haben. Wählen Sie vorwiegend Vollkornprodukte, frisches Obst und Gemüse, Milchprodukte, mageren Fisch und mageres Fleisch. Denn es gilt: viel essen, aber kalorienarm.
- Um Ihrem Eßverhalten auf die Schliche zu kommen, sollten Sie ein Protokoll führen. Notieren Sie etwa eine Woche lang, wann, was, wieviel und wo Sie gegessen haben. So sehen Sie ganz schnell, wie Sie Kalorien sparen können.
- Allein die Erkenntnis, daß Sie bei Streß viel naschen oder sich keine Zeit zum Essen nehmen, ändert Ihr Verhalten nicht. Um dies zu erreichen, sollten Sie Situationen, die Sie zum Essen verleiten, umgehen oder Alternativen schaffen. Denken Sie über Lösungen nach – und versuchen Sie, danach auch zu handeln. Bis wir jedoch eine liebgewonnene Gewohnheit abgelegt haben, vergeht Zeit, manchmal viel Zeit. Setzen Sie sich also nicht unter Druck, wenn Sie hin und wieder zu viel, zu fett oder zu süß gegessen haben.
- Ganz wichtig: Belohnen Sie sich, wenn Sie weniger Süßes oder Fettes essen, wenn Sie Ihr Essen nicht mehr vor dem Fernseher verschlingen, wenn Sie Ihr Gewicht über eine bestimmt Zeit reduziert oder gehalten haben usw. Gönnen Sie sich ein neues Kleid, eine Schallplatte, einen Blumenstrauß, oder gehen Sie ins Konzert, Theater oder Kino.
- Und wenn Sie mal zu reichlich gegessen haben, legen Sie einfach einen Saft-, Obst- oder Reistag (siehe Seite 15) ein – so bekommen Sie Ihr Gewicht wieder leicht ins Lot.

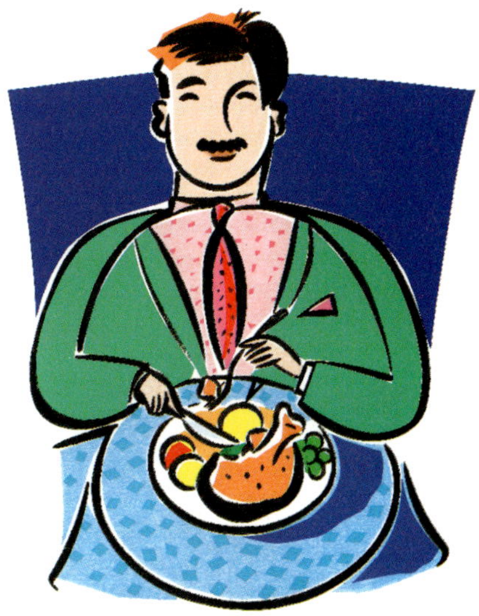

Freude und Genuß am Essen sind am wichtigsten, um schlank zu werden und schlank zu bleiben

RUND UMS ABNEHMEN

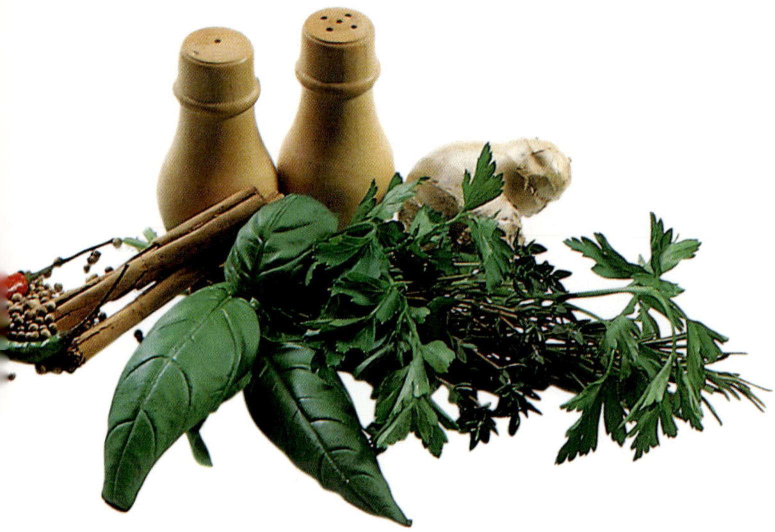

WÜRZEN MIT KRÄUTERN

Petersilie, Schnittlauch, Basilikum, Salbei, Rosmarin und Thymian sind die ideale Alternative zu Salz. Die Kräuter binden kein Wasser im Körper, sondern fördern das Entschlacken. Außerdem liefern sie viele Vitamine und Mineralstoffe. Würzen Sie zusätzlich Ihre Gerichte mit Ingwer, Chilischoten, Zimt oder Pfeffer. Gewürze fördern wie Kräuter die Verdauung und kurbeln den Stoffwechsel an.

WEG MIT DEM FETT

● Am schnellsten nehmen Sie ab, wenn Sie fettarm essen. In der Regel genießen wir doppelt so viel Fett wie nötig, durchschnittlich sind es 140 statt 70 Gramm. Während einer Diät sollten Sie nur etwa 30 Gramm Fett essen – und der Abnahmeerfolg ist Ihnen garantiert.

● Die einfachste Methode, Kalorien zu sparen: Essen Sie keine oder kaum Lebensmittel, die sichtbar viel Fett enthalten!

● Verzichten Sie auf Cremetorten, Speck und Salami. Brote sollten Sie nur dünn mit Butter oder Margarine bestreichen. Und versuchen Sie, den Klecks Butter zum Verfeinern von Gemüse und Kartoffelpüree so klein wie möglich zu halten. Auch zum Braten von Fleisch, Eiern und Gemüse sollten Sie Butter oder Öl reduzieren.

● Es gibt eine Vielzahl von Lebensmitteln, die ebenso fetthaltig sind wie Buttercremetorte und Salami, man sieht es ihnen nur nicht an. Viele versteckte Fette sind enthalten in Käse, Wurst, Würstchen, Kuchen und Schokolade. Probieren Sie auch hier, etwas weniger davon zu essen.

● Reichlich zugreifen können Sie bei Fettfreiem wie Obst, Gemüse und Kartoffeln und fettarmen Lebensmitteln wie magerem Joghurt und Quark, Brot, Müsli, Nudeln und Reis.

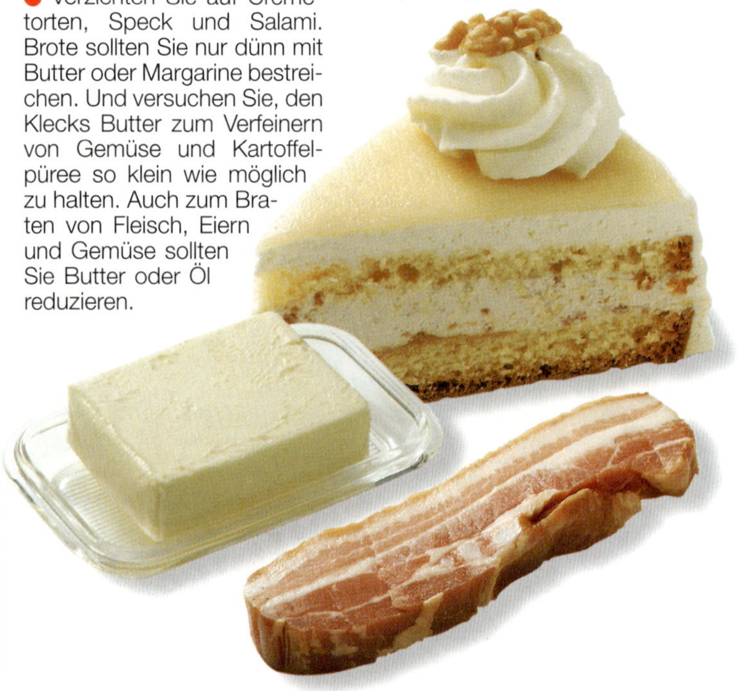

Alkoholfrei schlank werden

Um ein paar Pfunde zu verlieren, reicht es häufig schon, den Alkohol zu reduzieren oder wegzulassen. Immerhin enthält 1 Gramm Alkohol 7 Kalorien, fast so viele wie 1 Gramm Fett mit 9 Kalorien. Meiden Sie vor allem Schnäpse und süße Cocktails. Wenn Sie nicht auf Ihr Gläschen am Abend verzichten möchten, gönnen Sie sich einen trockenen Sekt, Rot- oder Weißwein. Ein Glas enthält etwa 90 Kalorien.

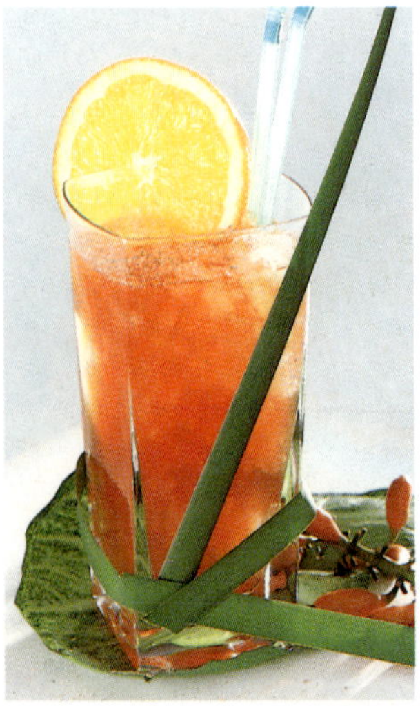

GENIESSEN

ist das Motto all unserer Diäten. Und dazu zählt nicht nur das langsame Essen in gemütlicher Atmosphäre, sondern auch das Zubereiten. Nehmen Sie sich etwas Zeit zum Kochen. Denn nur was mit Freude zubereitet wird, schmeckt – und führt zum Wunschgewicht.

GESUND ESSEN – IN DER KANTINE UND UNTERWEGS

Wenn Sie während Ihrer Diät in der Kantine essen gehen, müssen Sie nicht um Ihren Abnahmeerfolg bangen. Durch gezieltes Auswählen der Speisen oder durch das Weglassen von Saucen überziehen Sie Ihren Kalorienetat nicht.

Hier einige Tips:

● Nehmen Sie zwei Portionen Gemüse (ohne Sauce) oder zwei Schälchen Rohkost. Ideal: Stellen Sie sich an der Salatbar Ihren eigenen Salat zusammen. Statt eines fettreichen Mayonnaise-Dressings nehmen Sie besser eine kalorienarme Vinaigrette. Durch die großen Gemüse- und Salatportionen nehmen Sie viele Vitamine, Mineral- und Ballaststoffe auf.

● Verzichten Sie möglichst auf Fertigprodukte wie Kartoffelpüree, Gemüse aus der Dose, panierte Schnitzel, Puddings und Cremes. Sie enthalten nur wenige Vitamine. Besser: Pell- oder Salzkartoffeln, frisches oder tiefgekühltes Gemüse und schier zubereitetes Fleisch.

● Bevorzugen Sie immer mageres Fleisch oder mageren Fisch – beides ohne Saucen zubereitet.

● Wenn in Ihrer Kantine Nudeln und Reis aus Vollkorn angeboten werden, entscheiden Sie sich für diese gesunde Alternative.

● Gönnen Sie sich zum Dessert Quarkspeise, Joghurtcreme oder Obstsalat.

● Als Getränk zum Essen ist Mineralwasser am geeignetsten. Ein Glas Wasser vor dem Essen reduziert den Hunger.

● Wenn Sie ins Restaurant gehen, wählen Sie viel frisches Gemüse, reichlich Kartoffeln, Nudeln oder Reis, mageres Fleisch oder Fisch und keine fetten Saucen.

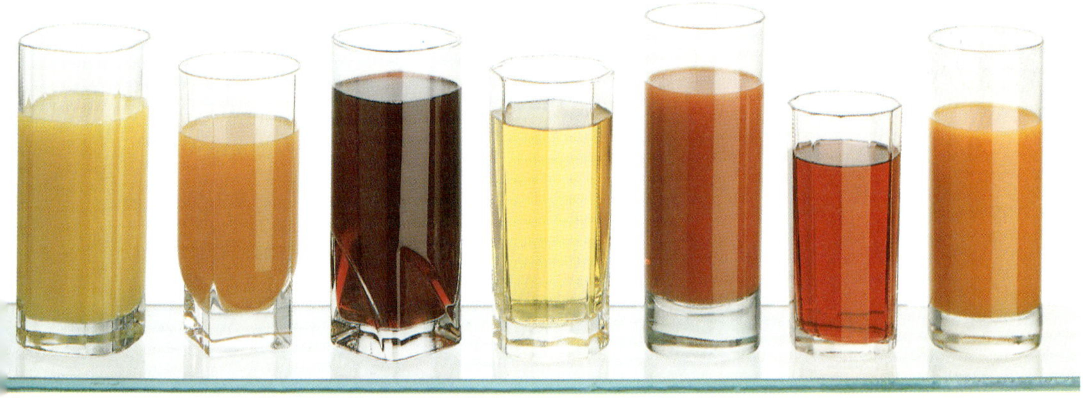

DIÄTEN FÜR EINEN TAG: ENTWÄSSERN MIT SAFT, REIS ODER OBST

Diese drei Diäten sind ideal, wenn Sie entschlacken möchten, oder wenn Sie am Vortag einfach zu üppig gegessen haben. Durch einen Saft-, Reis- oder Obsttag läßt sich Ihr Gewicht prima regulieren und halten. Legen Sie deshalb einmal wöchentlich einen Schalttag, wie die Diäten auch genannt werden, ein. Zum langfristigen Abspecken sind Obst-, Reis- und Safttage nicht geeignet: Die Ein-Tages-Diäten sind auf Dauer zu einseitig.

Wie wirken Schalttage?

Obst, Reis und Gemüse in Form von Saft sind besonders reich an Kalium, aber arm an Natrium. Beide Mineralstoffe regeln den Wasserhaushalt des Körpers. Natrium bindet Wasser im Körper, Kalium schwemmt es heraus. Diesen Effekt machen sich Schalttage zunutze: Durch Kalium in Obst, Reis und Saft wird überschüssiges Wasser und Natrium aus dem Körper befördert. Die Gewichtsverluste sind enorm: Sie können bis zu anderthalb Kilo am Tag betragen – durch den Verlust von Wasser, jedoch nicht durch den von Fett.

Der Safttag

Von allen drei Blitzdiäten ist der Safttag der anstrengendste: Es wird nichts gegessen! Deshalb sollten Sie ihn auf das Wochenende legen.

Das dürfen Sie trinken:

- 1 Liter ungesüßten Obstsaft oder 1 Liter ungesalzenen Gemüsesaft. Am besten schmecken frisch gepreßte Säfte. Falls Sie keinen Entsafter haben, kaufen Sie hochwertige Obstsäfte, denen kein Zucker, und erstklassige Gemüsesäfte, denen kein Salz zugesetzt wurde.
- Nach Belieben können Sie Säfte aus Möhren, Tomaten, Äpfeln, Orangen, Kirschen oder Grapefruit pur trinken oder daraus Frucht-Cocktails mixen.
- Trinken Sie zusätzlich so viel Mineralwasser und Kräutertee, wie Sie mögen und vertragen.

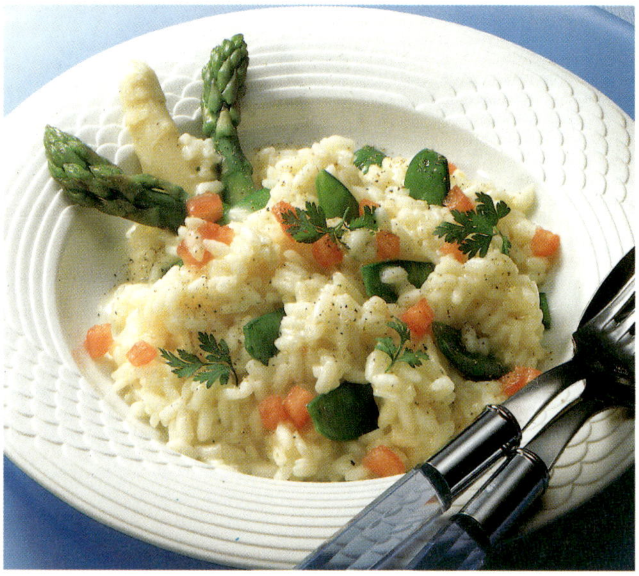

Der Reistag

Das Kalium im Reis bewirkt das Entwässern des Körpers. Damit die Kur erfolgreich ist, dürfen Sie Ihre herzhaften Reisgerichte nicht mit Kochsalz würzen. Nehmen Sie statt dessen viele Kräuter und andere Gewürze.

Das dürfen Sie essen:

- Kochen Sie am Vortag 200 g Reis in 1/2 l Wasser und lassen ihn bei milder Hitze ausquellen.
- Zum Frühstück essen Sie 1/4 der Reismenge mit 1 geraspeltem Apfel und etwas Orangensaft verrührt.
- Zum Mittagessen nehmen Sie die Hälfte Reis und essen sie mit 200 g gekochtem Spargel oder Blumenkohl, gewürzt mit Kräutern und Pfeffer und verfeinert mit einigen Tomatenwürfeln.
- Zum Abendessen gibt es den restlichen Reis mit 100 g Tomaten und Schnittlauch gewürzt.
- Zwischendurch essen Sie 1 Banane und 1 Birne.
- Als Getränk sind Mineralwasser, ungesüßter Kaffee und Tee erlaubt.
- Natürlich können Sie Ihre Mahlzeiten auch mit Ihrem Lieblingsobst oder -gemüse zubereiten. Generell gilt: Zum Reis dürfen Sie 500 g Obst oder Gemüse essen.

Der Obsttag

An diesem Tag essen Sie nur Obst. Es ist kaliumreicher als Gemüse und wirkt deshalb entschlackender.

Das dürfen Sie essen:

- Essen Sie über den Tag verteilt 4 Pfund Früchte (brutto) Ihrer Wahl. Alle Obstsorten sind erlaubt, außer Trockenfrüchte. Sie sind zu kalorienreich.
- Essen Sie Obstsorten, die Saison haben. Für einen Obsttag **im Frühjahr** bieten sich an: Honigmelone, Äpfel, Mango, Erdbeeren, Grapefruit, Kiwis und Orangen.

Im Sommer: Aprikosen, Kirschen, Pfirsiche, Brombeeren, Himbeeren und Johannisbeeren.

Im Herbst: Pflaumen oder Zwetschgen, Wassermelone, Weintrauben, Birnen oder Äpfel und Heidelbeeren.

Im Winter: Ananas, Äpfel, Orangen, Grapefruit, Mandarinen, Kakis und Kiwis.

- Essen Sie das Obst am besten auf 6 Mahlzeiten verteilt. So bekommen Sie zwischendurch keinen Hunger.
- Trinken Sie möglichst viel Mineralwasser und Kräutertee. Den Tee können Sie leicht gesüßt mit Honig trinken.

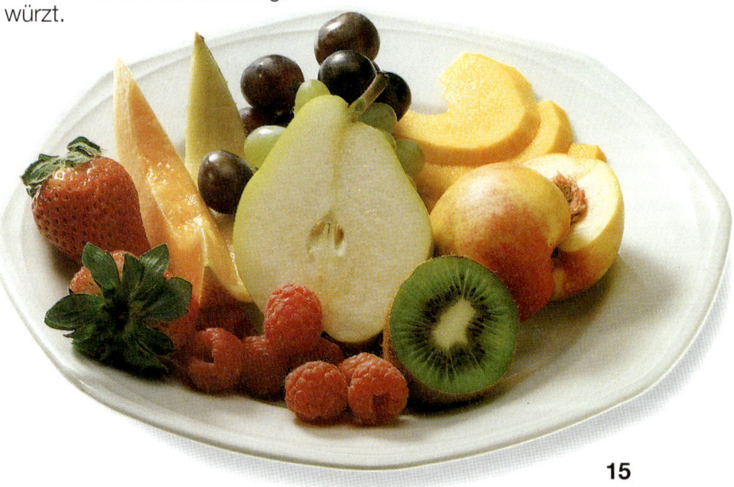

4-WOCHEN-DIÄT Von Woche zu Woche dürfen Sie etwas mehr essen

1000 KALORIEN	FRÜHSTÜCK	1. SNACK	MITTAGESSEN	2. SNACK	ABENDESSEN
MONTAG	Beerenmüsli 146 kcal **S. 18**	Bananen-Buttermilch-Shake 142 kcal **S. 23**	Kalbsfilet mit Spinat 310 kcal **S. 29**	Mandarinen mit Zitronenjoghurt 118 kcal **S. 22**	Vollkornbrot mit Schafskäsecreme 306 kcal **S. 81**
DIENSTAG	Vollkornbrot mit Putenbrust und Käse 168 kcal **S.18**	Erdbeeren mit Kefir 114 kcal **S. 22**	Kartoffel-Senf-Püree mit Fischfilet 343 kcal **S. 44**	Möhren-Cocktail 89 kcal **S. 24**	Tomatensuppe mit Zucchini 286 kcal **S. 111**
MITTWOCH	Himbeer-Apfel-Müsli 221 kcal **S. 19**	Knäckebrot mit Radieschen 96 kcal **S. 23**	Gemüseplatte mit Buttermilch-Hollandaise 348 kcal **S. 49**	Zitronensorbet auf Kiwipüree 100 kcal **S. 22**	Hähnchensülze mit Remoulade 286 kcal **S. 65**
DONNERSTAG	Birnen-Käse-Toast 215 kcal **S. 19**	1/2 Portion Kirsch-Quark-Creme 85 kcal **S. 23**	Porreenudeln mit Bündner Fleisch 373 kcal **S. 63**	1/2 Portion Exotischer Obstsalat 77 kcal **S. 23**	Buchweizensalat 238 kcal **S. 101**
FREITAG	Toast-Ecken mit Quark und Honig 234 kcal **S. 21**	Trauben-Apfel-Salat 155 kcal **S. 24**	Tomaten-Bohnen-Pfanne mit Rinderfilet 266 kcal **S. 108**	Orangen-Kefir 128 kcal **S. 25**	Buntes Gemüse mit Spiegelei 229 kcal **S. 50**
SONNABEND	Tatarbrot mit grünem Salat 221 kcal **S. 21**	Ananas-Himbeer-Cocktail 171 kcal **S. 25**	Zucchini mit Kräutern 265 kcal **S. 54**	1/2 Portion Exotischer Obstsalat 77 kcal **S. 23**	Reissalat mit Riesengarnelen 263 kcal **S. 73**
SONNTAG	Erdbeermüsli mit Dickmilch 232 kcal **S. 21**	Möhren-Cocktail 89 kcal **S. 24**	Beefsteak mit Kohlrabi 310 kcal **S. 115**	1/2 Portion Kirsch-Quark-Creme 85 kcal **S. 23**	Kressequark mit Lachsschinken 317 kcal **S. 132**

1200 KALORIEN	FRÜHSTÜCK	1. SNACK	MITTAGESSEN	2. SNACK	ABENDESSEN
MONTAG	2 Portionen Beerenmüsli 292 kcal **S. 18**	Möhren-Apfel-Rohkost 161 kcal **S. 22**	Bohnengemüse mit Kräuterspaghetti 278 kcal **S. 125**	Orangen-Kefir 128 kcal **S. 25**	Käsesalat 342 kcal **S. 143**
DIENSTAG	Vollkornbrot mit Putenbrust und Käse 168 kcal **S. 18**	Kirsch-Quark-Creme 169 kcal **S. 23**	Entenragout mit Granatapfelkernen und roten Linsen 407 kcal **S. 94**	Erdbeeren mit Kefir 114 kcal **S. 22**	Gazpachosalat 336 kcal **S. 140**
MITTWOCH	Toast-Ecken mit Quark und Honig 234 kcal **S. 21**	Exotischer Obstsalat 154 kcal **S. 23**	Gratiniertes Gemüse mit Quark 382 kcal **S. 135**	Knäckebrot mit Radieschen 96 kcal **S. 23**	Pfefferkartoffeln mit Roastbeef 303 kcal **S. 47**
DONNERSTAG	Himbeerjoghurt mit Cornflakes 253 kcal **S. 21**	Corned-beef-Brot mit Gurkensalat 197 kcal **S. 24**	Schweinesteak mit Möhren 357 kcal **S. 114**	Zitronensorbet mit Kiwipüree 100 kcal **S. 22**	Tomatensalat mit Hackklößchen 287 kcal **S. 111**
FREITAG	Tatarbrot mit grünem Salat 221 kcal **S. 21**	Ananas-Himbeer-Cocktail 171 kcal **S. 25**	Grünkernplätzchen mit Pilzragout 375 kcal **S. 99**	Bananen-Buttermilch-Shake 142 kcal **S. 23**	Apfel-Kasseler-Brötchen 317 kcal **S. 107**
SONNABEND	Erdbeermüsli mit Dickmilch 232 kcal **S. 21**	Knäckebrot mit Kräuterquark 169 kcal **S. 23**	Schollenfilets mit Traubensauce 303 kcal **S. 146**	Baiser auf Nektarinenpüree 171 kcal **S. 25**	Risotto mit Champignons 319 kcal **S. 150**
SONNTAG	Schinkenbrot mit Melone 364 kcal **S. 18**	Möhren-Cocktail 89 kcal **S. 24**	Spargel mit Joghurtsauce 345 kcal **S. 116**	Exotischer Obstsalat 154 kcal **S. 23**	Krabben-Quark-Brot 277 kcal **S. 107**

– und nehmen trotzdem ab. Viel Erfolg mit dieser Kombi-Diät!

1200 KALORIEN	FRÜHSTÜCK	1. SNACK	MITTAGESSEN	2. SNACK	ABENDESSEN
MONTAG	Himbeerjoghurt mit Cornflakes 253 kcal **S. 21**	Knäckebrot mit Kräuterquark 169 kcal **S. 23**	Gemüseeintopf mit Kartoffeln 284 kcal **S. 52**	Baiser auf Nektarinenpüree 171 kcal **S. 25**	Tatar auf Chicorée 330 kcal **S. 33**
DIENSTAG	Marmeladen-Quark-Brötchen 269 kcal **S. 20**	Bananen-Buttermilch-Shake 142 kcal **S. 23**	Zanderfilet in Senfsauce mit grünen Trauben 345 kcal **S. 34**	Orangen-Erdbeer-Salat 122 kcal **S. 24**	Blumenkohl mit Tomatensauce 309 kcal **S. 51**
MITTWOCH	Rührei-Tomaten-Brot 274 kcal **S. 20**	Trauben-Apfel-Salat 155 kcal **S. 24**	Gnocchi auf Gemüsesugo 361 kcal **S. 37**	Zitronensorbet auf Kiwipüree 100 kcal **S. 22**	Vollkornbrot mit Spiegelei 323 kcal **S. 105**
DONNERSTAG	Erdbeermüsli mit Dickmilch 232 kcal **S. 21**	Gemüsebouillon mit Nudeln 108 kcal **S. 25**	Rouladen in Steinpilzsauce 355 kcal **S. 35**	Exotischer Obstsalat 154 kcal **S. 23**	Möhren-Spinat-Pfanne 324 kcal **S. 57**
FREITAG	Vollkornbrot mit Sesamquark 269 kcal **S. 19**	Sellerie-Möhren-Rohkost 86 kcal **S. 24**	Mohn-Reis-Klöße mit Aprikosenkompott 351 kcal **S. 69**	Knäckebrot mit Radieschen 96 kcal **S. 23**	Avocado-Apfel-Salat 381 kcal **S. 79**
SONNABEND	Himbeer-Apfel-Müsli 221 kcal **S. 19**	Möhren-Cocktail 89 kcal **S. 24**	Kartoffel-Apfel-Pfannkuchen 373 kcal **S. 65**	Ananas-Himbeer-Cocktail 171 kcal **S. 25**	Spargel-Zucchini-Reis mit Pesto 360 kcal **S. 72**
SONNTAG	Gekochtes Ei mit Kressebrot 252 kcal **S. 19**	Sellerie-Möhren-Rohkost 86 kcal **S. 24**	Surf and Turf 375 kcal **S. 59**	Kirsch-Quark-Creme 169 kcal **S. 23**	Gemüsesalat mit Pellkartoffeln 345 kcal **S. 84**

1400 KALORIEN	FRÜHSTÜCK	1. SNACK	MITTAGESSEN	2. SNACK	ABENDESSEN
MONTAG	Marmeladen-Quark-Brötchen 269 kcal **S. 20**	Möhren-Apfel-Rohkost 161 kcal **S. 22**	Kartoffelsalat mit wachsweichem Ei 411 kcal **S. 42**	Ananas-Himbeer-Cocktail 171 kcal **S. 25**	Sauerkraut-Fisch-Topf 367 kcal **S. 85**
DIENSTAG	Erdbeermüsli mit Dickmilch 232 kcal **S. 21**	Orangen-Kefir 128 kcal **S. 25**	Feine Bandnudeln mit Tatarsauce 466 kcal **S. 27**	Trauben-Apfel-Salat 155 kcal **S. 24**	Möhren-Fenchel-Gratin 407 kcal **S. 53**
MITTWOCH	Schinkenbrot mit Melone 364 kcal **S. 18**	Knäckebrot mit Kräuterquark 169 kcal **S. 23**	Blumenkohlpfanne 388 kcal **S. 57**	Baiser auf Nektarinenpüree 171 kcal **S. 25**	Miesmuscheln im Zwiebelsud 334 kcal **S. 33**
DONNERSTAG	Himbeerjoghurt mit Cornflakes 253 kcal **S. 21**	Corned-beef-Brot mit Gurkensalat 197 kcal **S. 24**	Hähnchenspieße mit Paprika 353 kcal **S. 122**	2 Portionen Bananen-Shake 284 kcal **S. 23**	Parmesan-Omelett mit Porree 315 kcal **S. 82**
FREITAG	Camembert-Toast 442 kcal **S. 20**	Orangen-Erdbeer-Salat 122 kcal **S. 24**	Seezungenfilets mit Hollandaise 390 kcal **S. 31**	Zitronensorbet auf Kiwipüree 100 kcal **S. 22**	Gemüsesalat mit Pellkartoffeln 345 kcal **S. 84**
SONNABEND	Vollkornbrot mit Sesamquark 269 kcal **S. 19**	2 Portionen Erdbeeren mit Kefir 228 kcal **S. 22**	Kartoffelsuppe 413 kcal **S. 43**	Mandarinen mit Zitronenjoghurt 118 kcal **S. 22**	Spargel mit Pfannkuchen 382 kcal **S. 118**
SONNTAG	Rührei-Tomaten-Brot 274 kcal **S. 20**	Exotischer Obstsalat 154 kcal **S. 23**	Rinderfilet mit roten und schwarzen Bohnen 430 kcal **S. 91**	Kirsch-Quark-Creme 169 kcal **S. 23**	Matjesbrot 388 kcal **S. 105**

Fit in den Tag

IHR FRÜHSTÜCK

Hier finden Sie 14 Vorschläge für die Mahlzeit am Morgen. Wählen Sie daraus jeden Tag ein beliebiges Frühstück. Und wie viele Kalorien Sie aufnehmen möchten, bestimmen Sie: Die meisten Morgensnacks haben zwischen 200 und 270 Kalorien

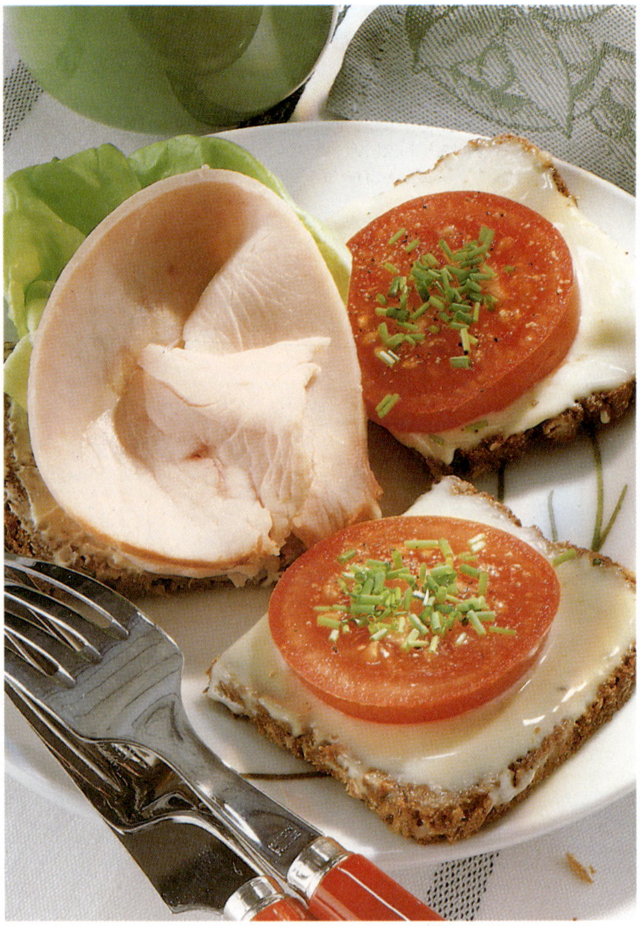

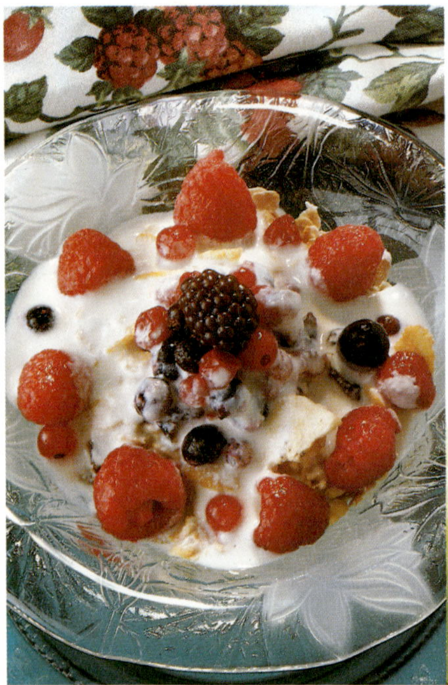

Beerenmüsli

Für 1 Portion:
100 g gemischte Beeren (TK) auftauen lassen. 2 El ungesüßte Müslimischung, 3 Tl saure Sahne, 75 ml fettarme Milch, 1 Tl Zitronensaft und 1/2 Tl Zucker mit den Beeren mischen.

146 Kalorien

Vollkornbrot mit Putenbrust und Käse

Für 1 Portion:
1/2 Scheibe Vollkornbrot mit 1 Tl fettreduziertem Kräuterschmelzkäse bestreichen. Mit 2 Scheiben Tomate und 1 Tl Schnittlauchröllchen belegen. 1/2 Scheibe Vollkornbrot dünn mit Butter oder Margarine bestreichen. Mit etwas Kopfsalat und 1 Scheibe geräucherter Putenbrust (20 g) belegen.

168 Kalorien

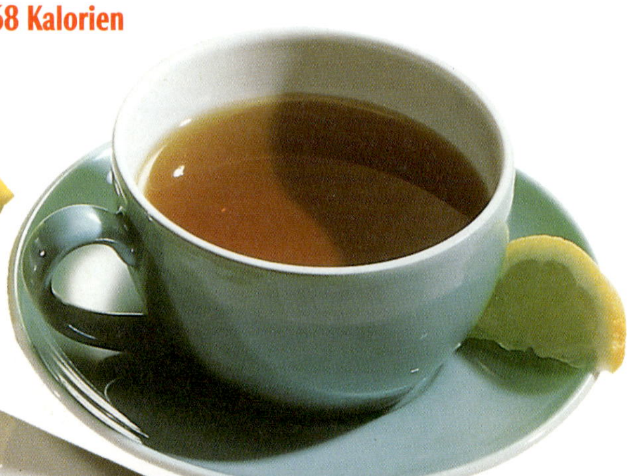

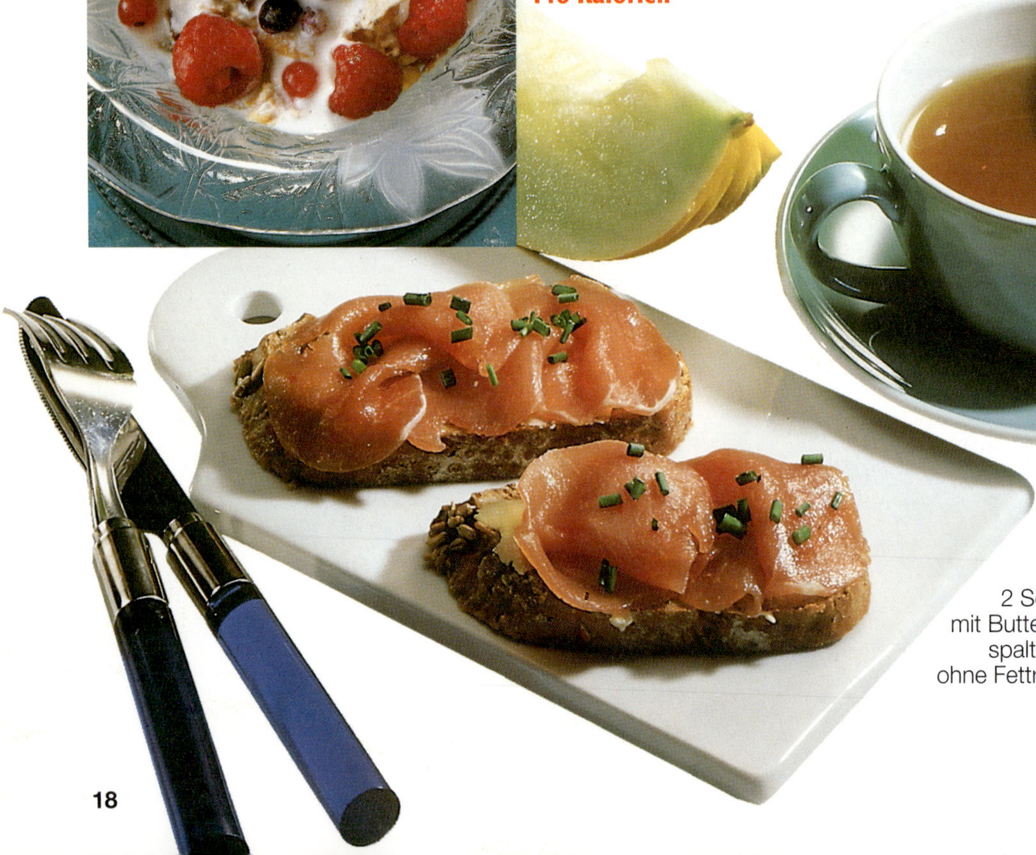

Schinkenbrot mit Melone

Für 1 Portion:
2 Scheiben dunkles Vollkornbrot dünn mit Butter bestreichen. Mit 200 g Melonenspalten und 2 Scheiben Lachsschinken ohne Fettrand belegen. Dazu Tee mit Zitrone oder schwarzen Tee trinken.

364 Kalorien

Himbeer-Apfel-Müsli

Für 1 Portion:

40 g ungesüßtes Früchtemüsli, 1/8 l Milch, 50 g Himbeeren und 1/2 Becher Magermilchjoghurt mischen. 1/2 Apfel in Spalten schneiden. Das Müsli mit Himbeeren und Apfelspalten garnieren. Dazu schwarzen Kaffee oder ungesüßten Tee trinken.

221 Kalorien

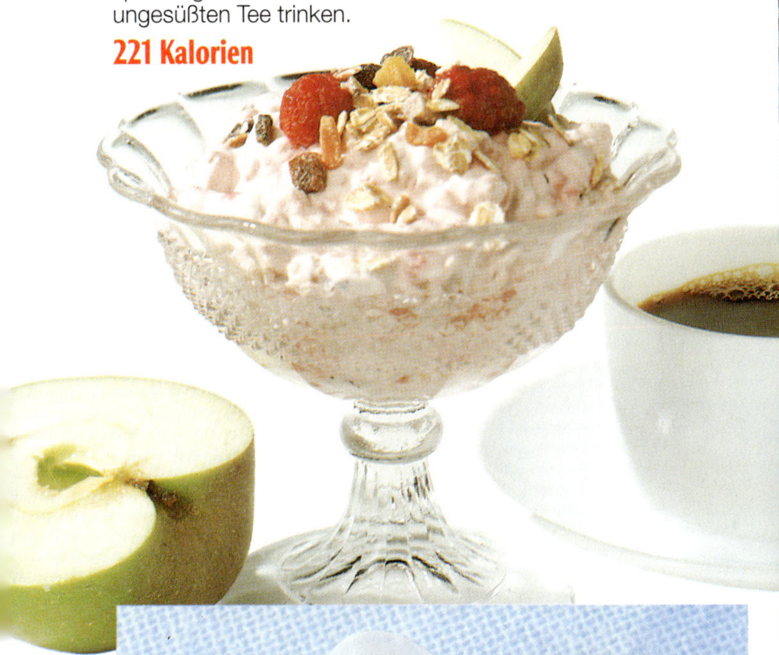

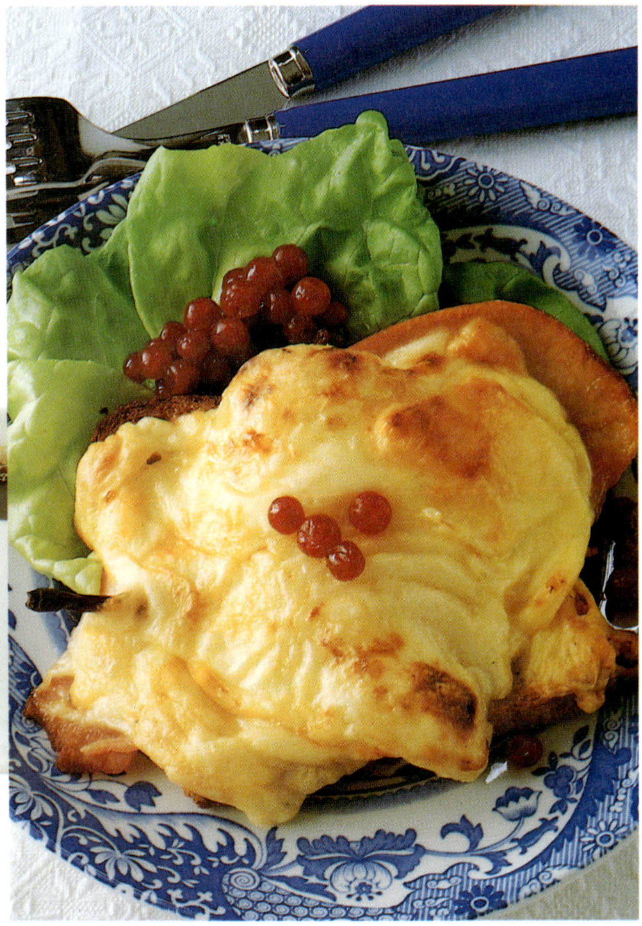

Birnen-Käse-Toast

Für 1 Portion:

1 Scheibe Mehrkorntoastbrot mit 1 Tl Butter oder Margarine bestreichen. 1/2 Birne schälen, entkernen und längs einschneiden. Toast mit 1 dünnen Scheibe geräucherter Putenbrust (20 g), der Birnenhälfte und 1 El geriebenem Käse (30 %) belegen. Im Backofen bei 200 Grad (Gas 3, Umluft 10 Minuten bei 200 Grad) 15 Minuten überbacken. Den Toast mit etwas Blattsalat und 1 Tl Preiselbeerkompott servieren.

215 Kalorien

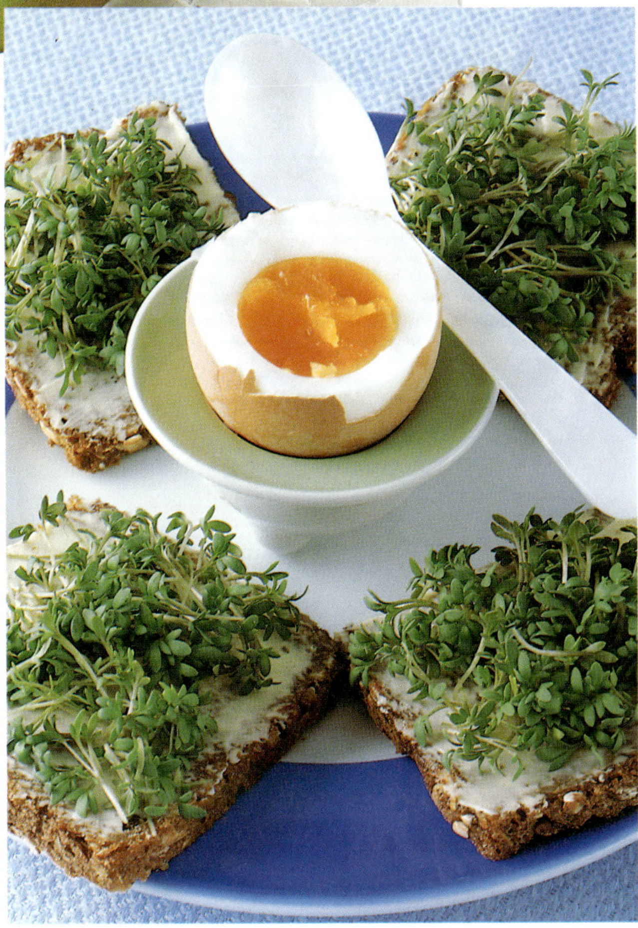

Gekochtes Ei mit Kressebrot

Für 1 Portion:

1 Ei weich oder hart kochen, abschrecken.
1 Scheibe Vollkornbrot mit 1 Tl Butter oder Margarine bestreichen. Die Scheibe vierteln. 1/2 Beet Kresse abschneiden und auf die Brotviertel legen. Mit Ei servieren.

252 Kalorien

Vollkornbrot mit Sesamquark

Für 1 Portion:

1 Scheibe dunkles Vollkornbrot mit 50 g Magerquark bestreichen. Darauf 1 Tl flüssigen Honig geben und mit 1 Tl geröstetem Sesam bestreuen. Dazu schmeckt 1/8 l warme, mit etwas Vanillemark gewürzte Milch.

269 Kalorien

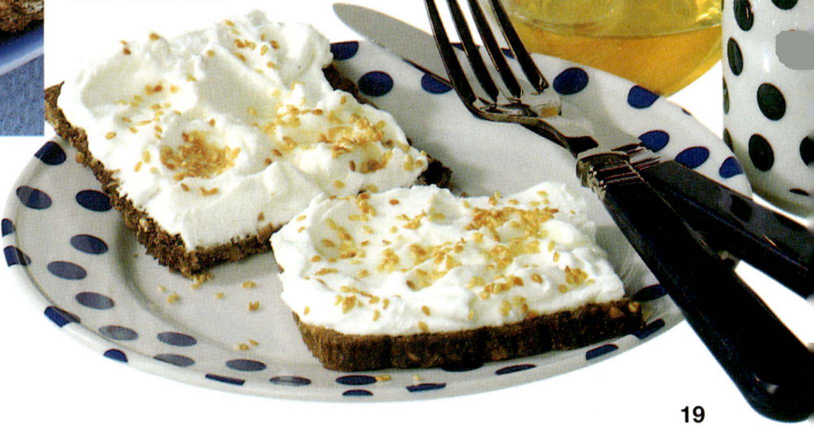

IHR FRÜHSTÜCK

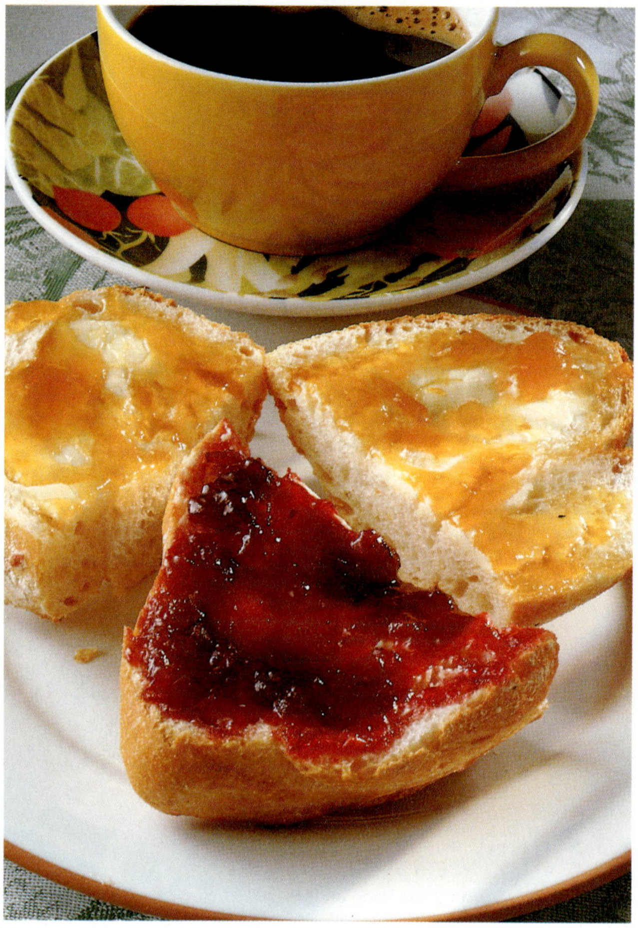

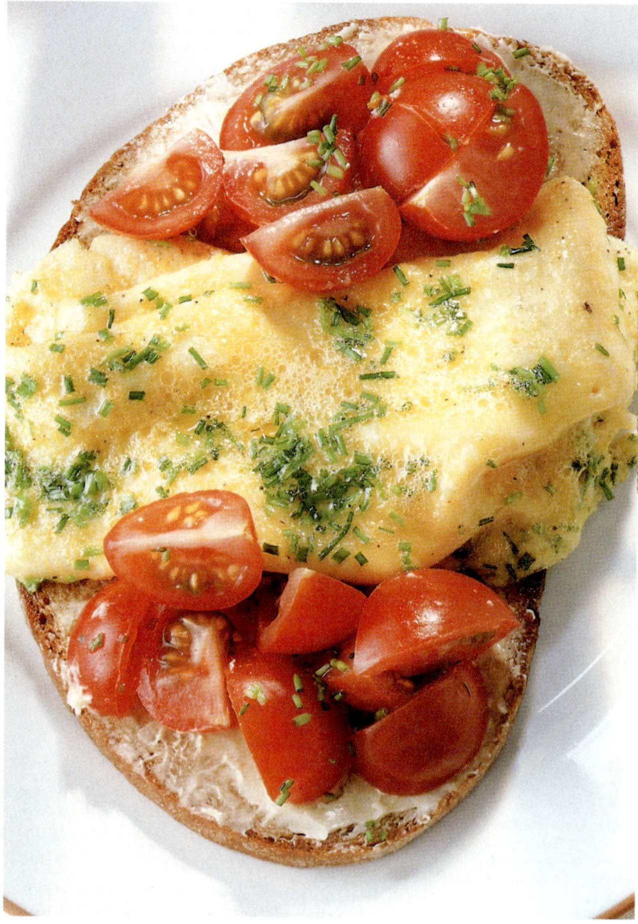

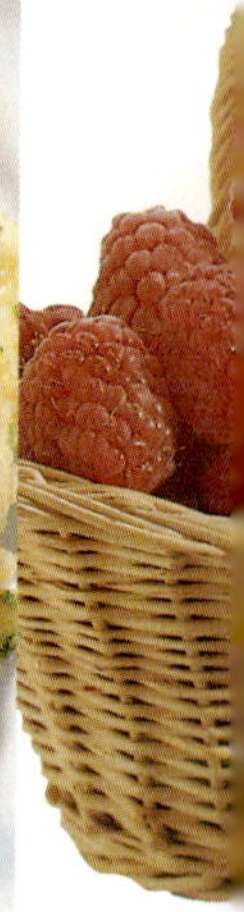

Marmeladen-Quark-Brötchen

Für 1 Portion:
1 Baguettebrötchen halbieren. 1 El Magerquark mit 1 El Milch verrühren, auf 1 Hälfte geben, mit 1 Tl Aprikosenkonfitüre bestreichen. Die andere Hälfte mit 1 Tl Butter oder Margarine und 1 Tl Kirschkonfitüre bestreichen.

269 Kalorien

Rührei-Tomaten-Brot

Für 1 Portion:
1 Scheibe Krustenbrot mit 1 Tl Butter oder Margarine bestreichen. 1 Ei mit 1 El Mineralwasser, Salz und Pfeffer verquirlen und in einer beschichteten, mit Öl ausgepinselten Pfanne stocken lassen. 100 g geviertelte Kirschtomaten, das Rührei und 1 Tl Schnittlauchröllchen auf dem Brot verteilen. Mit Salz und Pfeffer würzen.

274 Kalorien

Camembert-Toast

Für 1 Portion:
2 Scheiben Vollkorntoast toasten. 1 Nektarine in Spalten schneiden. Den Toast dünn mit Butter bestreichen. Mit Nektarinenspalten und 4 Scheiben Camembert light belegen. Im Backofen bei 200 Grad (Gas 3, Umluft 200 Grad) kurz übergrillen. Dazu gibt es 1/8 l fettarme Milch mit 1 Tl Honig und etwas Sanddornsaft gesüßt. Wenn Sie Kalorien sparen möchten, essen Sie nur 1 Camembert-Toast.

442 Kalorien

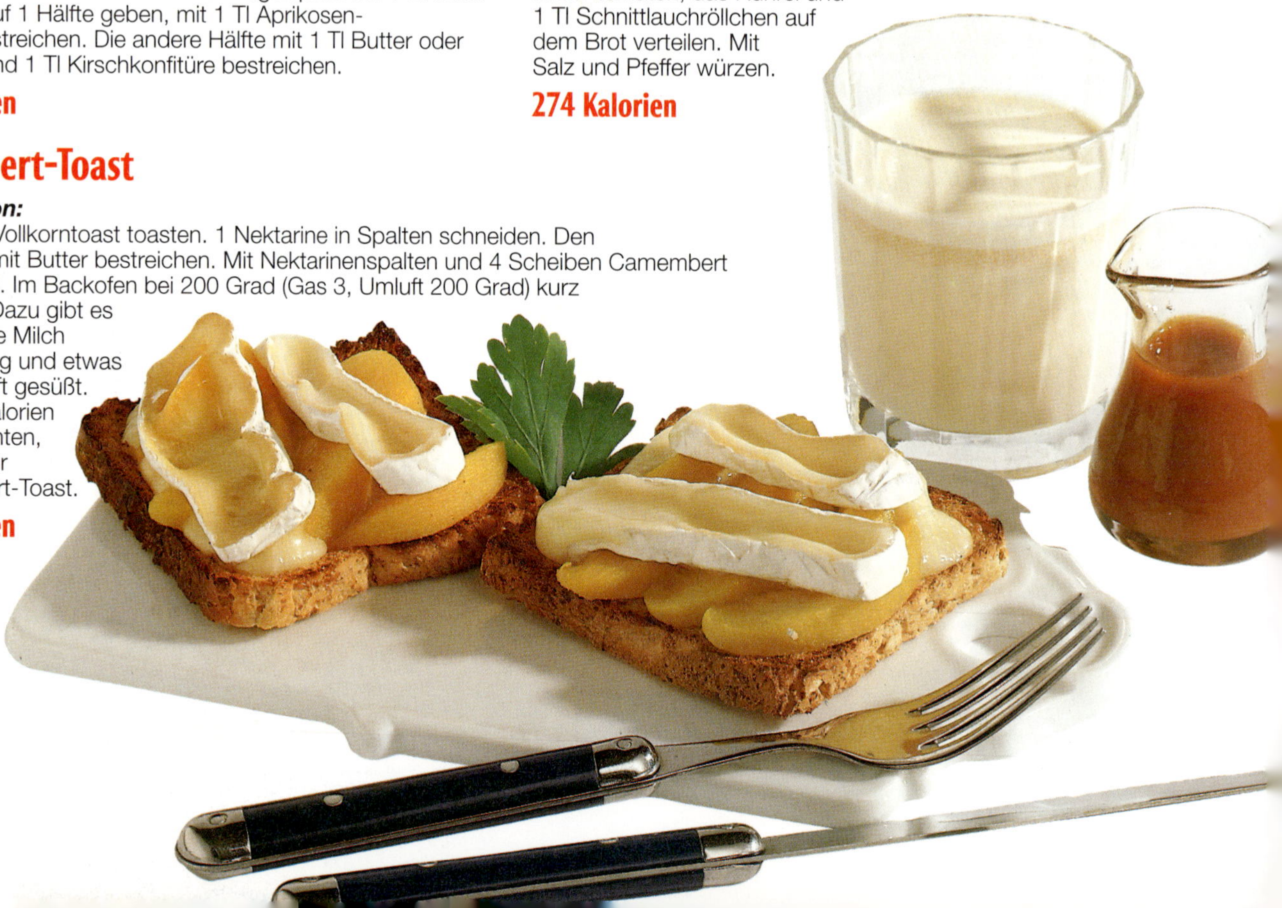

Himbeerjoghurt mit Cornflakes

Für 1 Portion:
75 ml Milch, 1/2 Becher Magermilchjoghurt, 75 g Himbeeren und etwas Honig mit dem Schneidstab des Handrührers pürieren. Mit 30 g Cornflakes und 75 g Himbeeren servieren.

253 Kalorien

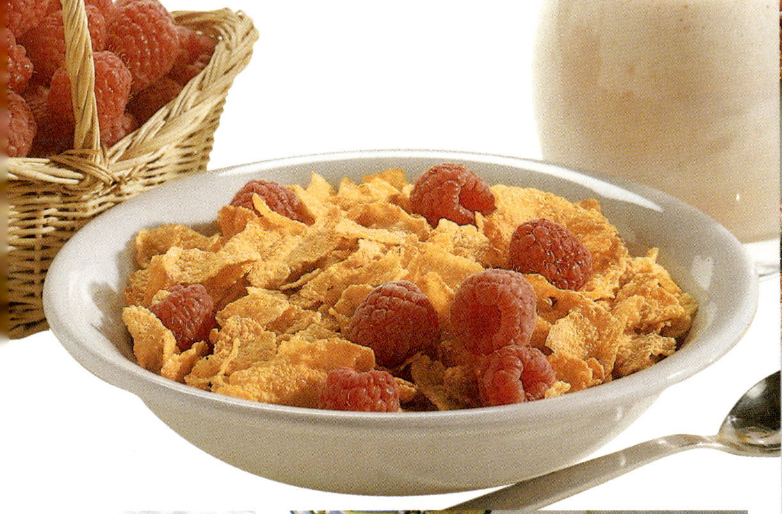

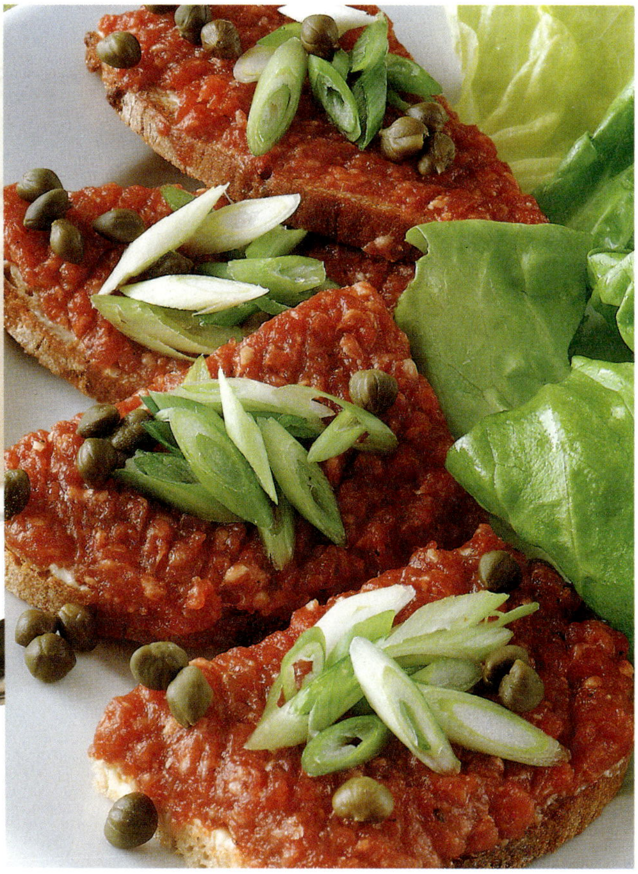

Tatarbrot mit grünem Salat

Für 1 Portion:
1 Tl Senf, 1 Tl Zitronensaft, 4 El Wasser und 1 Tl Öl verrühren. 1/2 Kopfsalat waschen, trockenschleudern und in der Salatsauce wenden. 50 g Tatar mit 1 El Mineralwasser, Salz, Pfeffer und 1 gehackten Frühlingszwiebel verkneten. 1 Scheibe Krustenbrot toasten, mit Tatar bestreichen. 1 Frühlingszwiebel schräg in dünne Scheiben schneiden. Das Brot mit 1 Tl Kapern und den Zwiebeln garnieren. Dazu den Salat servieren.

221 Kalorien

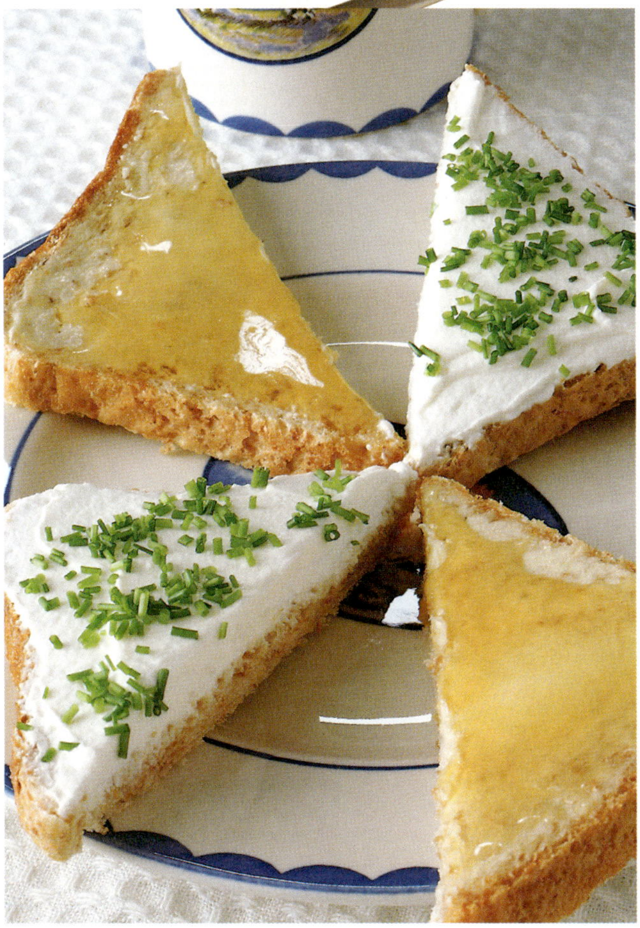

Toast-Ecken mit Quark und Honig

Für 1 Portion:
2 Scheiben Mehrkorntoastbrot toasten. 1 Scheibe mit 1 Tl Butter oder Margarine und 1 Tl Honig bestreichen. 1 El Magerquark mit 2 El fettarmer Milch verrühren und auf die andere Scheibe Toast streichen. Mit 1 El Schnittlauchröllchen, Salz und Pfeffer bestreuen.

234 Kalorien

Erdbeermüsli mit Dickmilch

Für 1 Portion:
1/2 ungeschälten Apfel würfeln. 100 g Erdbeeren putzen und in Stücke schneiden. Das Obst mit 30 g ungesüßtem Müsli, 1 El Honig und 150 g Dickmilch verrühren.

232 Kalorien

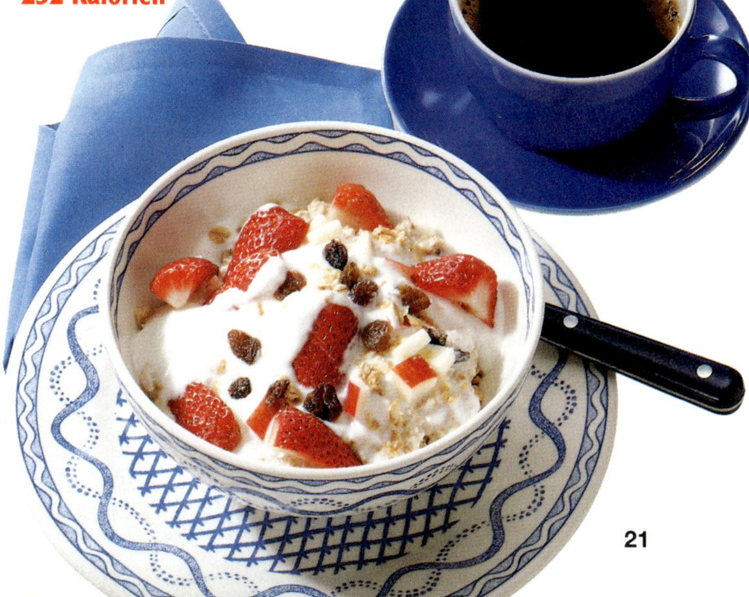

Für den kleinen Hunger

ZWISCHEN-DURCH

Neben Frühstück, Mittag- und Abendessen dürfen Sie jeden Tag zusätzlich zwei Snacks essen – am besten einen vormittags, den anderen nachmittags. Wählen Sie Ihre Zwischenmahlzeiten aus diesen Vorschlägen. Ein Snack enthält etwa 120 Kalorien

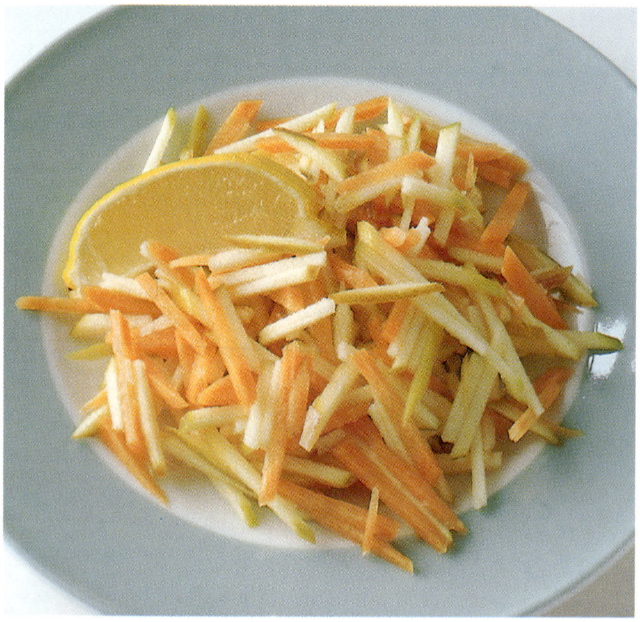

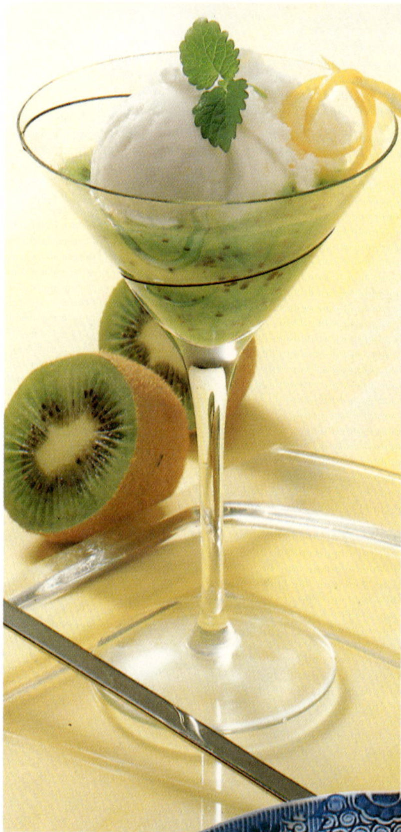

Möhren-Apfel-Rohkost

Für 1 Portion:
1 Tl Zitronensaft mit Salz, Pfeffer, 1 Prise Zucker und 1 Tl Öl verrühren. 2 Möhren (150 g) und 1 Apfel (150 g) schälen, beides in Stifte schneiden und mit der Sauce verrühren. 10 Minuten ziehen lassen.

161 Kalorien

Zitronensorbet auf Kiwipüree

Für 1 Portion:
1 1/2 Kiwi schälen und mit dem Schneidstab pürieren. In ein Glas geben und mit 1 Kugel Zitronensorbet (a. d. Packung) servieren.

100 Kalorien

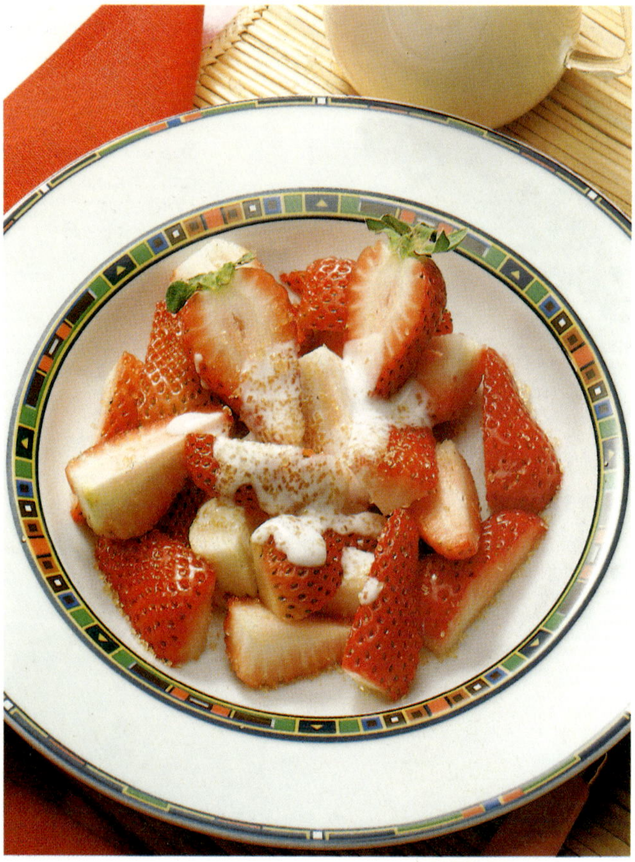

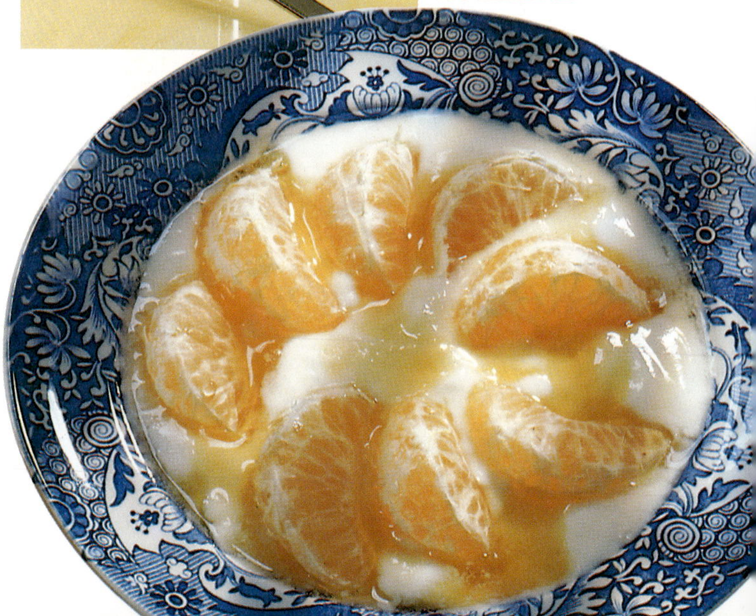

Erdbeeren mit Kefir

Für 1 Portion:
150 g Erdbeeren waschen, putzen und halbieren oder vierteln. 100 g Kefir über die Erdbeeren geben und mit 1 Tl braunem Zucker süßen.

114 Kalorien

Mandarinen mit Zitronenjoghurt

Für 1 Portion:
2 Mandarinen schälen und in Spalten teilen. 75 g Magermilchjoghurt mit etwas Zitronensaft verrühren. Mandarinenspalten mit 1 Tl Honig auf den Joghurt geben.

118 Kalorien

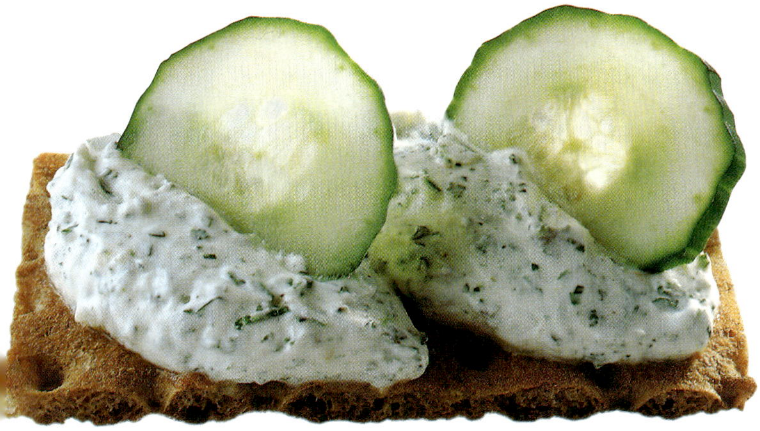

Knäckebrot mit Kräuterquark

Für 1 Portion:
100 g Magerquark mit 1 El saurer Sahne und 1 Tl 8-Kräuter-Mischung (TK) verrühren. Mit Salz und Pfeffer würzen. Kräuterquark auf 2 Scheiben Knäckebrot geben und mit 50 g Gurkenscheiben garnieren.

169 Kalorien

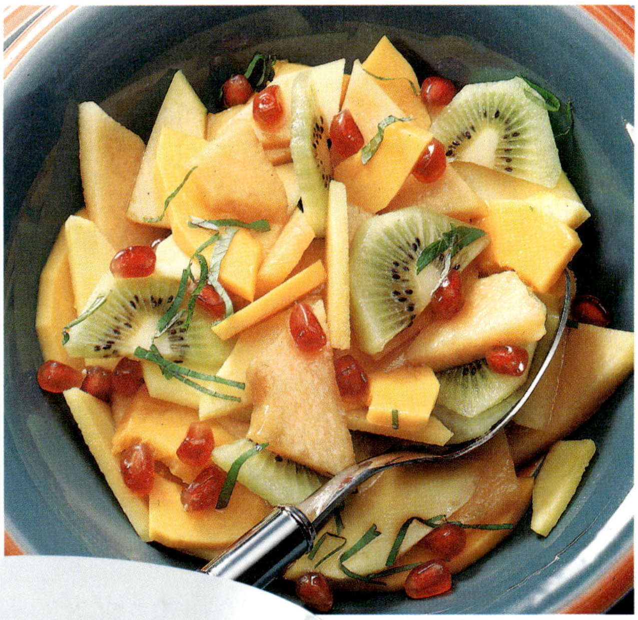

Exotischer Obstsalat

Für 1 Portion:
1/2 Kiwi, 100 g Mango, 100 g Papaya und 100 g Melone in Scheiben schneiden und mischen. Den Obstsalat mit 1 El Granatapfelkernen bestreuen und mit 1 Tl Grenadinesirup (oder Honig) süßen.

154 Kalorien

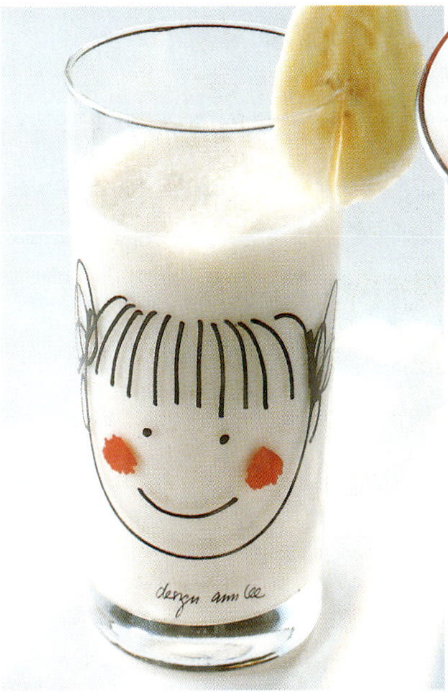

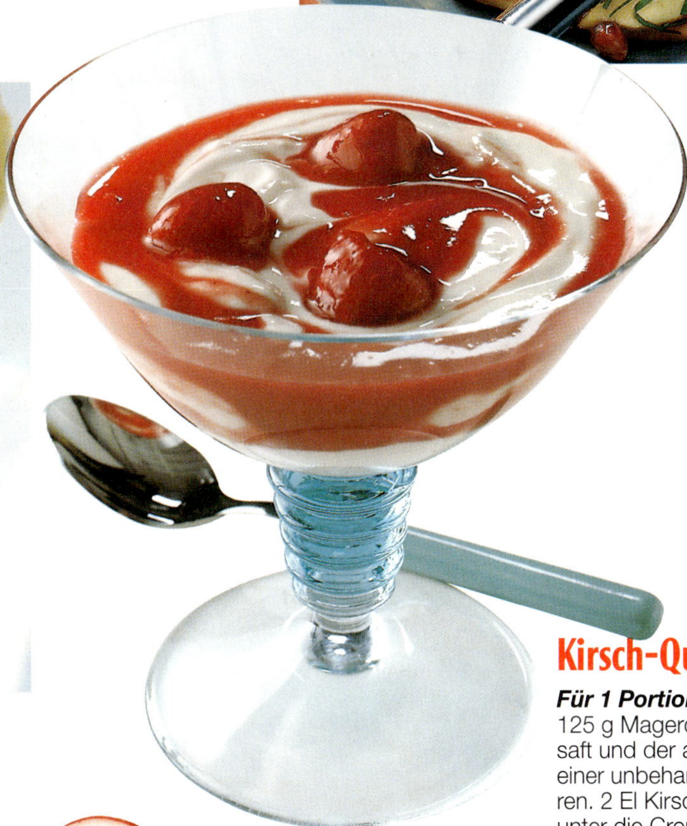

Kirsch-Quark-Creme

Für 1 Portion:
125 g Magerquark mit 60 ml Kirschsaft und der abgeriebenen Schale einer unbehandelten Zitrone verrühren. 2 El Kirschen (a. d. Glas) unter die Creme geben.

169 Kalorien

Bananen-Buttermilch-Shake

Für 1 Portion:
1/2 Banane mit etwas Zitronensaft und etwas Zucker im Mixer oder mit dem Schneidstab pürieren. 1/4 l kalte Buttermilch unter die Banane mixen.

142 Kalorien

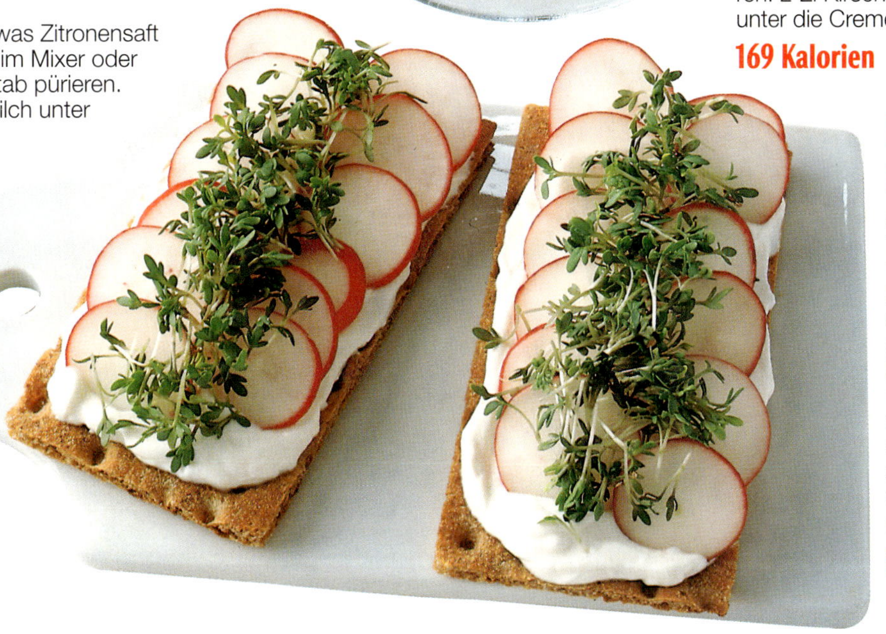

Knäckebrot mit Radieschen

Für 1 Portion:
1 El Magerquark mit 1 El Milch verrühren. Mit Salz und Pfeffer würzen und auf 2 Scheiben Knäckebrot streichen. 1/2 Bund Radieschen waschen, putzen und in Scheiben schneiden. Auf den Quark geben und mit Kresse bestreuen.

96 Kalorien

ZWISCHENDURCH

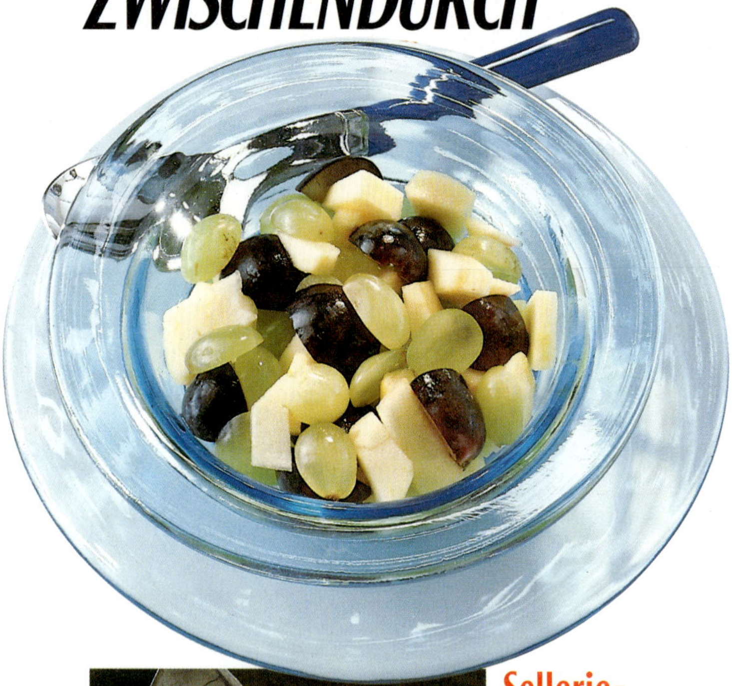

Trauben-Apfel-Salat

Für 1 Portion:
1 Apfel (nach Belieben) schälen, vierteln, entkernen und würfeln. Mit 1 Tl Zitronensaft beträufeln.
60 g weiße und 60 g blaue Weintrauben waschen, halbieren, entkernen und unter den Apfel mischen.

155 Kalorien

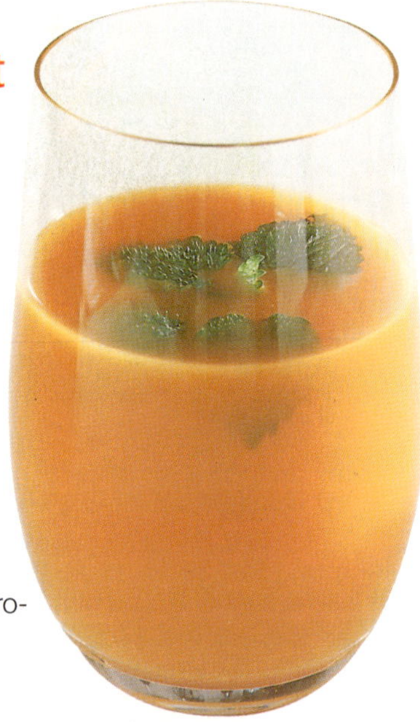

Möhren-Cocktail

Für 1 Portion:
1/8 l Möhrensaft mit
1/8 l Orangensaft und 1 Tl Zitronensaft verrühren. Mit Zitronenmelisse garnieren.

89 Kalorien

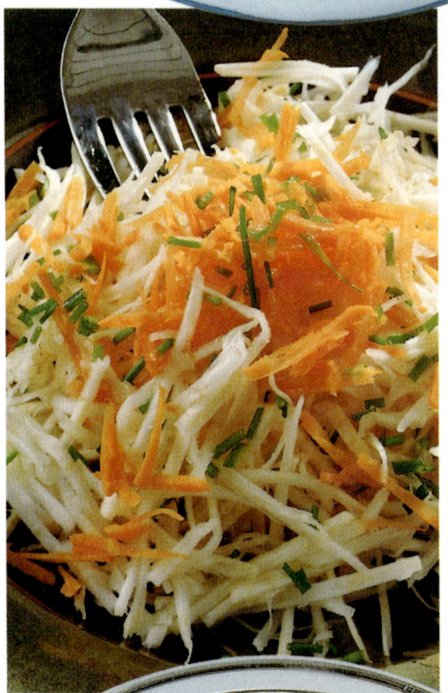

Sellerie-Möhren-Rohkost

Für 1 Portion:
100 g Knollensellerie schälen, waschen und fein raspeln. Mit etwas Zitronensaft beträufeln. 1 Möhre schälen und fein raspeln. Sellerie- und Möhrenraspeln mischen, mit 1 Tl Schnittlauchröllchen bestreuen und mit 1 Tl Öl beträufeln. Rohkost mit Salz und Pfeffer würzen.

86 Kalorien

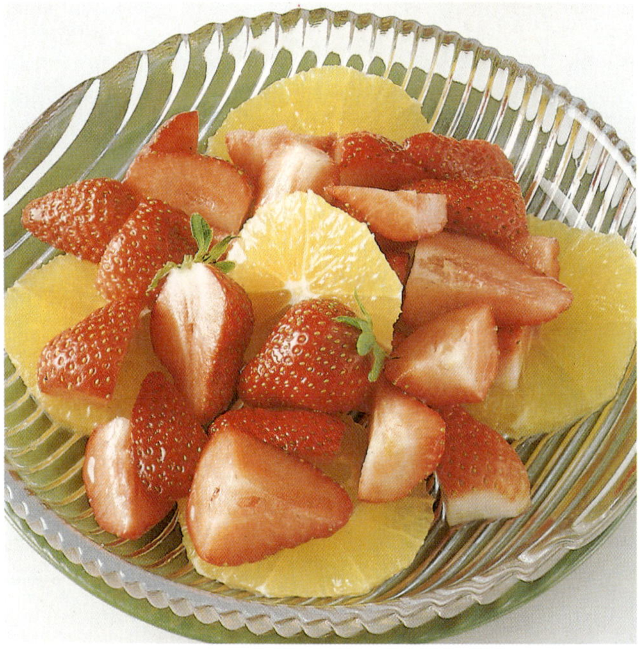

Orangen-Erdbeer-Salat

Für 1 Portion:
1 Orange wie einen Apfel schälen, den Saft dabei auffangen und mit 1 Tl Zucker verrühren. Orange in Scheiben schneiden. 125 g Erdbeeren waschen, putzen und halbieren oder vierteln. Erdbeeren und Orangen mischen und mit dem Orangensaft beträufeln.

122 Kalorien

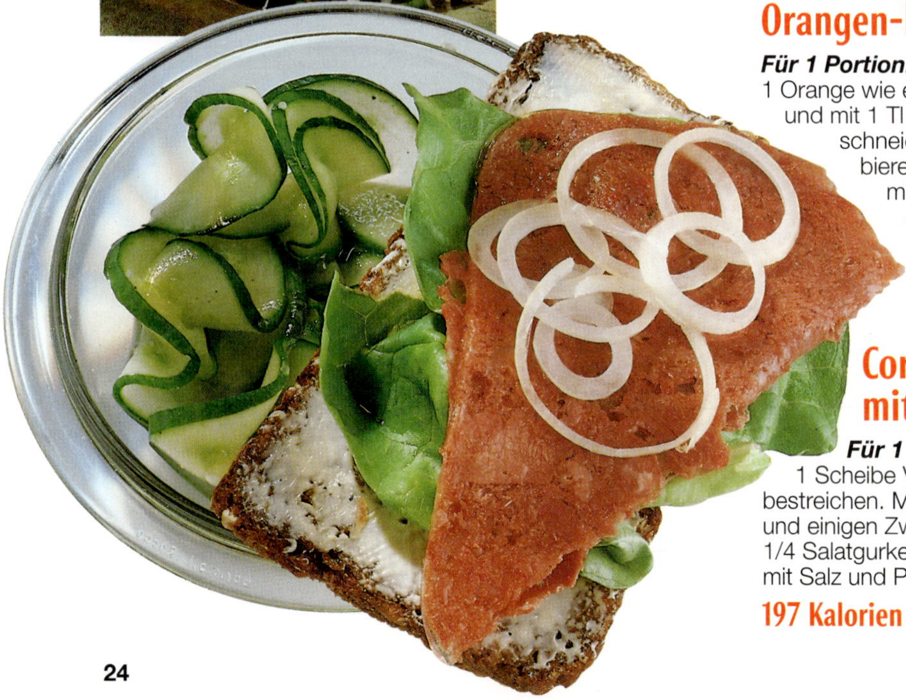

Corned-beef-Brot mit Gurkensalat

Für 1 Portion:
1 Scheibe Vollkornbrot mit 1 Tl Butter oder Margarine bestreichen. Mit etwas Kopfsalat, 1 Scheibe Corned beef (30 g) und einigen Zwiebelringen belegen. Für den Gurkensalat 1/4 Salatgurke waschen und in Scheiben hobeln. 1 Tl Essig mit Salz und Pfeffer verrühren und mit den Gurken mischen.

197 Kalorien

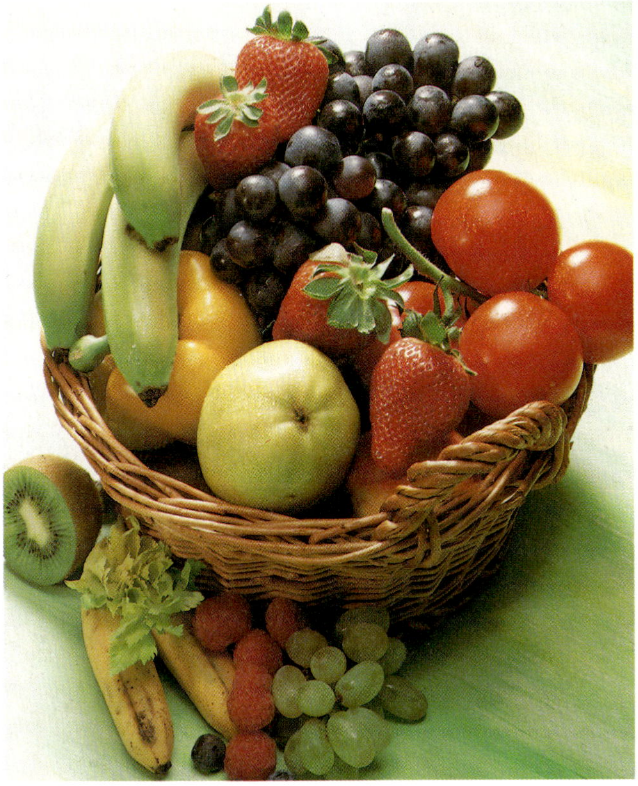

Obst und Gemüse

Falls Sie keine Lust oder keine Zeit haben, sich einen Snack zuzubereiten, können Sie zwischendurch 1 Apfel, 1 Kiwi, 1 kleine Banane, 100 g Weintrauben, 1 Birne, 3 Tomaten, 1/2 Salatgurke oder nach Belieben anderes Obst oder Gemüse essen.

Gemüsebouillon mit Nudeln

Für 1 Portion:
1/4 l Gemüsebrühe mit 1 El Erbsen (TK), 1/2 Möhre in Scheiben geschnitten und 20 g Nudeln 7 Minuten kochen. Mit gehackter Petersilie bestreuen.

108 Kalorien

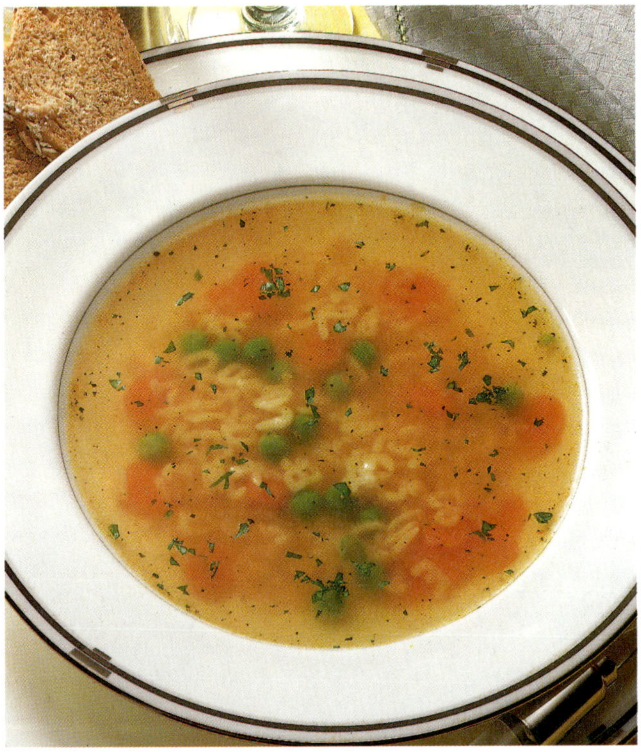

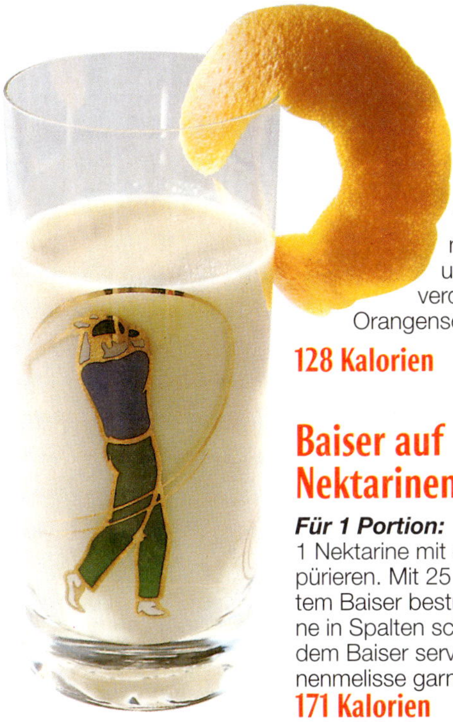

Orangen-Kefir

Für 1 Portion:
1/8 l Orangensaft mit 1/8 l Kefir und etwas Zucker verquirlen. Mit Orangenschale servieren.

128 Kalorien

Baiser auf Nektarinenpüree

Für 1 Portion:
1 Nektarine mit dem Schneidstab pürieren. Mit 25 g zerbröckeltem Baiser bestreuen. 1/2 Nektarine in Spalten schneiden, mit dem Baiser servieren und mit Zitronenmelisse garnieren.

171 Kalorien

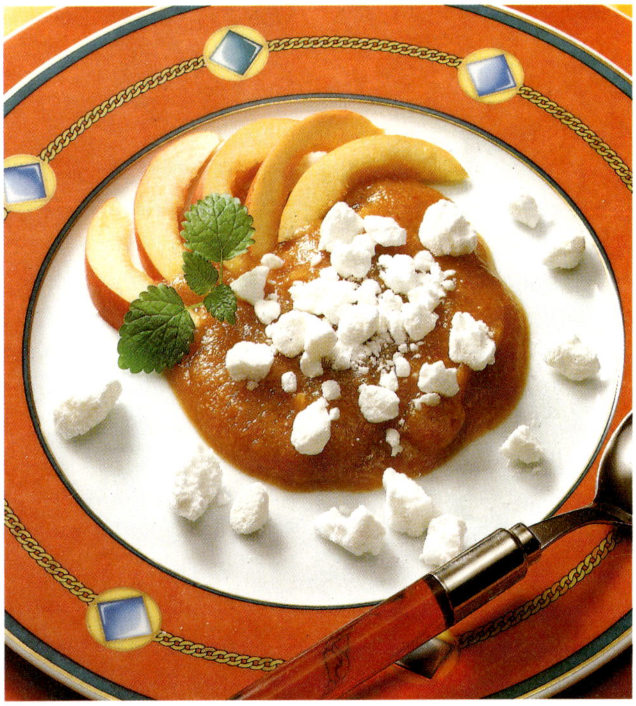

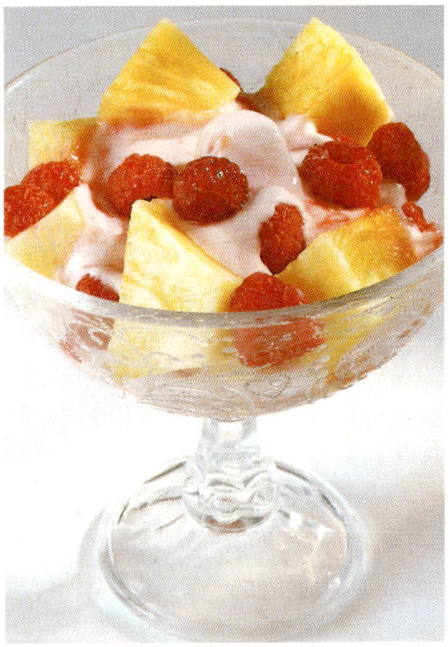

Ananas-Himbeer-Cocktail

Für 1 Portion:
300 g frische Ananas in Stücke schneiden. Ananasstücke mit 50 g Himbeeren mischen. 50 g Himbeeren mit 75 g Magermilchjoghurt pürieren, mit 1 Tl Zucker süßen. Himbeersauce über die Früchte gießen.

171 Kalorien

FEINSCHMECKER-

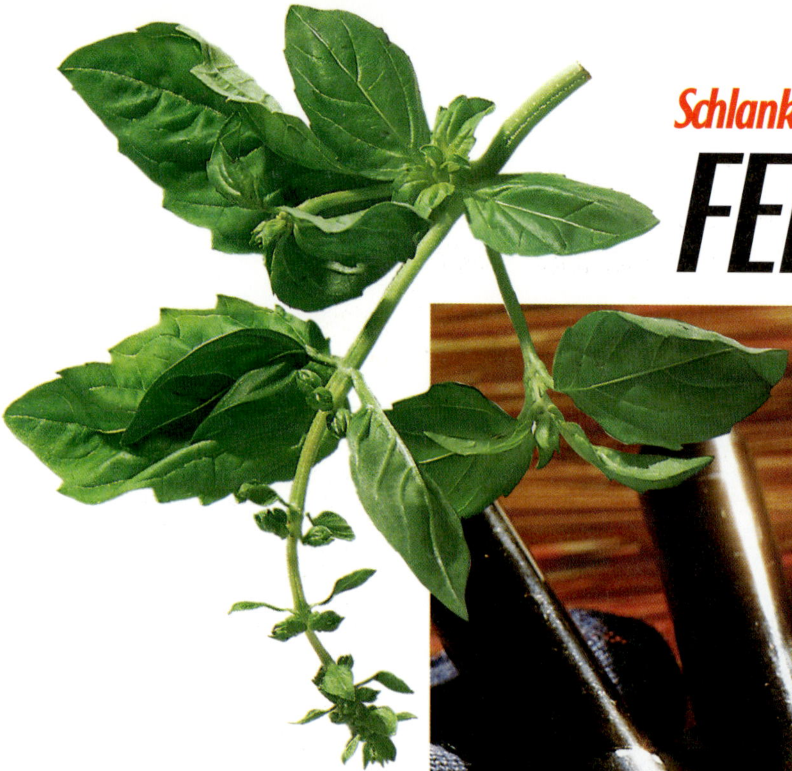

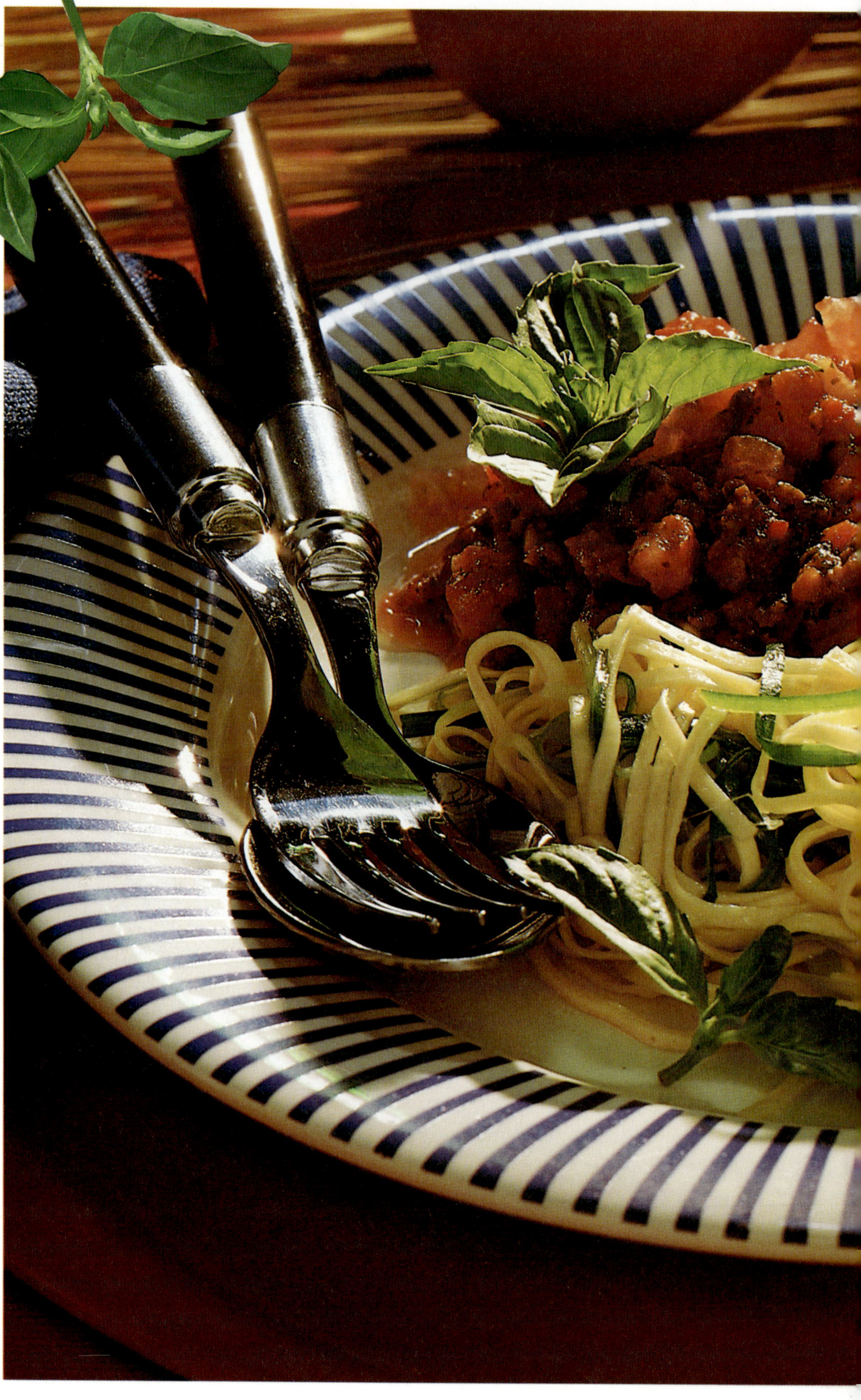

So nehmen Sie ab

Das Beste an dieser Diät: Sie merken gar nicht, daß Sie fettarm essen! Denn in jedes der 14 Gerichte wurde maximal viel Geschmack gepackt durch erstklassige Zutaten wie Spinat, Steinpilze, Lammrücken, Seezunge oder Hummer. So macht Abnehmen Spaß – und bringt Erfolg: bis zu 2 Kilo die Woche!

- Wählen Sie aus den 14 Gerichten je **2 Gerichte** pro Tag. Sie enthalten zwischen 300 und 470 Kalorien.
- Das **Frühstück** können Sie aus den Vorschlägen auf den Seiten 18 bis 21 wählen. Es enthält zwischen 180 und 260 Kalorien.
- Essen Sie täglich **2 Zwischenmahlzeiten** mit je 100 Kalorien, eine vormittags, die andere nachmittags. Wählen Sie dazu Vorschläge auf den Seiten 22 bis 25.
- Trinken Sie möglichst viel, am besten 2 Liter täglich. Ideal sind Mineralwasser, Kräuter- und Früchtetees sowie Kaffee und schwarzer Tee in Maßen.
- Abends können Sie 1 (!) Glas Wein, Bier, trockenen Sekt oder Champagner genießen.

DIÄT

Nur was schmeckt, macht schlank! Der Beweis ist diese 7-Tage-Diät für den ganz normalen Genießer. Denn jedes Gericht ist ein kulinarisches Erlebnis

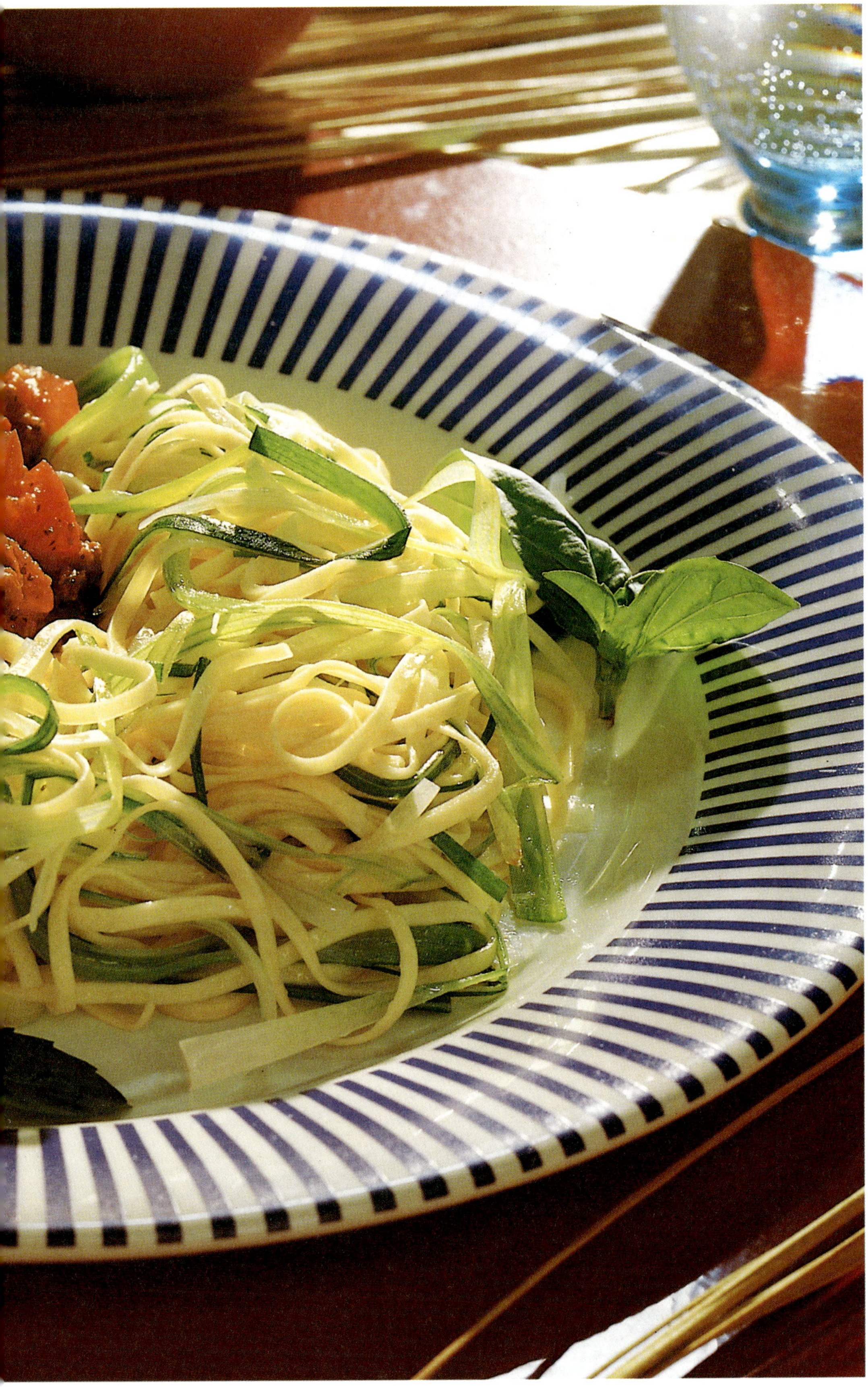

Feine Bandnudeln mit Tatarsauce

Für 2 Portionen:
2 Tomaten
3 Zwiebeln
2 kleine Knoblauchzehen
1 kleine rote Chilischote
1 kleines Bund Basilikum
175 g Beefsteakhack
2 Tl Öl
400 g Tomaten mit Stückchen (a. d. Packung)
Salz
schwarzer Pfeffer (a. d. Mühle)
400 g Frühlingszwiebeln
100 g feine Bandnudeln

1. Die Tomaten kreuzweise einritzen, kurz in siedendes Wasser geben, herausnehmen, abschrecken und häuten. Die Tomaten vierteln, die Kerne entfernen und das Fruchtfleisch in kleine Würfel schneiden. Die Zwiebeln und den Knoblauch fein würfeln. Die Chilischote halbieren, die Kerne herauskratzen und das Fruchtfleisch fein würfeln. Einige Basilikumblätter beiseite legen, die restlichen fein schneiden.

2. Das Beefsteakhack im Öl bei starker Hitze 5 Minuten kräftig anbraten. Die Zwiebel-, Knoblauch- und Chiliwürfel daruntermischen und 2 Minuten anbraten. Die Tomaten mit Stückchen dazugeben und 10 Minuten bei milder Hitze zugedeckt kochen lassen. Die Tomatenwürfel und das Basilikum daruntermischen, mit Salz und Pfeffer würzen.

3. Die Frühlingszwiebeln waschen und putzen, dann halbieren und der Länge nach in feine Streifen schneiden.

4. Die Bandnudeln nach Packungsanweisung in Salzwasser kochen. Die Zwiebelstreifen 1 Minute vor Ende der Garzeit dazugeben. Auf ein Sieb schütten und gut abtropfen lassen. Mit Pfeffer würzen.

5. Die Nudeln auf Teller geben, die Sauce darauf verteilen. Mit restlichem Basilikum garnieren.

Zubereitungszeit: 45 Minuten
Pro Portion
35 g E, 11 g F, 54 g KH = 1946 kJ

466 Kalorien

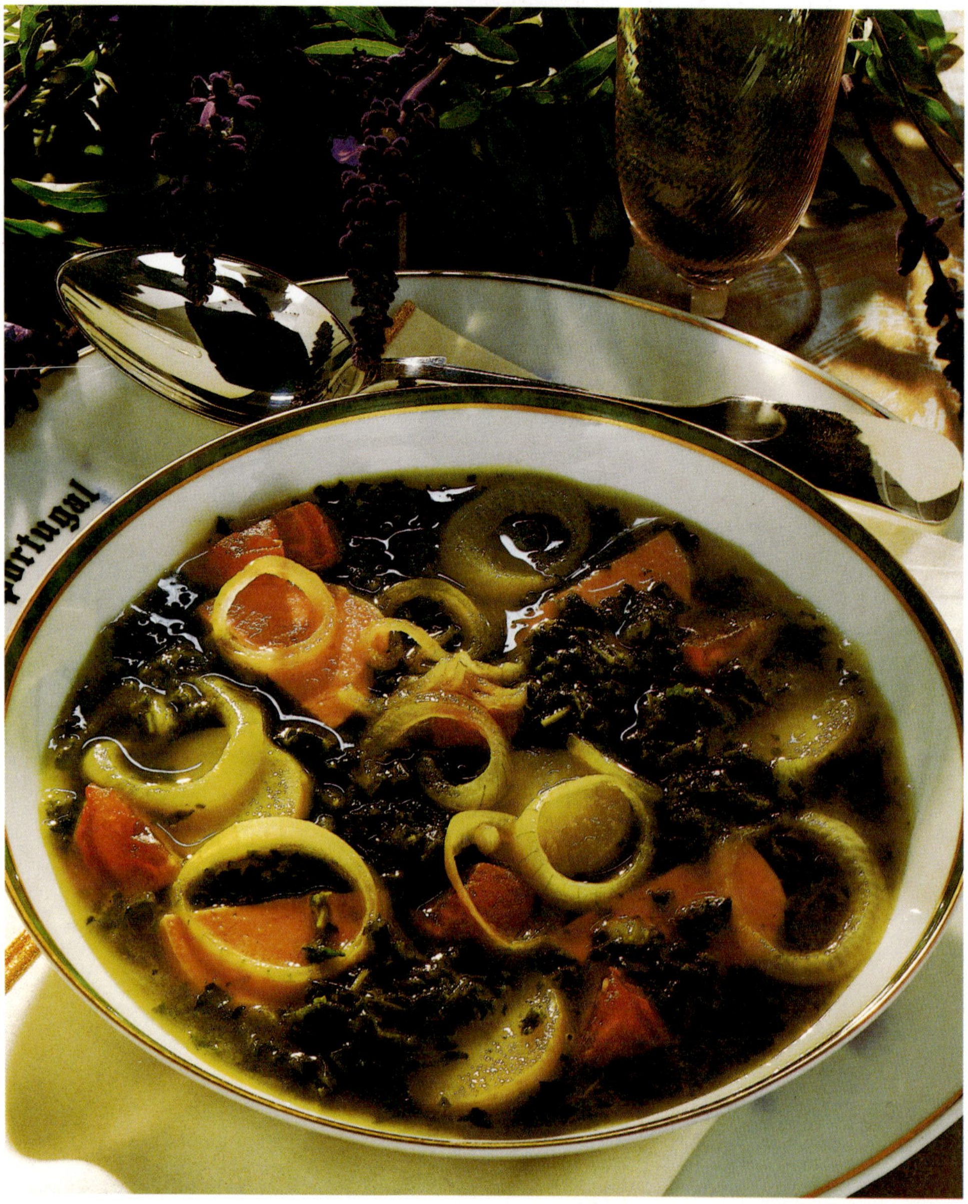

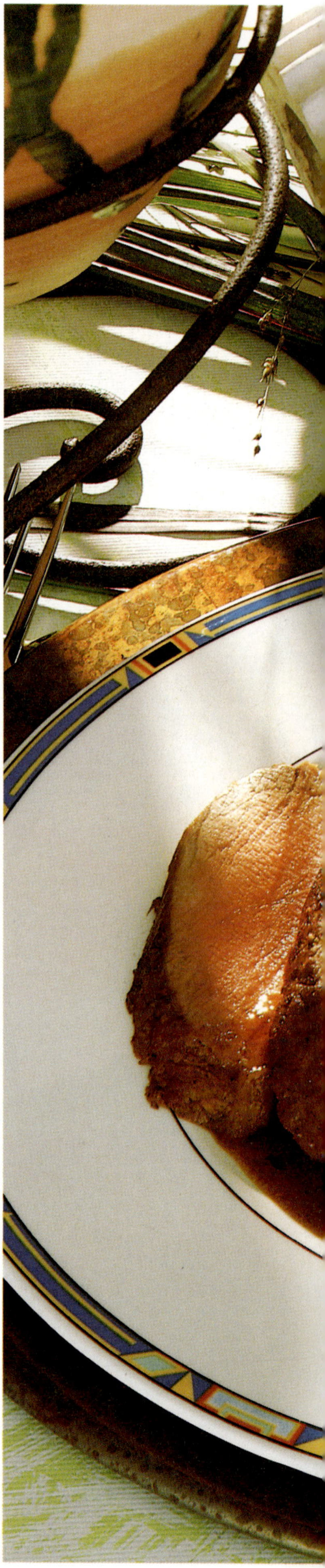

Grünkohleintopf

Für 2 Portionen:
3 Zwiebeln
2 Knoblauchzehen
2 Tl Olivenöl
200 g Grünkohl (TK)
1/2 l Brühe (Instant)
200 g Kartoffeln
160 g Lyoner Wurst (kalorienreduziert)
2 Tomaten
Salz
Pfeffer (a. d. Mühle)
1 Tl getrockneter Thymian
1–2 Tl Zitronensaft

1. Die Zwiebeln in Ringe, den Knoblauch in dünne Scheiben schneiden. Beides im Olivenöl glasig dünsten. Den Grünkohl dazugeben, mit der Brühe auffüllen und zugedeckt 45 Minuten kochen lassen.

2. Die Kartoffeln als Pellkartoffeln kochen, pellen und in Scheiben schneiden.

3. Die Wurst pellen, längs halbieren und in Scheiben schneiden.

4. Die Tomaten kreuzweise einritzen, kurz in siedendes Wasser geben, herausnehmen, abschrecken und häuten. Die Tomaten achteln.

5. Die Kartoffeln, die Wurst und die Tomaten nach 40 Minuten in den Topf geben und heiß werden lassen. Mit Salz, Pfeffer, Thymian und Zitronensaft kräftig würzen.

Zubereitungszeit: 1 Stunde
Pro Portion
19 g E, 20 g F, 19 g KH = 1418 kJ

338 Kalorien

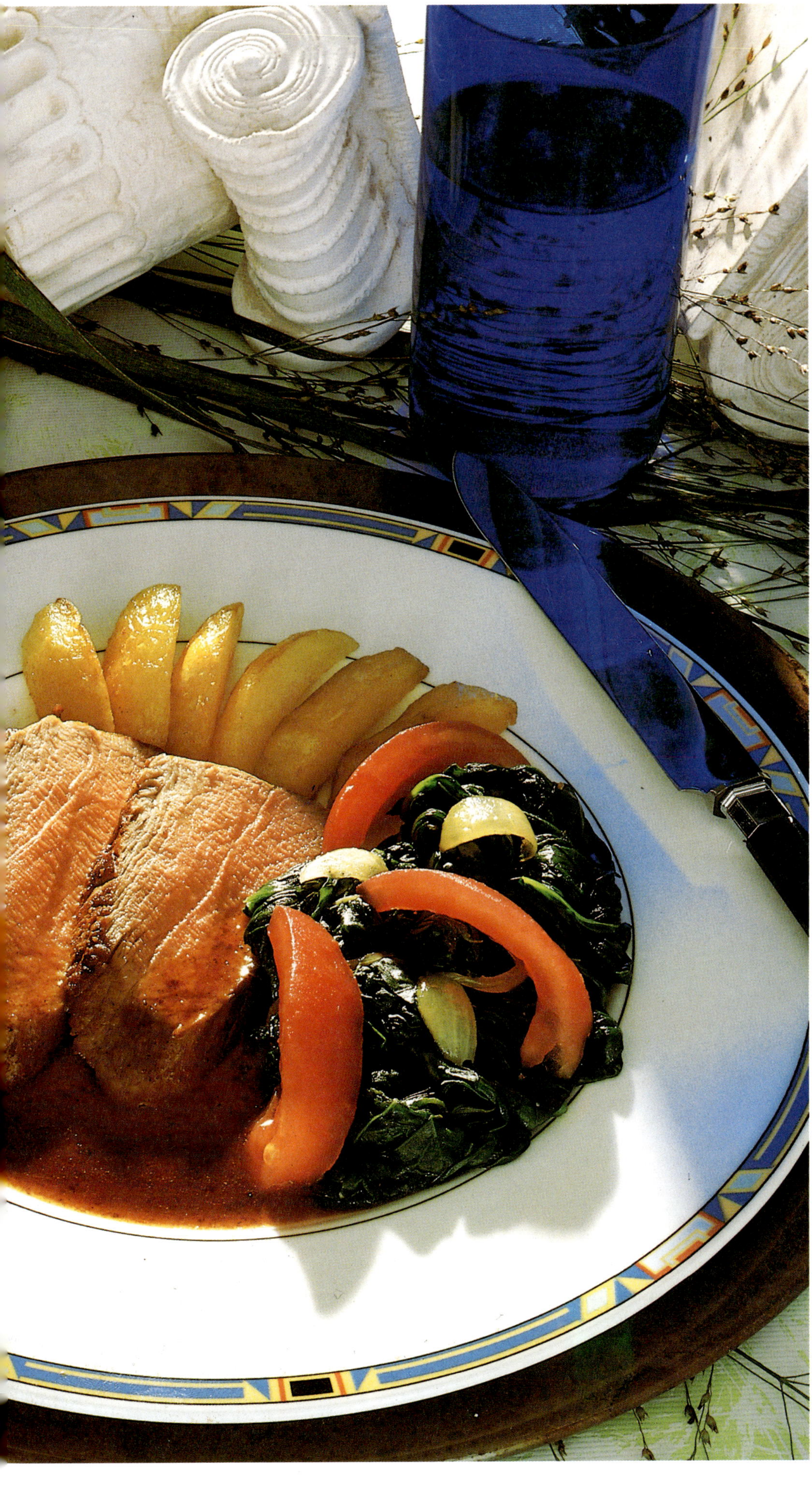

Kalbsfilet mit Spinat

Für 2 Portionen:
200 g Kartoffeln
500 g Spinat
2 Zwiebeln
10 g Butter oder Margarine
Salz
Pfeffer (a. d. Mühle)
2 Tomaten
250 g Kalbsfilet
2 Tl Öl
100 ml Kalbsfond (a. d. Glas)
3 El Weißwein
2 Tl dunkles Saucenbindemittel

1. Die Kartoffeln als Pellkartoffeln kochen. Den Spinat waschen und putzen. Die Zwiebeln in Spalten schneiden und in dem Fett glasig dünsten. Den Spinat dazugeben und unter Rühren zusammenfallen lassen. Mit Salz und Pfeffer würzen und zugedeckt 5 Minuten dünsten.

2. Die Tomaten kreuzweise einritzen, kurz in siedendes Wasser geben, herausnehmen, abschrecken und häuten. Die Tomaten in Spalten schneiden und entkernen.

3. Das Kalbsfilet mit Salz und Pfeffer würzen und in 1 Tl Öl rundherum anbraten. Mit Kalbsfond und Weißwein ablöschen, zugedeckt 15 Minuten schmoren. Das Fleisch aus dem Fond nehmen, abdecken und 5 Minuten ruhen lassen. Die gepellten und geviertelten Kartoffeln im restlichen Öl kurz anbraten.

4. Die Tomatenspalten unter den Spinat heben. Den Kochsud mit Saucenbindemittel andicken. Das Fleisch in Scheiben schneiden und mit der Sauce, den Kartoffeln und dem Spinat anrichten.

Zubereitungszeit: 35 Minuten
Pro Portion
34 g E, 9 g F, 19 g KH = 1300 kJ

310 Kalorien

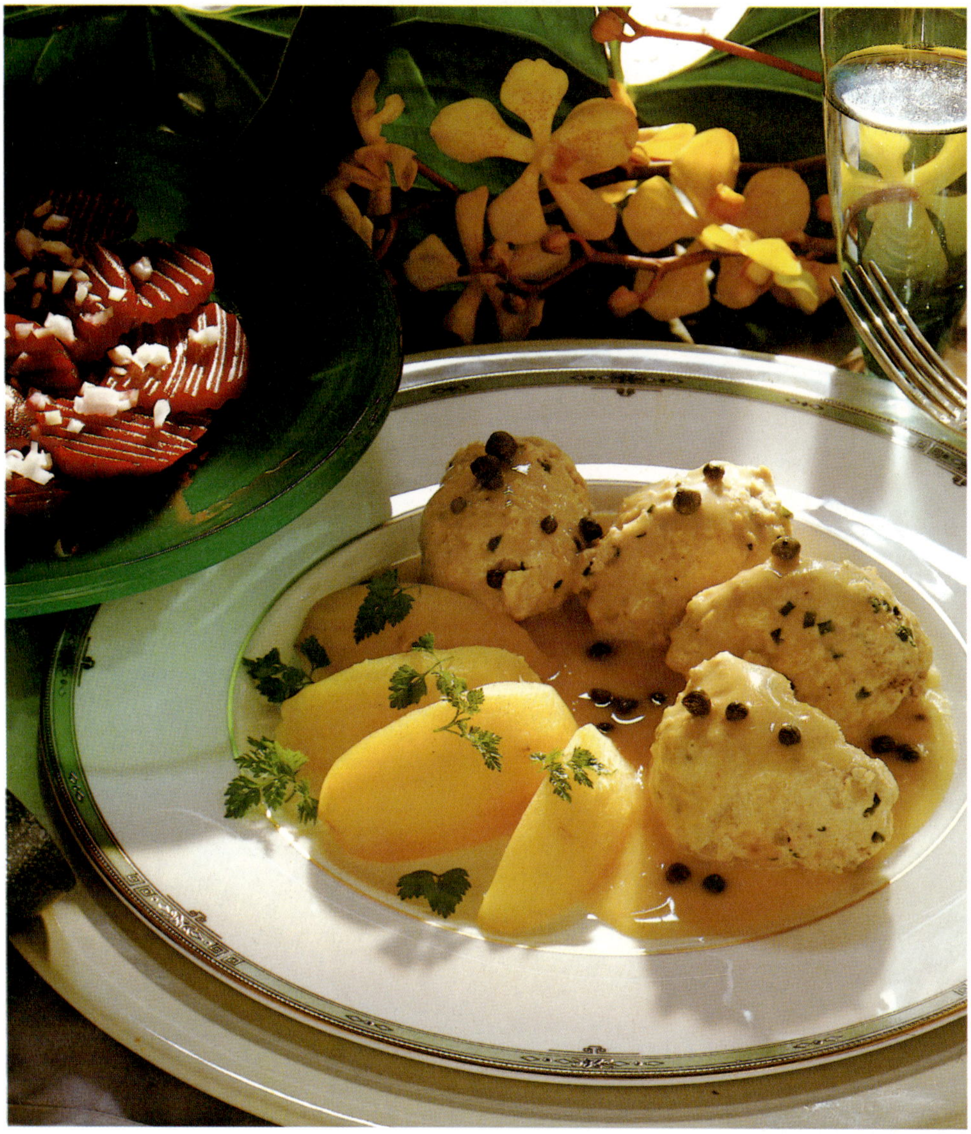

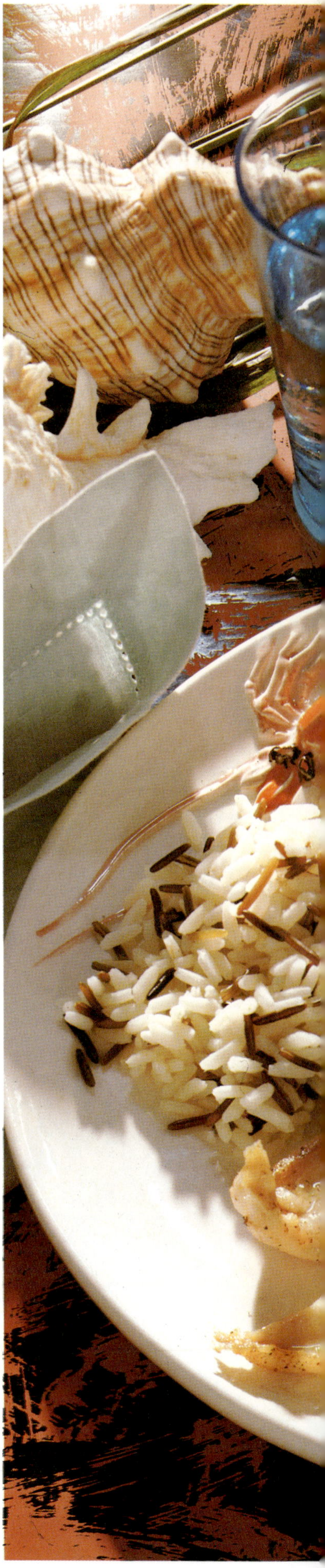

Kalbsklößchen in Zitronen-Kapern-Sauce

Für 2 Portionen:
1 rote Bete
Salz
250 g Kalbsschnitzel
1 Scheibe Weizentoastbrot
1 Bund Schnittlauch
200 g Kartoffeln
1 Tl Senf
1 Ei
Pfeffer (a. d. Mühle)
1/4 l Kalbsfond (a. d. Glas)
10 g Mehl
10 g Butter oder Margarine
1 El Schlagsahne
20 g Kapern (a. d. Glas)
1 Tl Zitronensaft
Zucker
1 El Essig
1 Tl Öl
1 kleine Zwiebel

1. Die rote Bete ungeschält 50 Minuten in Salzwasser kochen. Das Kalbfleisch würfeln und im Mixer in 2 Portionen zerkleinern. Das Toastbrot in Wasser einweichen. Den Schnittlauch in Röllchen schneiden. Die Kartoffeln schälen und in Salzwasser kochen.

2. Fleisch mit dem ausgedrückten Toastbrot, Schnittlauch, Senf, Ei, Salz und Pfeffer zu einem glatten Teig verkneten. 8 Klößchen daraus formen und im siedenden Kalbsfond 10 Minuten zugedeckt gar ziehen lassen.

3. Die Klößchen mit einer Schaumkelle herausnehmen, den Fond durch ein Sieb gießen. Das Mehl im Fett anschwitzen, mit Fond und Sahne ablöschen. Unter Rühren 5 Minuten kochen lassen.

4. Die Kapern mit der Flüssigkeit und dem Zitronensaft in die Sauce geben, mit Salz, Pfeffer und 1 Prise Zucker würzen.

5. Den Essig mit Salz, Pfeffer und Öl verrühren. Die rote Bete pellen, in Scheiben schneiden und mit der Sauce beträufeln. Die Zwiebel würfeln und darüber streuen.

6. Die Klößchen in der Kapernsauce erwärmen und mit den Salzkartoffeln anrichten. Kartoffeln nach Belieben mit Kerbelblättchen garnieren. Die rote Bete dazu servieren.

Zubereitungszeit: 50 Minuten
Pro Portion
36 g E, 14 g F, 30 g KH = 1721 kJ

412 Kalorien

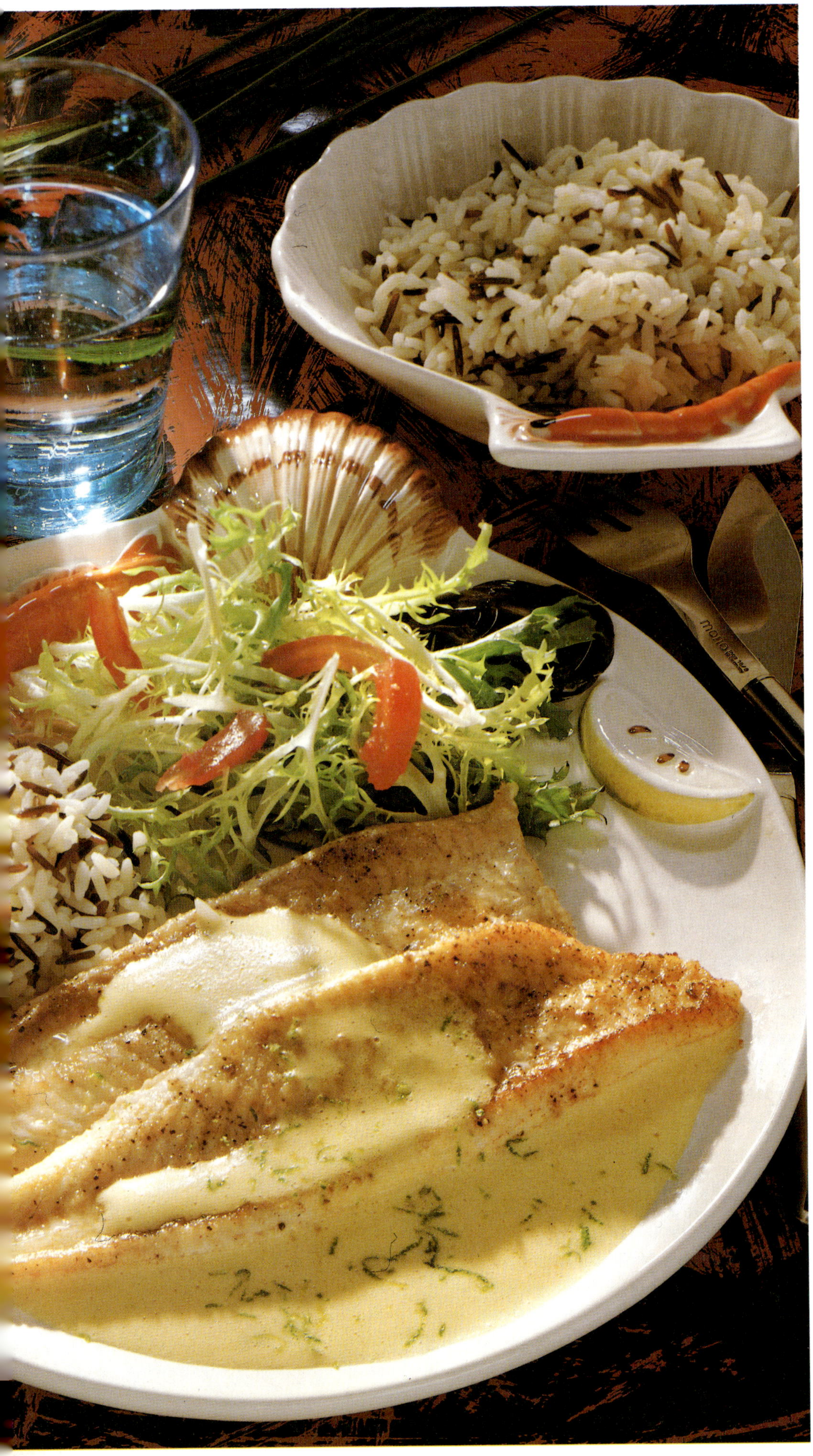

Seezungenfilets mit Joghurt-Hollandaise

Für 2 Portionen:
50 g Wildreismischung
100 g Friséesalat
1 Tomate
2 Tl Zitronensaft
Salz
Pfeffer (a. d. Mühle)
1 Tl Öl
abgeriebene Schale einer Limette
2 El Limettensaft
2 Eigelb
1 Tl Senf
75 g Magermilchjoghurt
300 g Seezungenfilet
10 g Butter

1. Den Reis nach Packungsanweisung kochen. Den Salat waschen, putzen und trokkenschleudern. Die Tomate in Spalten schneiden, entkernen und mit dem Salat in einer Schüssel mischen. Den Zitronensaft mit 2 El Wasser, Salz, Pfeffer und Öl verrühren.

2. Limettenschale und -saft mit Eigelb, Senf, 6 El Wasser, Salz und Pfeffer in einem Topf verrühren und mit einem Schneebesen bei mittlerer Hitze cremig aufschlagen. Den Joghurt unterrühren. Die Sauce eventuell mit Salz und Pfeffer nachwürzen.

3. Das Fischfilet mit Salz und Pfeffer würzen und in der Butter bei milder Hitze von jeder Seite 2–3 Minuten braten.

4. Den Salat mit der Salatsauce mischen. Das Seezungenfilet mit Joghurt-Hollandaise, Wildreis und Salat servieren.

Zubereitungszeit: 30 Minuten
Pro Portion
34 g E, 16 g F, 23 g KH = 1632 kJ

390 Kalorien

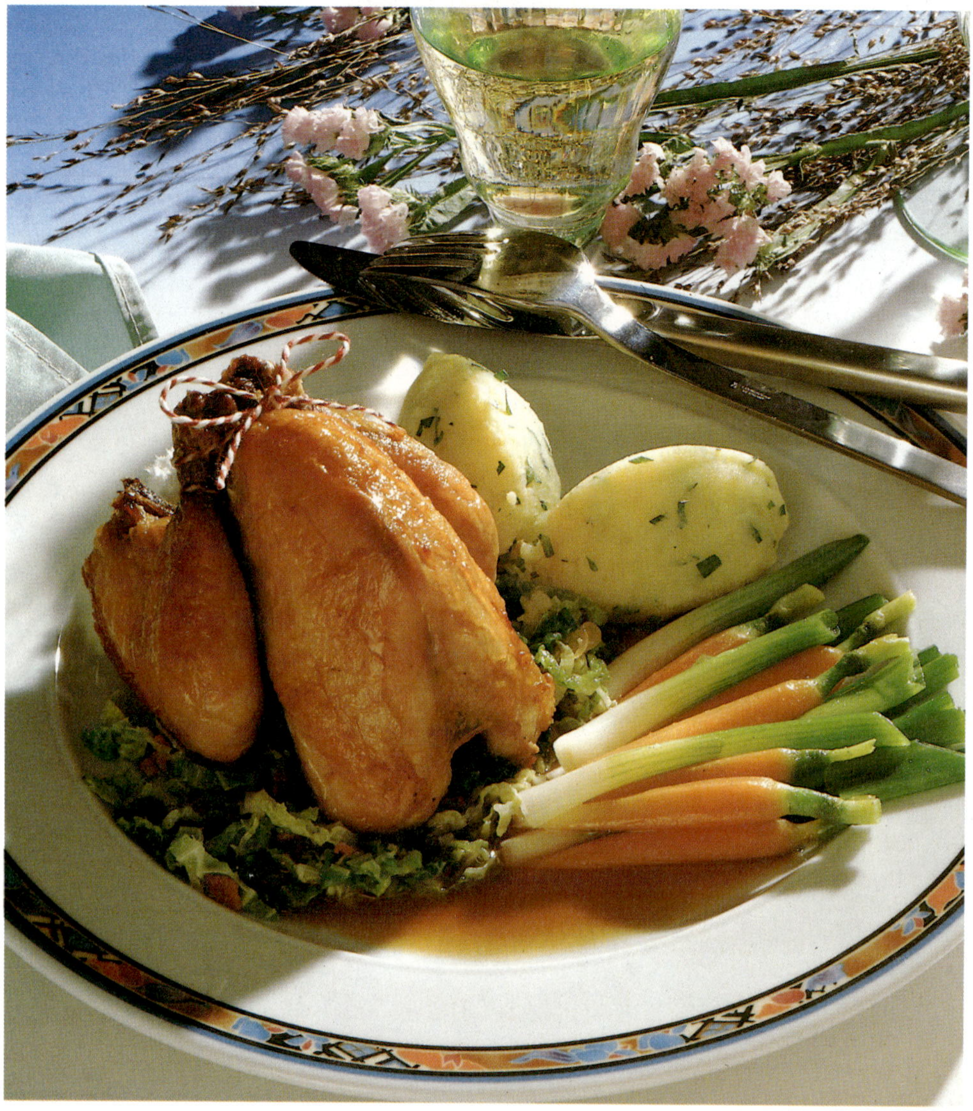

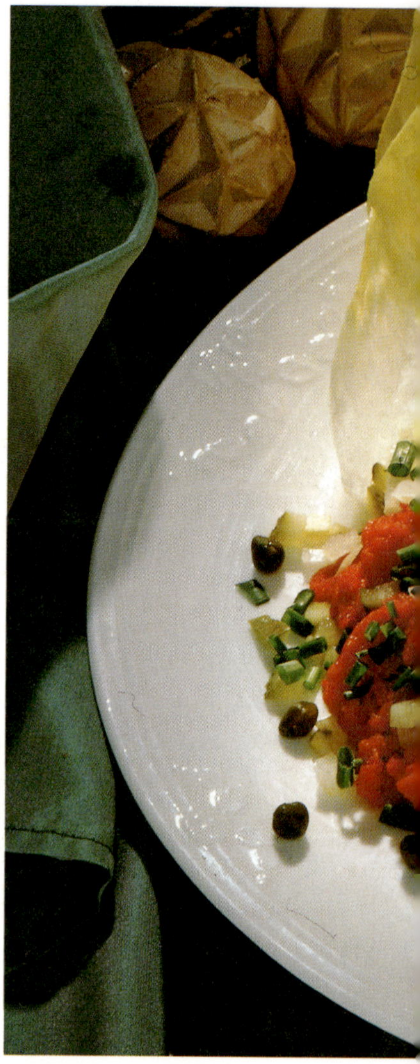

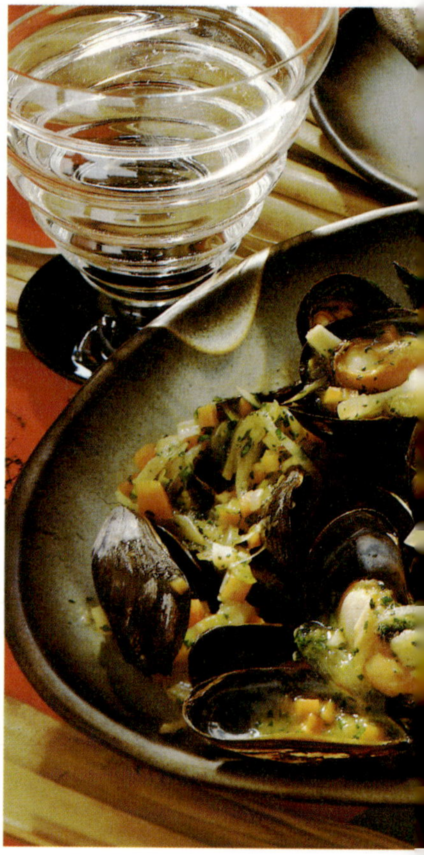

Stubenküken mit Selleriepüree

Für 2 Portionen:
200 g zarte Wirsingblätter
200 g Frühlingszwiebeln
200 g kleine Bundmöhren
200 g Staudensellerie
120 g Kartoffeln, Salz
weißer Pfeffer (a. d. Mühle)
2–3 Stiele Estragon
2 Stubenküken
(à 250 g, küchenfertig)
10 g durchwachsener Speck
1 Zwiebel
150 ml Geflügelfond
(a. d. Glas)

1. Von den Wirsingblättern den Strunk herausschneiden. Die Blätter in feine Streifen schneiden. Von den Frühlingszwiebeln das Dunkelgrüne abschneiden. Die Möhren schälen, etwas Grün daranlassen.

2. Den Sellerie waschen und putzen. Die Kartoffeln schälen, waschen, 100 g und den Sellerie in 3x3 cm große Stükke schneiden. In Salzwasser 15 Minuten kochen. Dann durch die Kartoffelpresse drücken, mit Salz und Pfeffer würzen. Estragonblätter fein hacken und daruntermischen.

3. Die Stubenküken mit Salz und Pfeffer würzen, die Keulen über Kreuz gelegt mit Küchengarn zusammenbinden. Auf ein mit Backpapier belegtes Backblech setzen. Im vorgeheizten Backofen bei 200 Grad (Gas 3, Umluft 20–25 Minuten bei 200 Grad) auf der 2. Einschubleiste von unten 30 Minuten braten.

4. Den Speck fein würfeln und in einem Topf knusprig auslassen. Die Zwiebel würfeln und mit den Wirsingstreifen andünsten. Mit Salz und Pfeffer würzen, 5 El Wasser dazugeben und 10 Minuten dünsten. Die Möhren 3 Minuten in wenig Salzwasser blanchieren, die Frühlingszwiebeln dazugeben und weitere 3 Minuten blanchieren.

5. Den Geflügelfond aufkochen. Die restliche Kartoffel fein reiben und in den kochenden Geflügelfond geben. Weitere 3 Minuten bei milder Hitze kochen lassen. Den Fond durch ein feines Sieb passieren. Mit Salz und Pfeffer würzen. Den entstandenen Bratensaft der Stubenküken dazugeben (beim Garen mit Umluft entsteht kein Bratensaft).

6. Die Stubenküken auf dem Wirsing mit Möhren, Frühlingszwiebeln und Püree anrichten. Stubenküken und Gemüse mit Fond beträufeln.

Zubereitungszeit: 1 Stunde
Pro Portion
46 g E, 15 g F, 19 g KH = 1728 kJ

413 Kalorien

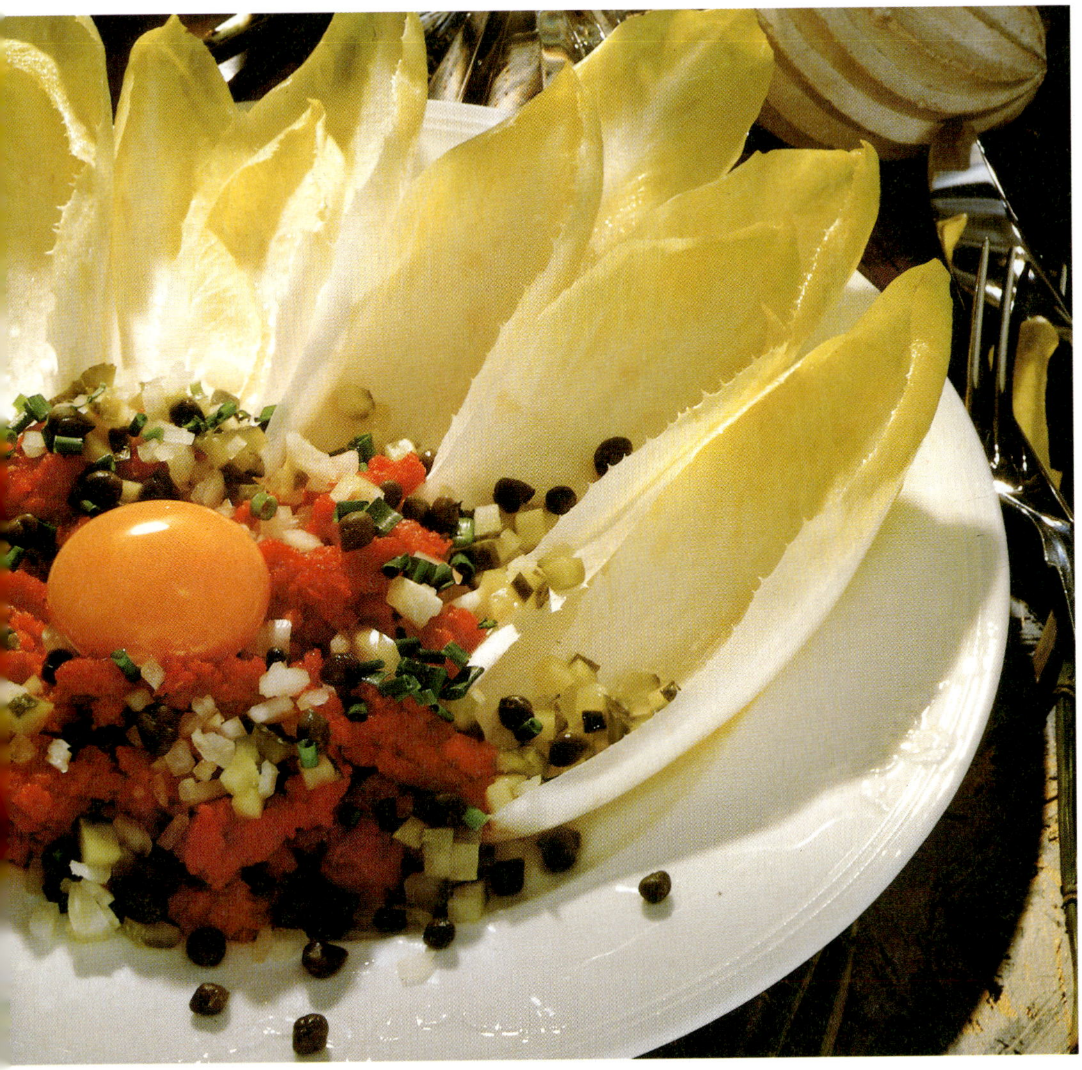

Tatar auf Chicorée

Für 2 Portionen:
2 Tl Rotweinessig
Salz
Pfeffer (a. d. Mühle)
1 Tl Öl
1 Chicorée
1 Zwiebel
1 Gewürzgurke
1/2 Bund Schnittlauch
200 g Tatar
2 ganz frische Eigelb
Paprika (edelsüß)
20 g Kapern (a. d. Glas)
2 Scheiben Vollkornbrot

1. Aus Essig, 3 El Wasser, Salz, Pfeffer und Öl eine Salatsauce rühren. Den Chicorée putzen, die Blätter durch die Salatsauce ziehen und auf 2 Tellern anrichten.

2. Die Zwiebel und die Gurke fein würfeln. Den Schnittlauch in Röllchen schneiden. Das Tatar auf die Teller geben, eine Mulde in die Mitte drücken und jeweils 1 Eigelb hineingleiten lassen.

3. Mit Salz, Pfeffer, Paprika, Zwiebel- und Gurkenwürfeln, Schnittlauch und Kapern bestreuen. Dazu Vollkornbrot servieren.

Zubereitungszeit: 20 Minuten
Pro Portion
29 g E, 13 g F, 20 g KH = 1379 kJ

330 Kalorien

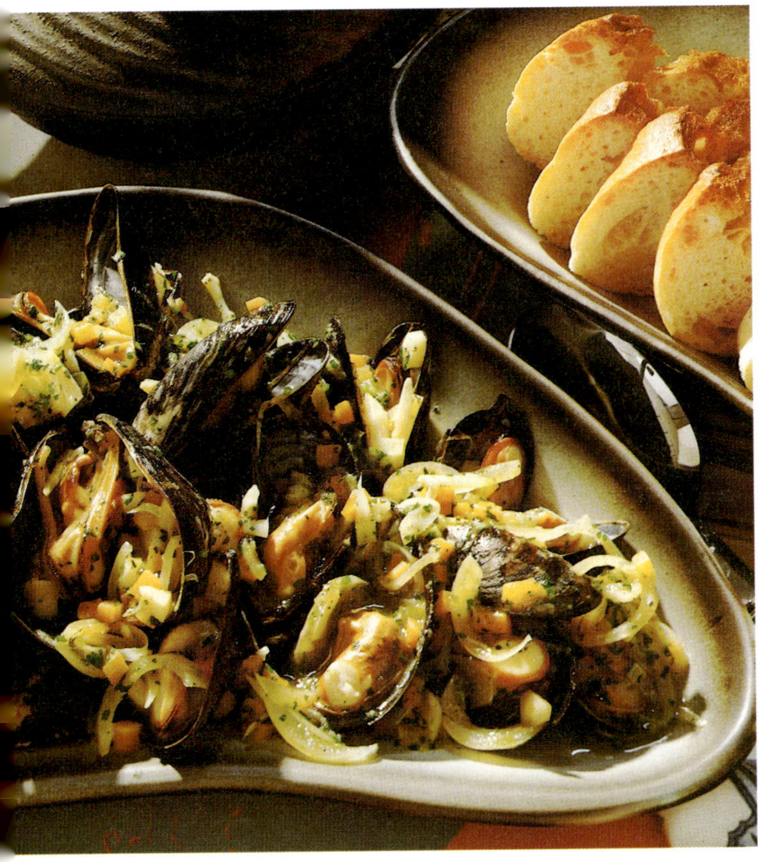

Miesmuscheln im Zwiebelsud

Für 2 Portionen:
1,5 kg Miesmuscheln
200 g Zwiebeln
1 Bund Suppengrün
3 kleine Knoblauchzehen
1 Bund Petersilie
1 Tl Olivenöl
1 Tl Anisschnaps
100 ml Weißwein
1/2 l Geflügelfond (a. d. Glas)
Salz
Pfeffer (a. d. Mühle)
125 g Baguette

1. Die Muscheln putzen, geöffnete Muscheln aussortieren! Die geschlossenen Muscheln mit kaltem Wasser bedecken.

2. Die Zwiebeln halbieren und in dünne Scheiben schneiden. Das Suppengrün waschen und putzen. Das Suppengrün und den Knoblauch in kleine Würfel schneiden. Die Petersilie fein hacken.

3. Die Muscheln auf ein Sieb schütten und gut abtropfen lassen. In einem Topf das Olivenöl erhitzen. Das gesamte Gemüse darin 2 Minuten andünsten und mit Anisschnaps, Weißwein und Fond auffüllen. Weitere 5 Minuten kochen, die Muscheln dazugeben und zugedeckt 3 Minuten garen. Noch geschlossene Muscheln aussortieren!

4. Die Muscheln im Topf mit Salz und Pfeffer würzen. Die Petersilie unterheben und in vorgewärmten Tellern mit dem Baguette servieren.

Zubereitungszeit: 40 Minuten
Pro Portion
23 g E, 6 g F, 44 g KH = 1398 kJ

334 Kalorien

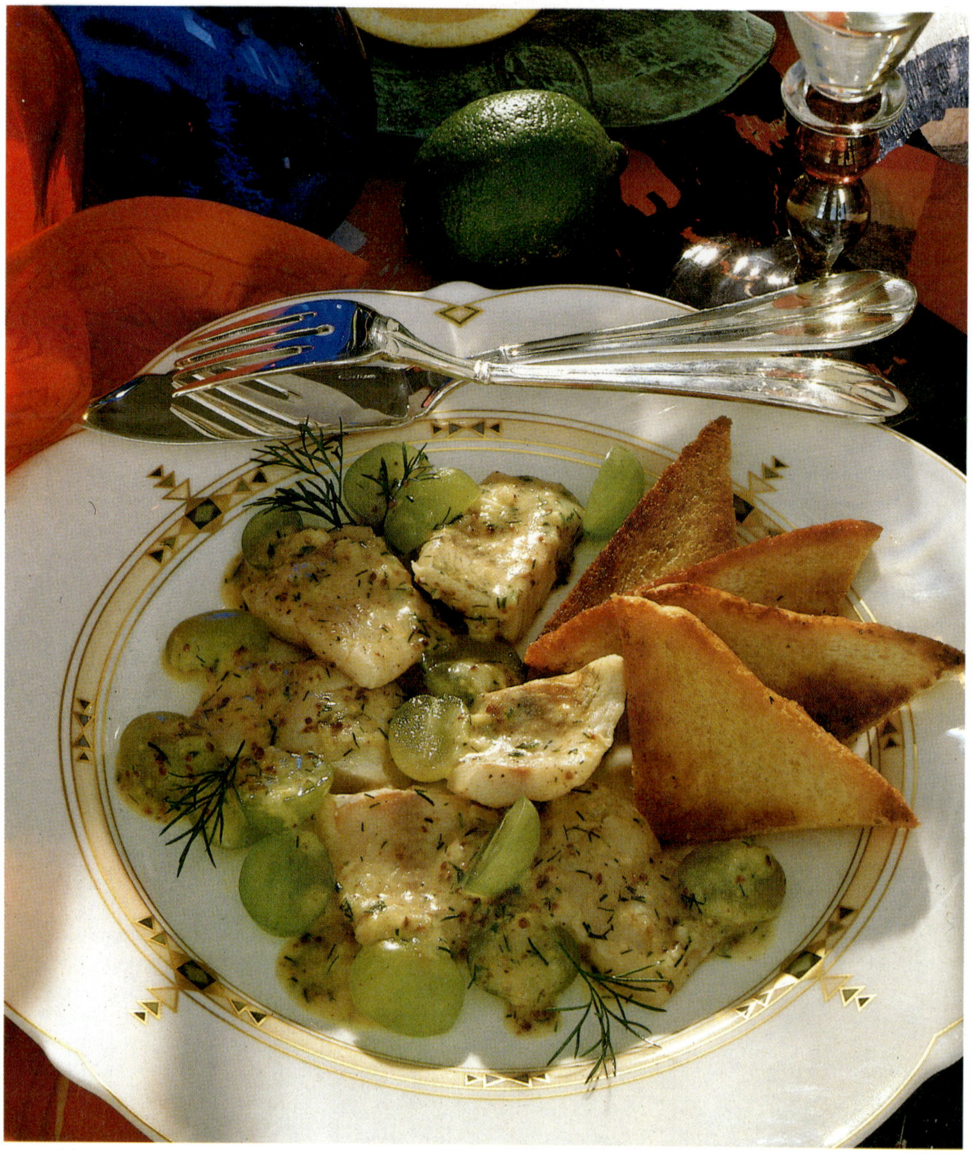

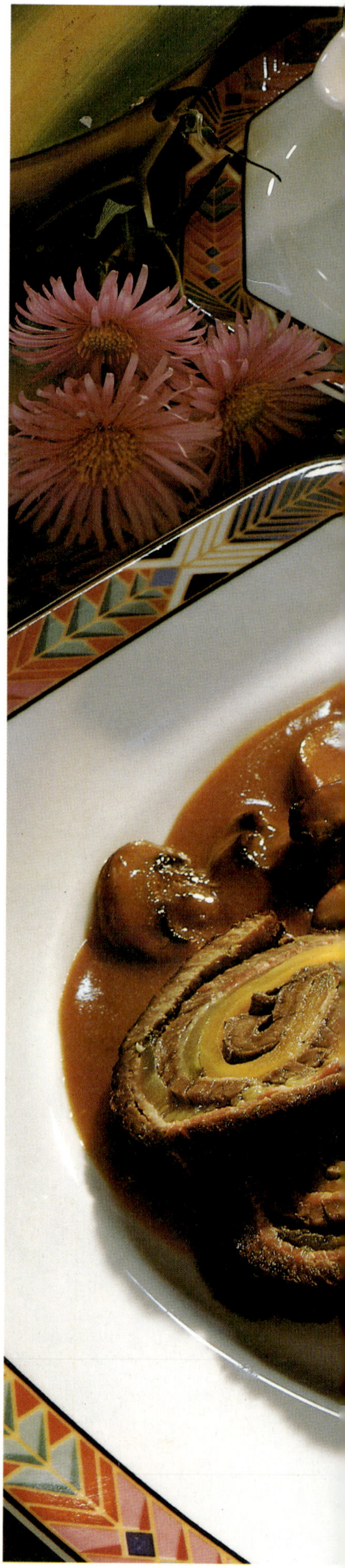

Zanderfilet in Senfsauce mit grünen Trauben

Für 2 Portionen:
300 g Zanderfilet (ohne Haut)
1 Zwiebel
1 kleine Knoblauchzehe
100 g grüne kernlose Weintrauben
1 Tl Öl
1/8 l Weißwein
1/8 l Fischfond (a. d. Glas)
Salz
weißer Pfeffer (a. d. Mühle)
2 Tl Dijonsenf
1 El Schlagsahne
1 Tl Zitronensaft
2 Scheiben Weizentoastbrot
10 g Butter oder Margarine
1/2 Bund Dill

1. Vom Zanderfilet die Gräten mit einer Pinzette herausziehen. Das Zanderfilet in 4 cm lange Stücke schneiden. Die Zwiebel und den Knoblauch fein würfeln. Die Weintrauben halbieren.

2. Die Zwiebel- und die Knoblauchwürfel im Öl andünsten. Mit Weißwein und Fischfond ablöschen und auf die Hälfte einkochen lassen.

3. Die Fischstücke mit Salz und Pfeffer würzen. Den Senf und die Sahne in die Sauce rühren, mit Salz, Pfeffer und Zitronensaft würzen. Fischstücke und Trauben nebeneinander in die Sauce legen. Bei milder Hitze 4 Minuten zugedeckt gar ziehen lassen.

4. Das Toastbrot goldbraun rösten, mit der Butter oder Margarine bestreichen und diagonal vierteln.

5. Die Hälfte des Dills fein schneiden und unter die Sauce geben. Den Fisch, die Trauben, die Sauce und den Toast auf Tellern anrichten, mit dem restlichen Dill garnieren.

Zubereitungszeit: 30 Minuten
Pro Portion
32 g E, 11 g F, 26 g KH = 1446 kJ

345 Kalorien

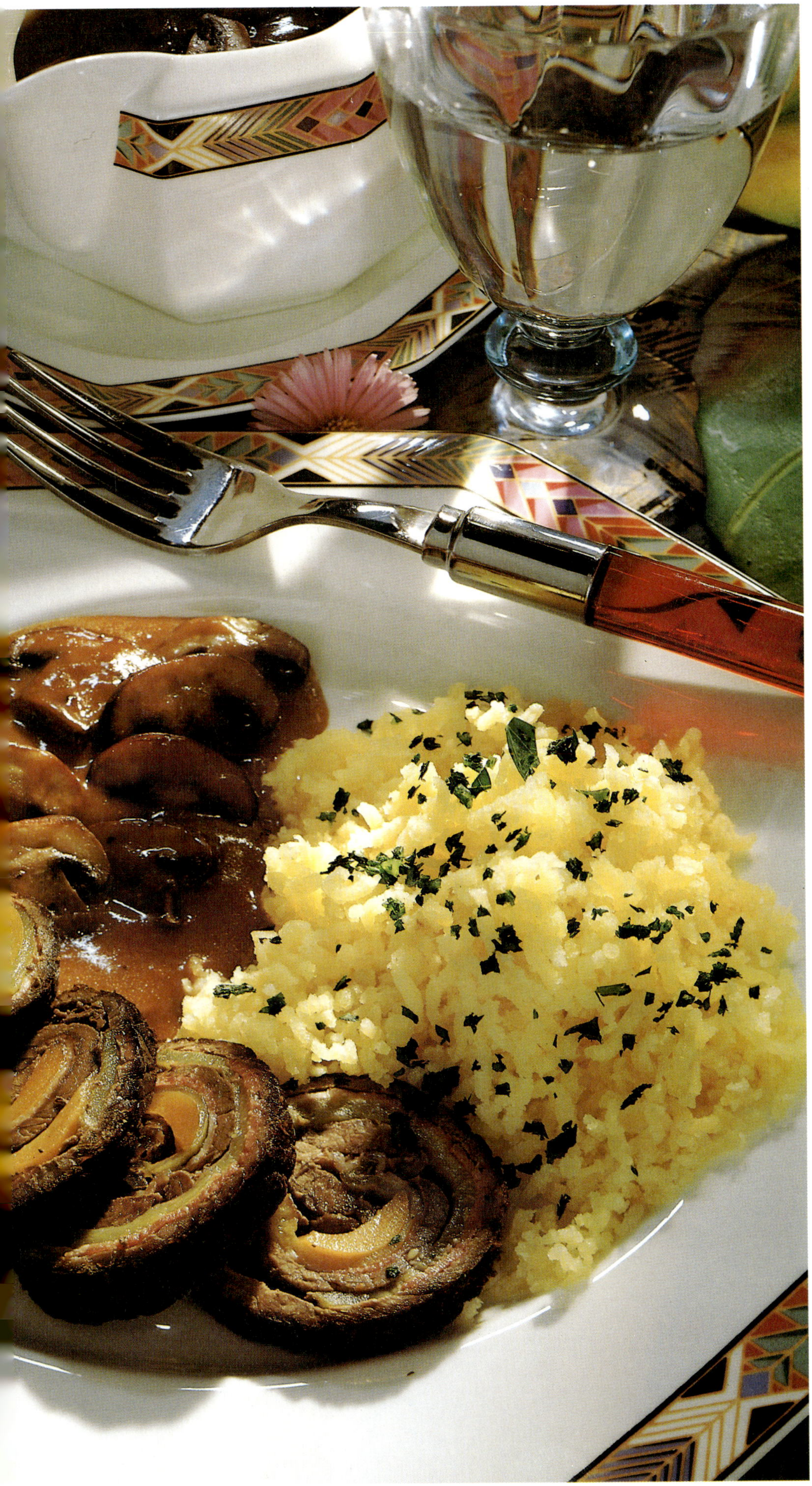

Rouladen in Steinpilzsauce

Für 2 Portionen:
10 g getrocknete Steinpilze
2 Zwiebeln
1 Möhre
1 Gewürzgurke
2 dünne Rinderrouladen (à 120 g)
Salz
Pfeffer (a. d. Mühle)
2 Tl Senf
2 Tl Öl
250 g Champignons
200 g Kartoffeln
1 El Schlagsahne
10 g Mehl
1 El gehackte Petersilie

1. Die Steinpilze in 1/8 l heißem Wasser einweichen. Die Zwiebeln in dünne Ringe schneiden. Die Möhre schälen, Gurke und Möhre längs in dünne Scheiben schneiden.

2. Die Rouladen mit Salz und Pfeffer würzen, mit Senf bestreichen und mit Zwiebelringen, Gurken- und Möhrenscheiben belegen. Die Rouladen aufrollen und mit Rouladennadeln feststecken.

3. Die Rouladen im heißen Öl rundherum braun anbraten. Die eingeweichten Steinpilze mit der Flüssigkeit dazugeben und zugedeckt 1 Stunde bei mittlerer Hitze schmoren.

4. Die Champignons putzen, in Scheiben schneiden und nach 45 Minuten zu den Rouladen geben. Die Kartoffeln schälen und in Salzwasser kochen.

5. Die Sahne und das Mehl mit 6 El kaltem Wasser verrühren, in die Sauce rühren und aufkochen lassen, dann 5–10 Minuten bei mittlerer Hitze weiterkochen.

6. Die Kartoffeln durch die Presse drücken und mit der Petersilie bestreuen. Die Rouladen in Scheiben schneiden und mit der Sauce, den Pilzen und den Schneekartoffeln anrichten.

Zubereitungszeit: 1 1/2 Stunden
Pro Portion
34 g E, 12 g F, 23 g KH = 1403 kJ

355 Kalorien

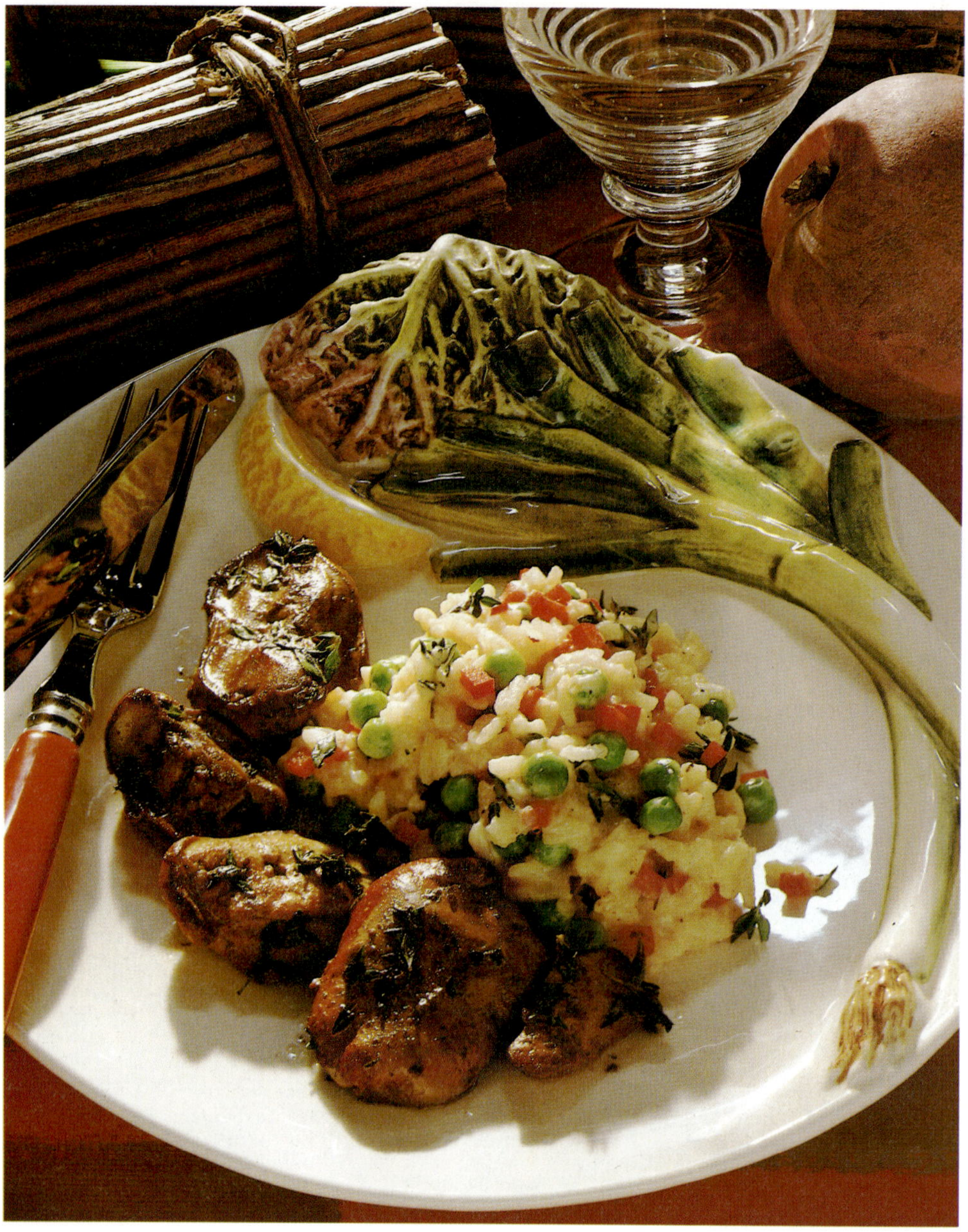

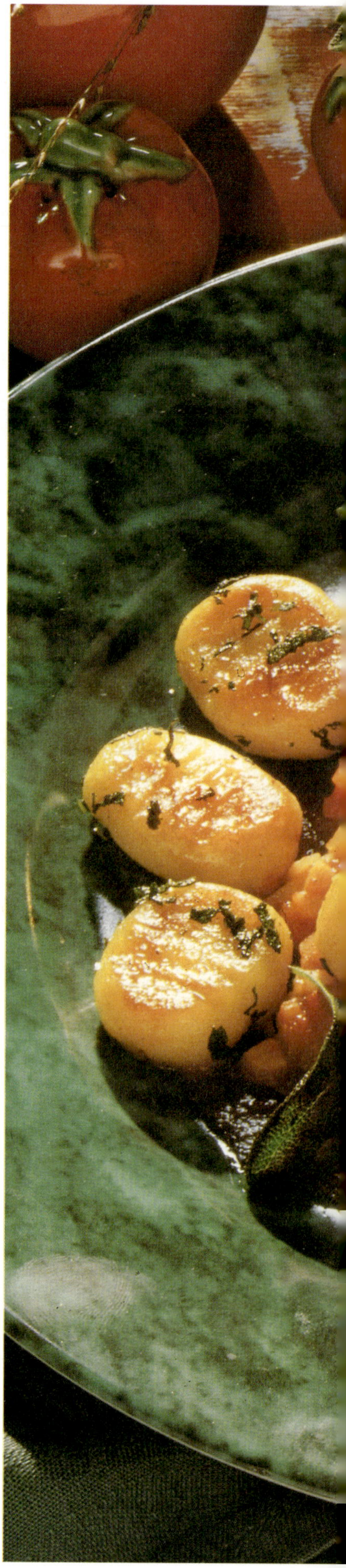

Thymianrisotto mit Erbsen und Hühnerleber

Für 2 Portionen:
1 Zwiebel
1 kleine Knoblauchzehe
20 g Butter
60 g Risotto-Reis
300 ml Geflügelfond (a. d. Glas)
125 g Hühnerleber
100 g rote Paprikaschote
100 g Erbsen (TK)
einige Zweige Thymian
Salz
weißer Pfeffer (a. d. Mühle)
20 g Parmesan (frisch gerieben)

1. Die Zwiebel und den Knoblauch fein würfeln und in 10 g Butter andünsten. Den Reis dazugeben, kurz andünsten und mit dem Geflügelfond aufgießen. Bei milder Hitze zugedeckt 30 Minuten ausquellen lassen.

2. Inzwischen die Hühnerleber waschen, putzen und trockentupfen. Die Paprikaschote putzen, waschen und in kleine Würfel schneiden. 5 Minuten vor Garende Paprika und Erbsen unter den Risotto mischen. Vom Thymian die Blättchen abstreifen.

3. Die Hühnerleber in der restlichen Butter bei mittlerer Hitze 5 Minuten braten, dabei einmal wenden. Mit Salz und Pfeffer würzen.

4. Die Hälfte der Thymianblättchen unter den Risotto mischen. Den Parmesan unterrühren. Den Risotto mit Salz und Pfeffer würzen, mit der Leber und mit dem restlichen Thymian garnieren.

Zubereitungszeit: 50 Minuten
Pro Portion
26 g E, 15 g F, 32 g KH = 1585 kJ

378 Kalorien

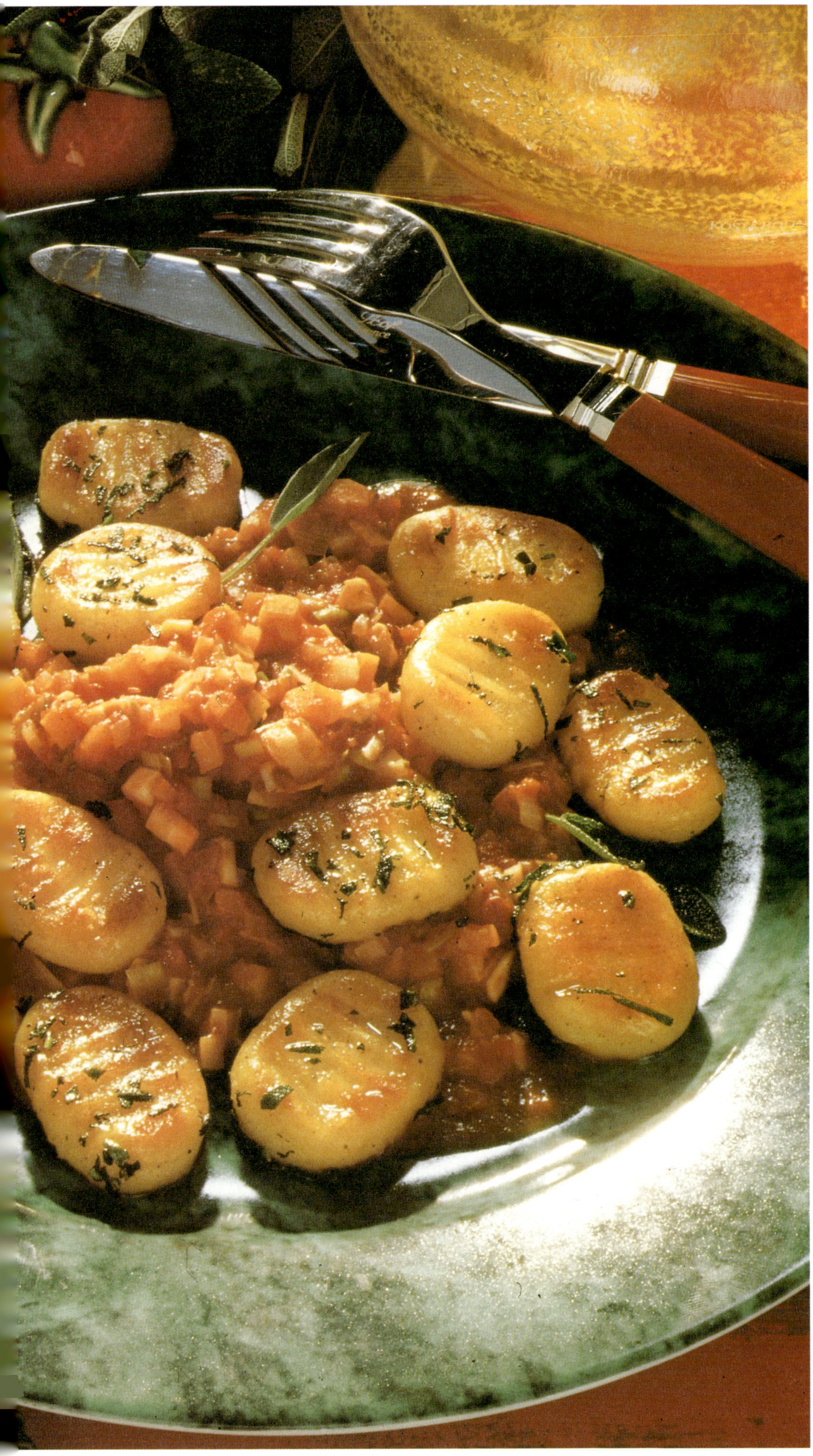

Gnocchi auf Gemüsesugo

Für 2 Portionen:
270 g Kartoffeln (mehligkochend)
Salz
1 Bund Suppengrün
1 Zwiebel
1 kleine Knoblauchzehe
1 Tl Olivenöl
1 Dose geschälte Tomaten (EW 420 g)
1/8 l Rinderfond (a. d. Glas)
1 Lorbeerblatt
einige Rosmarinnadeln
weißer Pfeffer (a. d. Mühle)
1 Eigelb
30 g Mehl
Muskatnuß (frisch gerieben)
etwas Speisestärke
4 Salbeiblätter
20 g Butter

1. Die Kartoffeln schälen, waschen und in Salzwasser kochen. Die Kartoffeln abgießen, durch die Kartoffelpresse drücken und abkühlen lassen.

2. Inzwischen das Suppengrün waschen, putzen und in kleine Würfel schneiden. Die Zwiebel und den Knoblauch in kleine Würfel schneiden. Die Gemüsewürfel im Olivenöl andünsten. Die Tomaten mit Flüssigkeit, Rinderfond, Lorbeer und Rosmarin dazugeben und bei mittlerer Hitze 30 Minuten einkochen lassen. Mit Salz und Pfeffer würzen.

3. Die Kartoffelmasse mit dem Eigelb und dem Mehl verrühren. Mit Salz, Pfeffer und Muskatnuß würzen. Die Kartoffelmasse auf einer mit Speisestärke bestäubten Arbeitsplatte zu einer 24 cm langen Rolle formen, in 24 Scheiben schneiden. Die Scheiben oval formen und mit einer Gabel einkerben.

4. Die Gnocchi in siedendes Salzwasser geben. Den Topf vom Herd nehmen und die Gnocchi 3 Minuten gar ziehen lassen. Dann gut abtropfen lassen.

5. Den Salbei fein schneiden. Die Butter erhitzen und die Gnocchi darin von beiden Seiten kurz anbraten, dann den Salbei daruntermischen. Den Gemüsesugo auf Teller verteilen. Die Gnocchi mit der Salbeibutter darauf anrichten.

Zubereitungszeit: 1 1/4 Stunden
Pro Portion
11 g E, 15 g F, 44 g KH = 1514 kJ

361 Kalorien

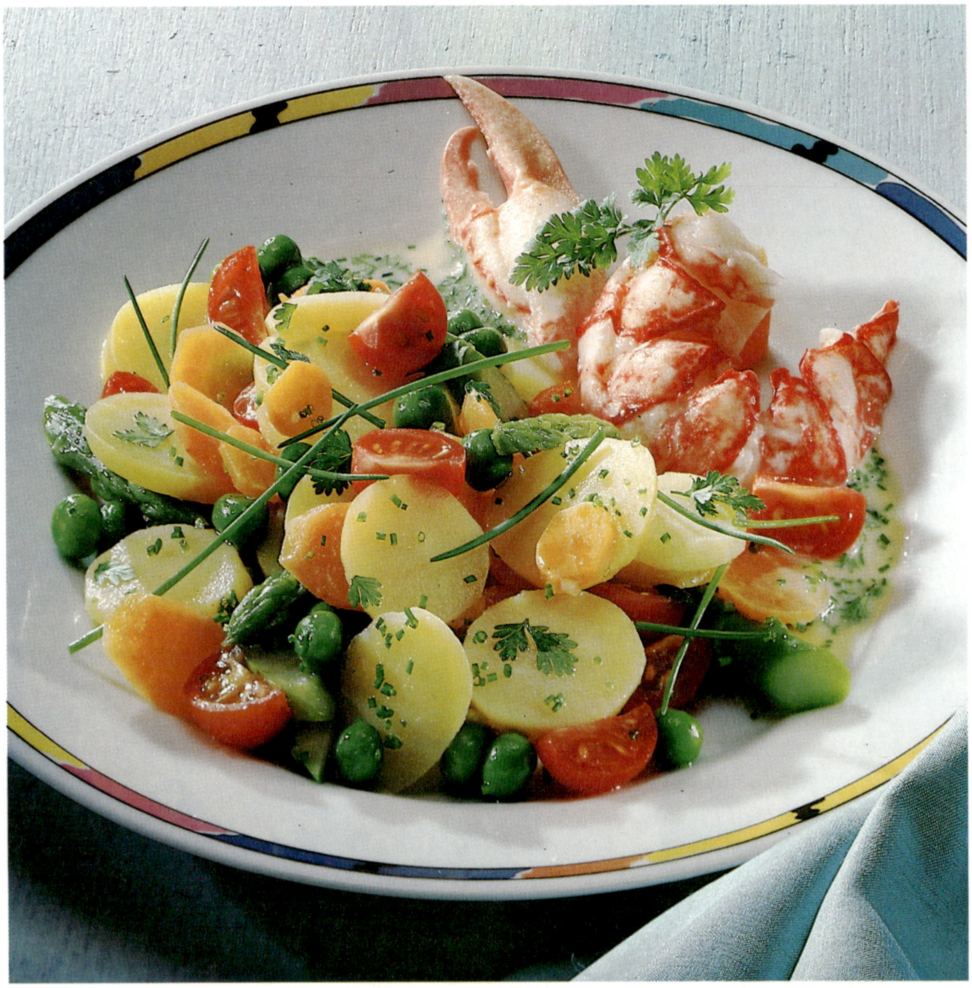

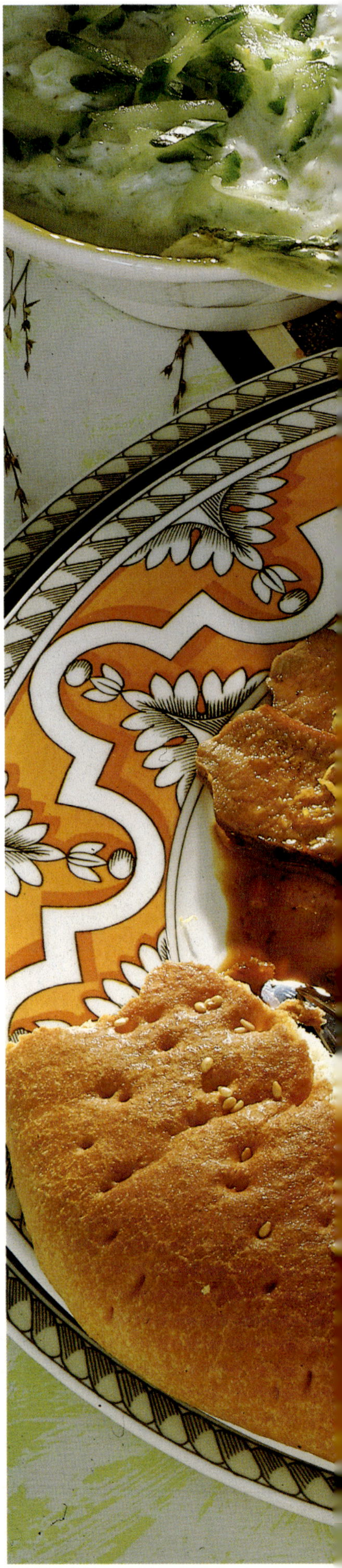

Kartoffelsalat mit Hummer

Für 2 Portionen:
300 g kleine Kartoffeln (festkochend)
100 g grüner Spargel
100 g Möhren
Salz
80 g Erbsen (TK)
1/2 Bund Schnittlauch
50 g Schalotten
1 kleine Knoblauchzehe
weißer Pfeffer (a. d. Mühle)
Zucker
3 El Weißweinessig
2 El Olivenöl
75 ml Geflügelfond (a. d. Glas)
1 Eigelb
1 El Senf
1 Tl mildes Currypulver
Cayennepfeffer
5 Kirschtomaten
etwas Kerbel
1 Hummer (500 g, gekocht)

1. Die Kartoffeln als Pellkartoffeln kochen. Vom Spargel das untere Drittel schälen. Die Möhren schälen und in Scheiben schneiden.

2. Den Spargel in Salzwasser 3–4 Minuten kochen, herausnehmen, kalt abschrecken und abtropfen lassen. Die Möhrenscheiben in das kochende Salzwasser geben und aufkochen. Die Erbsen dazugeben, aufkochen und abgießen. 4 El Kochsud aufheben.

3. Den Schnittlauch in feine Röllchen schneiden, einige Spitzen beiseite legen.

4. Für die Salatsauce die Schalotten und den Knoblauch fein würfeln. Mit Salz, Pfeffer, 1 Prise Zucker, Essig, Öl und dem Kochsud verrühren.

5. Für die Schnittlauchsauce den Geflügelfond einmal aufkochen und schnell unter das Eigelb rühren. Mit Senf, Curry, Salz und Cayenne würzen. Die Hälfte der Schnittlauchröllchen unterheben.

6. Die Kartoffeln pellen und in dünne Scheiben schneiden. Den Spargel schräg in ca. 2 cm lange Stücke schneiden. Die Kirschtomaten waschen und vierteln. Das Gemüse mit der Salatsauce, dem restlichen Schnittlauch und den Kerbelblättchen mischen. Den Salat durchziehen lassen.

7. Vom Hummer die Scheren und den Schwanz lösen. Die Scheren mit einem schweren Messerrücken anschlagen, das Fleisch herausnehmen. Den Hummerschwanz seitlich auf eine Arbeitsplatte legen und kräftig mit der Hand auf den Panzer drücken, den Hummerschwanz herauslösen. Der Länge nach halbieren, den Darm entfernen.

8. Den Kartoffelsalat und den Hummer mit der Schnittlauchsauce auf Tellern anrichten. Mit den Schnittlauchspitzen garnieren.

Zubereitungszeit: 45 Minuten
Pro Portion
24 g E, 16 g F, 29 g KH = 1555 kJ

371 Kalorien

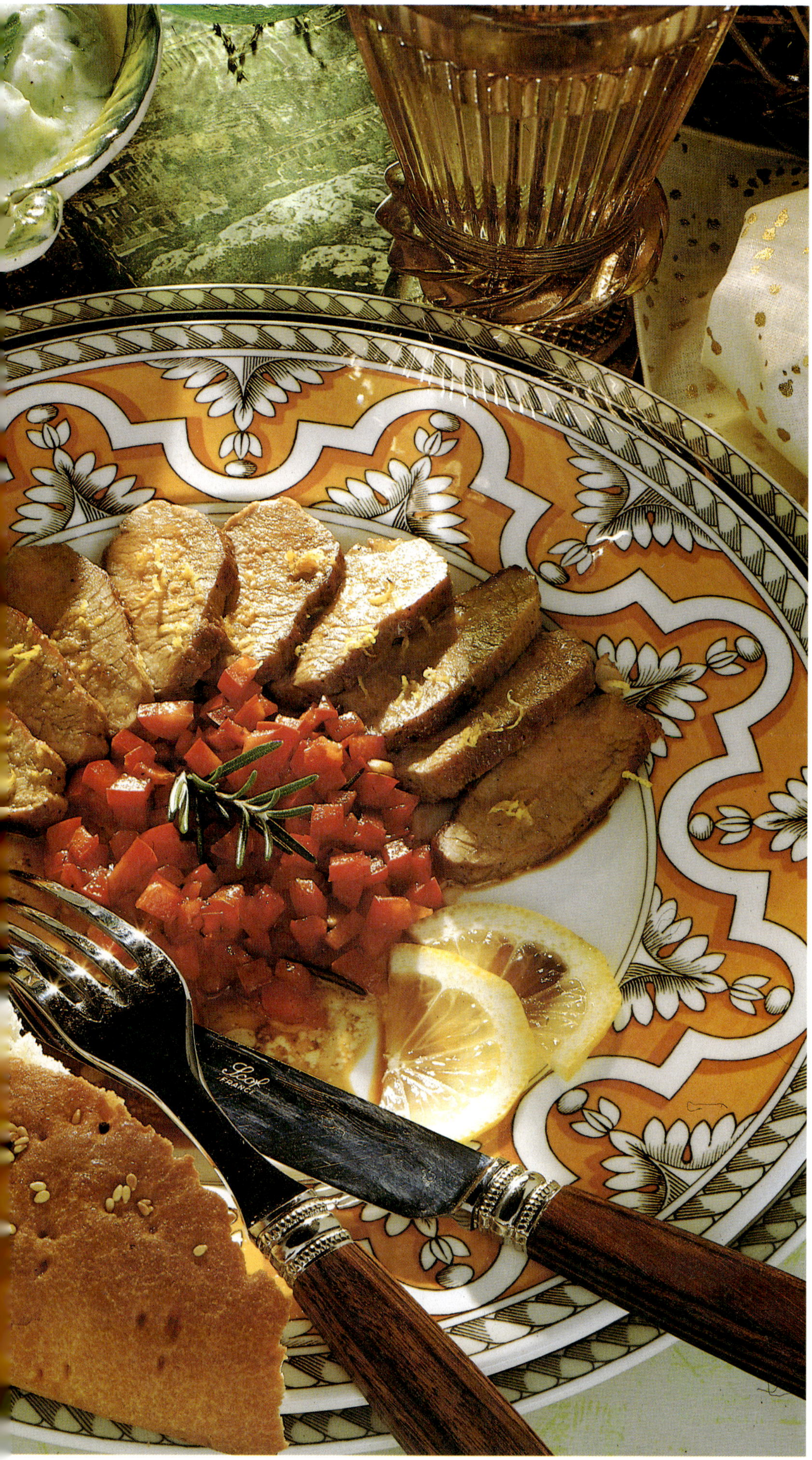

Lammrücken mit Rosmarin

Für 2 Portionen:
250 g Salatgurke
Salz
1 rote Paprikaschote
1 Zwiebel
1–2 Knoblauchzehen
1 Becher Magermilchjoghurt
Pfeffer (a. d. Mühle)
200 g Lammlachs (ausgelöstes Lammrückenfilet)
1 Tl Öl
1 kleiner Zweig Rosmarin
2 El Zitronensaft
abgeriebene Schale einer unbehandelten Zitrone
100 g Fladenbrot
2 Zitronenscheiben

1. Die Gurke schälen, grob raspeln und salzen. Die Paprikaschote putzen, vierteln, waschen und fein würfeln. Die Zwiebel und den Knoblauch sehr fein würfeln, mit dem Joghurt verrühren. Die Gurke mit den Händen ausdrücken, zum Joghurt geben. Mit Salz und Pfeffer würzen.

2. Das Lammfleisch mit Salz und Pfeffer würzen und im heißen Öl rundherum anbraten. Die Paprikawürfel und den Rosmarin dazugeben. Mit Salz, Pfeffer und Zitronensaft würzen und dann zugedeckt 5–8 Minuten schmoren.

3. Das Fleisch in Scheiben schneiden, mit der Zitronenschale bestreuen und mit dem Paprikagemüse auf Tellern anrichten. Den Gurkenjoghurt und das Fladenbrot dazu servieren, mit den Zitronenscheiben garnieren.

Zubereitungszeit: 45 Minuten
Pro Portion
26 g E, 20 g F, 34 g KH = 1859 kJ

444 Kalorien

Schlank mit Genuß

KARTOFFEL-DIÄT

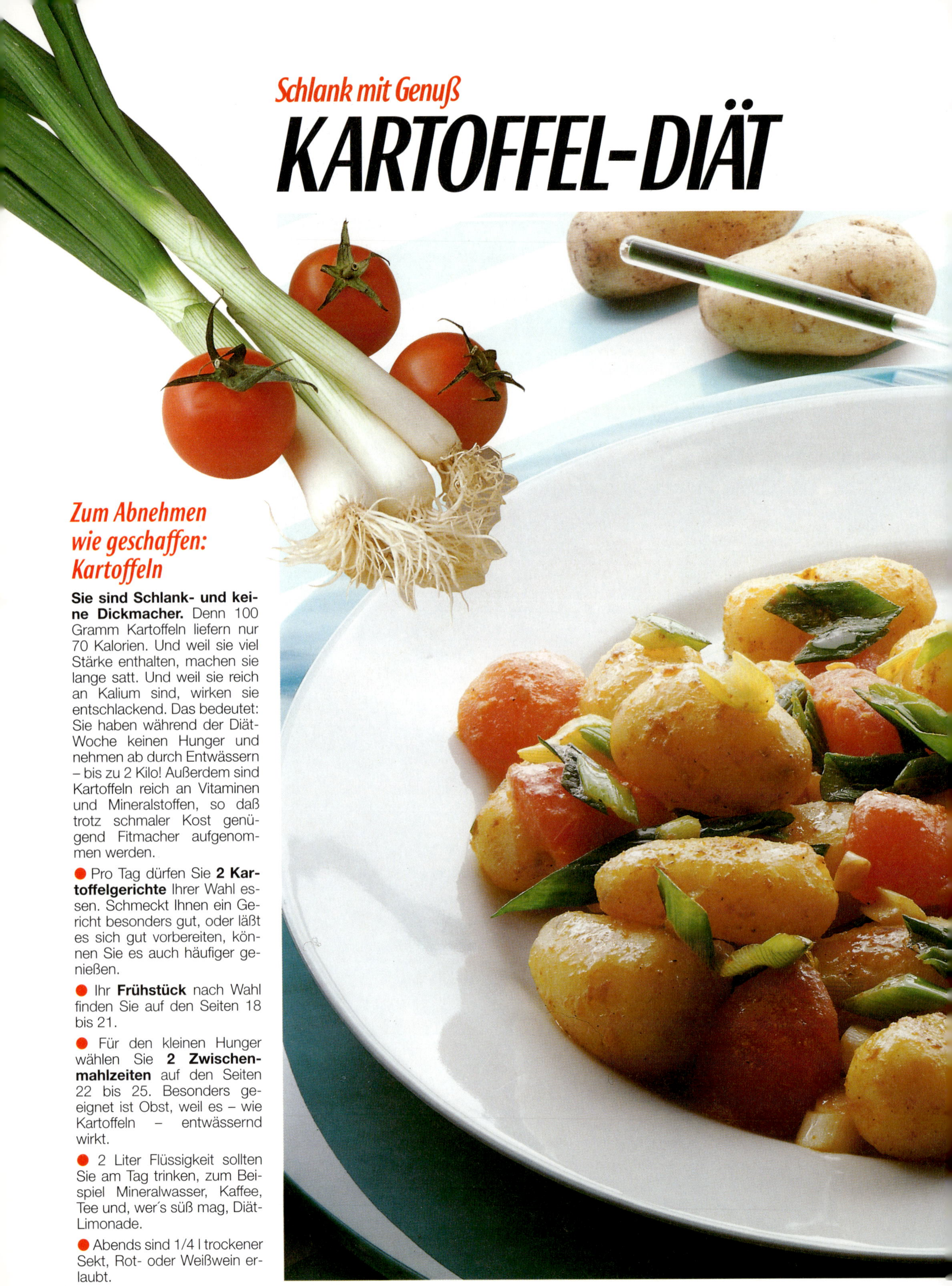

Zum Abnehmen wie geschaffen: Kartoffeln

Sie sind Schlank- und keine Dickmacher. Denn 100 Gramm Kartoffeln liefern nur 70 Kalorien. Und weil sie viel Stärke enthalten, machen sie lange satt. Und weil sie reich an Kalium sind, wirken sie entschlackend. Das bedeutet: Sie haben während der Diät-Woche keinen Hunger und nehmen ab durch Entwässern – bis zu 2 Kilo! Außerdem sind Kartoffeln reich an Vitaminen und Mineralstoffen, so daß trotz schmaler Kost genügend Fitmacher aufgenommen werden.

- Pro Tag dürfen Sie **2 Kartoffelgerichte** Ihrer Wahl essen. Schmeckt Ihnen ein Gericht besonders gut, oder läßt es sich gut vorbereiten, können Sie es auch häufiger genießen.
- Ihr **Frühstück** nach Wahl finden Sie auf den Seiten 18 bis 21.
- Für den kleinen Hunger wählen Sie **2 Zwischenmahlzeiten** auf den Seiten 22 bis 25. Besonders geeignet ist Obst, weil es – wie Kartoffeln – entwässernd wirkt.
- 2 Liter Flüssigkeit sollten Sie am Tag trinken, zum Beispiel Mineralwasser, Kaffee, Tee und, wer's süß mag, Diät-Limonade.
- Abends sind 1/4 l trockener Sekt, Rot- oder Weißwein erlaubt.

Kartoffeln machen schlank! Und sie lassen sich äußerst vielseitig zubereiten – als Kloß, Salat, Suppe oder Gratin. Probieren Sie eine Woche diese köstlichen und schlanken Gerichte

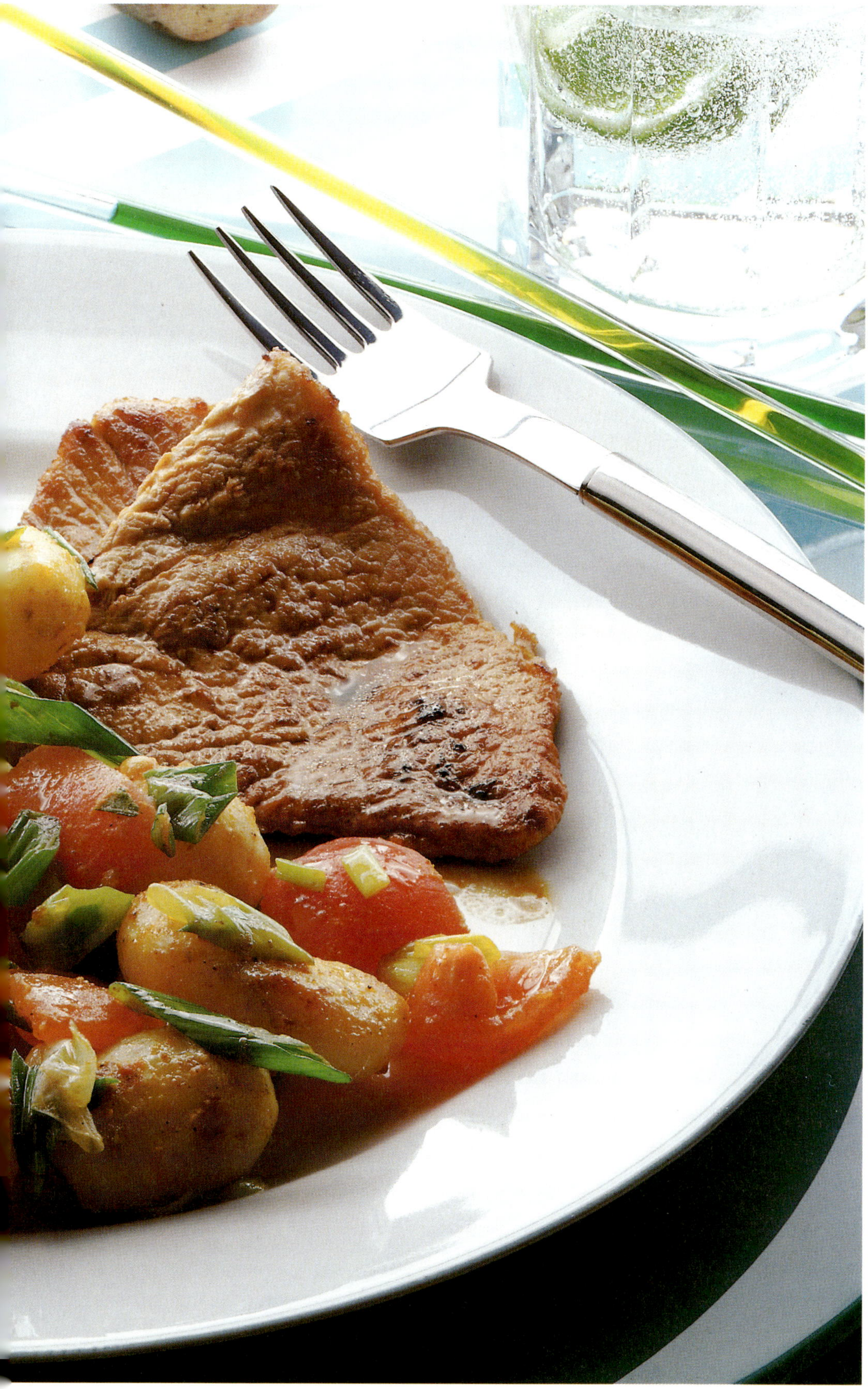

Tomaten-Kartoffel-Pfanne mit Kalbsschnitzel

Für 2 Portionen:
500 g kleine Kartoffeln
Salz
500 g Tomaten
2 Frühlingszwiebeln
2 El Öl
Pfeffer (a. d. Mühle)
1 El Curry
2 Kalbsschnitzel (sehr dünn geschnitten, à 50 g)

1. Die Kartoffeln schälen, waschen und in Salzwasser 20 Minuten kochen.

2. Die Tomaten kreuzweise einritzen, kurz in siedendes Wasser geben, herausnehmen, abschrecken, häuten, vierteln und entkernen.

3. Die Frühlingszwiebeln putzen und schräg in 1 cm breite Scheiben schneiden. Frühlingszwiebeln in 1 El Öl glasig dünsten.

4. Die Kartoffeln abgießen und mit den Tomatenvierteln zu den Frühlingszwiebeln geben. Die Tomaten-Kartoffel-Pfanne mit Salz, Pfeffer und Curry würzen.

5. Die Kalbsschnitzel in dem restlichen, sehr heißen Öl ganz kurz von beiden Seiten braten und zu den Kartoffeln servieren.

Zubereitungszeit: 40 Minuten
Pro Portion
17 g E, 11 g F, 47 g KH = 1590 kJ

380 Kalorien

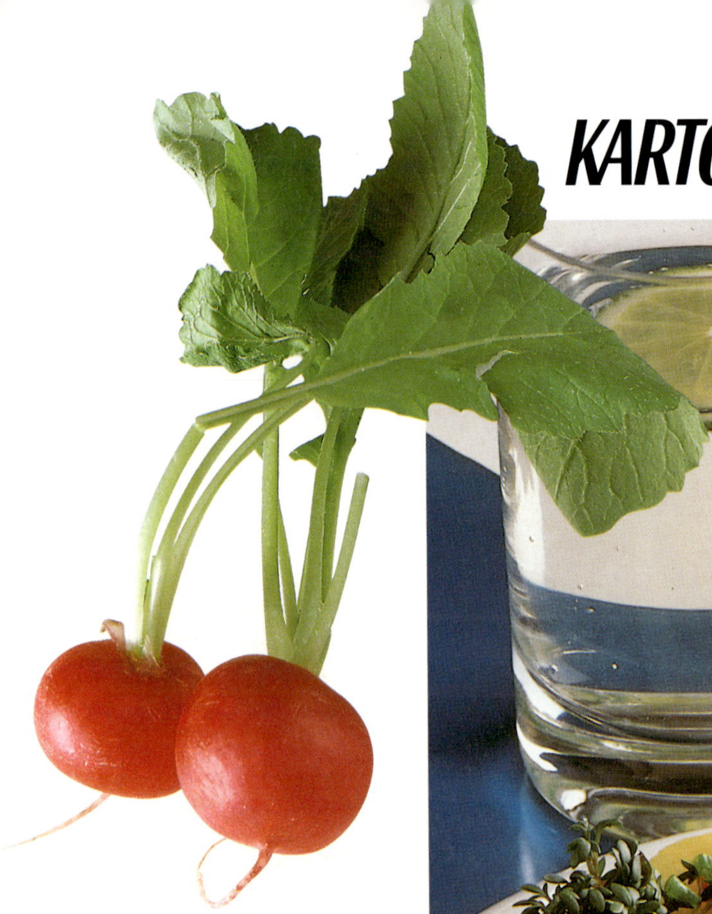

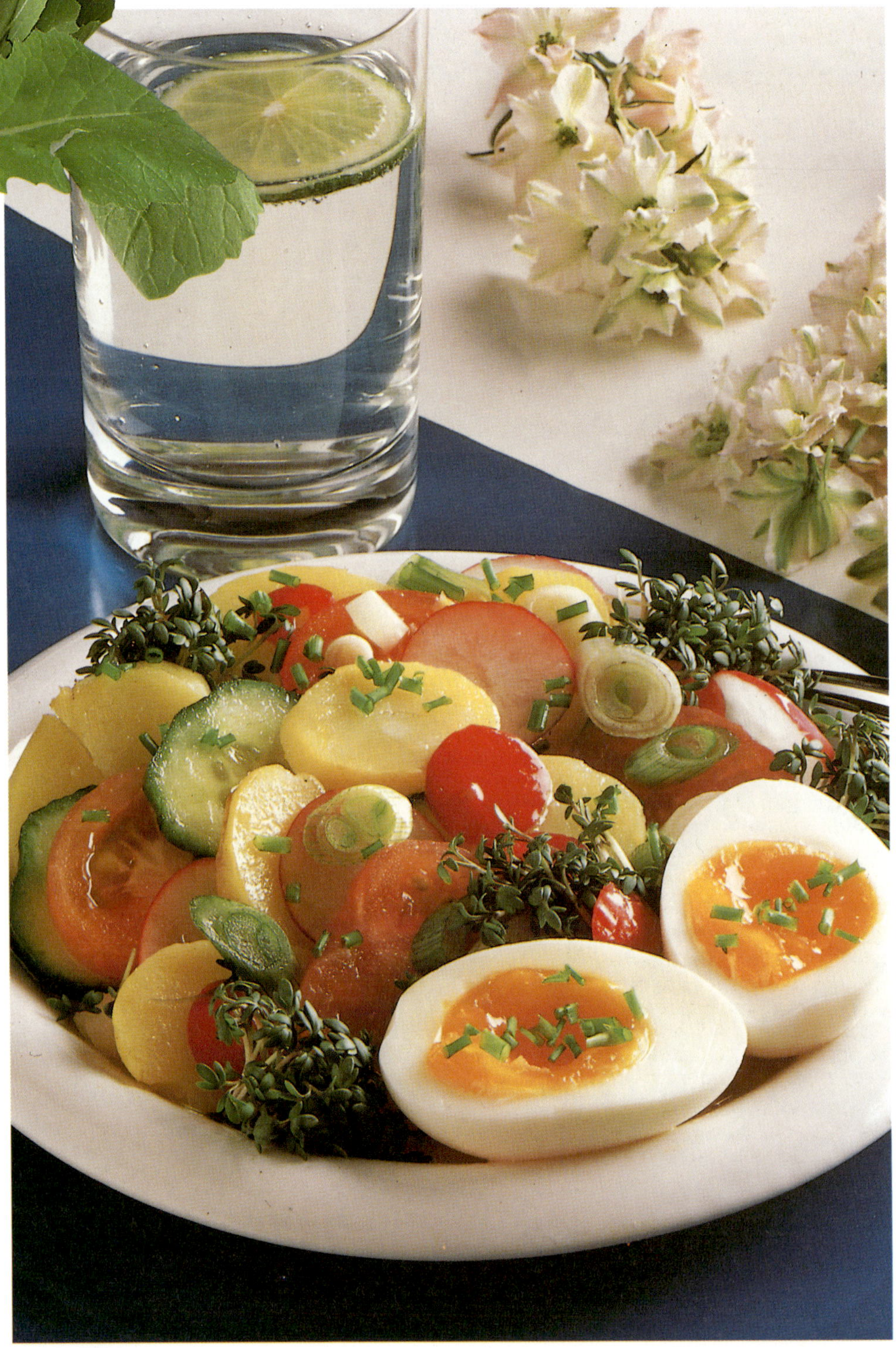

Kartoffelsalat mit wachsweichem Ei

Für 2 Portionen:
500 g Kartoffeln
Salz
125 g Tomaten
125 g Salatgurke
125 g Frühlingszwiebeln
125 g Radieschen
1/4 l Gemüsebrühe (Instant)
3–4 El Weinessig
2 Tl Senf
Pfeffer (a. d. Mühle)
2 Eier
1/2 Bund Schnittlauch
1/2 Beet Kresse

1. Die Kartoffeln waschen und als Pellkartoffeln in Salzwasser 20 Minuten kochen.

2. Die Tomaten kreuzweise einritzen, kurz in siedendes Wasser geben, herausnehmen, abschrecken, häuten und in Scheiben schneiden.

3. Die Gurke, Frühlingszwiebeln und Radieschen putzen, waschen und in Scheiben schneiden.

4. Die Brühe mit Essig und Senf in einem Topf zum Kochen bringen. Die Kartoffeln pellen, in Scheiben schneiden und in die Brühe geben. Mit den Frühlingszwiebeln mischen. Mit Salz und Pfeffer würzen und 10 Minuten durchziehen lassen.

5. Die Tomaten, Gurken und Radieschen vorsichtig unter den Salat mischen.

6. Die Eier in 7–8 Minuten wachsweich kochen, abschrecken, pellen, halbieren und zum Salat servieren.

7. Den Schnittlauch in feine Röllchen schneiden und über den Salat streuen, die Kresse vom Beet schneiden und über den Salat streuen.

Zubereitungszeit: 45 Minuten
Pro Portion
17 g E, 9 g F, 54 g KH = 1721 kJ

411 Kalorien

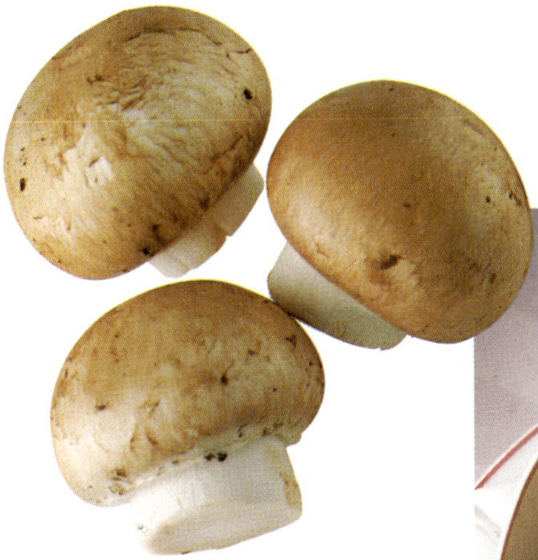

Kartoffelsuppe

Für 2 Portionen:
500 g Kartoffeln
1/2 l Gemüsebrühe (Instant)
1 Stange Porree (100 g)
1 Wiener Würstchen (40 g)
Salz, Pfeffer (a. d. Mühle)
Muskatnuß (frisch gerieben)
1 Bund glatte Petersilie
2 El Schlagsahne

1. Die Kartoffeln schälen, waschen, in Würfel schneiden und in der Gemüsebrühe 15 Minuten kochen.

2. Inzwischen den Porree putzen, waschen und in Ringe schneiden. Etwa 1/3 der Kartoffeln mit einer Schaumkelle aus der Brühe nehmen und zur Seite stellen.

3. Die restlichen Kartoffeln mit dem Schneidstab des Handrührers in der Brühe pürieren.

4. Das Würstchen in Scheiben schneiden. Den Porree mit den restlichen Kartoffeln und dem Würstchen in die Suppe geben und 5 Minuten erhitzen. Suppe mit Salz, Pfeffer und Muskat würzen.

5. Die Petersilie fein hacken, die Sahne in die Suppe rühren und die Petersilie darüber streuen.

Zubereitungszeit: 30 Minuten
Pro Portion
12 g E, 13 g F, 44 g KH = 1728 kJ

413 Kalorien

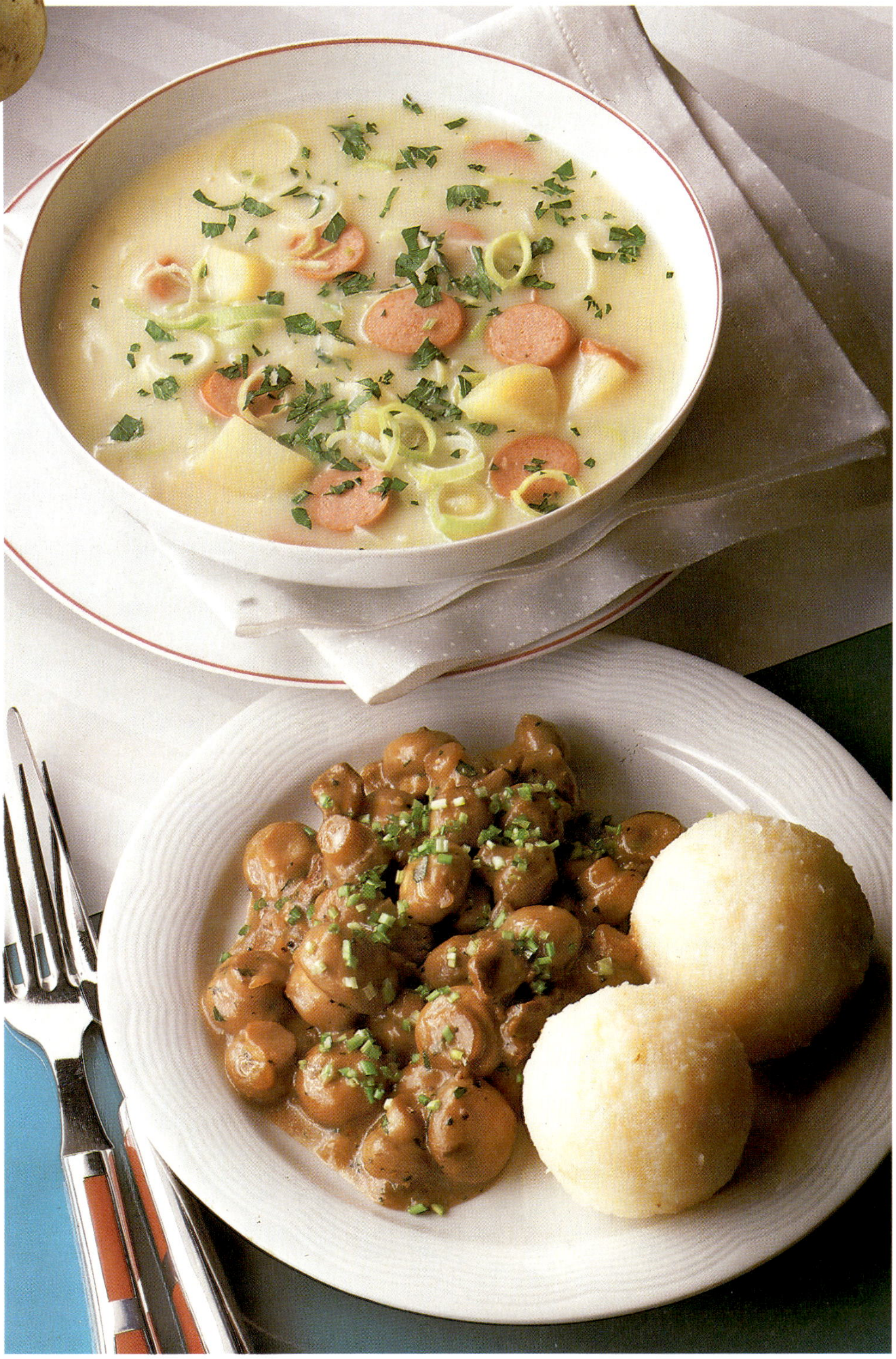

Rohe Kartoffelklöße mit Pilzsauce

Für 2 Portionen:
1/2 Packung Rohe Kartoffelklöße (4 Klöße)
10 g getrocknete Steinpilze
500 g Champignons
Salz
2 Zwiebeln, 1 El Öl
1 Bund Schnittlauch
1–2 Tl dunkles Saucenbindemittel
Pfeffer (a. d. Mühle)

1. Das Kartoffelpulver in 1/4 l kaltes Wasser einrühren und 10 Minuten quellen lassen. Die Steinpilze in einem Sieb unter fließendem Wasser gut abbrausen und in 1/8 l warmem Wasser einweichen.

2. Die Champignons putzen. Aus dem Kartoffelteig 4 Klöße formen, in kochendes Salzwasser geben, einmal aufkochen und dann 20 Minuten bei milder Hitze ziehen lassen.

3. Die Zwiebeln fein würfeln und im Öl glasig dünsten. Dann die Champignons und die Steinpilze mit der Einweichflüssigkeit dazugeben, alles 10 Minuten offen kochen lassen.

4. Den Schnittlauch in feine Röllchen schneiden. Das Saucenbindemittel in die Pilzsauce streuen und einmal aufkochen lassen. Mit Salz und Pfeffer würzen.

5. Die gut abgetropften Klöße mit der Pilzsauce anrichten und mit dem Schnittlauch bestreuen.

Zubereitungszeit: 35 Minuten
Pro Portion
12 g E, 6 g F, 58 g KH = 1428 kJ

341 Kalorien

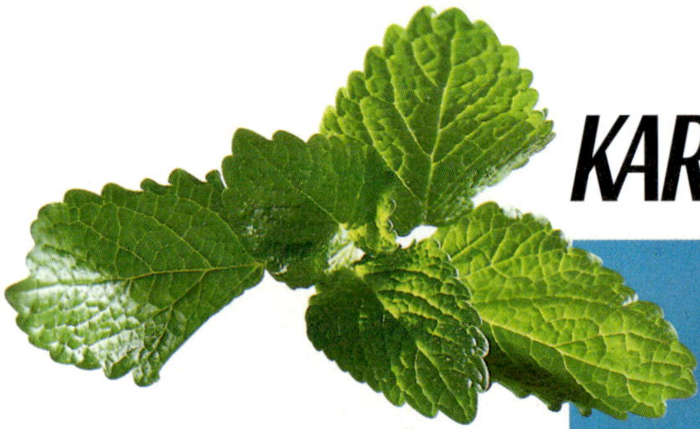

KARTOFFEL-DIÄT

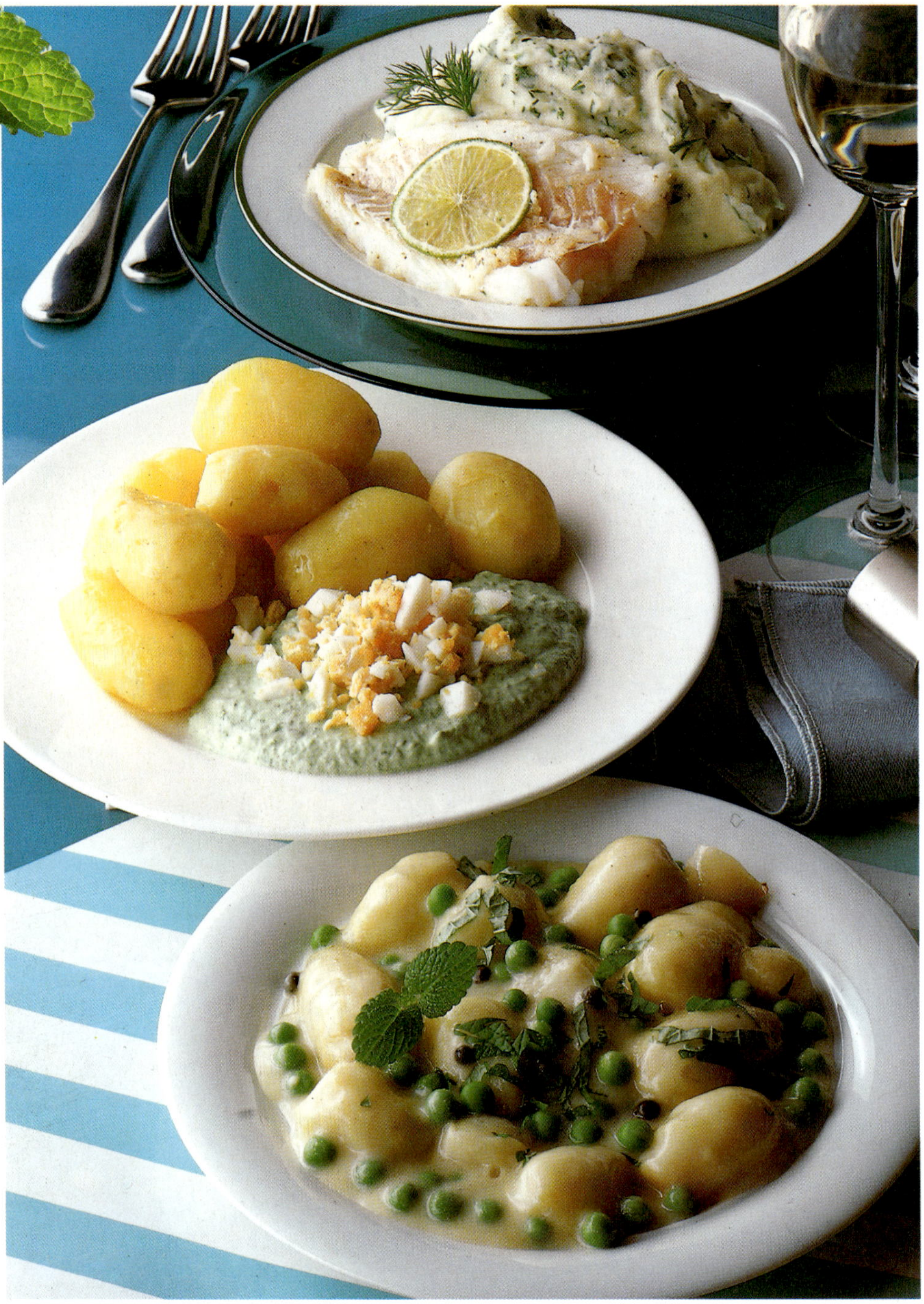

Kartoffel-Senf-Püree mit Fischfilet

Für 2 Portionen:
Salz
1/2 Paket Kartoffelpüree mit Milch
2–3 Tl Dijonsenf
Pfeffer (a. d. Mühle)
250 g Kabeljaufilet
1–2 Tl Zitronensaft
20 g Butter oder Margarine
1 Bund Dill

1. 1/2 l Salzwasser in einem Topf zum Kochen bringen, den Topf von der Herdplatte nehmen und die Kartoffelflocken einrühren. Dann den Senf unterrühren, Püree mit Pfeffer würzen, warm stellen.

2. Den Fisch mit Salz, Pfeffer und Zitronensaft würzen und im Fett von jeder Seite 3 Minuten braten.

3. Den Dill hacken, unter das Senfpüree rühren, das Püree zum Fisch servieren.

Zubereitungszeit: 20 Minuten
Pro Portion
19 g E, 8 g F, 41 g KH = 1436 kJ

343 Kalorien

Pellkartoffeln mit grüner Sauce

Für 2 Portionen:
500 g Kartoffeln, Salz
1 Bund glatte Petersilie
1 Bund Dill
1 Bund Basilikum
1 Bund Schnittlauch
2 Becher Magermilchjoghurt
Pfeffer (a. d. Mühle)
1 hartgekochtes Ei

1. Die Kartoffeln waschen und als Pellkartoffeln in Salzwasser 20 Minuten kochen.

2. Die Kräuter waschen, sehr fein hacken und mit dem Joghurt verrühren, mit Salz und Pfeffer würzen.

3. Das Ei pellen, hacken und über die Sauce streuen. Die Kartoffeln abgießen, pellen und mit der Sauce servieren.

Zubereitungszeit: 25 Minuten
Pro Portion
17 g E, 6 g F, 43 g KH = 1396 kJ

333 Kalorien

Kartoffelragout

Für 2 Portionen:
500 g kleine Kartoffeln
Salz
15 g Butter oder Margarine
15 g Mehl
1/4 l Gemüsebrühe (Instant)
abgeriebene Schale einer unbehandelten Zitrone
1–2 Tl Zitronensaft
Zucker
1 Tl grüne Pfefferkörner
1 Eigelb
150 g Erbsen (TK)
1 Bund Zitronenmelisse

1. Die Kartoffeln waschen und als Pellkartoffeln in Salzwasser 20 Minuten kochen.

2. Butter oder Margarine in einem Topf erhitzen. Das Mehl darin anschwitzen, die Brühe dazugießen und die Sauce unter Rühren 5 Minuten kochen lassen. Mit Salz, Zitronenschale und -saft, 1 Prise Zucker und grünem Pfeffer würzen.

3. Eigelb mit 2 El Wasser verquirlen und in die Sauce geben. Die Sauce nicht mehr kochen lassen.

4. Die Kartoffeln abgießen, pellen und mit den Erbsen in die Sauce geben. Das Ragout heiß werden, aber nicht mehr kochen lassen. Die Zitronenmelisse hacken und über das Ragout streuen.

Zubereitungszeit: 30 Minuten
Pro Portion
14 g E, 12 g F, 61 g KH = 1780 kJ

425 Kalorien

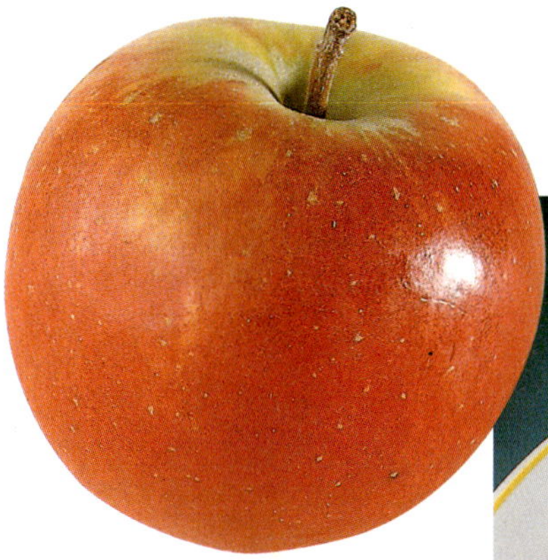

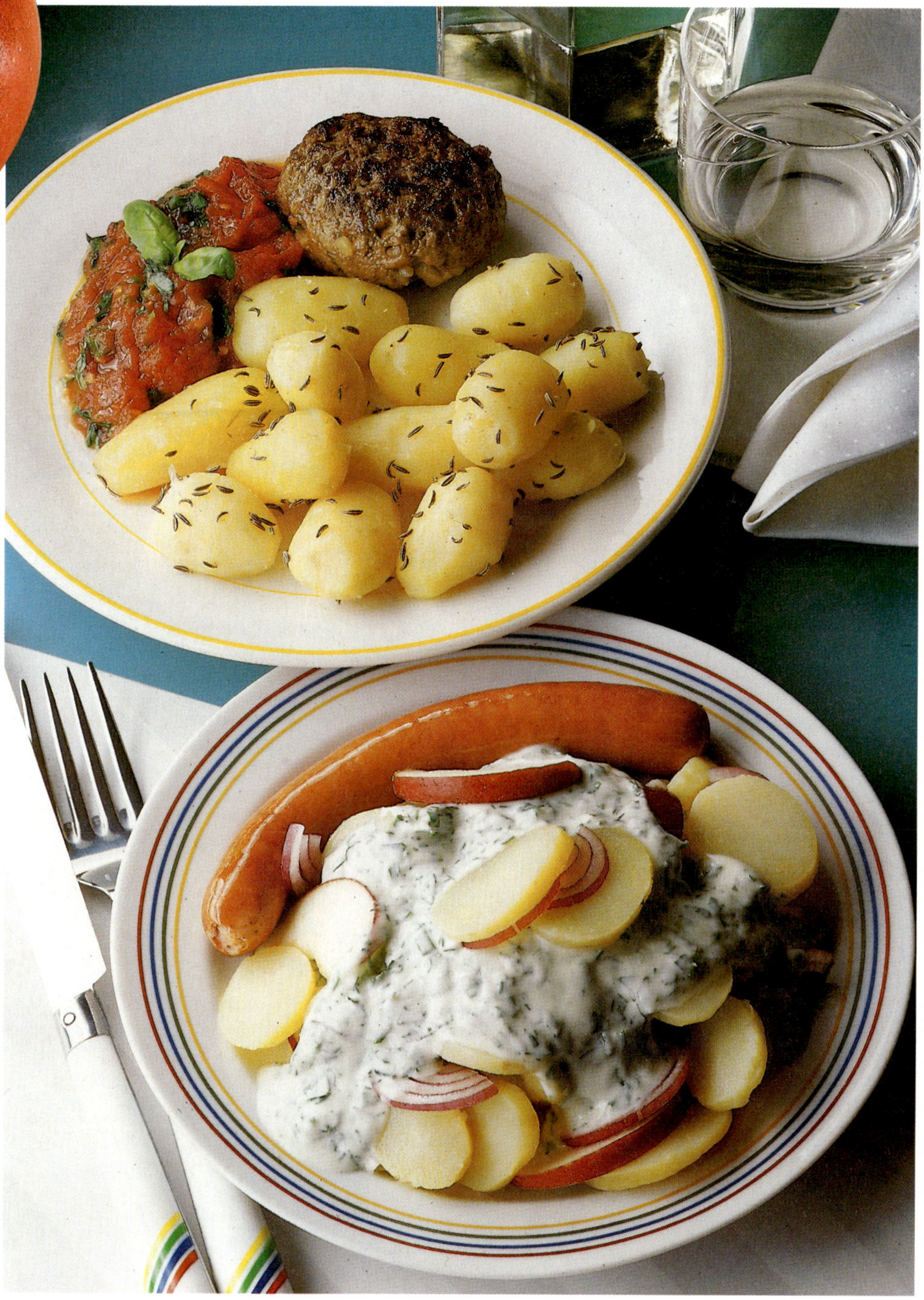

Kümmelkartoffeln mit Hacksteak

Für 2 Portionen:
500 g Kartoffeln
Salz
1 Dose geschälte Tomaten (EW 420 g)
Pfeffer (a. d. Mühle)
Zucker
125 g Beefsteakhack
1 Tl Senf
1 Zwiebel
1 El Öl
1 El Kümmel
1 Bund Basilikum

1. Die Kartoffeln waschen und als Pellkartoffeln in Salzwasser 20 Minuten kochen.

2. Die Tomaten mit Flüssigkeit in einer Pfanne oder in einem flachen großen Topf bei mittlerer Hitze dicklich einkochen lassen. Mit Salz, Pfeffer und 1 Prise Zucker würzen.

3. Das Hack mit Senf, Salz und Pfeffer und 3–4 El Wasser verkneten. Die Zwiebel fein würfeln und untermischen.

4. Aus dem Teig 2 Frikadellen formen. Das Öl erhitzen und die Frikadellen darin bei mittlerer Hitze 10–15 Minuten braten. Die Kartoffeln pellen und mit dem Kümmel bestreuen.

5. Das Basilikum hacken und in die Tomatensauce geben. Die Hacksteaks mit Kartoffeln und Tomatensauce servieren.

Zubereitungszeit: 40 Minuten
Pro Portion
19 g E, 7 g F, 44 g KH = 1422 kJ

399 Kalorien

Kartoffelsalat mit Würstchen

Für 2 Portionen:
500 g Kartoffeln, Salz
1 säuerlicher Apfel
2 rote Zwiebeln
100 g Senfgurken (a. d. Glas)
2 Becher Magermilchjoghurt (à 150 g)
1 El Zitronensaft, 1 Tl Senf
Pfeffer (a. d. Mühle)
1 Bund glatte Petersilie
1 Bund Dill
2 Wiener Würstchen (à 40 g)

1. Die Kartoffeln waschen und als Pellkartoffeln in Salzwasser 20 Minuten kochen.

2. Den Apfel waschen, vierteln, das Kerngehäuse herausschneiden, den Apfel in Spalten schneiden. Die Zwiebeln halbieren, längs in Scheiben schneiden. Die Senfgurken in Stifte schneiden.

3. Die Kartoffeln abgießen, abkühlen lassen und pellen. Magermilchjoghurt mit 4 El des Senfgurkensuds, Zitronensaft, Senf, Salz und Pfeffer verrühren.

4. Die Kräuter fein hacken und unter den Joghurt rühren. Kartoffeln in Scheiben schneiden, in den Joghurt geben.

5. Apfel, Zwiebeln und Gurke dazugeben, vorsichtig unterheben und den Salat mindestens 10 Minuten durchziehen lassen.

6. Würstchen in heißem Wasser ziehen, nicht kochen, lassen und dazu servieren.

Zubereitungszeit: 45 Minuten
Pro Portion
18 g E, 8 g F, 58 g KH = 1701 kJ

406 Kalorien

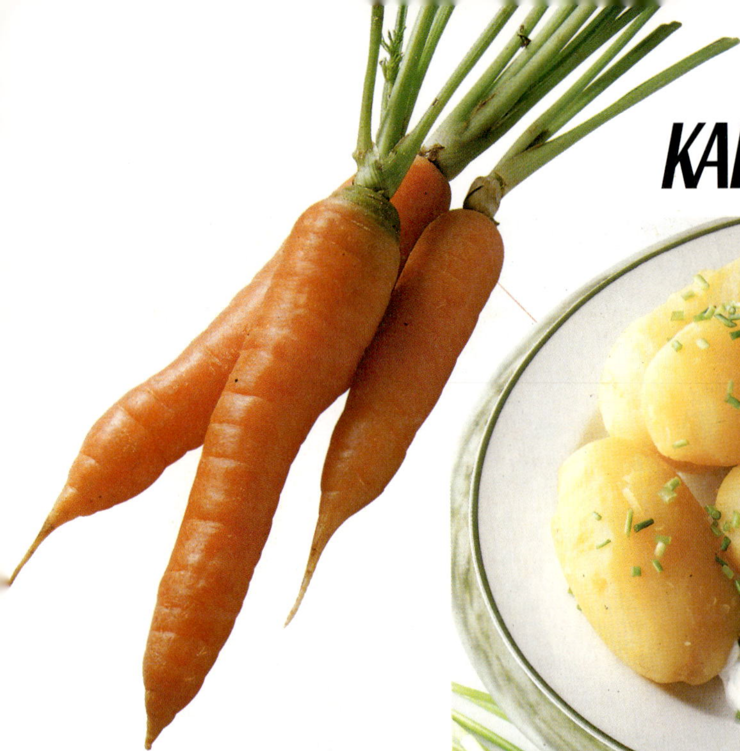

KARTOFFEL-DIÄT

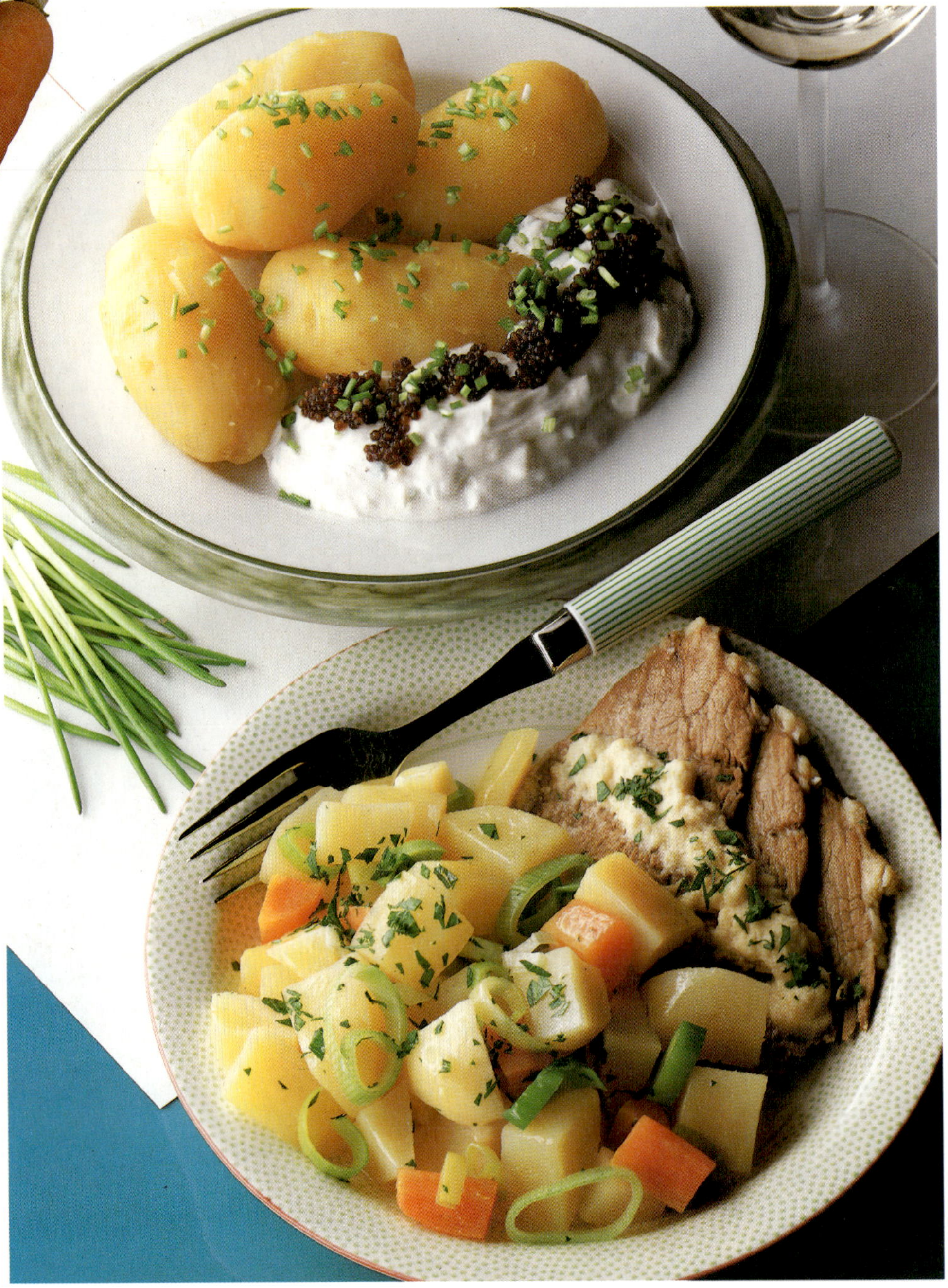

Pellkartoffeln mit Quark und Kaviar

Für 2 Portionen:
500 g Kartoffeln
Salz
250 g Quark (20 %)
4–6 El Milch
Pfeffer (a. d. Mühle)
1 Zwiebel
1/2 Bund Schnittlauch
50 g Forellenkaviar

1. Die Kartoffeln waschen und als Pellkartoffeln in Salzwasser 20 Minuten kochen.

2. Den Quark mit der Milch, Salz und Pfeffer verrühren. Die Zwiebel fein würfeln und unter den Quark rühren. Den Schnittlauch in feine Röllchen schneiden.

3. Die Kartoffeln abgießen, pellen und mit Quark und Kaviar anrichten, mit Schnittlauch bestreuen.

Zubereitungszeit: 25 Minuten
Pro Portion
26 g E, 8 g F, 45 g KH = 1720 kJ

411 Kalorien

Bouillonkartoffeln

Für 2 Portionen:
1 dicke Scheibe Tafelspitz (125 g)
1/2 l Gemüsebrühe (Instant)
500 g Kartoffeln
1 Möhre
1 Stange Porree (100 g)
Salz
Pfeffer (a. d. Mühle)
1 Bund glatte Petersilie
1 El Meerrettich (frisch gerieben)

1. Das Fleisch in der Brühe zum Kochen bringen und bei mittlerer Hitze zugedeckt 20 Minuten kochen lassen.

2. Die Kartoffeln und die Möhre schälen und in Würfel schneiden. Den Porree putzen, waschen und in Ringe schneiden.

3. Nach 20 Minuten die Kartoffel- und Möhrenwürfel zum Fleisch geben und weitere 20 Minuten zugedeckt kochen lassen. In den letzten 5 Minuten den Porree mitgaren. Die Bouillonkartoffeln mit Salz und Pfeffer würzen.

4. Die Petersilie fein hacken. Das Fleisch aus der Brühe nehmen und in dünne Scheiben schneiden.

5. Den Meerrettich mit 2 El der Brühe verrühren und über das Fleisch geben. Die Kartoffeln mit Petersilie bestreuen und zum Fleisch servieren.

Zubereitungszeit: 50 Minuten
Pro Portion
23 g E, 7 g F, 5 g KH = 1680 kJ

401 Kalorien

Kartoffelgratin mit Spinat

Für 2 Portionen:
500 g Kartoffeln
Salz
1 Zwiebel, 1 Knoblauchzehe
1 Paket Blattspinat (300 g, TK)
Pfeffer (a. d. Mühle)
Muskatnuß (frisch gerieben)
2 El saure Sahne
2 Eier

1. Die Kartoffeln schälen, waschen, in Scheiben schneiden und in kochendem Salzwasser 5 Minuten blanchieren.

2. Die Zwiebel und den Knoblauch fein würfeln, mit dem Spinat und 6 El Wasser zum Kochen bringen, zugedeckt bei milder Hitze 15–20 Minuten auftauen und dünsten lassen. Mit Salz, Pfeffer und Muskat würzen.

3. Die Hälfte der Kartoffeln in eine feuerfeste Form schichten, den Spinat darauf verteilen und die restlichen Kartoffeln darauf schichten.

4. Die saure Sahne mit Salz und Pfeffer verquirlen und über den Auflauf gießen.

5. Den Kartoffelgratin im vorgeheizten Backofen bei 200 Grad (Gas 3, Umluft 200 Grad) auf der 2. Einschubleiste von unten 35–40 Minuten backen.

6. In einer beschichteten Pfanne 2 Spiegeleier braten und zum Gratin servieren, nach Belieben mit etwas Schnittlauch bestreuen.

Zubereitungszeit: 1 1/4 Stunden
Pro Portion
15 g E, 9 g F, 45 g KH = 1453 kJ

347 Kalorien

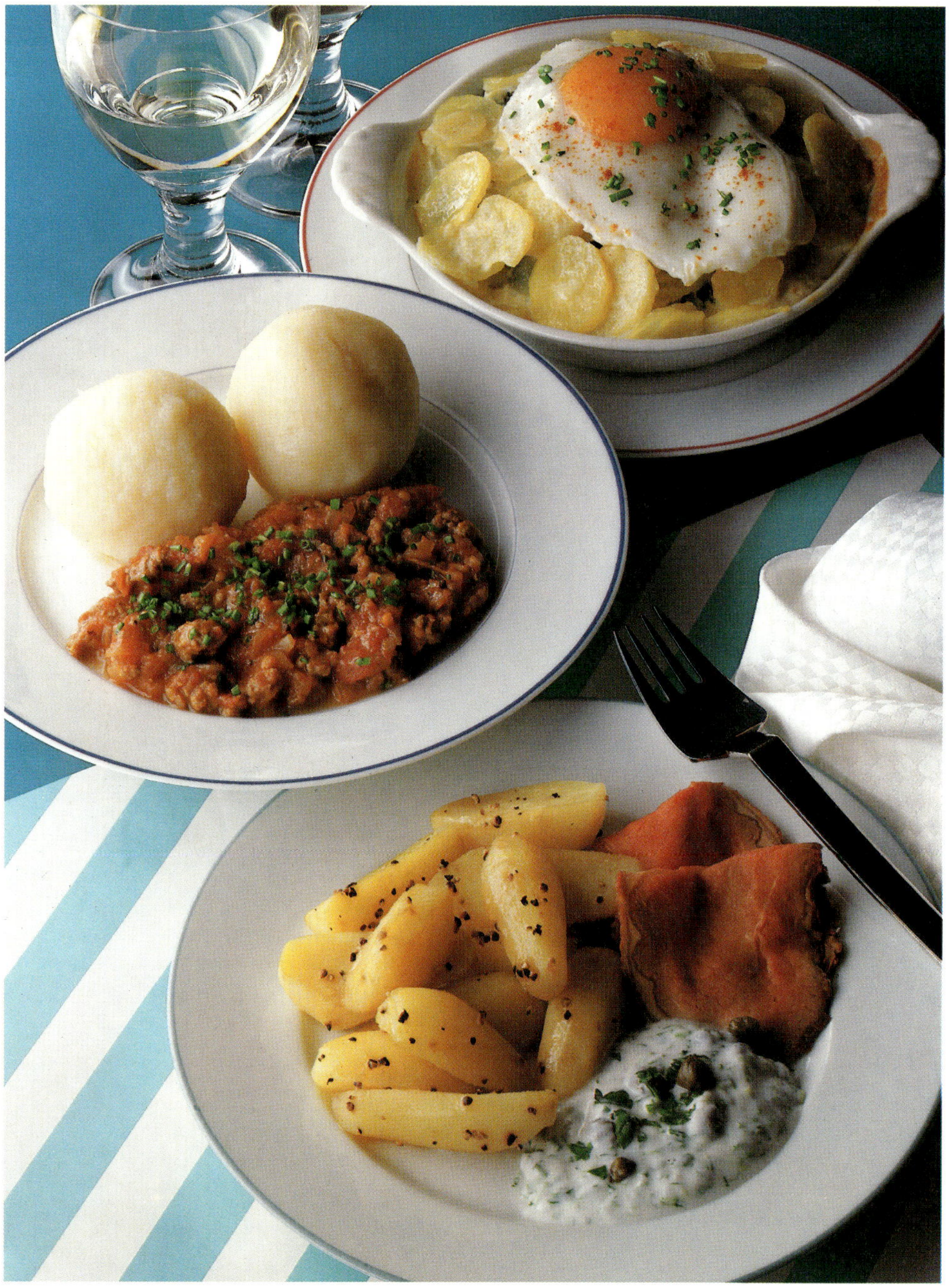

Kartoffelklöße mit Hackfleischsauce

Für 2 Portionen:
1/2 Packung Gekochte Kartoffelklöße (4 Klöße)
125 g Beefsteakhack
1 Zwiebel
1 Dose geschälte Tomaten (EW 420 g)
Salz, Pfeffer (a. d. Mühle)
Paprikapulver (scharf)
1/2 Bund glatte Petersilie

1. Das Kartoffelpulver in 1/4 l kaltes Wasser rühren und 10 Minuten quellen lassen.

2. Das Hack in einer Pfanne ohne Fett krümelig anbraten. Die Zwiebel fein würfeln und mit den Tomaten zum Fleisch geben. Offen kochen lassen, bis die Flüssigkeit fast verdampft ist. Mit Salz, Pfeffer und Paprikapulver würzen.

3. Aus dem Teig 4 Klöße formen, in kochendes Salzwasser geben und 20 Minuten bei milder Hitze ziehen lassen. Klöße mit der Sauce anrichten und mit gehackter Petersilie bestreuen.

Zubereitungszeit: 30 Minuten
Pro Portion
22 g E, 3 g F, 57 g KH = 1447 kJ

345 Kalorien

Pfefferkartoffeln mit Roastbeef und Joghurtremoulade

Für 2 Portionen:
500 g Kartoffeln
Salz
10 g Butter oder Margarine
1–2 Tl grob geschroteter Pfeffer
1 Bund Schnittlauch
1 Bund glatte Petersilie
10 g Kapern (a. d. Glas)
150 g Magermilchjoghurt
Pfeffer (a. d. Mühle)
75 g Roastbeef-Aufschnitt

1. Die Kartoffeln schälen, waschen, längs vierteln und in Salzwasser 15–20 Minuten kochen. Abgießen und in Butter oder Margarine und dem Pfeffer schwenken.

2. Den Schnittlauch in feine Röllchen schneiden. Die Petersilie fein hacken und beides mit den Kapern unter den Joghurt rühren. Mit Pfeffer würzen, die Sauce mit dem Roastbeef zu den Kartoffeln servieren.

Zubereitungszeit: 30 Minuten
Pro Portion
15 g E, 6 g F, 42 g KH = 1270 kJ

303 Kalorien

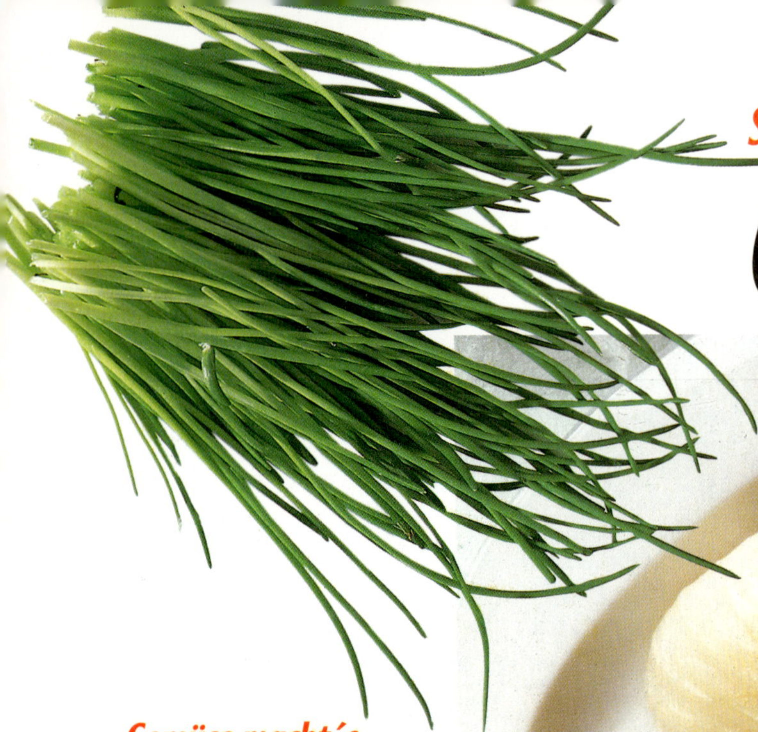

Schlank mit Genuß

GEMÜSE-DIÄT

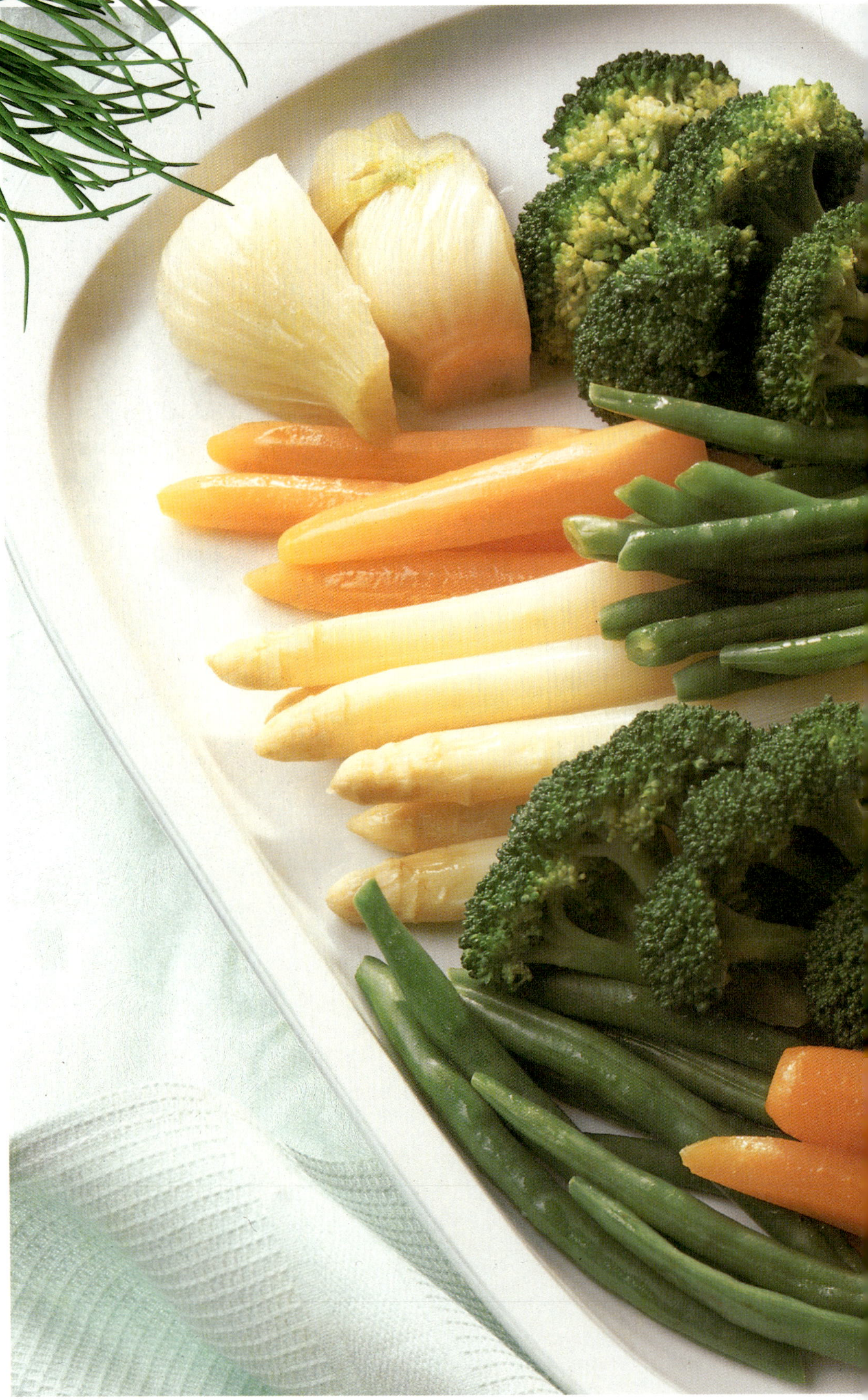

Gemüse macht´s möglich: viel essen und trotzdem schlank werden

Mit der Gemüse-Diät nehmen Sie pro Woche 2 Kilo ab. Sie ist nicht nur zum Abnehmen ideal, sie kann auch der Einstieg in eine gesündere Ernährung sein nach dem Motto: mehr Gemüse, weniger Fleisch.
Denn Möhren, Brokkoli und Chicorée sind im Verhältnis zu anderen Lebensmitteln besonders reich an Vitaminen, Mineral- und Ballaststoffen, Spurenelementen und Flavonoiden. Alles Stoffe, die im Urzustand wirksamer sind als in Form von Pillen aufgenommen.

- Essen Sie **2 Gemüsegerichte** pro Tag. Sind Ihnen die Portionen zu klein, können Sie die Gemüsemengen erhöhen, weil ihre Kalorien kaum zu Buche schlagen.
- Wählen Sie Ihr **Frühstück** aus den Vorschlägen auf den Seiten 18 bis 21.
- **Zwischenmahlzeiten** finden Sie auf den Seiten 22 und 25. Suchen Sie sich pro Tag **2 Snacks** aus, auf die Sie Appetit haben.
- Damit Sie 2 Kilo pro Woche abnehmen, sollten Sie täglich 2 Liter Flüssigkeit trinken: Mineralwasser, Früchte- und Kräutertees, schwarzen Tee und Kaffee.
- Wer auf seinen Schlummertrunk nicht verzichten möchte, kann sich 1(!) Glas Bier, Sekt oder trockenen Rot- oder Weißwein leisten.

Möhren, Brokkoli, Spargel, Bohnen und Pilze – fein, deftig oder pikant zubereitet, sind der Mittelpunkt dieser 7-Tage-Kur. Die 14 Gerichte sind herrlich aromatisch und leicht zuzubereiten

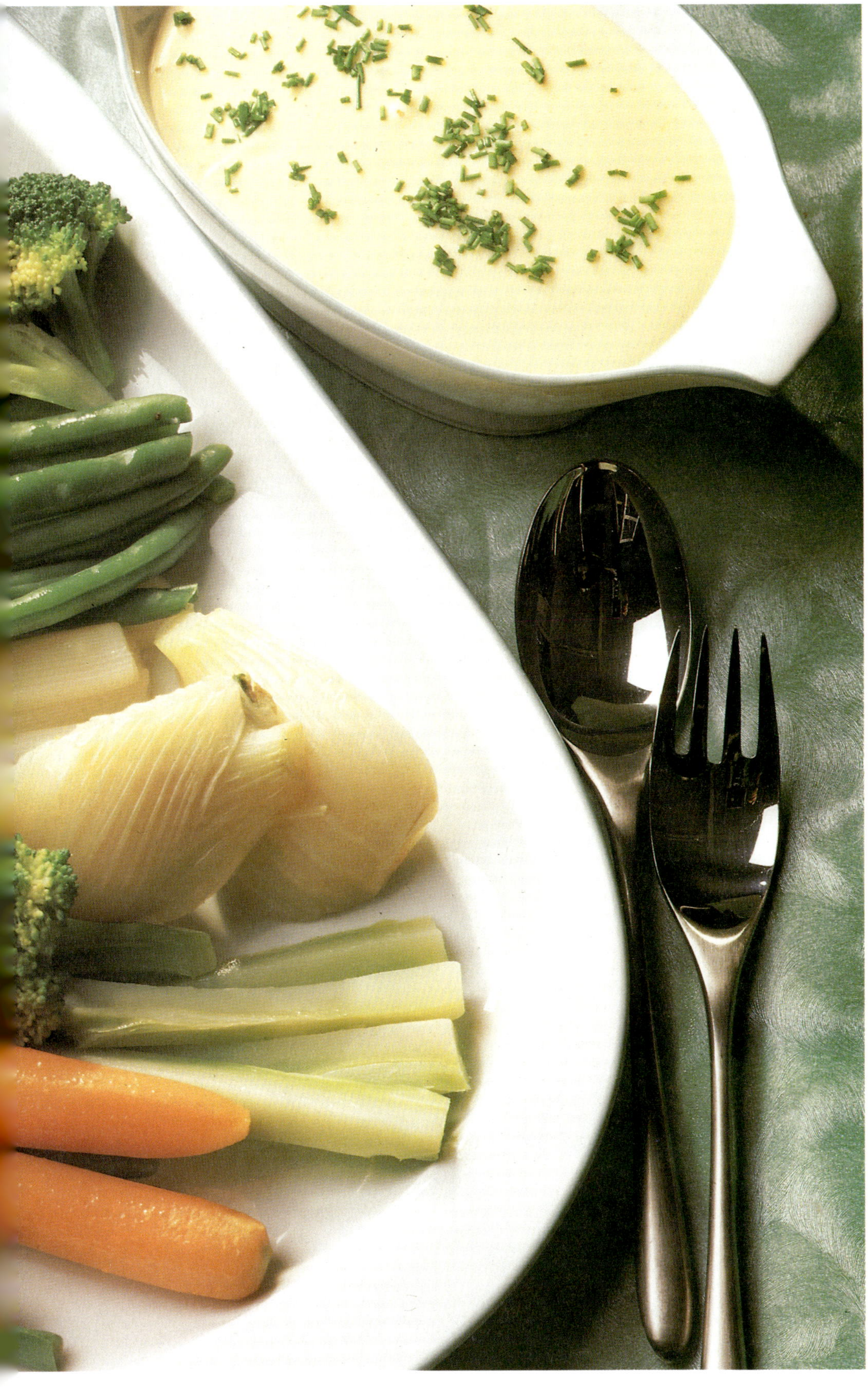

Gemüseplatte mit Buttermilch-Hollandaise

Für 2 Portionen:
250 g Spargel
200 g Möhren
150 g Brechbohnen
250 g Brokkoli
250 g Fenchel
Salz
Hollandaise
1 Eigelb
1 Tl Senf
200 ml Buttermilch
20 g kalte Butter
1 El Saucenbindemittel
Salz
Pfeffer (a. d. Mühle)
1/2 Bund Schnittlauch

1. Den Spargel und die Möhren schälen. Die Brechbohnen putzen und waschen. Den Brokkoli waschen und in Röschen teilen, die Stiele abziehen. Den Fenchel putzen, waschen und vierteln.

2. In 2 Töpfen Salzwasser zum Kochen bringen. In einem den Fenchel 20 Minuten kochen, im zweiten zuerst die Möhren und die Bohnen 10 Minuten kochen, dann den Spargel dazugeben, 10 Minuten kochen, dann den Brokkoli zufügen und 5 Minuten mitkochen.

3. Inzwischen für die Hollandaise das Eigelb mit dem Senf verrühren und bei milder Hitze schaumig aufschlagen. Nach und nach die Buttermilch dazugießen und bei milder Hitze bis zum Kochen aufschlagen, dann die kalte Butter in Stücken unterziehen.

4. Das Saucenbindemittel unter Rühren einstreuen, einmal aufkochen lassen, mit Salz und Pfeffer würzen.

5. Das Gemüse gut abtropfen lassen, die Sauce mit den Schnittlauchröllchen verrühren und über das Gemüse gießen.

Zubereitungszeit: 30 Minuten
Pro Portion
18 g E, 13 g F, 37 g KH = 1463 kJ

348 Kalorien

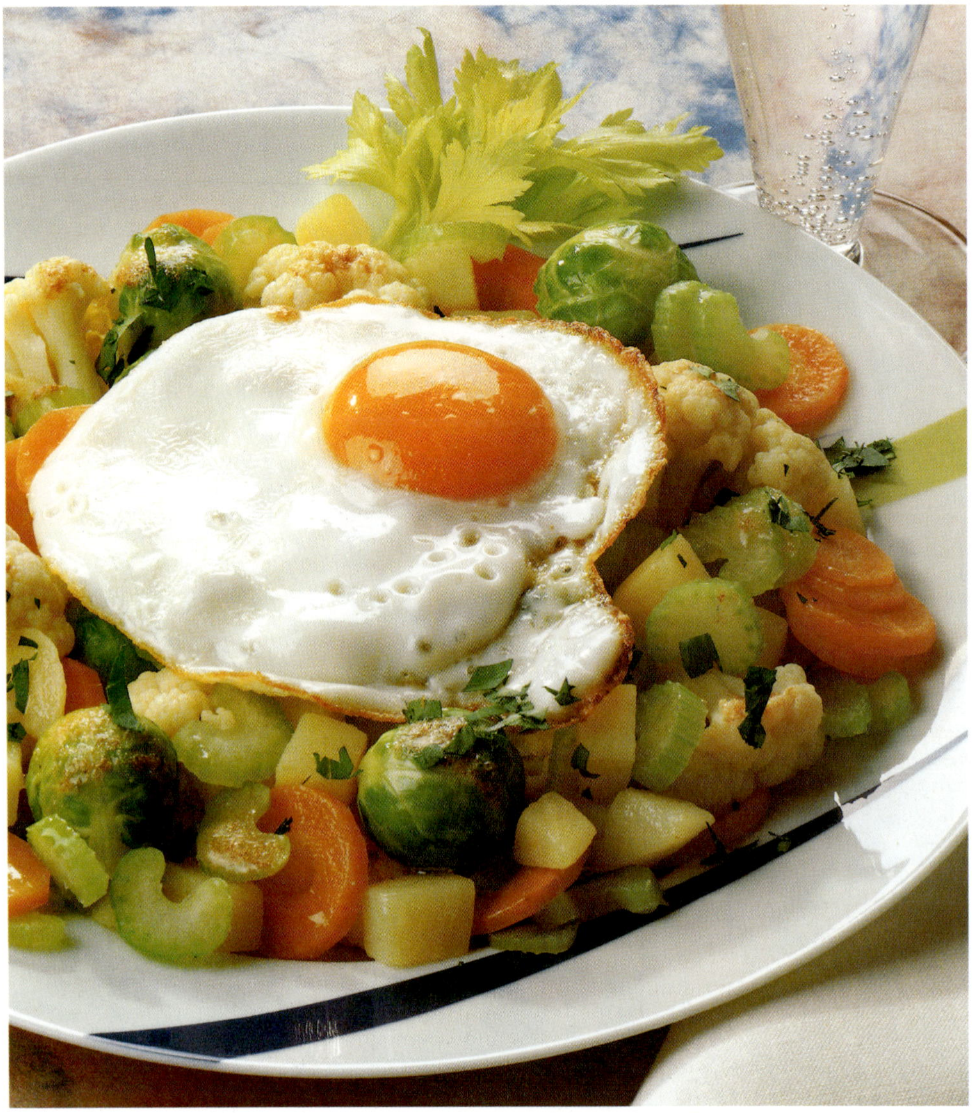

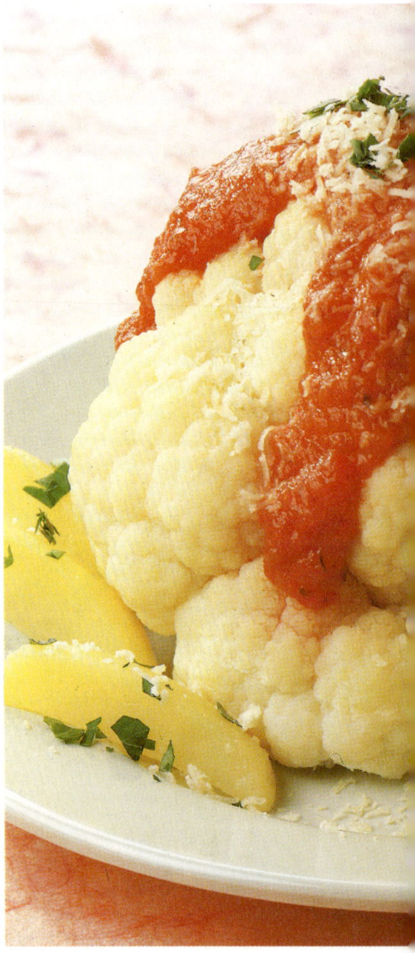

Buntes Gemüse mit Spiegelei

Für 2 Portionen:
250 g Blumenkohl
150 g Möhren
100 g Rosenkohl
200 g Kartoffeln
150 g Staudensellerie
Salz
40 g Butter oder Margarine
2 Eier
Pfeffer (a. d. Mühle)
1/2 Bund glatte Petersilie

1. Den Blumenkohl putzen, waschen und in Röschen teilen, die Stiele abziehen. Die Möhren schälen und in Scheiben schneiden. Den Rosenkohl putzen und waschen. Die Kartoffeln schälen, waschen und in nicht zu kleine Würfel schneiden. Den Staudensellerie waschen, putzen und in Scheiben schneiden.

2. Alle Gemüse und die Kartoffelwürfel in kochendem Salzwasser 7 Minuten vorgaren, gut abtropfen lassen.

3. 30 g Fett bräunen, das Gemüse darin schwenken und zugedeckt in der Pfanne bei milder Hitze dünsten.

4. Im restlichen Fett die Spiegeleier braten und mit Salz und Pfeffer würzen.

5. Die Petersilie hacken und über das Gemüse streuen. Die Eier darauf geben.

Zubereitungszeit: 30 Minuten
Pro Portion
13 g E, 14 g F, 15 g KH = 1044 kJ

229 Kalorien

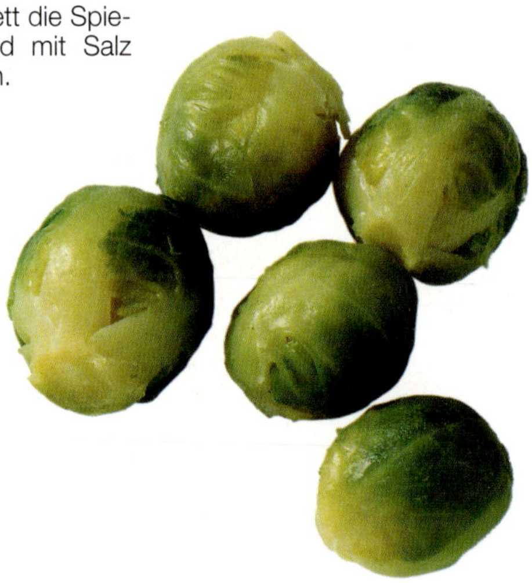

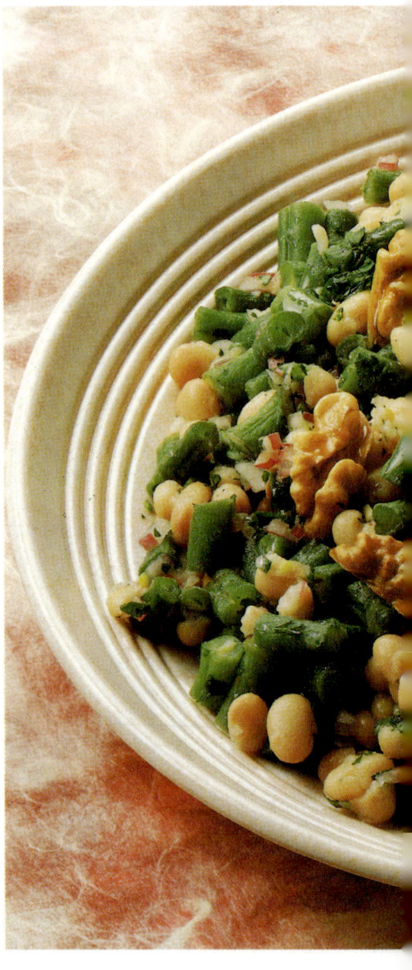

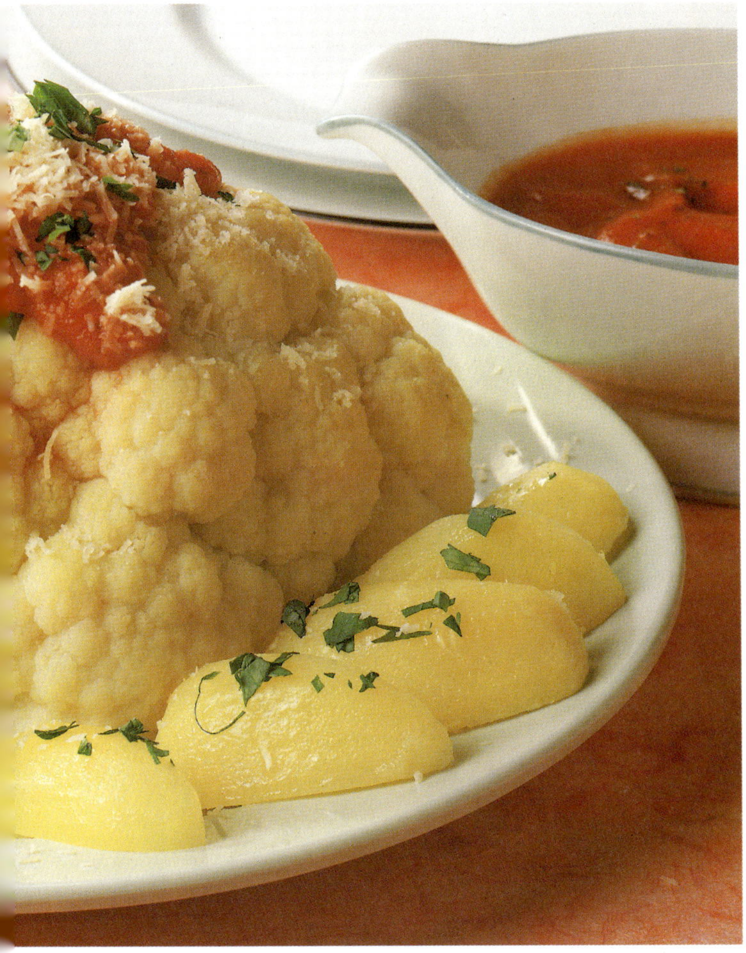

Blumenkohl mit Tomatensauce

Für 2 Portionen:
200 g Kartoffeln
Salz
1 Blumenkohl (1 kg)
1 Zwiebel
1 Tl Öl
1/4 l Tomatenpüree (a. d. Packung)
italienische Kräuter (getrocknet)
Pfeffer (a. d. Mühle)
20 g Parmesan (frisch gerieben)
1/2 Bund Petersilie

1. Die Kartoffeln schälen, waschen, in Spalten schneiden und 15 Minuten in Salzwasser kochen.

2. Inzwischen den Blumenkohl putzen, waschen und in Salzwasser 15–20 Minuten kochen. Die Zwiebel fein würfeln, das Öl erhitzen.

3. Die Zwiebelwürfel darin glasig andünsten, das Tomatenpüree dazugeben, mit den italienischen Kräutern, Salz und Pfeffer würzen, etwas einkochen lassen.

4. Den Blumenkohl aus dem Wasser heben, gut abtropfen lassen und auf einer Platte anrichten. Die Tomatensauce darüber gießen, mit Parmesan und grob gehackter Petersilie bestreuen. Dazu die Kartoffeln servieren.

Zubereitungszeit: 40 Minuten
Pro Portion
17 g E, 9 g F, 43 g KH = 1294 kJ

309 Kalorien

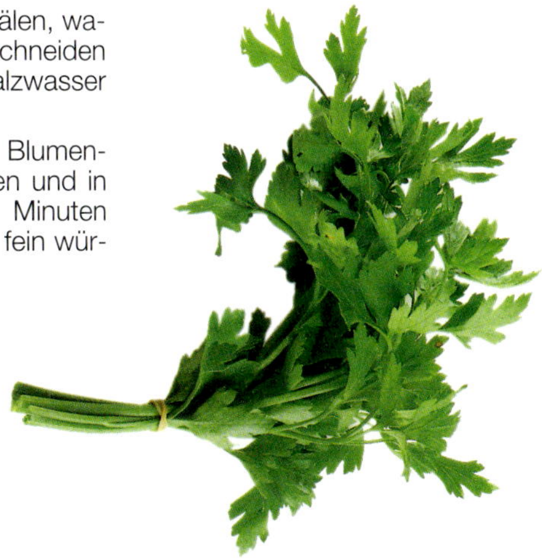

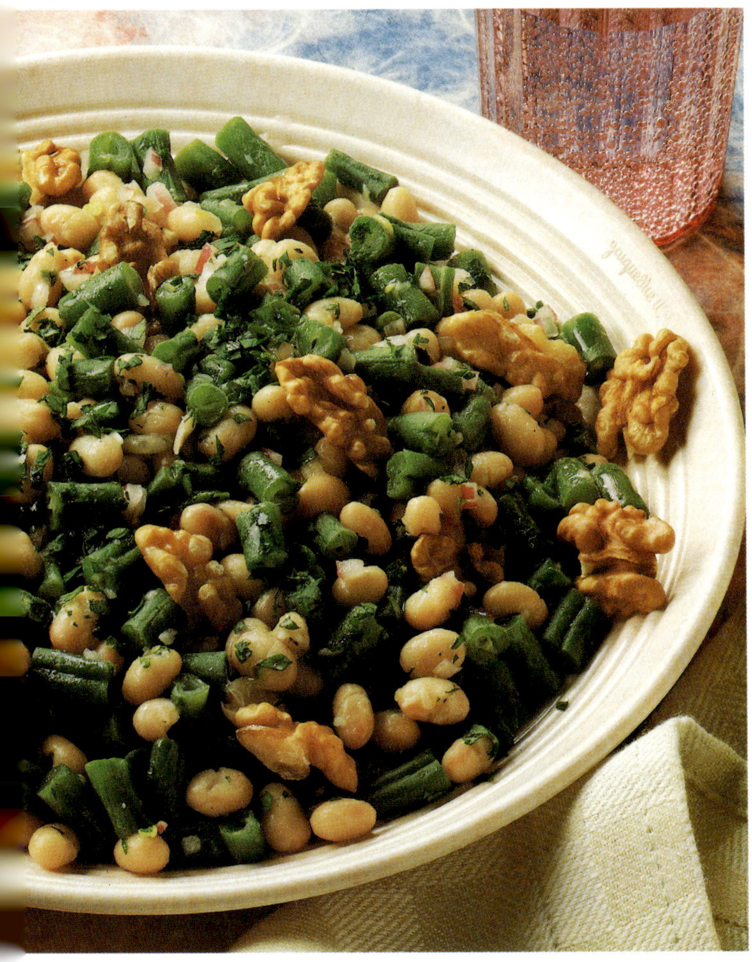

Bohnensalat mit Walnüssen

Für 2 Portionen:
250 g Brechbohnen
Salz
150 g weiße Bohnen (a. d. Dose)
1 rote Zwiebel
3–4 El Weißweinessig
Pfeffer (a. d. Mühle)
1 kleine Knoblauchzehe
2 El Öl
1/2 Bund glatte Petersilie
20 g Walnußkerne

1. Die Brechbohnen putzen, waschen und in 1 cm lange Stücke schneiden. Salzwasser zum Kochen bringen, die Bohnen darin 10 Minuten kochen, abgießen und abkühlen lassen.

2. Die weißen Bohnen abspülen und abtropfen lassen.

3. Die Zwiebel fein würfeln. Essig mit Salz und Pfeffer verrühren, die Zwiebelwürfel dazugeben, die Knoblauchzehe dazupressen und das Öl unterrühren.

4. Die Brechbohnen und die weißen Bohnen dazugeben und mischen. Die Petersilie hacken, die Hälfte davon unter den Salat mischen. Die Walnußkerne längs halbieren. Den Salat anrichten, die Walnußkerne und die restliche Petersilie darüber verteilen.

Zubereitungszeit: 25 Minuten
Pro Portion
20 g E, 20 g F, 52 g KH = 957 kJ

358 Kalorien

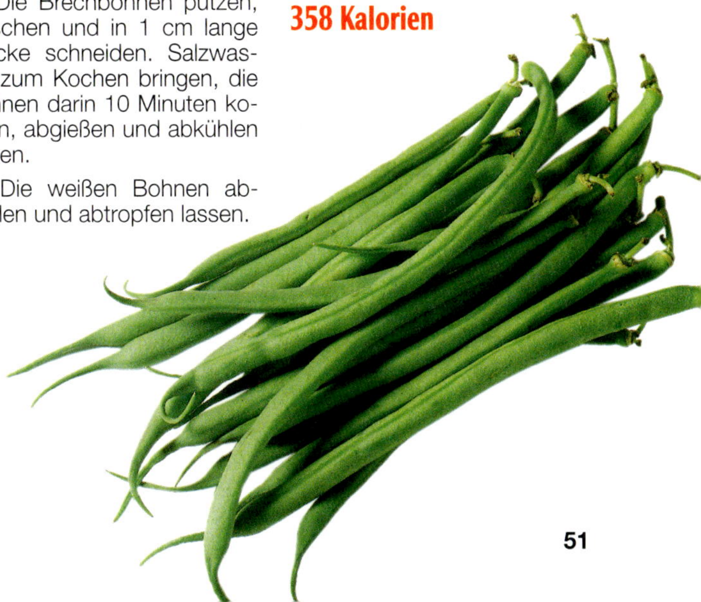

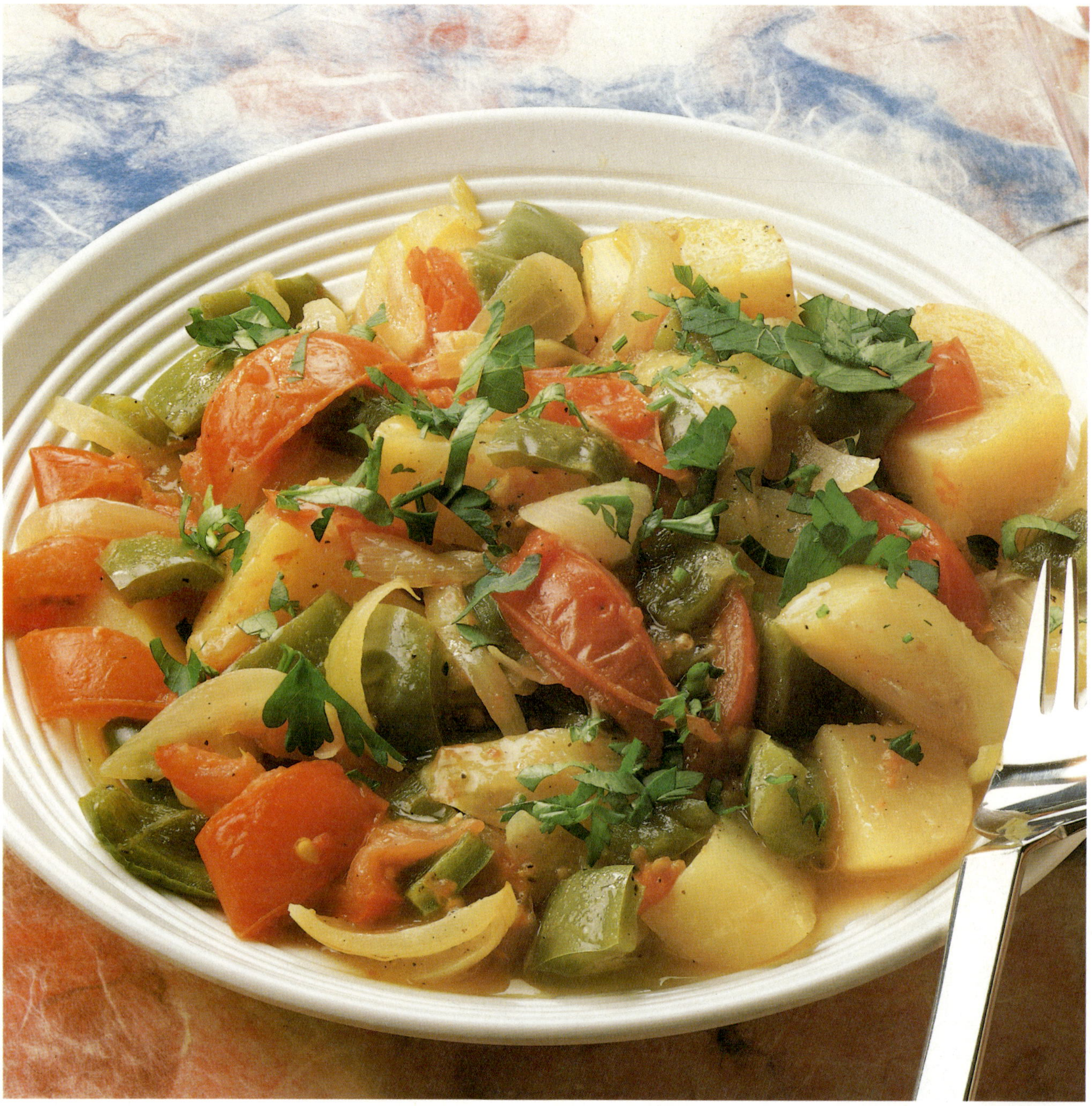

Gemüseeintopf mit Kartoffeln

Für 2 Portionen:
250 g Zwiebeln
250 g grüner Paprika
250 g Tomaten
400 g Kartoffeln
2 El Öl
Salz
Pfeffer (a. d. Mühle)
1 Bund glatte Petersilie

1. Die Zwiebeln pellen, halbieren und in Spalten schneiden. Den Paprika putzen, waschen und in mundgerechte Stücke schneiden. Die Tomaten waschen, in grobe Stücke schneiden. Kartoffeln schälen, waschen und achteln.

2. Das Öl in einem Schmortopf heiß werden lassen, die Zwiebeln darin glasig andünsten. Kartoffeln und Paprika dazugeben, verrühren, die Tomaten zufügen. Den Eintopf mit Salz und Pfeffer würzen, zugedeckt bei milder Hitze 35–40 Minuten dünsten. Nicht viel rühren, damit die Tomaten nicht zerfallen.

3. Den Eintopf mit Salz und Pfeffer abschmecken. Die Petersilie hacken und über den Eintopf streuen.

Zubereitungszeit: 1 Stunde
Pro Portion
7 g E, 11 g F, 39 g KH = 1188 kJ

284 Kalorien

Tip: Man kann den Eintopf auch lauwarm oder kalt als Salat essen.

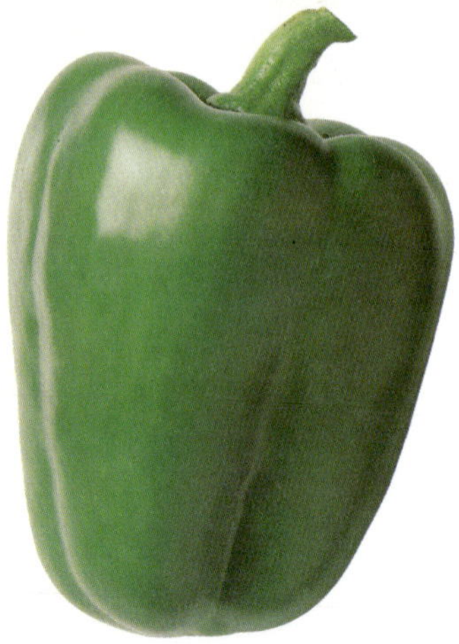

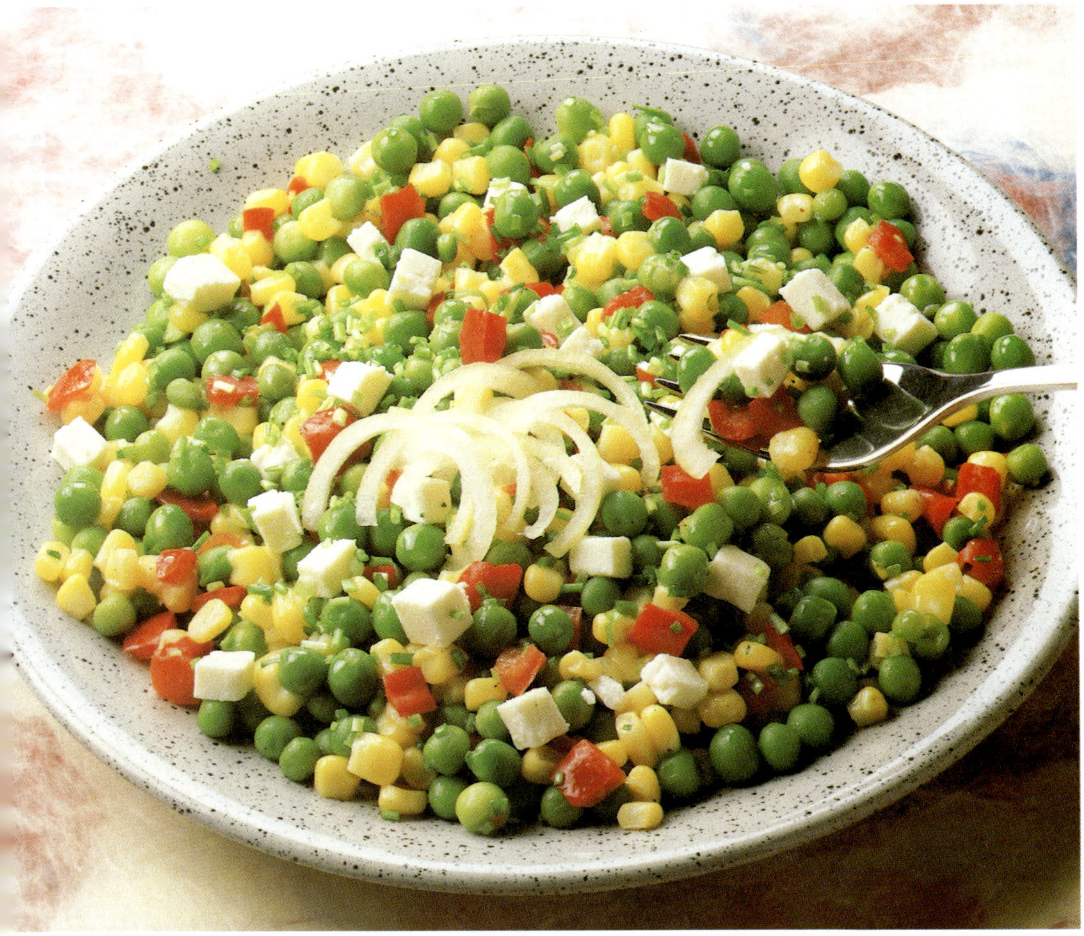

Balkansalat mit Schafskäse

Für 2 Portionen:
2 Pakete Balkangemüse
(à 300 g, TK), Salz
50 g milder Schafskäse
3–4 El Weißweinessig
Pfeffer (a. d. Mühle)
1 Bund Schnittlauch, 2 El Öl
1 kleine Zwiebel

1. Balkangemüse in sprudelnd kochendes Salzwasser geben und 5 Minuten kochen, abtropfen lassen. Schafskäse in kleine Würfel schneiden.

2. Essig mit Salz und Pfeffer verrühren. Den Schnittlauch in feine Röllchen schneiden, 1 El beiseite legen, den restlichen Schnittlauch zum Essig geben. Das Öl unter die Salatsauce rühren.

3. Zwiebel in Ringe schneiden. Das abgetropfte Gemüse mit der Sauce mischen, mit den Käsewürfeln, dem restlichen Schnittlauch und den Zwiebelringen bestreuen.

Zubereitungszeit: 20 Minuten
Pro Portion
14 g E, 15 g F, 41 g KH = 1498 kJ

357 Kalorien

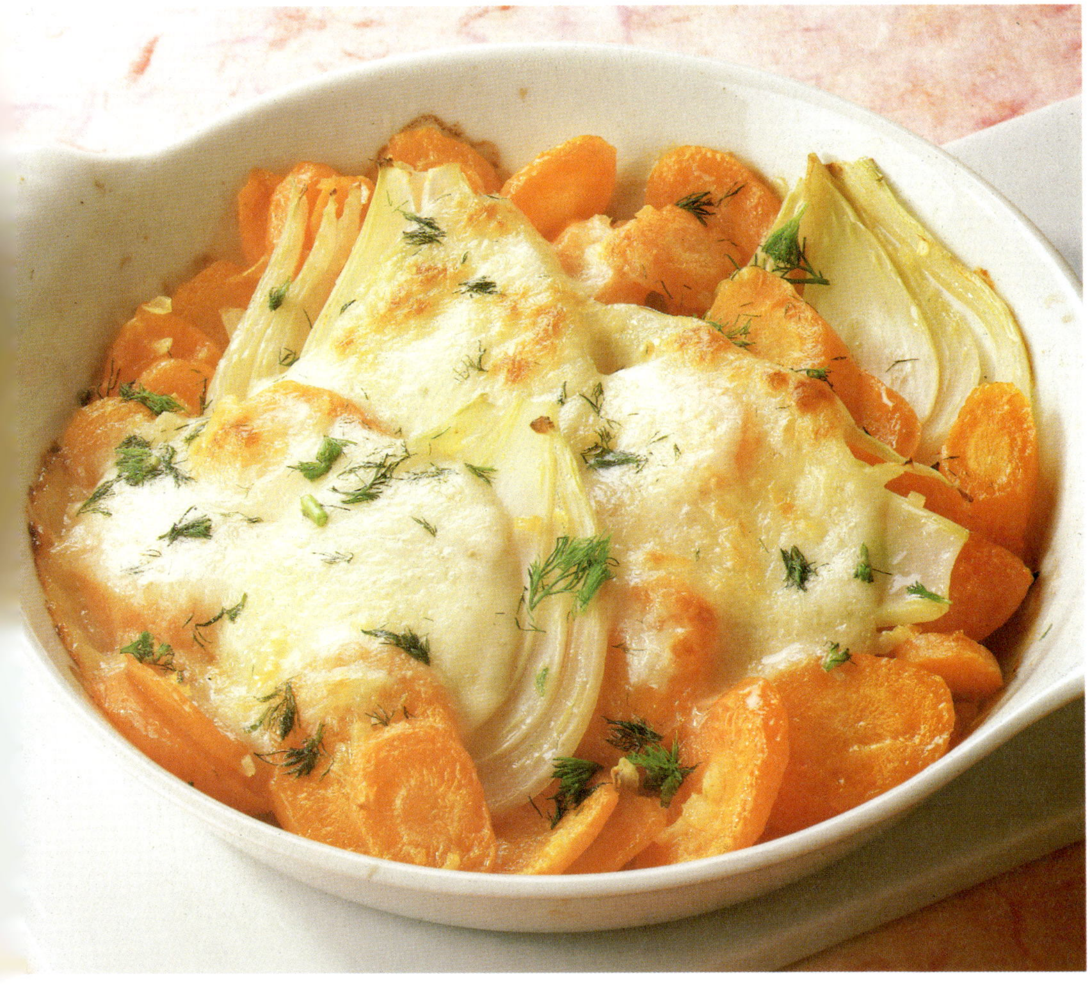

Möhren-Fenchel-Gratin

Für 2 Portionen:
500 g Möhren, 500 g Fenchel
Salz, 1 Zwiebel
10 g Butter oder Margarine
1 El Zitronensaft
100 g Kräuterschmelzkäse
(50 %)

1. Die Möhren putzen, schälen und in dünne Scheiben schneiden. Den Fenchel putzen, von oben nach unten in Scheiben schneiden.

2. Möhren 5 Minuten, Fenchel 3 Minuten in Salzwasser vorgaren, abtropfen lassen.

3. Die Zwiebel fein würfeln. Das Fett in einer ofenfesten Form erhitzen, Zwiebel darin glasig dünsten. Fenchel und Möhren darin gut wenden, mit Zitronensaft beträufeln.

4. Den Schmelzkäse auf dem Gemüse verteilen. Im vorgeheizten Backofen bei 225 Grad (Gas 4, Umluft 17–20 Minuten bei 200 Grad) auf der 2. Einschubleiste von unten 15 Minuten überbacken.

Zubereitungszeit: 40 Minuten
Pro Portion
15 g E, 54 g F, 44 g KH = 1709 kJ

407 Kalorien

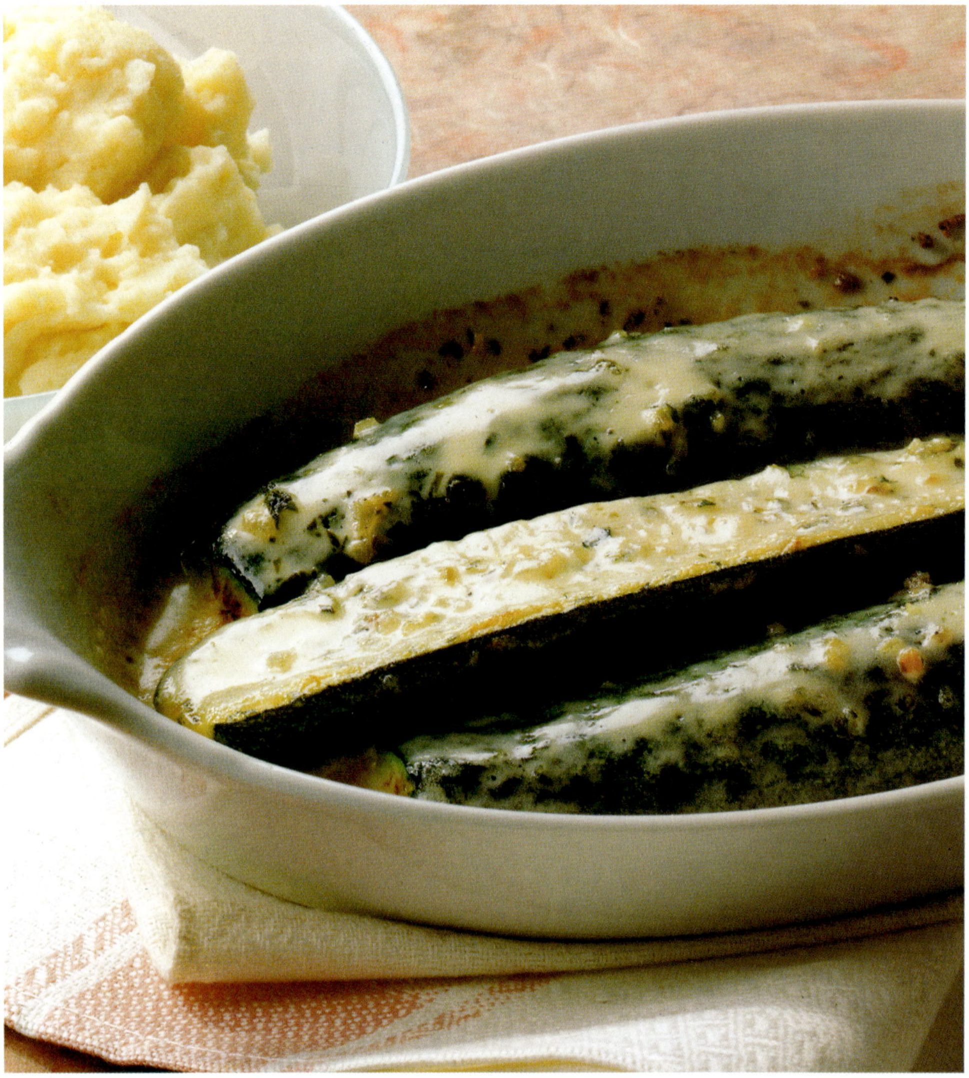

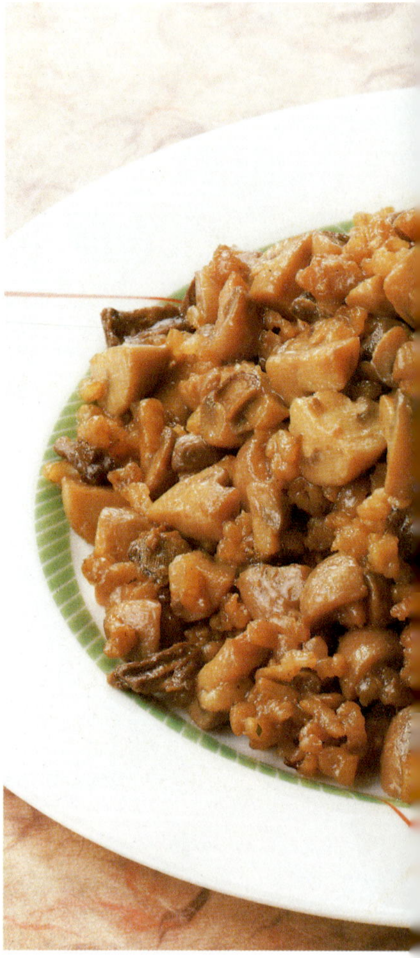

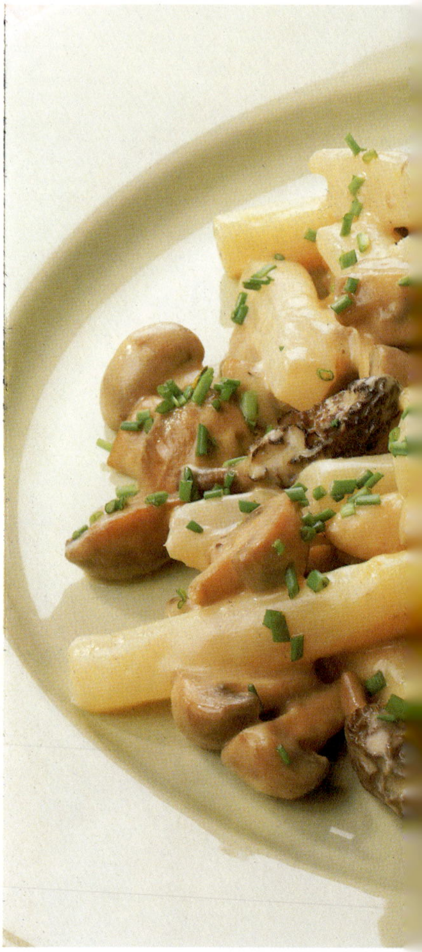

Zucchini mit Kräutern und Crème fraîche

Für 2 Portionen:
500 g Zucchini
Salz, Pfeffer (a. d. Mühle)
10 g Butter oder Margarine
1 Schalotte
oder 1 kleine Zwiebel
1 Knoblauchzehe
einige frische Rosmarinnadeln
1/2 Bund glatte Petersilie
2 El Zitronensaft
2 El Crème fraîche
1 El Parmesan
(frisch gerieben)
50 g Kartoffelpüreepulver
mit Milch
Muskatnuß (frisch gerieben)

1. Die Zucchini längs halbieren, mit Salz und Pfeffer würzen. Die Butter oder Margarine in einer Auflaufform schmelzen lassen. Schalotte oder Zwiebel sehr fein würfeln, in die Form geben, die Knoblauchzehe dazupressen. Rosmarin und Petersilie fein hacken und dazugeben.

2. Die Zucchinihälften in dem Fett wenden, mit der Schnittfläche nach unten in die Form legen, alles mit Zitronensaft beträufeln. Die Form mit Alufolie abdecken und im vorgeheizten Backofen bei 225 Grad (Gas 4, Umluft 15 Minuten bei 200 Grad) auf der 2. Einschubleiste von unten 20 Minuten backen.

3. Crème fraîche mit dem Parmesan mischen. Alufolie von der Form nehmen, die Crème fraîche über die Zucchini gießen und 3 Minuten übergrillen, bis die Käsecreme leicht gebräunt ist.

4. Das Kartoffelpüreepulver in 200 ml kochendes Wasser einrühren, ausquellen lassen, mit Muskat würzen und zu den Zucchini servieren.

Zubereitungszeit: 35 Minuten
Pro Portion
6 g E, 11 g F, 28 g KH = 1113 kJ

265 Kalorien

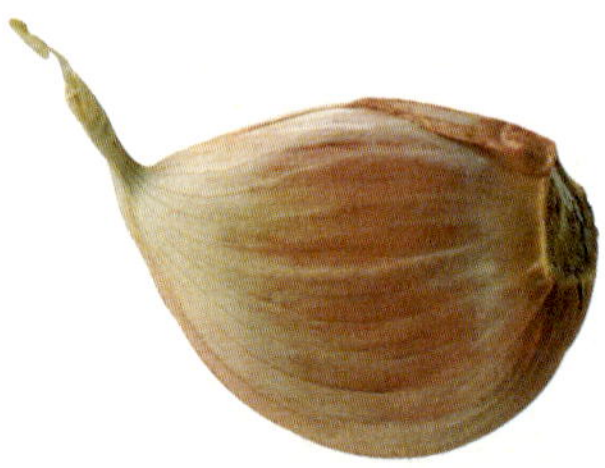

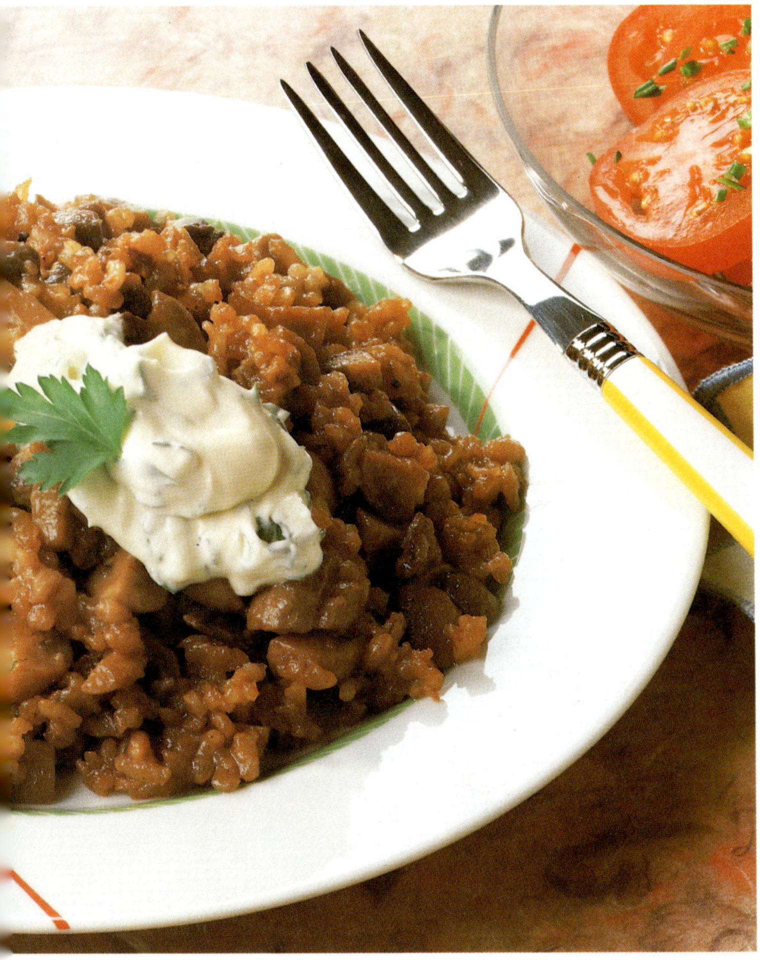

Pilzrisotto mit Tomatensalat

Für 2 Portionen:
10 g getrocknete Steinpilze
500 g Champignons
1 Zwiebel
2 El Öl
75 g Naturreis
1 Knoblauchzehe
Salz, Pfeffer (a. d. Mühle)
375 g Tomaten
1 Tl Essig
1/2 Bund Schnittlauch
1/2 Bund glatte Petersilie
2 El Crème fraîche

1. Die Steinpilze in 200 ml warmem Wasser einweichen. Die Champignons putzen und vierteln.

2. Die Zwiebel fein würfeln und in 1 El Öl glasig dünsten, dann den Reis dazugeben, mit den Zwiebeln mischen.

3. Den Knoblauch dazupressen, dann die Champignons untermengen und gut anbraten. Die Steinpilze mit der Einweichflüssigkeit dazugeben, mit Salz und Pfeffer würzen und zugedeckt bei milder Hitze etwa 35 Minuten ausquellen lassen.

4. Inzwischen die Tomaten in Scheiben schneiden. Essig, Salz, Pfeffer und restliches Öl verrühren. Über die Tomaten geben. Den Schnittlauch in Röllchen schneiden und über die Tomaten streuen.

5. Die Petersilie grob hacken und mit der Crème fraîche verrühren. Das Risotto mit der Kräutercreme und dem Tomatensalat servieren.

Zubereitungszeit: 50 Minuten
Pro Portion
15 g E, 24 g F, 48 g KH = 2090 kJ

445 Kalorien

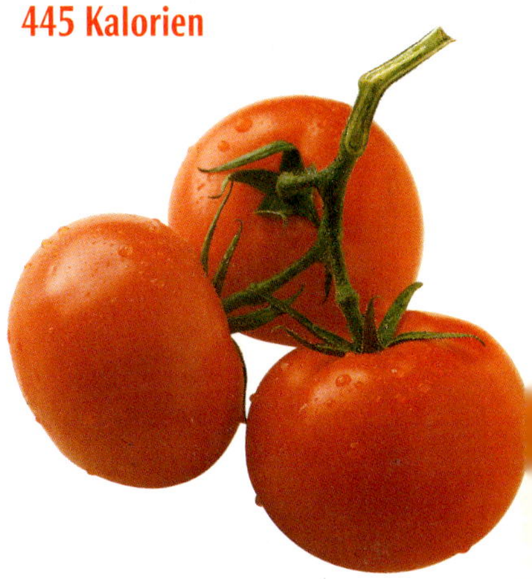

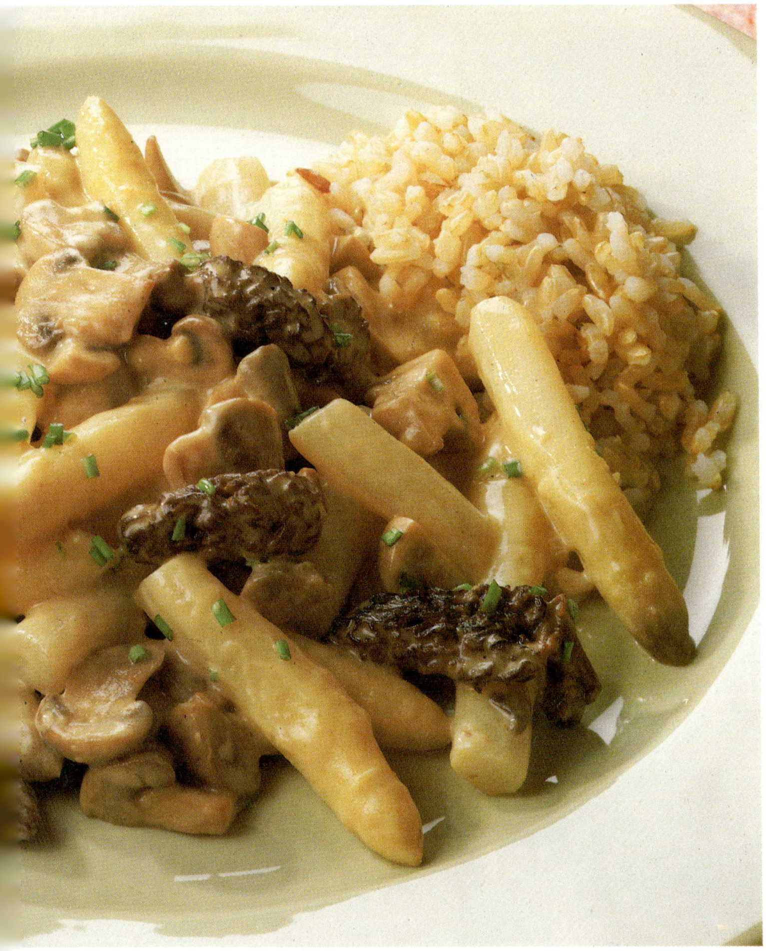

Spargel-Morchel-Frikassee

Für 2 Portionen:
15 g getrocknete Morcheln
50 g Naturreis
Salz
1 kg Spargel
375 g Champignons
1 Zwiebel
15 g Butter oder Margarine
1 Tüte Holländische Sauce
1 Bund Schnittlauch

1. Die Morcheln in 1/4 l lauwarmem Wasser einweichen, öfter bewegen, damit der Sand aus den Pilzen fällt.

2. Den Reis in Salzwasser aufkochen, bei milder Hitze 35 Minuten ausquellen lassen.

3. Den Spargel schälen und in mundgerechte Stücke teilen, in Salzwasser 15–20 Minuten kochen. Die Champignons putzen und vierteln.

4. Die Zwiebel fein würfeln und in dem Fett glasig dünsten, die Champignons zu den Zwiebelwürfeln geben und so lange dünsten, bis die Flüssigkeit verdampft ist.

5. Die Morcheln abgießen und gut ausdrücken, das Morchelwasser auffangen. Morcheln dann zu den Champignons geben und mitdünsten.

6. Das Morchelwasser durch Filterpapier gießen, mit dem Saucenpulver verrühren und zum Kochen bringen, 1 Minute kochen lassen.

7. Dann den Spargel gut abgetropft mit den Pilzen in die Sauce geben, nochmals erhitzen. Mit dem Reis servieren, mit Schnittlauchröllchen bestreuen.

Zubereitungszeit: 55 Minuten
Pro Portion
19 g E, 14 g F, 47 g KH = 1659 kJ

396 Kalorien

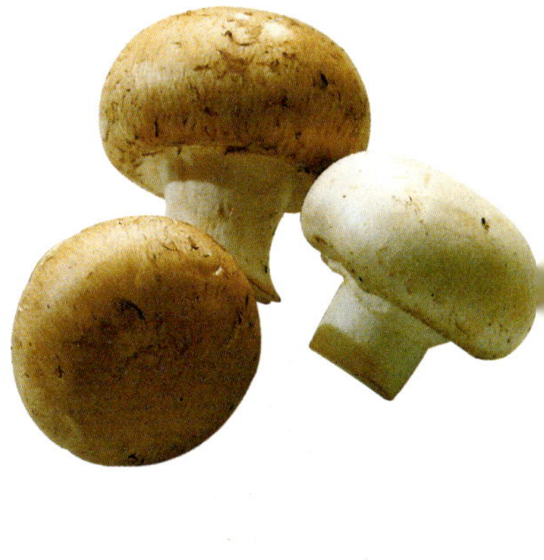

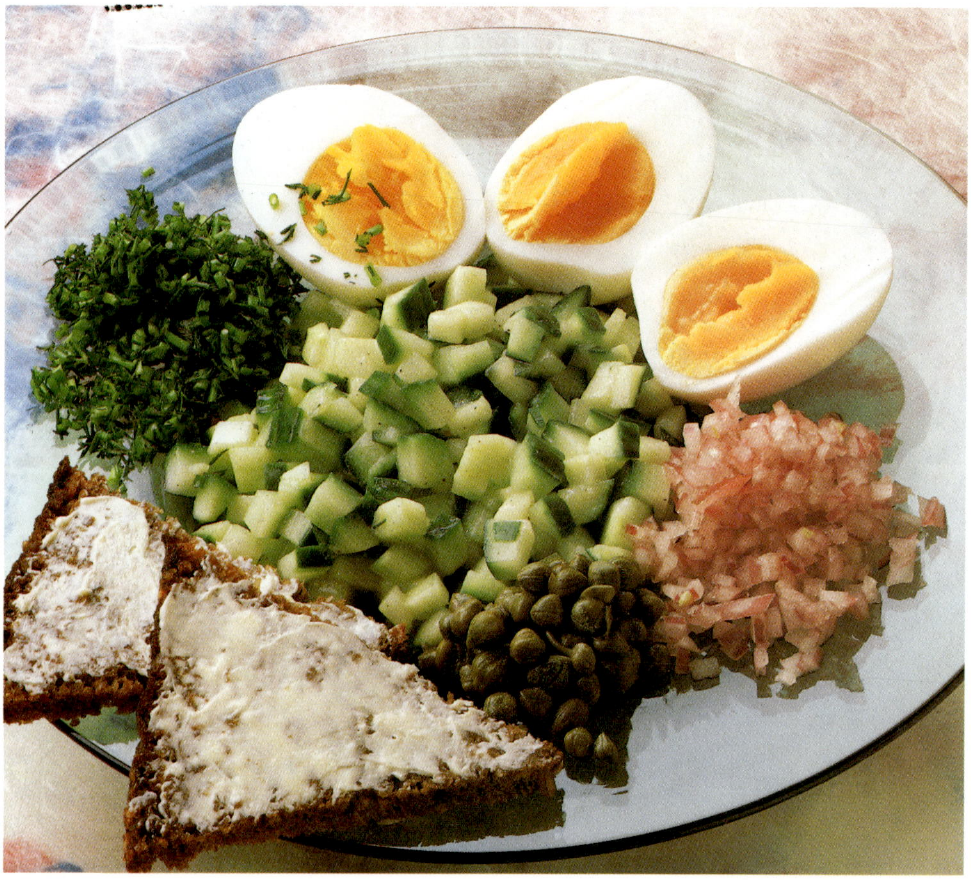

Gurkentatar mit Ei

Für 2 Portionen:
3 Eier, 1 Salatgurke
Salz, Pfeffer (a. d. Mühle)
1/2 Tl Senf, 2 Tl Zitronensaft
1 rote Zwiebel
30 g Kapern (a. d. Glas)
1/2 Bund Dill
1/2 Bund Schnittlauch
3 Scheiben Vollkornbrot
15 g Butter oder Margarine

1. Die Eier 10 Minuten kochen, abschrecken. Die Gurke längs halbieren, entkernen und fein würfeln. Gurke mit Salz, Pfeffer, Senf und Zitronensaft abschmecken.

2. Die Zwiebel fein würfeln, Kapern abtropfen lassen. Die Eier pellen und längs halbieren. Dill hacken. Schnittlauch in feine Röllchen schneiden, beides mischen.

3. Die Gurkenwürfel mit den Kräutern, Kapern und Eihälften anrichten. Dazu Vollkornbrot mit Fett bestreichen.

Zubereitungszeit: 20 Minuten
Pro Portion
16 g E, 16 g F, 41 g KH = 1673 kJ

398 Kalorien

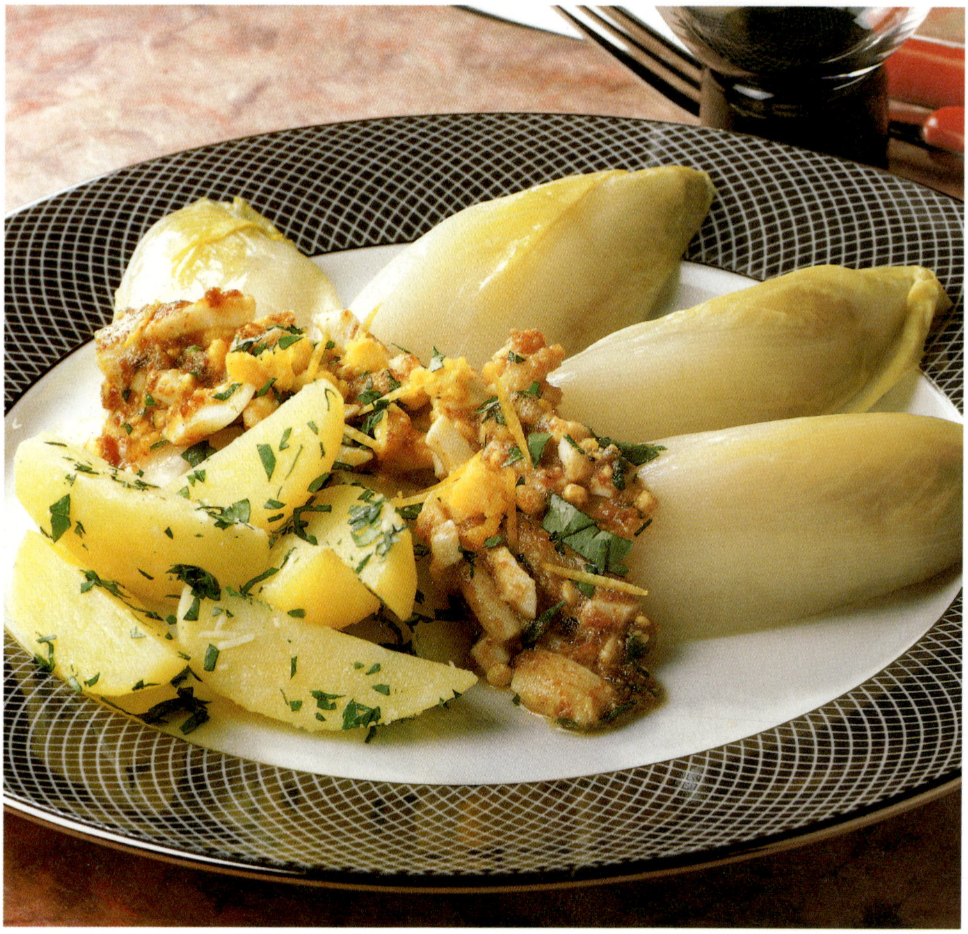

Chicorée polnisch

Für 2 Portionen:
200 g Kartoffeln, Salz
2 Eier, 10 g Vollkornzwieback
500 g Chicorée
Salz, 2 El Zitronensaft
40 g Butter oder Margarine
1/2 Bund glatte Petersilie
etwas abgeriebene Schale einer unbehandelten Zitrone

1. Die Kartoffeln schälen, waschen, in Spalten schneiden und in Salzwasser kochen. Eier hart kochen, abschrecken. Den Zwieback fein zerbröseln. Chicorée putzen, waschen, Strunk herausschneiden.

2. Den Chicorée in Salzwasser mit Zitronensaft 5–7 Minuten bei milder Hitze kochen.

3. Die Eier pellen und würfeln. Das Fett erhitzen. Die Brösel darin leicht bräunen, mit den Eiwürfeln vermengen.

4. Die Petersilie hacken, mit der Zitronenschale unterheben. Chicorée abtropfen lassen, längs halbieren. Mit Kartoffeln und Bröseln servieren.

Zubereitungszeit: 40 Minuten
Pro Portion
13 g E, 23 g F, 33 g KH = 1611 kJ

384 Kalorien

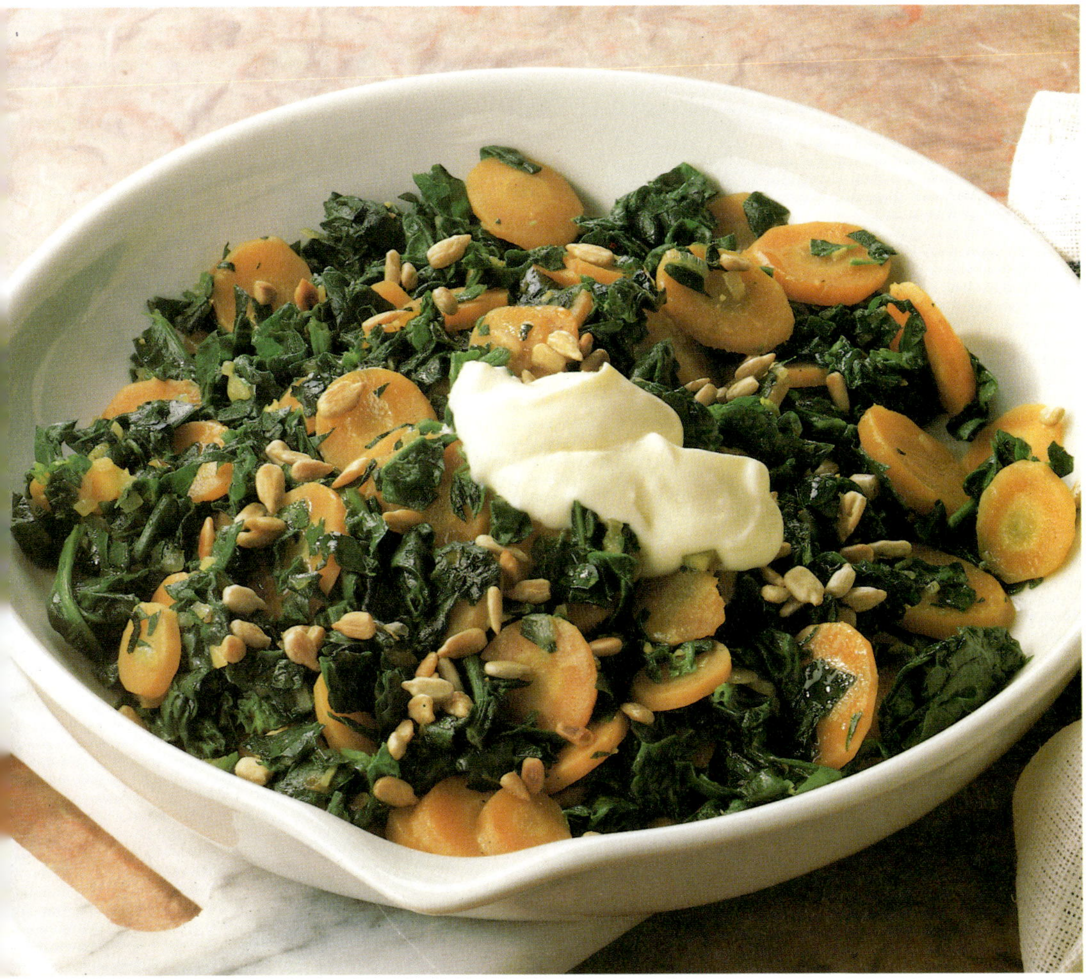

Möhren-Spinat-Pfanne

Für 2 Portionen:
30 g Sonnenblumenkerne
375 g Möhren
500 g frischer Blattspinat
1 Zwiebel
20 g Butter oder Margarine
Salz, Pfeffer (a. d. Mühle)
Muskatnuß (frisch gerieben)
2 El Crème fraîche

1. Die Sonnenblumenkerne in einer Pfanne ohne Fett goldbraun rösten.

2. Die Möhren putzen, schälen und in Scheiben schneiden. Den Spinat putzen, waschen, abtropfen lassen, grob hacken. Die Zwiebel fein würfeln, im Fett glasig dünsten.

3. Die Möhren mit 2 El Wasser dazugeben, zugedeckt 15 Minuten dünsten. Den Spinat dazugeben, unter Wenden darin zusammenfallen lassen. Mit Salz, Pfeffer und Muskat würzen. Mit Sonnenblumenkernen und Crème fraîche servieren.

Zubereitungszeit: 35 Minuten
Pro Portion
11 g E, 19 g F, 28 g KH = 1358 kJ

324 Kalorien

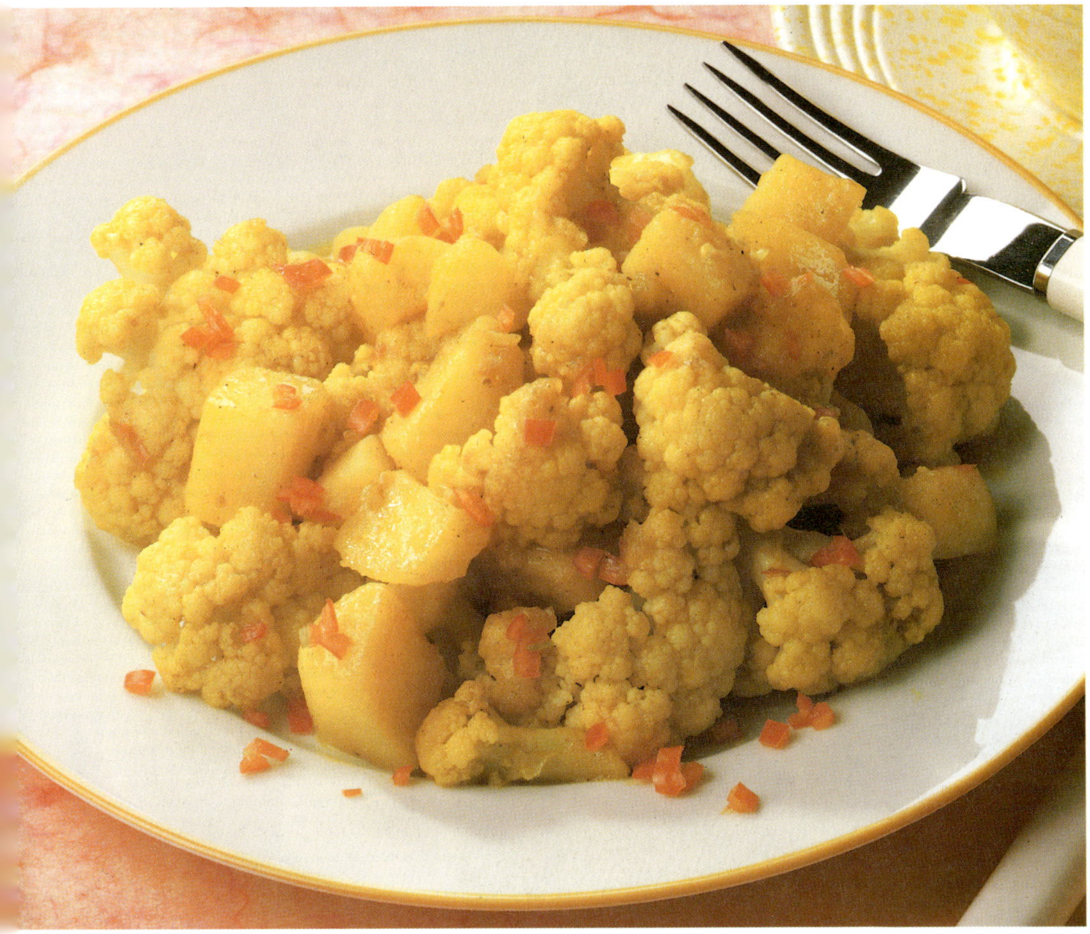

Blumenkohlpfanne

Für 2 Portionen:
1 Zwiebel
1/2 rote Peperoni
300 g Kartoffeln
40 g Butter oder Margarine
1 Blumenkohl (800 g)
Kurkuma, Curry, Salz
1 Bund Schnittlauch

1. Die Zwiebel in feine Würfel schneiden. Die Peperoni halbieren, waschen, die weißen Kerne entfernen, die Schote sehr fein würfeln. Die Kartoffeln schälen, waschen und grob würfeln.

2. Die Butter oder Margarine erhitzen. Zwiebel- und Peperoniwürfel dazugeben und kurz andünsten. Die Kartoffelwürfel zufügen, kurz andünsten. 1/8 l Wasser dazugießen, 15 Minuten dünsten.

3. Inzwischen den Blumenkohl waschen, in Röschen teilen, die Stiele abziehen, zu den Kartoffeln geben. Mit Kurkuma, Curry und Salz würzen, 10 Minuten weitergaren.

Zubereitungszeit: 40 Minuten
Pro Portion
10 g E, 18 g F, 40 g KH = 1545 kJ

388 Kalorien

Schlank mit Genuß

SCHNELLE DIÄT

Hier ist die Diät für eilige Köche: Die meisten der zehn feinen Gerichte sind in nur einer halben Stunde zubereitet. Damit Sie mehr Zeit zum Genießen von Entenbrust mit Ananas oder Pfefferpotthast haben

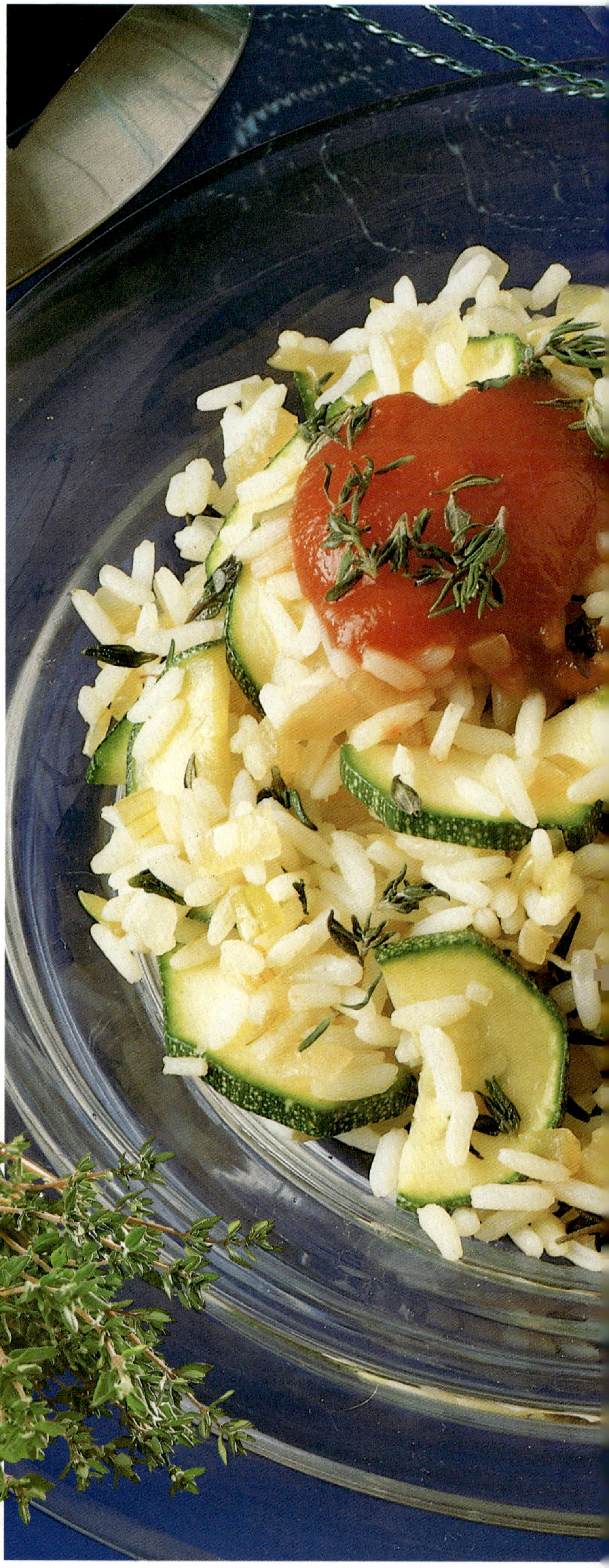

Ideal für Berufstätige und Kochmuffel

Die Gerichte dieser schnellen Diät sind so exquisit, daß sie sich sogar für ein feines Essen mit Gästen anbieten. Keiner der Freunde wird ahnen, daß jede Portion unter 400 Kalorien enthält.
Das Besondere aber an dieser 5-Tage-Diät ist die kurze Zubereitungszeit von Kartoffel-Apfel-Pfannkuchen, Porreenudeln mit Bündner Fleisch, Kalbsschnitzel mit Schafskäse und Kichererbsensuppe mit Putenbrust. Denn wer Diät hält, möchte meistens nicht lange an seinem Portiönchen herumbrutzeln. Außerdem lassen sich die meisten Gerichte sehr gut vorbereiten, so daß selbst ganz Eilige Zeit zum Kochen finden.

- Wählen Sie pro Tag **2 Hauptgerichte**. Wenn Sie noch mehr Zeit bei der Zubereitung sparen möchten, kochen Sie von den Gerichten doppelte Portionen und wärmen das Essen am nächsten Tag nur noch auf.
- **Frühstücks-Varianten** finden Sie auf den Seiten 18 bis 21.
- Wählen Sie aus den **Zwischenmahlzeiten** je 2 pro Tag aus. Rezepte finden Sie auf den Seiten 22 bis 25.
- Nur wer viel trinkt, verliert schneller überflüssige Pfunde. Deshalb sollten täglich 2 Liter Flüssiges als Tee, Kaffee, Mineralwasser oder Diät-Limonade aufgenommen werden.
- Wer abends noch 1 (!) Gläschen trinken möchte, wählt zwischen trockenem Rot- oder Weißwein, trockenem Sekt, Champagner oder Bier.

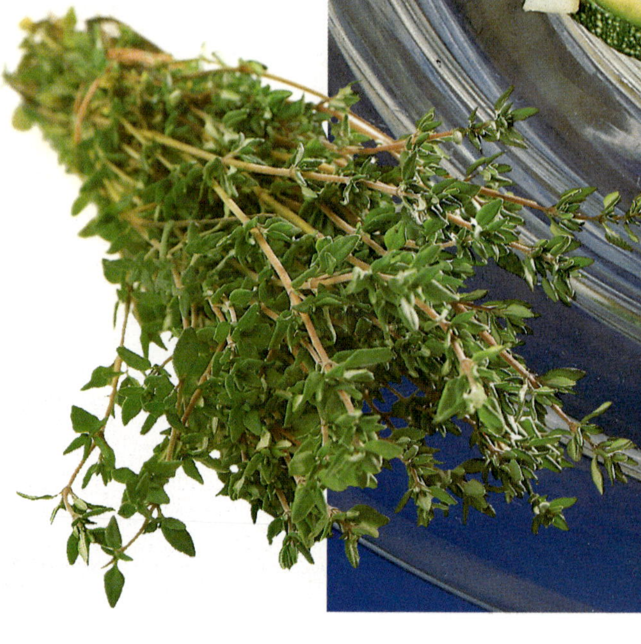

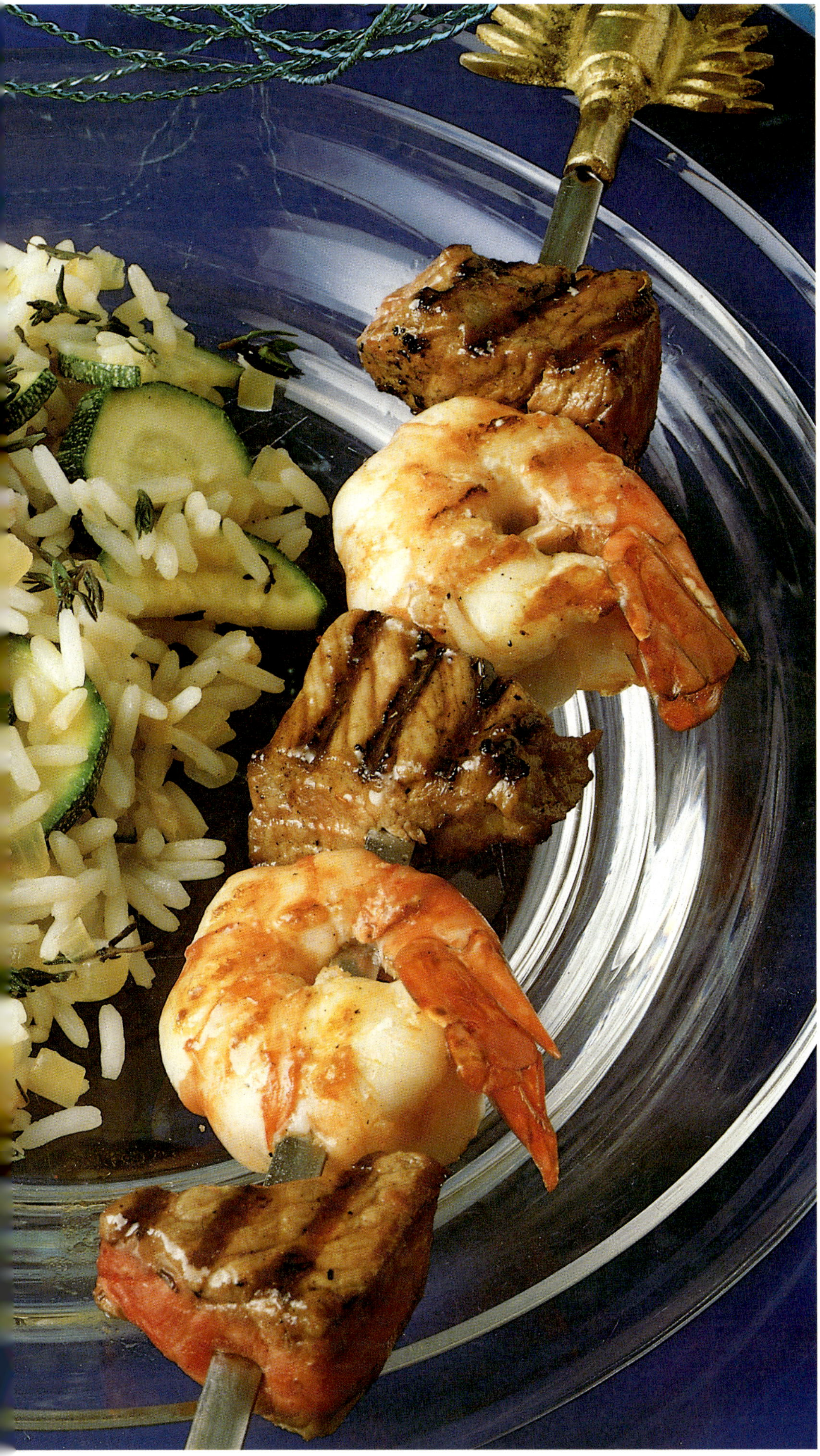

Surf and Turf
(Rumpsteak mit Riesengarnelen)

Für 2 Portionen:
60 g Langkornreis
Salz
2 Zwiebeln
1 Knoblauchzehe
1/2 Bund Thymian
100 g Zucchini
150 g Rumpsteak (ohne Fettkante)
4 kleine Riesengarnelen
1 El Öl
schwarzer Pfeffer (a. d. Mühle)
1 El Zitronensaft
2 El Ketchup

1. Den Reis in 200 ml leicht gesalzenem Wasser aufkochen, dann 20 Minuten zugedeckt bei milder Hitze ausquellen lassen.

2. Inzwischen die Zwiebeln fein würfeln, den Knoblauch sehr fein hacken. Die Thymianblätter von den Stielen zupfen. Die Zucchini halbieren und in dünne Scheiben schneiden. Das Fleisch in 6 Würfel schneiden. Die Garnelen so schälen, daß die Schwanzflosse dranbleibt.

3. Das Fleisch und die Garnelen auf Spieße stecken. Eine Grillpfanne dünn mit Öl auspinseln. Die Pfanne stark erhitzen. Spieße darin von jeder Seite 5–6 Minuten braten. Mit Salz und Pfeffer würzen.

4. Während die Spieße braten, das restliche Öl in einer zweiten Pfanne erhitzen. Die Zwiebeln und den Knoblauch darin 5 Minuten glasig dünsten. Die Hälfte der Thymianblätter unterrühren.

5. Dann die Zucchinischeiben dazugeben, von beiden Seiten anbraten und salzen. Den Reis untermischen und den Zucchinireis etwa 1 Minute auf ausgeschalteter Herdplatte durchziehen lassen.

6. Die Spieße mit Zitronensaft beträufeln. Die Spieße und den Reis auf vorgewärmten Tellern anrichten. Den Reis mit Ketchup und dem restlichen Thymian garnieren.

Zubereitungszeit: 30 Minuten
Pro Portion
27 g E, 14 g F, 32 g KH = 1568 kJ

375 Kalorien

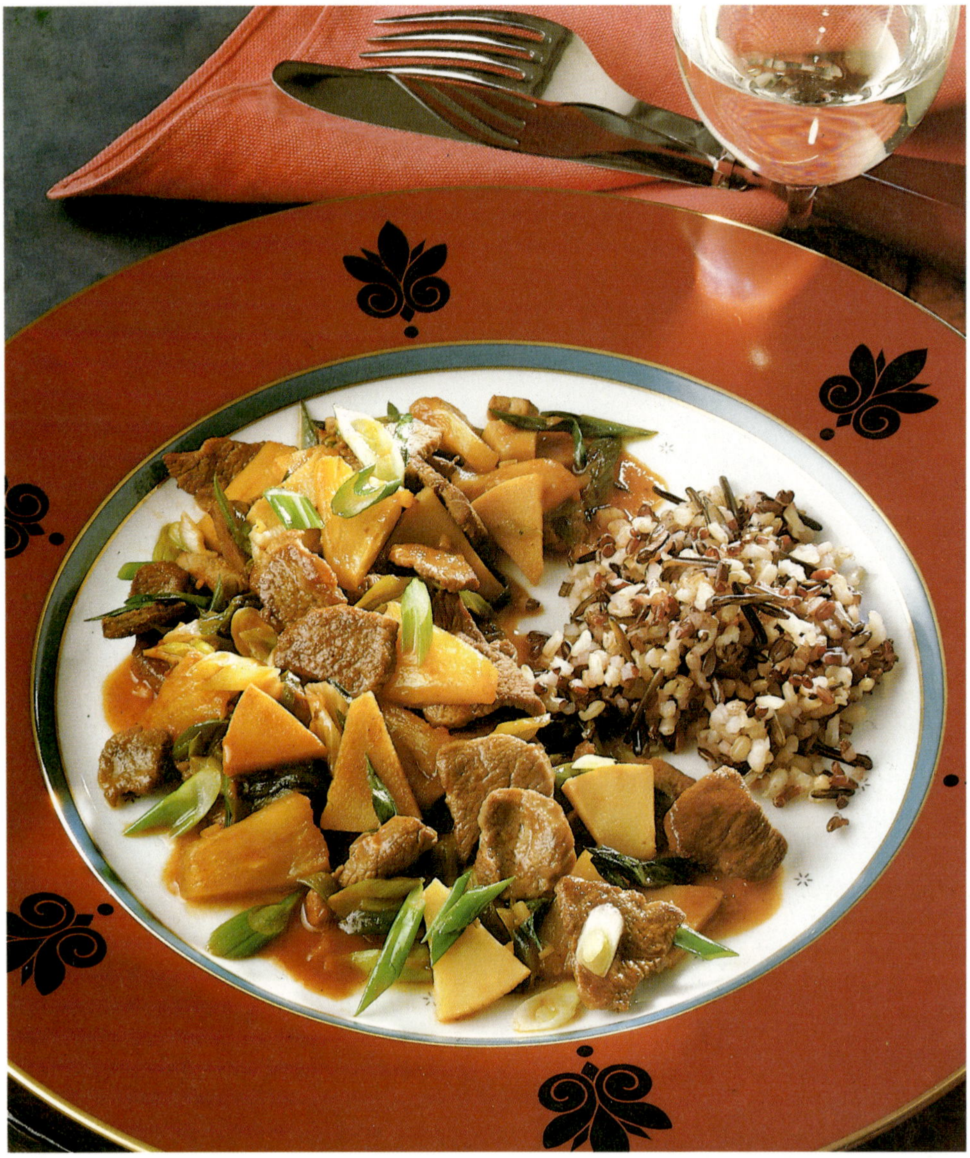

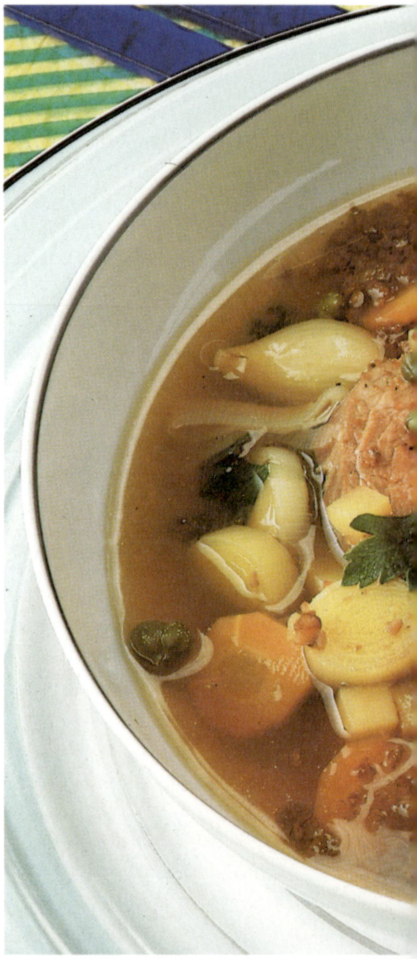

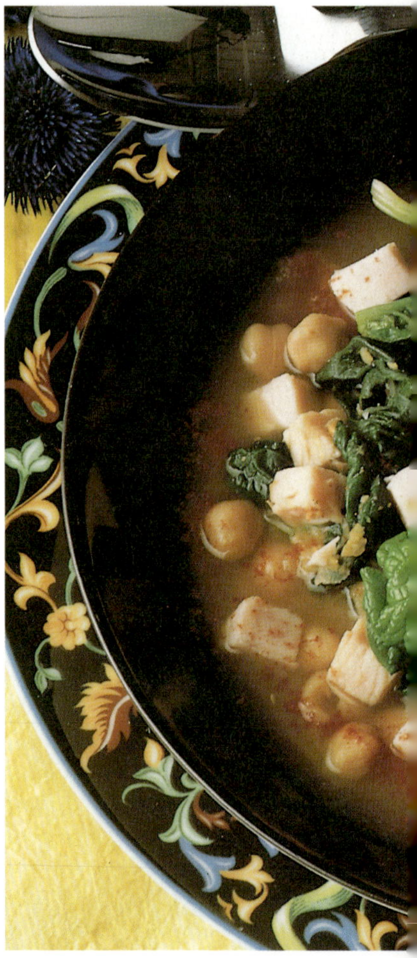

Entenbrust-Ananas-Ragout

Für 2 Portionen:
60 g Vollkornreis
Salz
150 g Entenbrustfilet (ohne Haut)
1 rote Chilischote
1/4 Ananas (350 g brutto)
1 Bund Frühlingszwiebeln
100 g Bambussprossen (a. d. Dose)
1 Knoblauchzehe
1 Stück frischer Ingwer (oder 1 Msp. Ingwerpulver)
1 El Sesamöl
2 El Ketchup (oder süße Chilisauce)

1. Den Reis in 200 ml leicht gesalzenem Wasser zugedeckt bei schwacher Hitze 45 Minuten ausquellen lassen.

2. Inzwischen das Fleisch längs halbieren und die Hälften quer in dünne Scheiben schneiden. Die Chilischote längs aufschneiden, die Kerne entfernen und die Hälften in feine Streifen schneiden.

3. Das Fruchtfleisch der Ananas in kleine Stücke schneiden. Die Frühlingszwiebeln putzen und schräg in sehr feine Ringe schneiden. Die Bambussprossen abtropfen lassen und in dünne Scheiben schneiden. Den Knoblauch pellen, den Ingwer schälen, beides hacken.

4. Sobald der Reis gar ist, das Öl in einer großen Pfanne oder einem Wok sehr heiß werden lassen. Das Fleisch unter Rühren 1/2 Minute braten. Mit Salz, Chilischote, Ingwer und Knoblauch würzen und weitere 2 Minuten braten.

5. Das Ananasfleisch dazugeben und 1 Minute mitbraten. Die Frühlingszwiebeln, die Bambussprossen und den Ketchup unterrühren und heiß werden lassen. Das Geschnetzelte salzen und mit dem Reis servieren.

Zubereitungszeit: 50 Minuten
Pro Portion
19 g E, 14 g F, 45 g KH = 1673 kJ

392 Kalorien

Tip: Wenn Sie statt Vollkornreis weißen Langkornreis verwenden, verkürzt sich die Kochzeit für den Reis auf 30 Minuten.

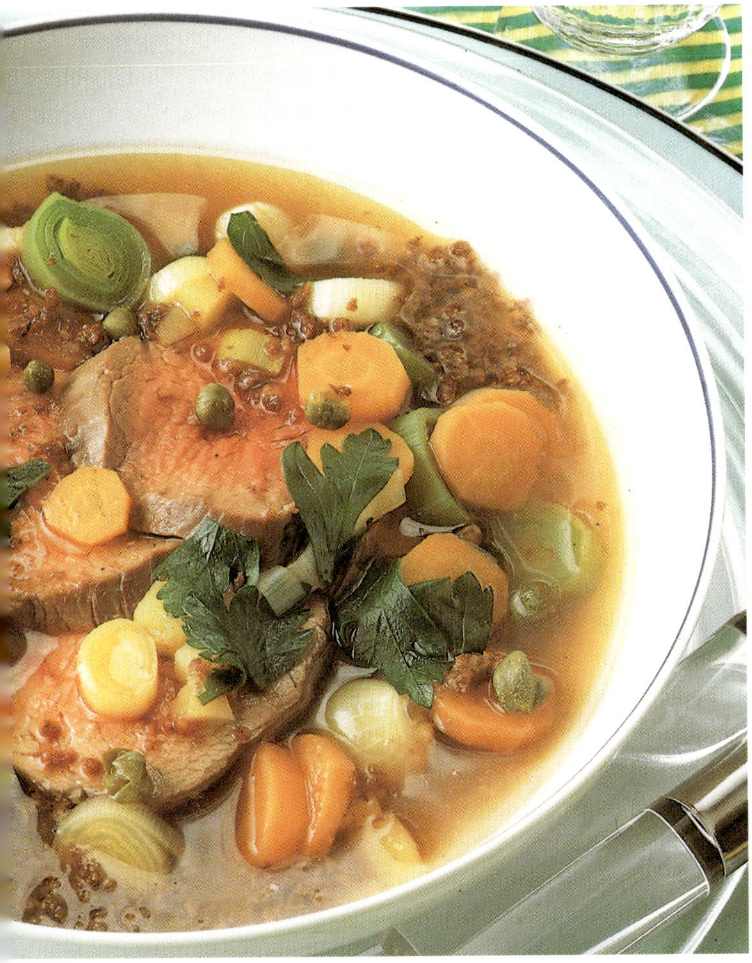

Pfefferpotthast mit Rinderfilet

Für 2 Portionen:
100 g Schalotten
150 g Möhren
200 g Porree
100 g Kartoffeln
50 g Pumpernickel
1 El Öl
3/8 l klare Rinderbrühe (Instant)
200 g Rinderfilet
Salz
Zucker
1 El Kapern (a. d. Glas)
1 El gehackte Petersilie
Pfeffer (a. d. Mühle)

1. Die Schalotten würfeln. Die Möhren schälen und den Porree putzen, beides in Scheiben schneiden. Die Kartoffeln schälen, waschen und sehr fein würfeln. Den Pumpernickel fein krümelig hacken.

2. Die Schalotten- und Kartoffelwürfel im Öl andünsten. Mit der Brühe knapp bedecken und zugedeckt bei schwacher Hitze 5 Minuten kochen. Dann die Möhren und die restliche Brühe dazugeben.

3. Das Fleisch mit Salz einreiben und ebenfalls in die Brühe geben. 10 Minuten mehr ziehen als kochen lassen, dabei mehrmals wenden. Dann herausnehmen, abtropfen lassen und abdecken. 5 Minuten ruhenlassen. Inzwischen den Porree in der Brühe kochen.

4. Die Brühe mit Salz, 1 Prise Zucker, Kapern, Petersilie und Pfeffer würzen.

5. Das Fleisch in dünne Scheiben schneiden und auf Suppenteller verteilen. Mit der Gemüsebrühe auffüllen und mit dem Pumpernickel bestreuen.

Zubereitungszeit: 45 Minuten
Pro Portion
25 g E, 11 g F, 28 g KH = 1357 kJ

324 Kalorien

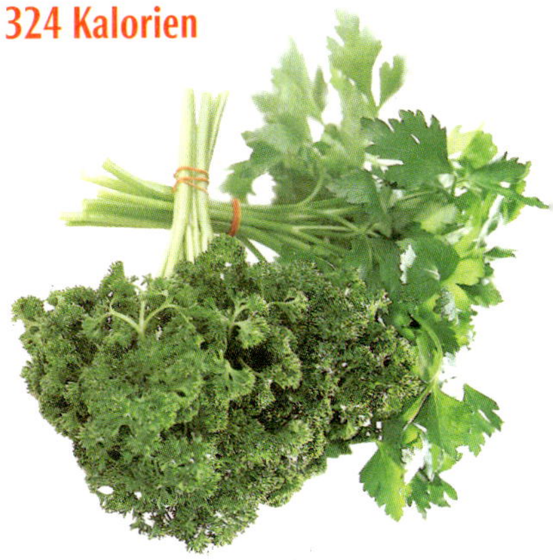

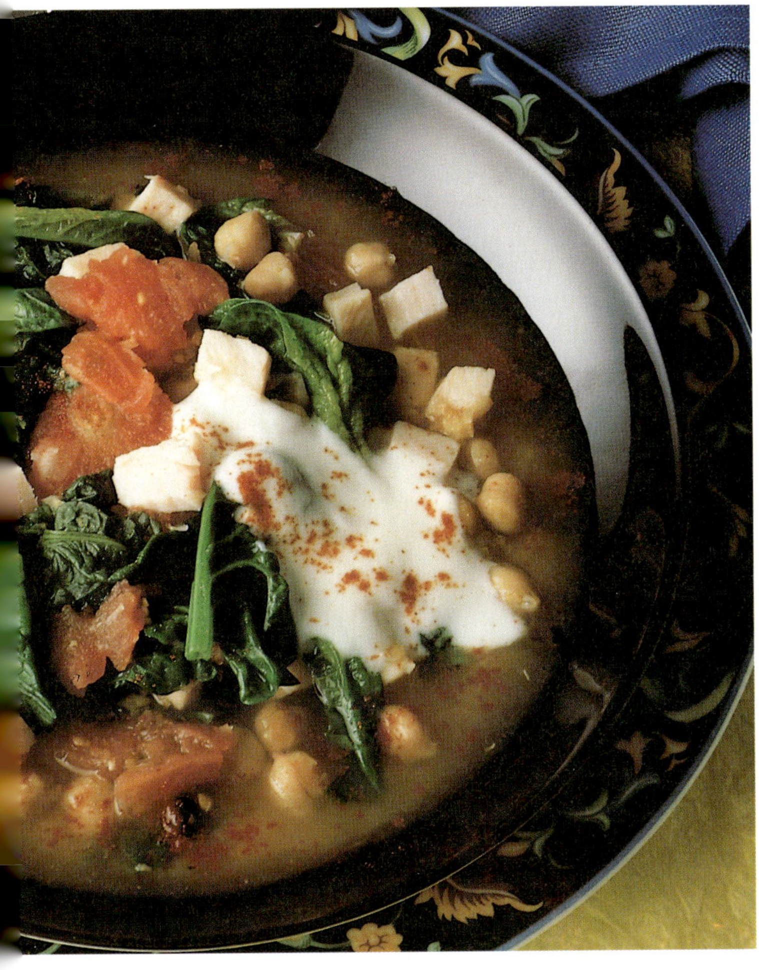

Kichererbsensuppe mit Putenbrust

Für 2 Portionen:
1 Dose Kichererbsen (EW 280 g)
1/4 l Kalbsfond (a. d. Glas)
200 g Spinat
100 g geräucherte Putenbrust
150 g geschälte Tomaten (a. d. Dose)
Salz
1 Knoblauchzehe
1 Msp. Kreuzkümmel (Cumin, gemahlen)
1 El Zitronensaft
1 El Olivenöl
1 El Magermilchjoghurt
Paprikapulver (edelsüß)

1. Die Kichererbsen im Kalbsfond mit 1/8 l Wasser 10 Minuten bei milder Hitze kochen.

2. Inzwischen den Spinat gründlich waschen, putzen und abtropfen lassen.

3. Einen Teil der Kichererbsen im Fond mit dem Schneidstab des Handrührers pürieren. Den Spinat dazugeben und 5 Minuten bei schwacher Hitze kochen.

4. Das Putenfleisch würfeln. Die Tomaten grob hacken. Beides in der Suppe heiß werden lassen. Die Suppe mit Salz, durchgepreßtem Knoblauch, Kreuzkümmel und Zitronensaft würzen, etwa 5 Minuten ziehen lassen.

5. Inzwischen das Öl und den Joghurt verrühren. Die Suppe in vorgewärmten Tellern anrichten, mit dem Joghurt garnieren und mit Paprikapulver bestäuben.

Zubereitungszeit: 30 Minuten
Pro Portion
32 g E, 8 g F, 46 g KH = 1646 kJ

393 Kalorien

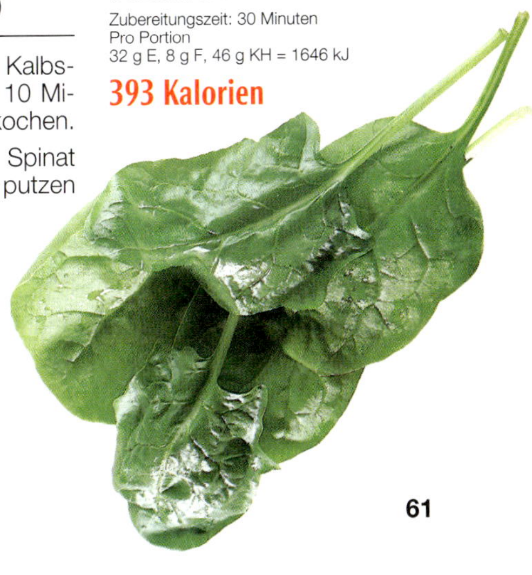

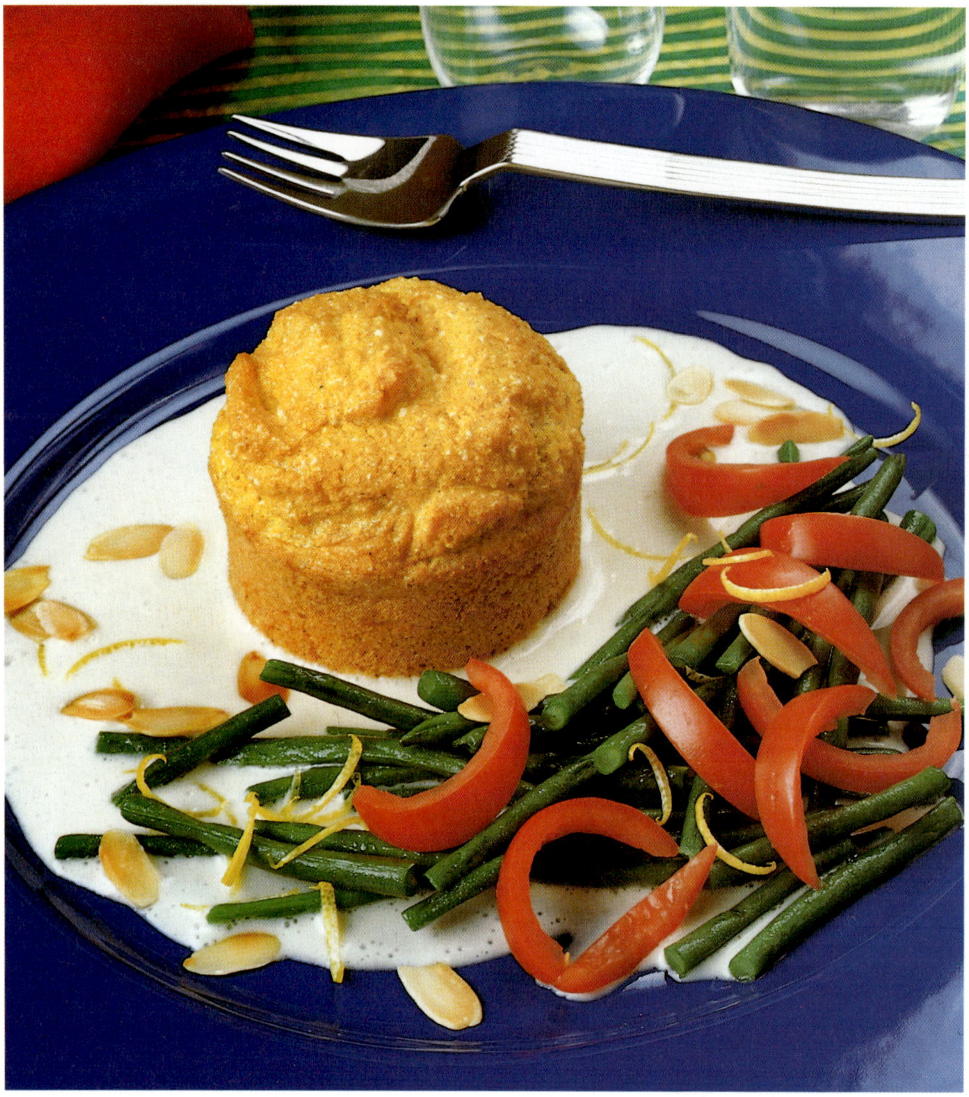

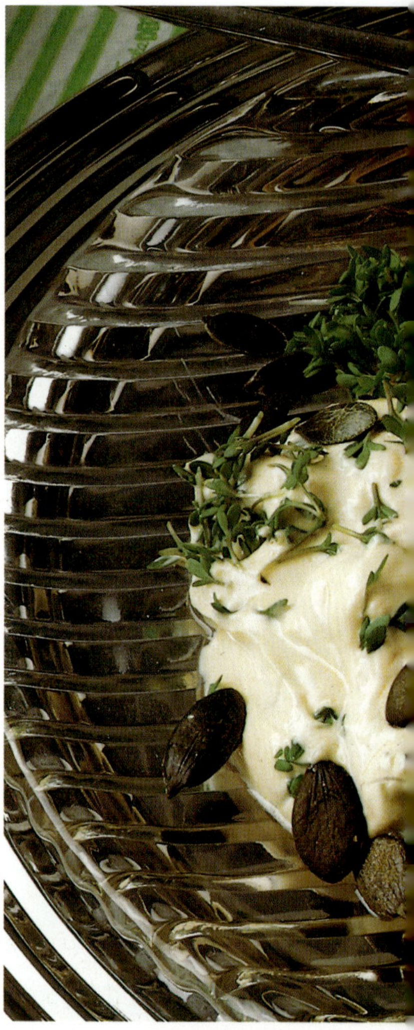

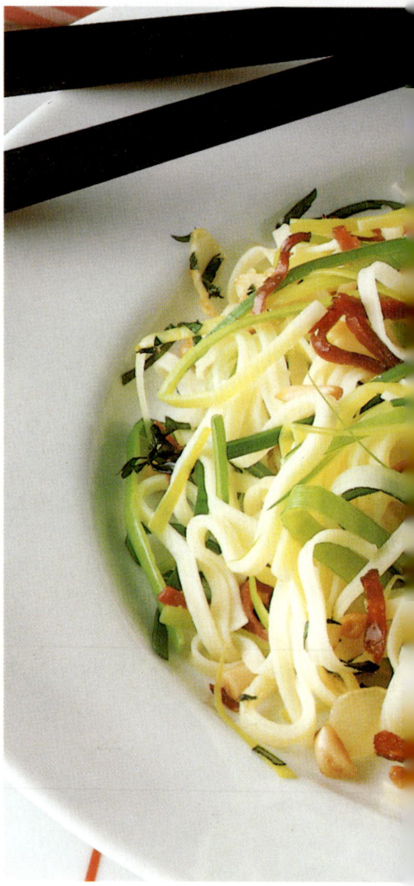

Polenta-Soufflé mit Gorgonzola-Sauce

Für 2 Portionen:
200 g Keniabohnen
50 g Polenta (Maisgrieß)
1/2 Tütchen Safran
Salz
1/2 Knoblauchzehe
2 Eier
10 g Butter oder Margarine
1 Tl Sesamsaat
1/8 l Milch
40 g Gorgonzola
weißer Pfeffer (a. d. Mühle)
1 Tomate
1 El Zitronenschale (in Spänen)
1 El Mandelblättchen

1. Die Bohnen waschen, putzen und in Stücke schneiden. Die Polenta mit Safran und etwas Salz in 150 ml kochendes Wasser einrieseln lassen. Unter Rühren 3 Minuten sprudelnd kochen lassen (Spritzgefahr!). Den Topf vom Herd nehmen.

2. Durchgepreßten Knoblauch und 1 Ei unter die Polenta rühren. Den Backofen auf 175 Grad (Gas 2, Umluft 160 Grad) vorheizen.

3. 2 ofenfeste Förmchen (1/8 l Inhalt) sehr dünn ausfetten und am Boden mit Sesam bestreuen. Das restliche Ei trennen. Das Eiweiß steif schlagen und unter die Polentamasse ziehen.

4. Die Masse in die Förmchen füllen und im kochendheißen Wasserbad auf der 2. Einschubleiste von unten 20 Minuten garen (im Umluftherd ohne Wasserbad 25 Minuten).

5. Inzwischen die Bohnen im restlichen Fett mit 1/2 Tasse Wasser und Salz zugedeckt 15–20 Minuten dünsten. Die Milch aufkochen, den zerbröselten Gorgonzola darin bei schwacher Hitze auflösen.

6. Die Sauce durch ein Sieb streichen, das Eigelb unterrühren. Die Sauce bis kurz vor dem Kochen erhitzen. Mit Salz und Pfeffer würzen. Die Tomate vierteln, entkernen und in schmale Spalten schneiden.

7. Die Sauce auf vorgewärmte Teller verteilen, die Soufflés aus den Förmchen nehmen und auf die Sauce setzen. Mit den Bohnen, Tomatenspalten, Zitronenschale und gerösteten Mandelblättchen garnieren.

Zubereitungszeit: 45 Minuten
Pro Portion
18 g E, 22 g F, 29 g KH = 1682 kJ

401 Kalorien

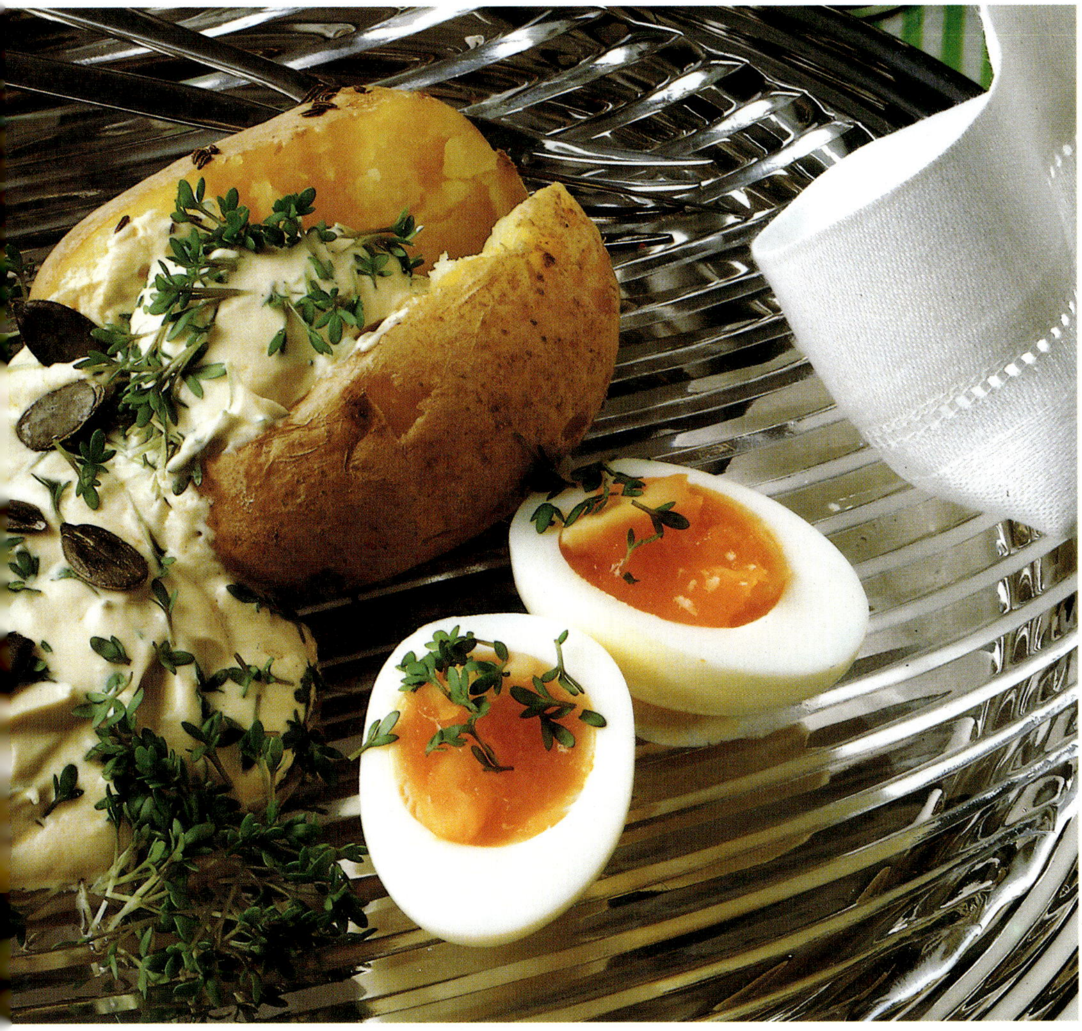

Pellkartoffeln mit Kürbiskern-Quark

Für 2 Portionen:
2 große Kartoffeln (à 150 g)
Salz
1 Tl Kümmel
200 g Magerquark
4 El Milch
1 El Kürbiskernöl
weißer Pfeffer (a. d. Mühle)
1/2 Knoblauchzehe
2 Eier
einige Kürbiskerne
1 Beet Kresse

1. Die Kartoffeln waschen und als Pellkartoffeln in Salzwasser mit dem Kümmel etwa 30 Minuten kochen.

2. Inzwischen den Quark mit der Milch und dem Kürbiskernöl glattrühren. Mit Salz, Pfeffer und der zerdrückten Knoblauchzehe abschmekken. Die Eier in 7 Minuten wachsweich kochen.

3. Die Kartoffeln abgießen, aufbrechen und mit dem Quark füllen. Die Kürbiskerne und die Kresse darüber geben. Die Kartoffeln mit den gepellten, halbierten Eiern servieren.

Zubereitungszeit: 30 Minuten
Pro Portion
23 g E, 13 g F, 25 g KH = 1315 kJ

314 Kalorien

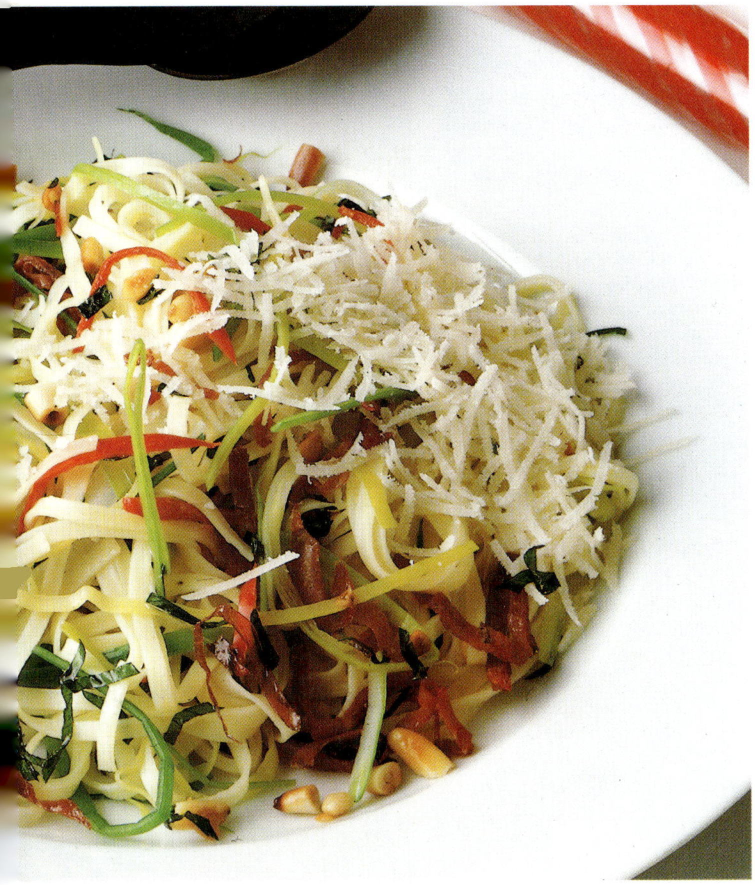

Porreenudeln mit Bündner Fleisch

Für 2 Portionen:
350 g Porree
40 g Bündner Fleisch
1 rote Chilischote
1/2 Bund glatte Petersilie
1 El Pinienkerne
1 Knoblauchzehe
100 g schmale Bandnudeln
Salz
1 El Olivenöl
1 El Parmesan
(frisch gerieben)

1. Den Porree putzen und zuerst in fingerlange Stücke, dann in dünne Längsstreifen schneiden. Das Bündner Fleisch, die Chilischote und die Petersilienblätter ebenfalls in dünne Streifen schneiden. Die Pinienkerne grob, die Knoblauchzehe fein hacken.

2. Die Nudeln in Salzwasser nach Packungsanweisung kochen. 2 Minuten vor Garende den Porree dazugeben. 1/2 Kelle Nudelwasser abnehmen. Dann die Porreenudeln abgießen, heiß abbrausen und abtropfen lassen.

3. Das Öl im Nudeltopf leicht erhitzen. Die in Streifen geschnittenen Zutaten, Pinienkerne und Knoblauch dazugeben und unter Rühren darin andünsten. Mit dem Nudelwasser ablöschen und einmal aufkochen. Die Nudeln untermischen. Auf vorgewärmte Teller verteilen und mit Parmesan bestreuen.

Zubereitungszeit: 25 Minuten
Pro Portion
22 g E, 14 g F, 38 g KH = 1563 kJ

373 Kalorien

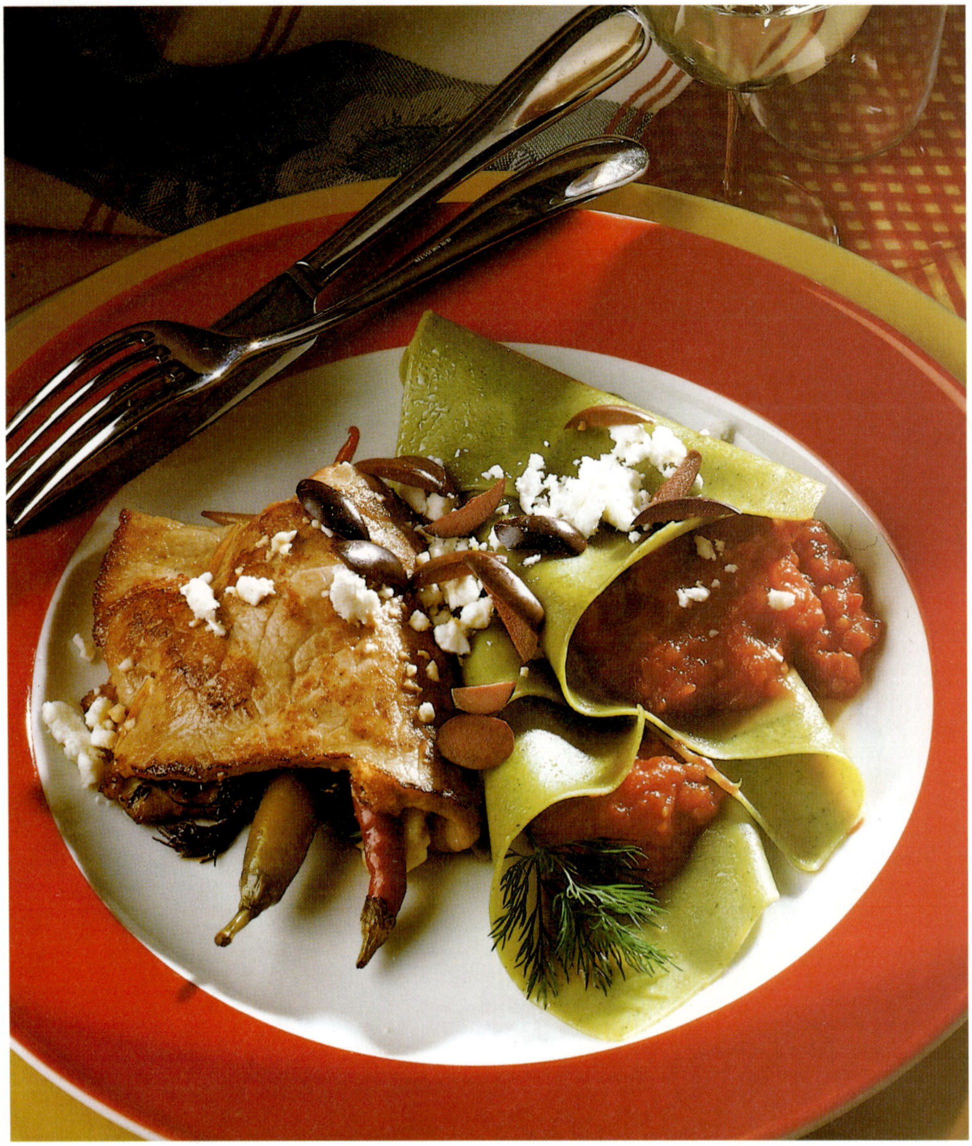

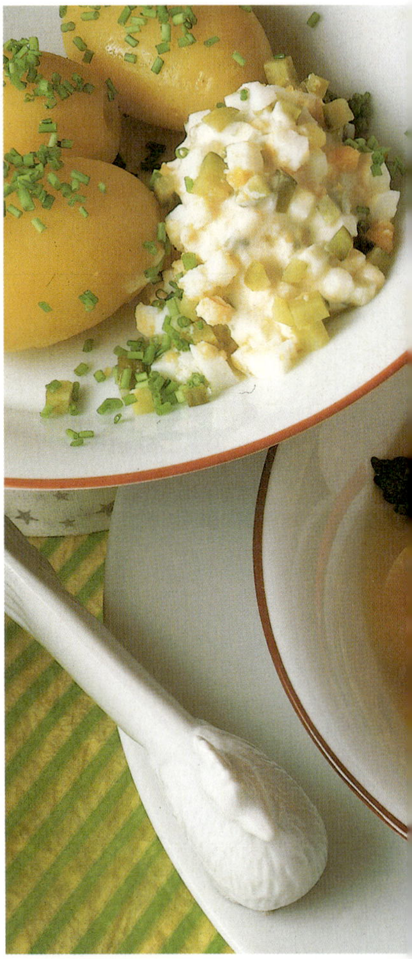

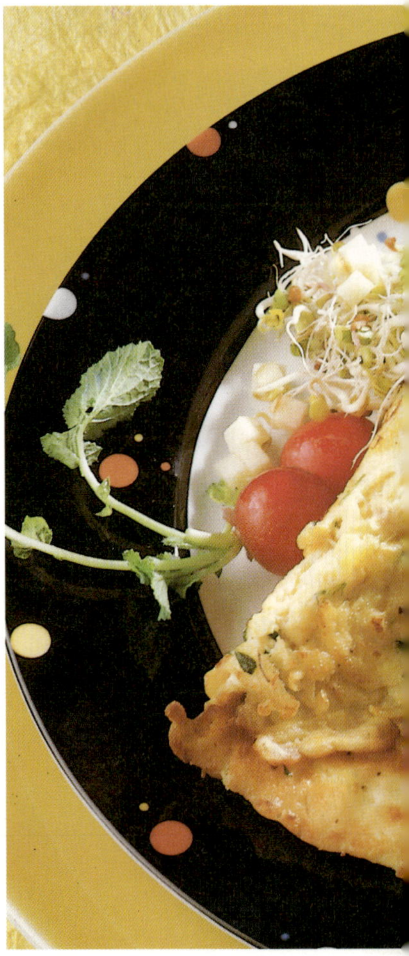

Kalbsschnitzel mit Schafskäse

Für 2 Portionen:
1 Dose geschälte Tomaten (EW 240 g)
Salz
1 Knoblauchzehe
1/2 Tl Zucker
4 Lasagneblätter
2 dünne Kalbsschnitzel (à 100 g)
30 g Schafskäse
4 Peperoni (a. d. Glas, mild)
1/2 Bund Dill
4 schwarze Oliven
1 El Öl

1. Die Tomaten abtropfen lassen und grob hacken. Bei schwacher Hitze im offenen Topf 10 Minuten einkochen lassen. Mit Salz, durchgepreßtem Knoblauch und Zukker würzen. In einem zweiten Topf die Lasagneblätter in reichlich Salzwasser 12 Minuten kochen.

2. Inzwischen die Kalbsschnitzel mit Küchenpapier trockentupfen. Mit der Hälfte des fein zerbröckelten Schafskäses, den Peperoni und der Hälfte des abgezupften Dills belegen. Die Schnitzel zusammenklappen und mit Holzstäbchen feststekken. Das Olivenfleisch vom Stein schneiden.

3. Die Schnitzel im heißen Öl von jeder Seite knapp 2 Minuten braten, salzen. Auf vorgewärmte Teller legen und zudecken. Die Lasagneblätter abtropfen lassen. Die eingekochten Tomaten mit dem Bratfett verrühren.

4. Die Nudelblätter mit der Tomatensauce und dem Fleisch anrichten. Mit dem restlichen Schafskäse, den Oliven und dem restlichen Dill bestreuen.

Zubereitungszeit: 30 Minuten
Pro Portion
28 g E, 14 g F, 28 g KH = 1526 kJ

365 Kalorien

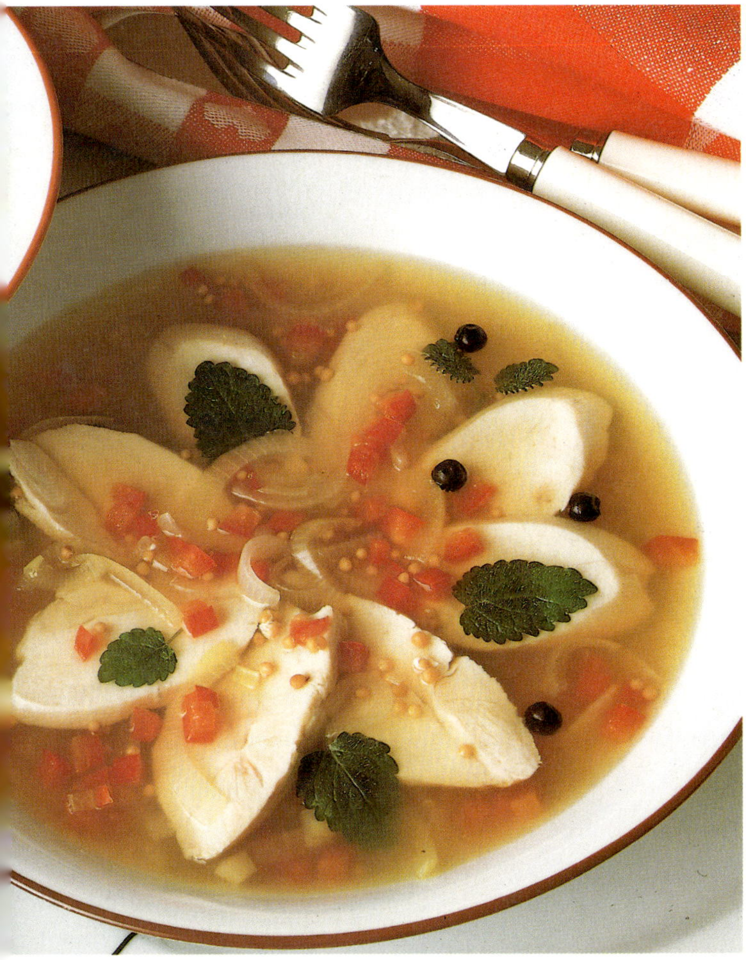

Hähnchensülze mit Remoulade

Für 2 Portionen:
2 Zwiebeln
1/2 El Senfkörner
1 Tl Wacholderbeeren
1/4 l Geflügelfond (a. d. Glas)
1/2 rote Paprikaschote
3 Blatt weiße Gelatine
150 g Hähnchenbrustfilet
Salz
2 El Weißweinessig
1 Tl Zucker
1 El Zitronenmelisse
200 g kleine Kartoffeln
1 Ei
3 Cornichons
1 El Mayonnaise (50 % Fett)
1 El Magermilchjoghurt
2 El Schnittlauchröllchen

1. Die Zwiebeln halbieren und in Ringe schneiden. Die Zwiebelringe, die Senfkörner und die Wacholderbeeren im Geflügelfond 10 Minuten bei milder Hitze offen kochen.

2. Inzwischen die Paprika sehr fein würfeln und die Gelatine einweichen.

3. Die Paprikawürfel und die Hähnchenbrust in den Sud geben und 10 Minuten ziehen lassen. Das Fleisch dabei einmal wenden. Dann herausnehmen, etwas abkühlen lassen und in dünne Scheiben schneiden.

4. Den Sud kräftig mit Salz, Essig und Zucker abschmekken. Die Gelatine ausdrücken und im Sud auflösen. Einen Teil der Zwiebeln mit der Schaumkelle herausnehmen und auf tiefe Teller verteilen. Das Fleisch darauf anrichten. Mit den Melissenblättern belegen. Sud mit den restlichen Zwiebeln darüber geben.

5. Die Teller in den Kühlschrank stellen und die Sülze fest werden lassen. Die Kartoffeln als Pellkartoffeln kochen. Das Ei hart kochen. Das Ei und die Cornichons fein würfeln. Die Mayonnaise und den Joghurt verrühren und die Ei- und Cornichonwürfel unterheben. Mit Schnittlauch bestreuen und zu Sülze und gepellten Kartoffeln servieren.

Zubereitungszeit: 45 Minuten
(plus Kühlzeit für die Sülze)
Pro Portion
28 g E, 9 g F, 20 g KH = 1196 kJ

286 Kalorien

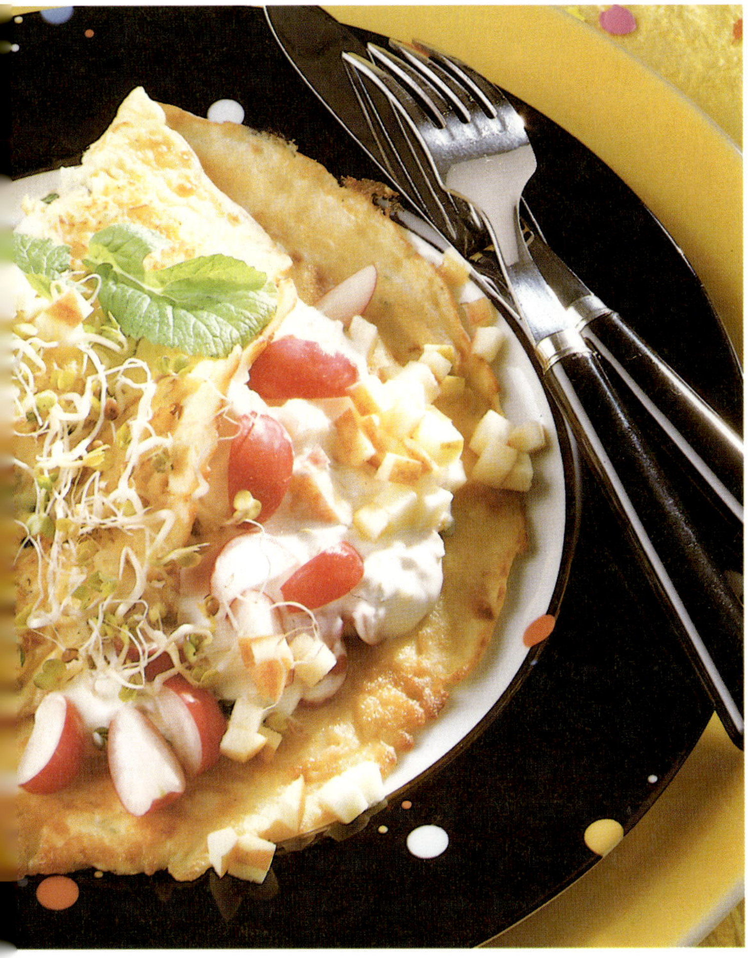

Kartoffel-Apfel-Pfannkuchen

Für 2 Portionen:
4 El Milch
Salz
Zucker
20 g Mehl
2 Eier
150 g Kartoffeln
1 Apfel
1 El frische Majoranblätter
200 g Magerquark
1 Bund Radieschen
3 Tl Öl
50 g Radieschensprossen

1. Die Milch mit 4 El Wasser, 1 Prise Salz, 1 Prise Zucker und dem Mehl verquirlen und 10 Minuten ausquellen lassen. Dann die Eier unterrühren.

2. Die Kartoffeln schälen. Die Kartoffeln und 3/4 des ungeschälten Apfels grob raspeln und unter den Teig heben. Mit dem Majoran würzen.

3. Den Quark mit 2 El Wasser und Salz verrühren. Die Radieschen waschen, putzen und vierteln. Einige Radieschenblätter zum Garnieren beiseite legen.

4. Das Öl in 2 möglichst gleich großen Pfannen heiß werden lassen. In jede Pfanne eine Hälfte des Teigs geben und glattstreichen. Die Pfannkuchen von jeder Seite in etwa 3 Minuten goldbraun backen.

5. Die Pfannkuchen mit Quark, Radieschen und 2/3 der Sprossen füllen und überklappen. Das restliche Apfelstück fein würfeln und mit den restlichen Sprossen und dem Radieschengrün über die Pfannkuchen verteilen.

Zubereitungszeit: 30 Minuten
Pro Portion
24 g E, 15 g F, 34 g KH = 1558 kJ

373 Kalorien

Schlank mit Genuß

REIS-DIÄT

Langweile kommt bei diesen erlesenen 14 Reisgerichten nicht auf – und auch kein Hunger! Lassen Sie sich eine oder zwei Wochen überzeugen von Köstlichkeiten wie Spargel-Zucchini–Reis mit Pesto, Morchel-Risotto oder Reissalat mit Garnelen

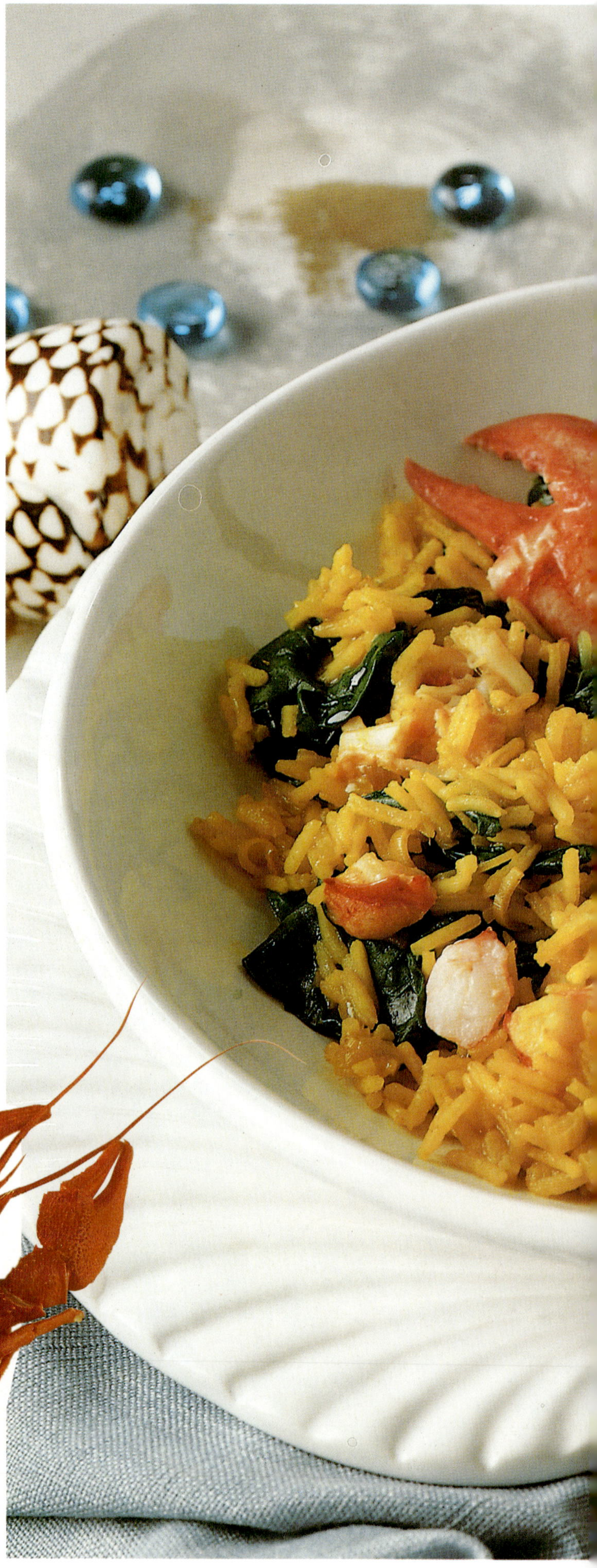

Jetzt ist Reis-Zeit!

Ob herzhaft oder süß, edel oder schlicht – Gerichte mit Reis sind zum Abnehmen ideal. Die Körner enthalten viel Kalium und wirken deshalb entwässernd. In nur einer Woche reduzieren Sie Ihr Gewicht bis zu 2 Kilo, in der darauffolgenden Woche noch einmal um $1\frac{1}{2}$ bis 2 Kilo.
Die meisten Gerichte sind mit poliertem Reis zubereitet, weil Naturreis geschmacklich nicht jedermanns Sache ist. Natürlich können Sie, wenn Sie mögen, alle Gerichte mit Natur- oder Parboiled Reis kochen. Diese Körner enthalten mehr Ballaststoffe, Vitamine und Mineralstoffe. Allerdings verlängert sich dann die Garzeit des Reises um etwa zehn bis zwanzig Minuten.

- Diese Diät bietet mehrere Möglichkeiten, sein Gewicht zu reduzieren: Sie kann eine oder zwei Wochen durchgeführt werden. Da alle Rezepte für zwei Portionen berechnet sind, können zum Beispiel Ihr Partner und Sie vierzehn Tage lang täglich je ein Reisgericht, mittags oder abends, essen.

Falls Sie die Diät alleine vierzehn Tage machen möchten, bietet sich an – mittags und abends – je eine Portion desselben Gerichts zu essen.

Möchten Sie zu zweit und nur sieben Tage abnehmen, kochen Sie mittags und abends je ein Reisgericht.

- Wählen Sie Ihr **Frühstück** aus einem der Vorschläge von den Seiten 18 bis 21.
- Vormittags und abends können Sie je eine **Zwischenmahlzeit** essen. Vorschläge dazu finden Sie auf den Seiten 22 bis 25.
- Trinken Sie soviel wie möglich – am besten 2 Liter täglich. Geeignet sind Mineralwasser, Kräuter- und Früchtetee, schwarzer Tee und Kaffee in Maßen.
- Abends gibt es 1 (!) Glas trockenen Rot- oder Weißwein oder Sherry.

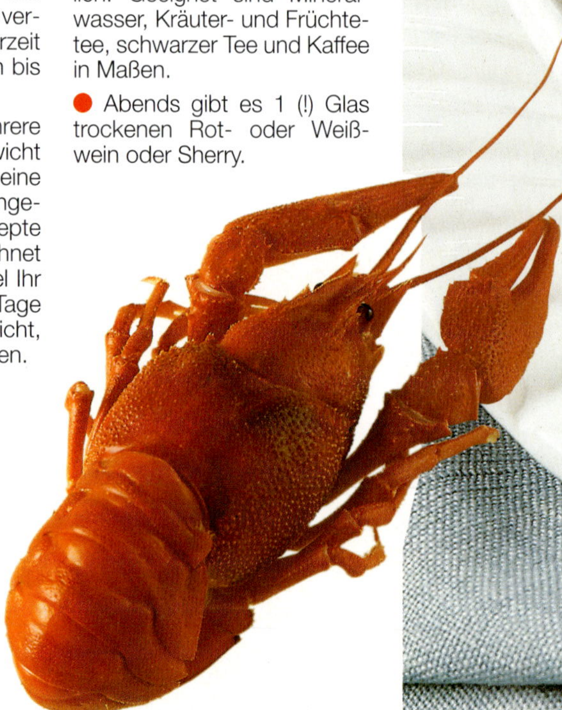

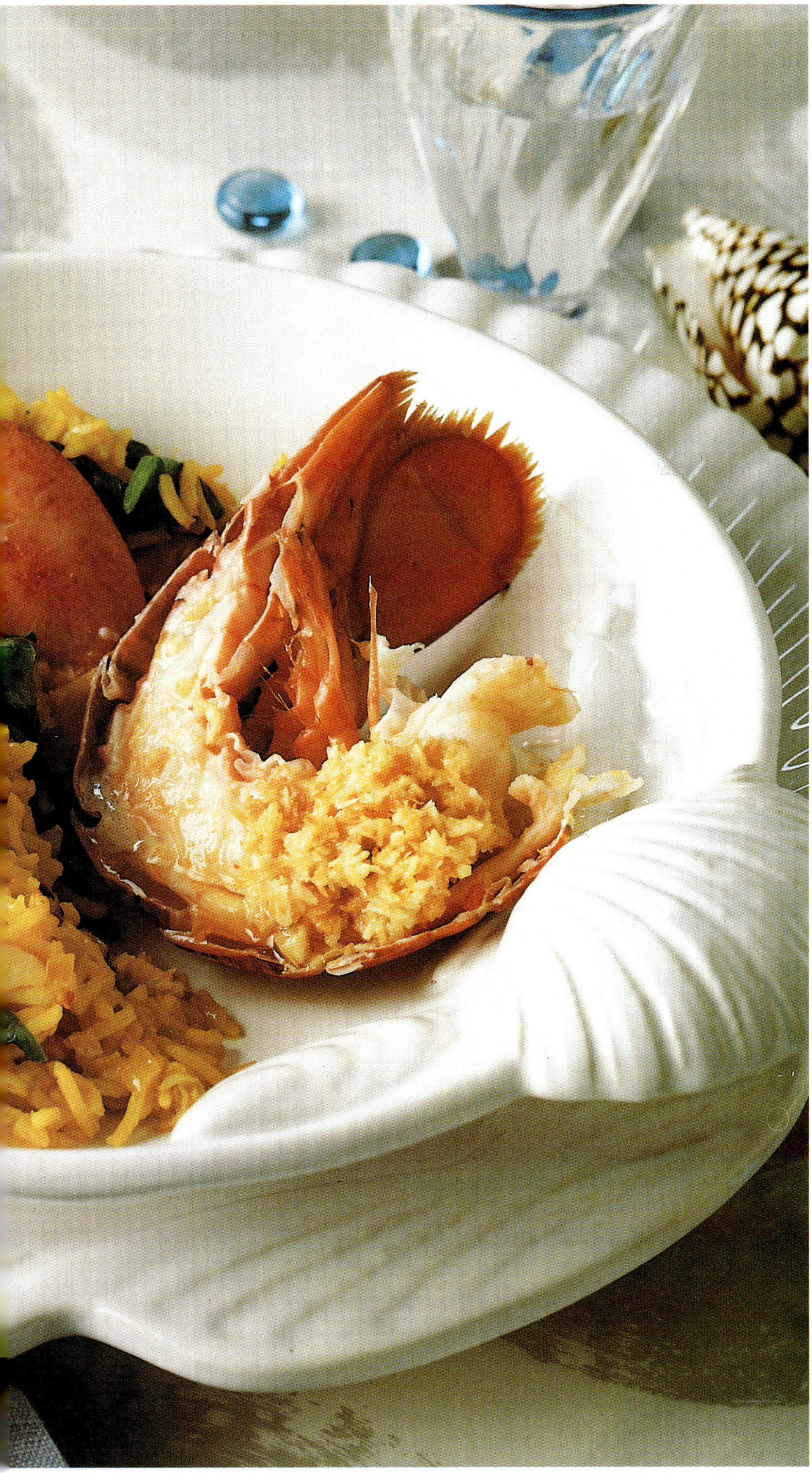

Curry-Spinat-Reis mit Hummer

Für 2 Portionen:
Salz
1 Tl Kümmel
1 Tl Kreuzkümmel (Cumin)
1 Stange Zitronengras
1 Möhre (grob zerteilt)
1/2 unbehandelte Zitrone
1/2 Bund glatte Petersilie
1 kleiner Hummer (650 g, ca. 200 g Fleischanteil)
1 Zwiebel
1 El Öl
1–2 Tl Currypulver (mild)
90 g Basmati-Reis
300 g Blattspinat
10 g Butter
1 El Kokosraspel

1. 4 l Wasser mit Salz, Kümmel, Kreuzkümmel, Zitronengras, Möhre, Zitrone und Petersilie 10 Minuten zugedeckt kochen lassen. 300 ml Sud abschöpfen, durch ein feines Sieb gießen, beiseite stellen.

2. Den Hummer kopfüber in den verbliebenen sprudelnden Sud geben, zugedeckt 2 Minuten kochen lassen, den Topf von der Herdplatte ziehen, Hummer 8–10 Minuten im Sud ziehen lassen, dann herausnehmen und eiskalt abschrecken.

3. Das Hummerfleisch aus den Scheren und Gelenken lösen. Den Hummerschwanz abdrehen und mit einem schweren Messer längs halbieren, den Darm entfernen.

4. Inzwischen die Zwiebel fein hacken und im Öl glasig dünsten. Mit Curry bestäuben, kurz anschwitzen. Reis untermischen, beiseite gestellten Sud dazugießen. Bei schwacher Hitze 18–20 Minuten zugedeckt ausquellen lassen.

5. Den Spinat waschen, grobe Stiele entfernen. In Salzwasser 1 Minute blanchieren, abtropfen lassen und unter den Reis mischen. Die Butter schmelzen, die Kokosraspel darin bei schwacher Hitze hellbraun rösten und auf die Hummerhälften verteilen. Sofort servieren.

Zubereitungszeit: 45 Minuten
Pro Portion
23 g E, 13 g F, 38 g KH = 1576 kJ

376 Kalorien

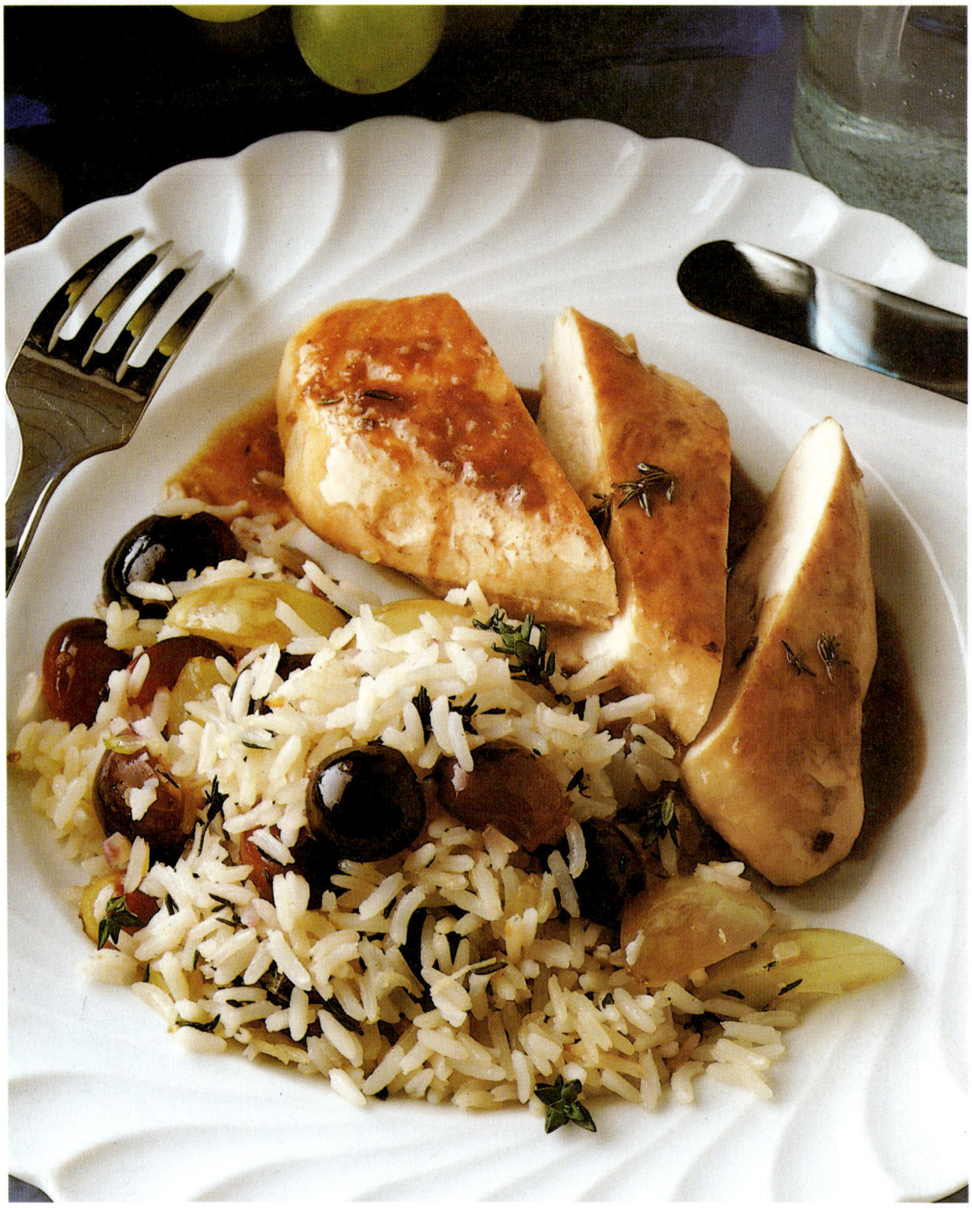

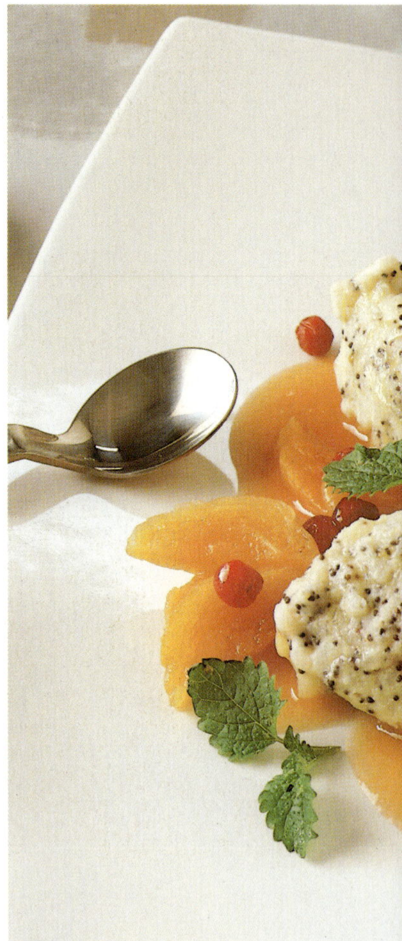

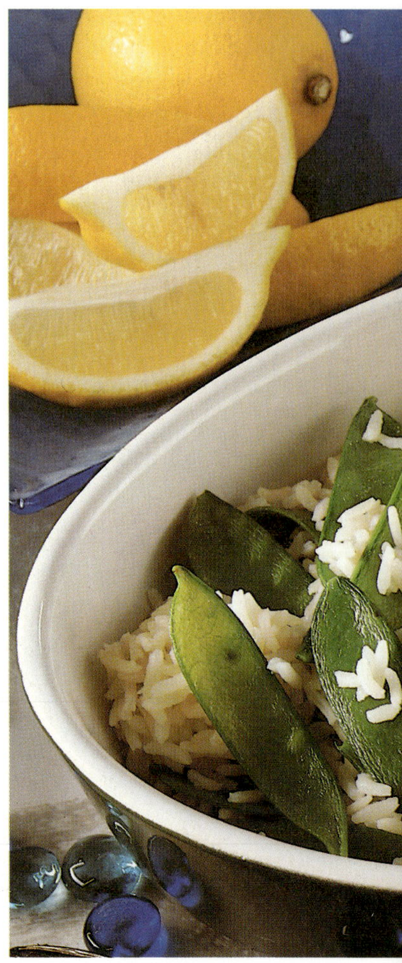

Thymianreis mit Weintrauben und Hähnchenbrust

Für 2 Portionen:
2 Schalotten
1 Stück frische Ingwerwurzel (haselnußgroß)
2 Tl Öl
70 g Langkornreis
1 El Thymianblättchen
100 ml Geflügelfond (a. d. Glas)
Salz
je 50 g grüne und blaue Weintrauben
250 g Hähnchenbrustfilet
weißer Pfeffer (a. d. Mühle)
2 El Portwein (oder Sherry)
2–3 El Aceto balsamico (italienischer Würzessig)

1. Die Schalotten pellen, den Ingwer schälen und in Scheiben schneiden. Die Schalotten und den Ingwer fein hacken und in 1 Tl Öl bei schwacher Hitze glasig dünsten.

2. Den Reis und die Hälfte des Thymians einrühren und andünsten. Den Fond mit 125 ml Wasser mischen und beides bis auf 2 El zum Reis gießen. Einmal aufkochen lassen, salzen und bei schwacher Hitze 18–20 Minuten zugedeckt ausquellen lassen.

3. Inzwischen die Weintrauben waschen, halbieren und entkernen. Das Fleisch salzen, pfeffern und im restlichen Öl bei mittlerer Hitze von jeder Seite 4–5 Minuten braten, dabei mit dem restlichen Thymian bestreuen.

4. Die Weintrauben unter den Reis mischen und warm werden lassen. Den Bratensatz mit restlicher Fondmischung, Portwein und Essig ablöschen und aufkochen. Das Fleisch darin wenden, aufschneiden, mit der Sauce beträufeln und dem Reis servieren.

Zubereitungszeit: 45 Minuten
Pro Portion
32 g E, 7 g F, 38 g KH = 1454 kJ

347 Kalorien

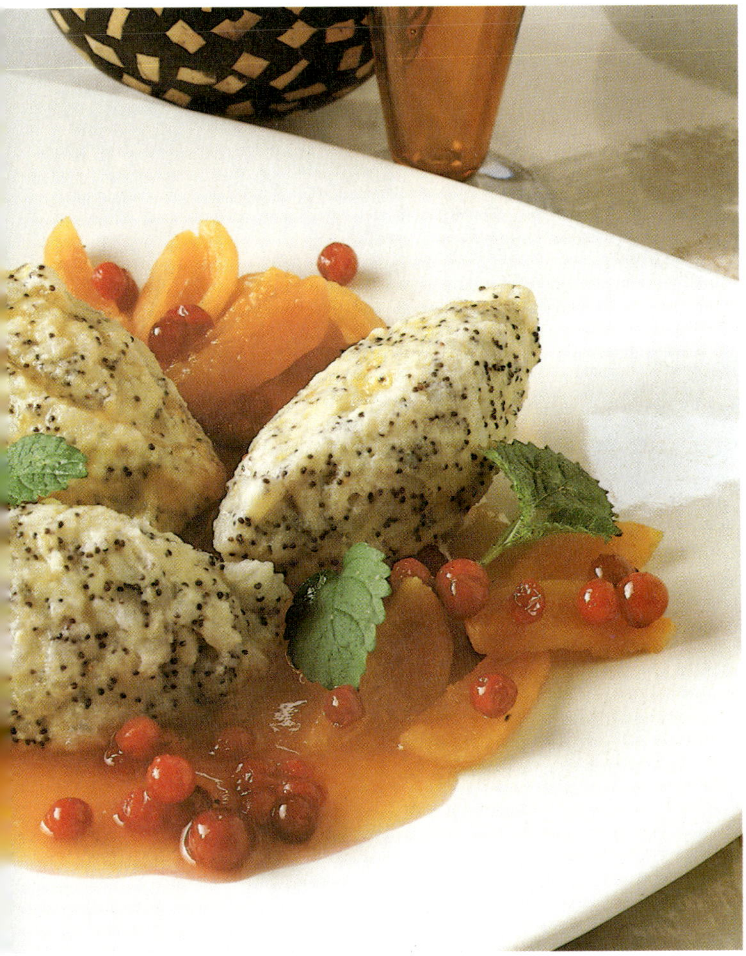

Mohn-Reis-Klöße mit Aprikosenkompott

Für 2 Portionen:
50 g getrocknete Aprikosen
1/8 l trockener Weißwein
1 Päckchen Vanillinzucker
30 g Preiselbeeren (TK)
1 El Speisestärke
1/4 l Milch (1,5 %)
Mark einer Vanilleschote
1 El Zucker
60 g Rundkornreis
1 El Mohn
1 Ei
Salz
Zitronenmelisse

1. Die Aprikosen im Wein mit 100 ml Wasser über Nacht einweichen. Abtropfen lassen, die Flüssigkeit auffangen.

2. Die Aprikosen vierteln und 20 Minuten in der Flüssigkeit mit dem Vanillinzucker eher ziehen als kochen lassen. Die Preiselbeeren hinzufügen. Speisestärke mit 2 El Wasser anrühren, in den Sud gießen und kochen, bis er klar und leicht gebunden ist.

3. Für die Klöße die Milch mit Vanillemark und Zucker aufkochen. Reis und Mohn einrieseln, einmal aufkochen lassen. Bei sehr schwacher Hitze 35–40 Minuten zugedeckt ausquellen lassen, ab und zu umrühren.

4. Den Reis vom Herd nehmen. Das Ei trennen. Eigelb unterrühren. Das Eiweiß steif schlagen und unterziehen.

5. Mit 2 angefeuchteten Eßlöffeln 6 Klöße formen und in leicht gesalzenem Wasser bei schwacher Hitze 15 Minuten ziehen lassen. Abgetropft mit dem warmen oder kalten Kompott anrichten. Mit Melisseblättchen garnieren.

Zubereitungszeit: 1 1/2 Stunden
(plus Einweichzeit für die Aprikosen)
Pro Portion
12 g E, 7 g F, 58 g KH = 1471 kJ

351 Kalorien

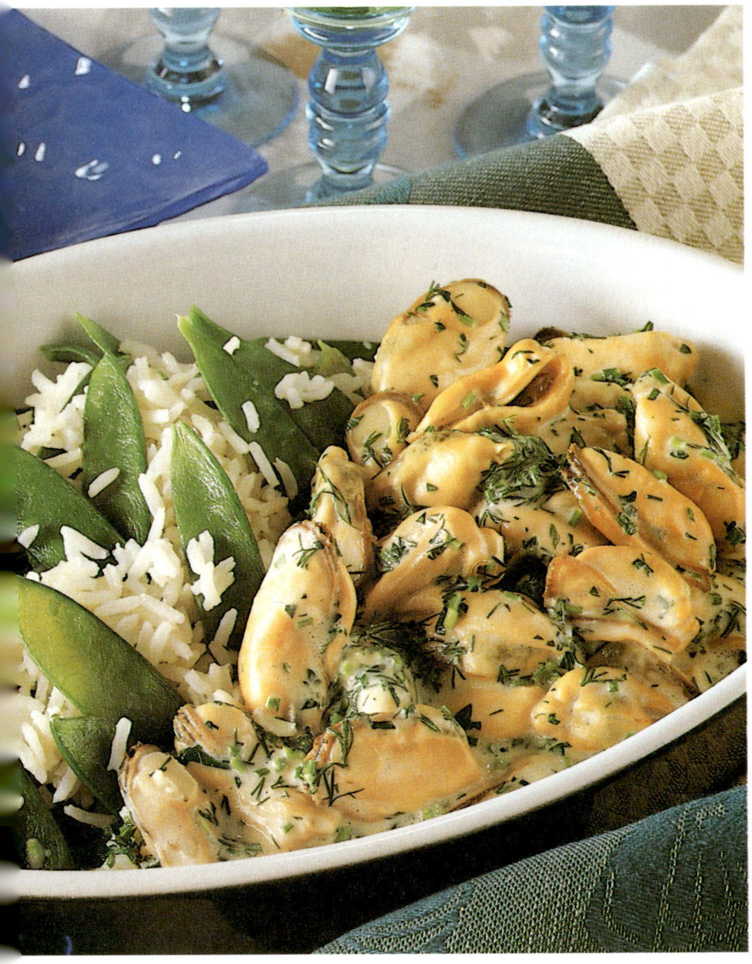

Zuckerschotenreis mit Muschelragout

Für 2 Portionen:
100 g Langkornreis
Salz
200 g Zuckerschoten
1 kg Miesmuscheln
(ca. 250 g Muschelfleisch)
je 1/2 Bund Dill,
glatte Petersilie und
Schnittlauch
1 unbehandelte Zitrone
1 Eigelb
2 El Schlagsahne
15 g Butter oder Margarine

1. Den Reis in 1/4 l Salzwasser bei schwacher Hitze 18–20 Minuten zugedeckt ausquellen lassen. Die Zukkerschoten putzen und 3 Minuten vor Garende zum Reis geben.

2. Inzwischen die Muscheln unter fließendem kaltem Wasser mehrmals waschen, evtl. entbarten. Geöffnete Muscheln aussortieren! Muscheln tropfnaß in einen erhitzten Topf geben und 7–9 Minuten bei starker Hitze zugedeckt garen. Geschlossene Muscheln aussortieren! Muschelfond durch ein Sieb gießen, 1/8 l Fond auffangen. Das Muschelfleisch auslösen.

3. Dill und Petersilie von den Stielen zupfen und hacken, Schnittlauch in Röllchen schneiden. Die Zitronenschale fein abreiben, 1–2 El Saft auspressen. Den Muschelfond erhitzen. Eigelb und Sahne verquirlen und unterrühren. Weitererhitzen, bis die Sauce bindet, jedoch nicht kochen lassen! Das Muschelfleisch und die Kräuter unterrühren, die Sauce mit Salz und Zitronensaft würzen.

4. Die Butter oder Margarine schmelzen, den Zuckerschotenreis darin schwenken und mit der abgeriebenen Zitronenschale bestreut zum Muschelragout servieren.

Zubereitungszeit: 30 Minuten
Pro Portion
20 g E, 15 g F, 51 g KH = 1814 kJ

434 Kalorien

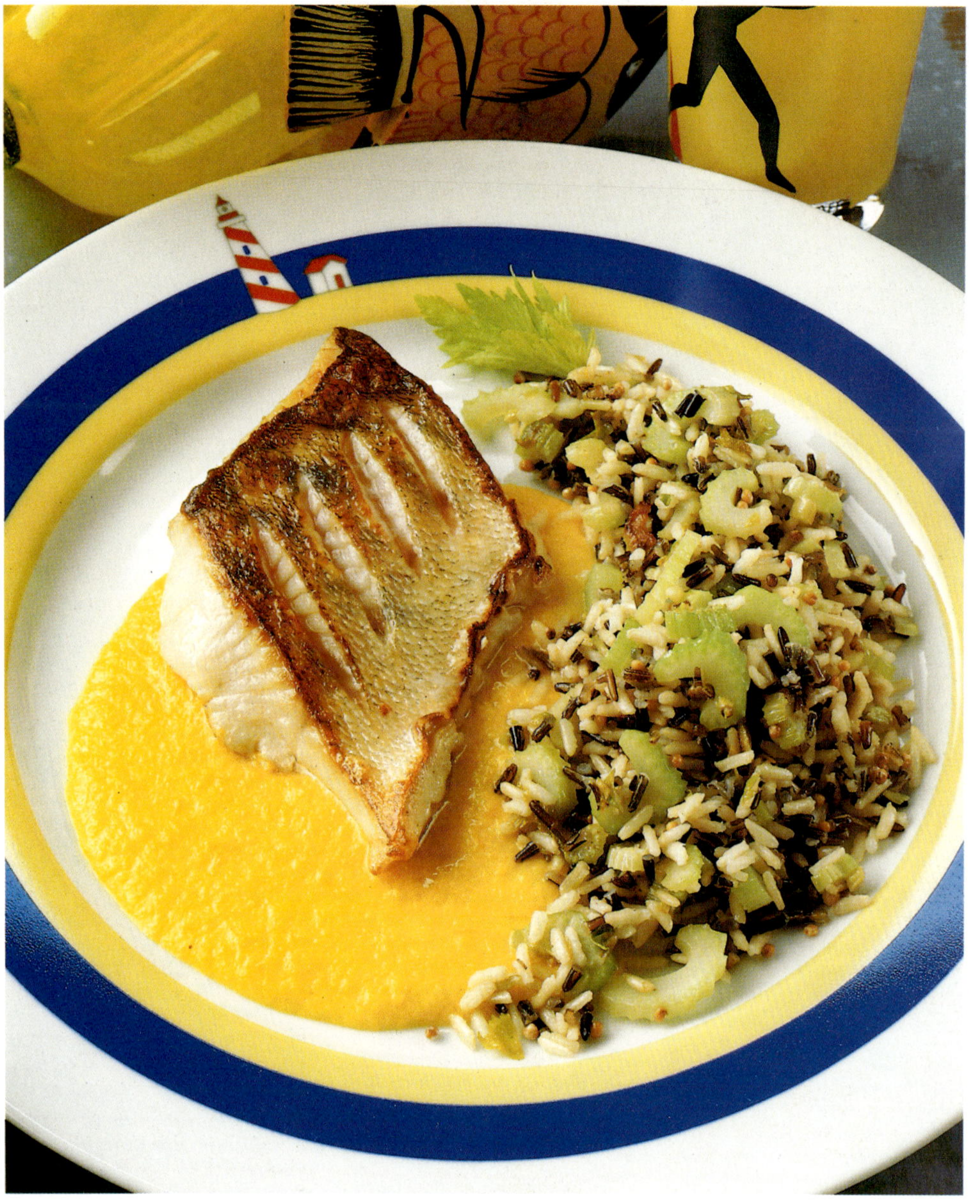

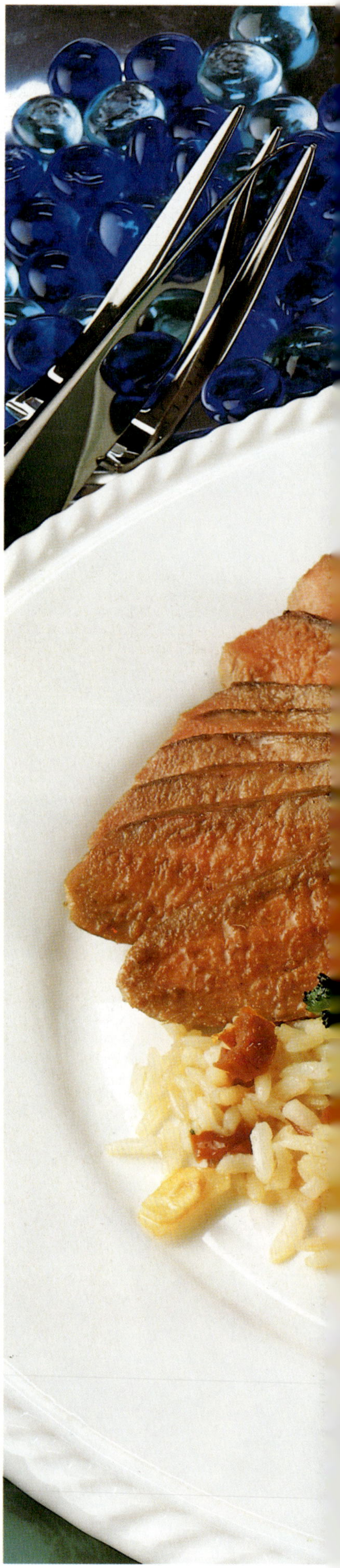

Senfkornreis mit Zanderfilet

Für 2 Portionen:
150 ml Geflügelfond (a. d. Glas)
Salz
100 g Wildreis-Mischung
1 Tl Senfkörner
300 g Zanderfilet (mit Haut, geschuppt)
2 Tl Zitronensaft
1 gelbe Paprikaschote
100 g Staudensellerie (mit Grün)
2 Tl Öl
weißer Pfeffer (a. d. Mühle)
10 g eiskalte Butter

1. 125 ml Fond mit 125 ml Wasser aufkochen und salzen. Reis und Senfkörner einstreuen und bei schwacher Hitze 15 Minuten zugedeckt ausquellen lassen.

2. Inzwischen das Zanderfilet auf der Hautseite mehrfach quer einschneiden, mit Salz und Zitronensaft würzen, kühl stellen.

3. Die Paprikaschote putzen, waschen, würfeln und im restlichen Fond bei schwacher Hitze 8–10 Minuten offen kochen. Mit dem Schneidstab des Handrührers pürieren.

4. Selleriestangen putzen – die gewölbten Rückseiten evtl. mit dem Sparschäler schälen – und in Scheiben schneiden. Das Selleriegrün hacken und beiseite legen. Selleriestücke in 1 Tl Öl 2 Minuten anbraten, mit Salz würzen. Den Reis dazugeben, umrühren und alles bei schwacher Hitze 5 Minuten zugedeckt garen. Mit Salz und Pfeffer würzen, das Grün unterziehen.

5. Das Zanderfilet trockentupfen und im restlichen Öl erst auf der Hautseite 3 Minuten, dann auf anderen Seite 2 Minuten braten. Die Paprikasauce sprudelnd aufkochen, die Butter in Stücken mit dem Schneebesen unterschlagen. Zander mit Sauce und Reis servieren.

Zubereitungszeit: 30 Minuten
Pro Portion
36 g E, 12 g F, 43 g KH = 1802 kJ

430 Kalorien

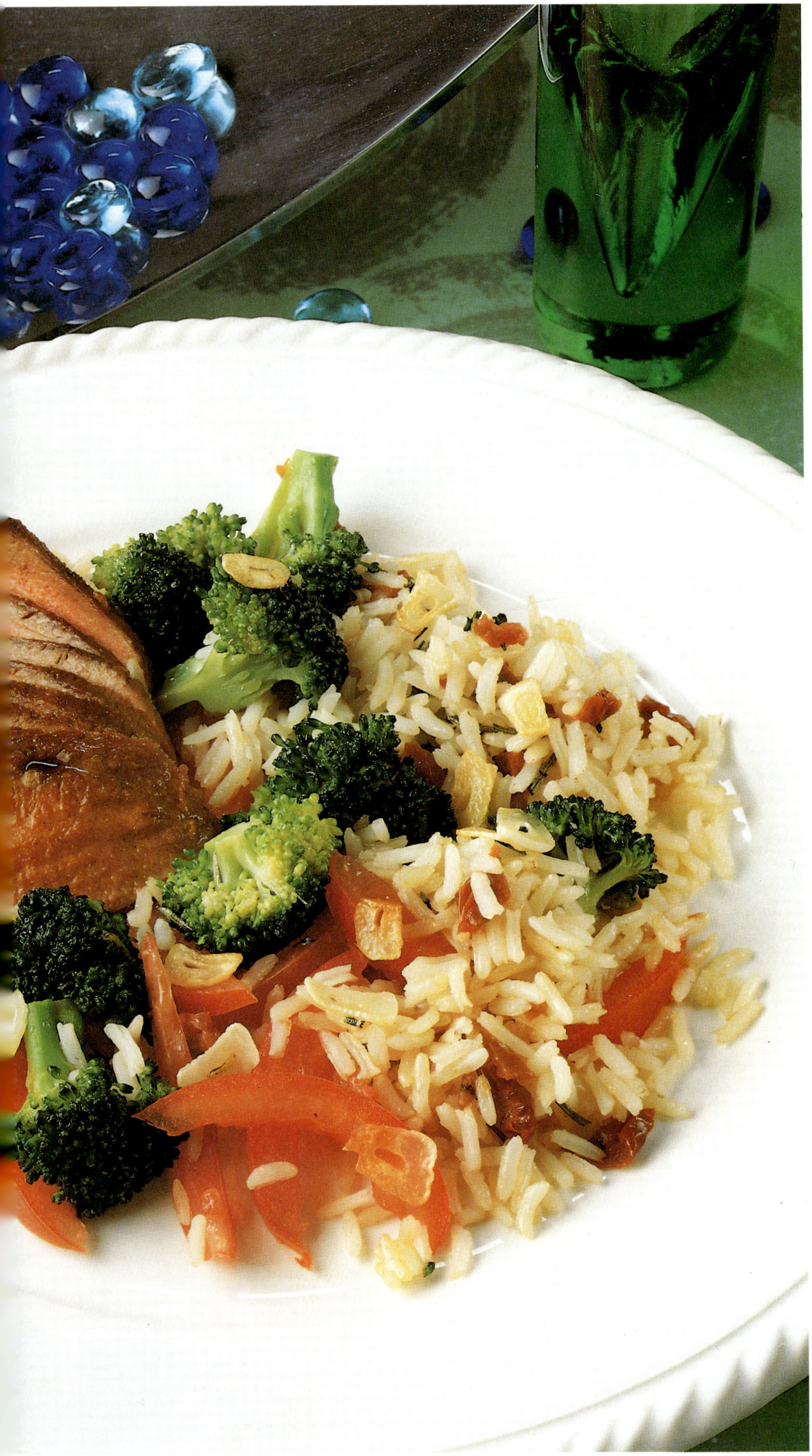

Rosmarinreis mit Entenbrust

Für 2 Portionen:
1/4 l Geflügelfond (a. d. Glas)
500 g Brokkoli
80 g Langkornreis
1 kleines Entenbrustfilet (mit Haut ca. 250 g)
Salz, Pfeffer (a. d. Mühle)
2 Tomaten
2 Knoblauchzehen
1 El frische Rosmarinnadeln
2 cl trockener Sherry
10 g Butter oder Margarine

1. Den Geflügelfond mit 1/8 l Wasser aufkochen. Den Brokkoli putzen und in Röschen teilen. Den Brokkoli im Geflügelfond bei schwacher Hitze 3 Minuten zugedeckt kochen, mit der Schaumkelle herausnehmen und zugedeckt beiseite stellen. Den Reis hineingeben und bei schwacher Hitze 20 Minuten zugedeckt ausquellen lassen.

2. Inzwischen vom Entenbrustfilet die Haut abziehen. 10 g Entenhaut fein hacken (restliche Haut nicht verwenden) und in einer backofenfesten Pfanne ausbraten.

3. Das Fleisch salzen, pfeffern, im Entenfett von einer Seite scharf anbraten, wenden und im vorgeheizten Backofen bei 200 Grad (Gas 3, Umluft 180 Grad) auf der 2. Einschubleiste von unten 15 Minuten garen.

4. Die Tomaten über Kreuz einritzen, kurz in siedendes Wasser geben, herausnehmen, abschrecken, häuten, entkernen und in schmale Spalten schneiden.

5. Den Knoblauch in Scheiben schneiden. Die Rosmarinnadeln hacken. Den Knoblauch und den Rosmarin im Bratfett rösten, zusammen mit den Entengrieben herausnehmen und unter den Reis mischen, evtl. nachsalzen.

6. Den Bratensatz in der Pfanne mit dem Sherry ablöschen, die Butter oder Margarine dazugeben und schmelzen lassen. Die Brokkoliröschen und Tomaten darin schwenken, mit dem Reis mischen. Die Entenbrust in dünne Scheiben schneiden, mit dem Reis servieren.

Zubereitungszeit: 35 Minuten
Pro Portion
31 g E, 16 g F, 37 g KH = 1843 kJ

441 Kalorien

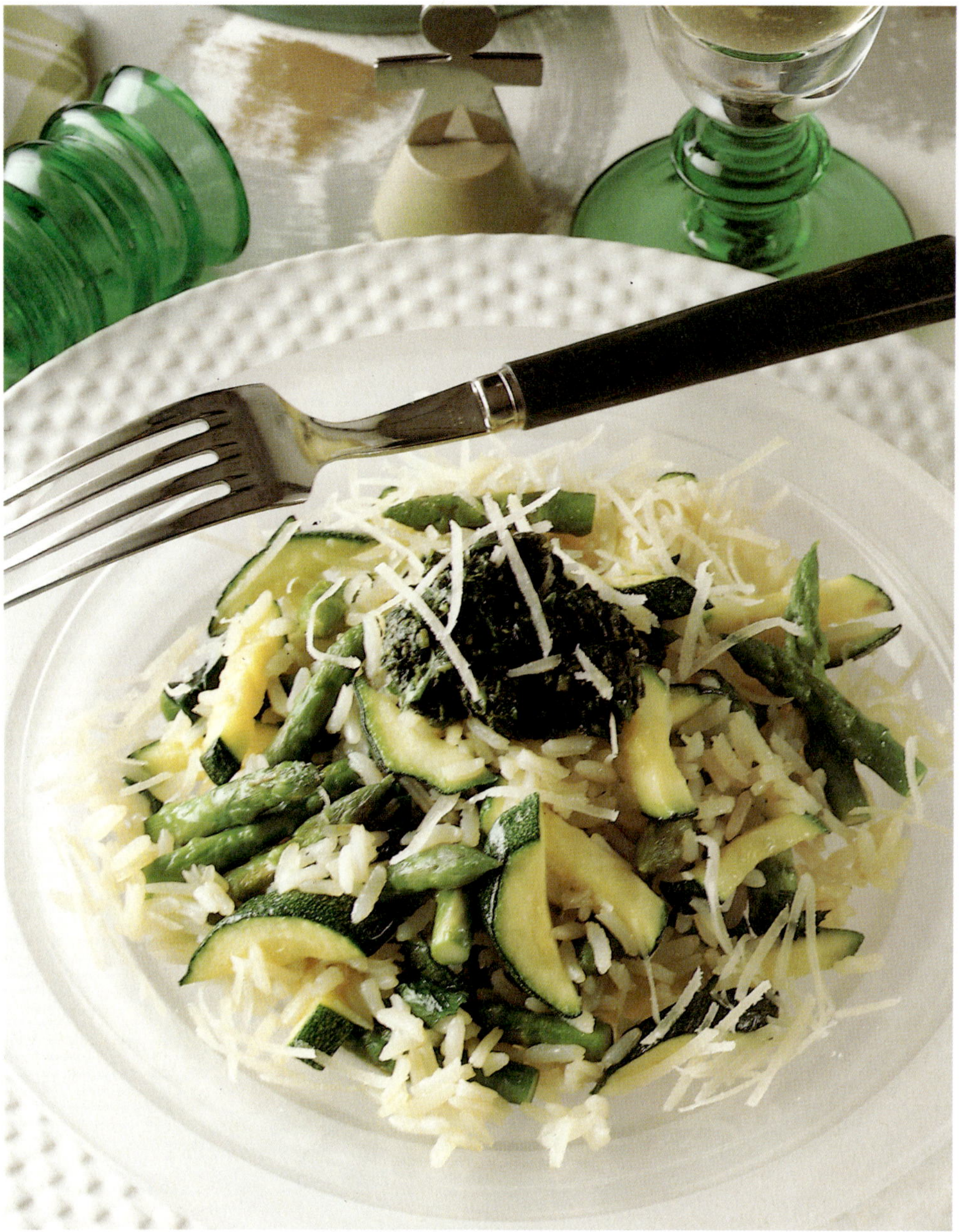

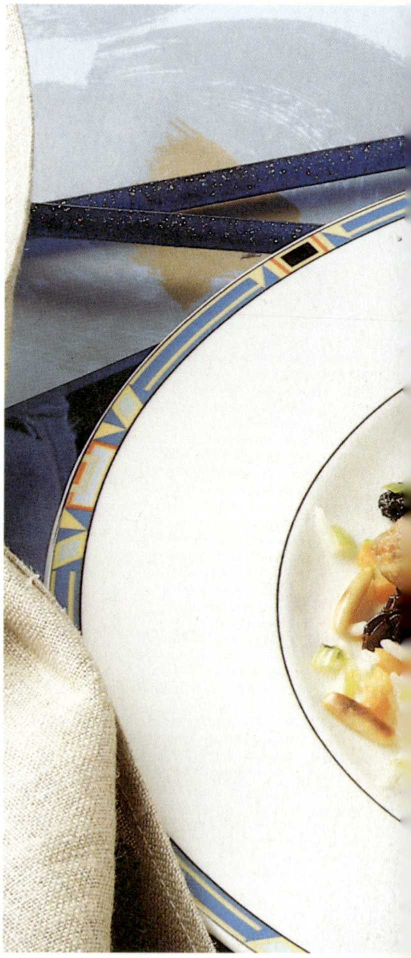

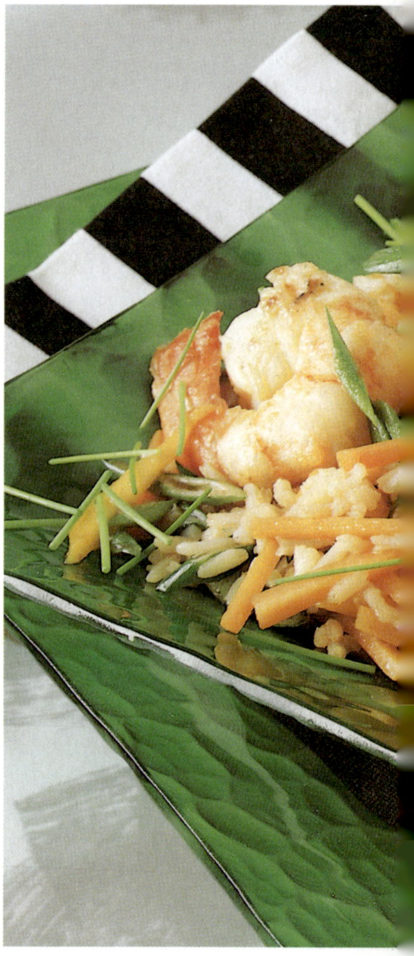

Spargel-Zucchini-Reis mit Pesto

Für 2 Portionen:
2 Bund glatte Petersilie
1 Topf Basilikum
1 El Olivenöl
6 El Gemüsebrühe oder -fond (a. d. Glas)
1 kleine Knoblauchzehe
30 g Parmesan (frisch gerieben)
90 g Langkornreis
Salz
500 g grüner Spargel
200 g Zucchini
15 g Butter oder Margarine
Pfeffer (a. d. Mühle)
Zucker
1–2 El Zitronensaft

1. Die Petersilie waschen und trockenschütteln. Petersilien- und Basilikumblättchen getrennt abzupfen. Basilikum mit zwei Drittel der Petersilie grob hacken. Mit Öl, Brühe, durchgepreßtem Knoblauch und 1 El Parmesan mit dem Schneidstab des Handrührers nicht zu fein zerkleinern.

2. Den Reis in Salzwasser bei schwacher Hitze 18–20 Minuten zugedeckt ausquellen, dann in einem Sieb abtropfen lassen.

3. Inzwischen die Spargelspitzen abschneiden (restlichen Spargel anderweitig verwenden). Zucchini erst in Scheiben, dann in nicht zu feine Stifte schneiden.

4. Die Butter oder Margarine erhitzen. Das Gemüse darin 5 Minuten dünsten. Mit Salz, Pfeffer, 1 Prise Zucker und Zitronensaft würzen.

5. Den Reis und die restliche Petersilie untermischen, mit Salz und Pfeffer nachwürzen. Den Pesto in die Mitte setzen und mit restlichem Parmesan bestreuen.

Zubereitungszeit: 45 Minuten
Pro Portion
12 g E, 16 g F, 40 g KH = 1507 kJ

360 Kalorien

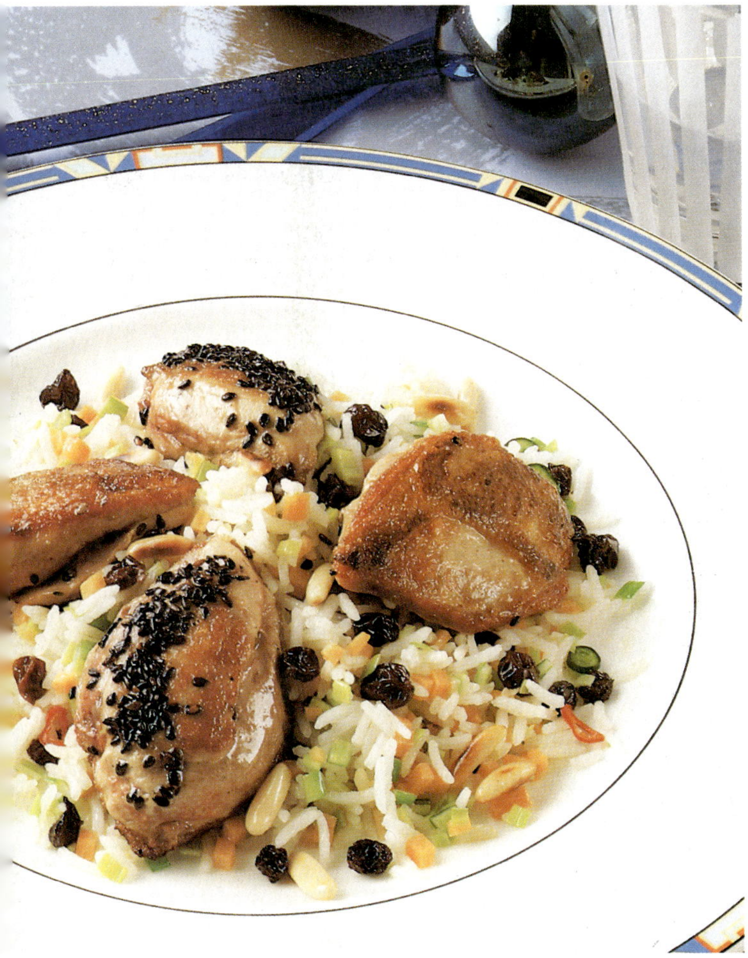

Korinthen-Ingwer-Reis mit Wachtelbrüstchen

Für 2 Portionen:
90 g Basmati-Reis
20 g Korinthen
Salz
50 g Möhre
50 g Porree
1 Stück frische Ingwerwurzel (haselnußgroß)
1 kleine Knoblauchzehe
1/2–1 Tl Pfefferschotenringe
15 g Butterschmalz
1/8 l Geflügelfond (a. d. Glas)
1 El Pinienkerne
8 Wachtelbrüstchen (insgesamt 200–250 g)
1 Tl schwarze Sesamsaat

1. Den Basmati-Reis mit den Korinthen in reichlich Salzwasser 8 Minuten kochen, in einem Sieb abtropfen lassen.

2. Inzwischen die Möhre und den Porree putzen und sehr fein würfeln. Ingwer schälen und mit Knoblauch sehr fein hacken.

3. Knoblauch, Ingwer und Pfefferschotenringe in der Hälfte des Butterschmalzes glasig dünsten. Die Gemüsewürfel dazugeben und andünsten. Den Reis untermischen, den Fond dazugießen und alles bei schwacher Hitze weitere 8–10 Minuten zugedeckt garen.

4. Inzwischen die Pinienkerne ohne Fett hellbraun rösten. Die Wachtelbrüstchen salzen. Im restlichen Butterschmalz bei mittlerer Hitze auf der Hautseite 3 Minuten braten.

5. Sesam auf die Fleischseite streuen, wenden und weitere 2 Minuten braten. Mit dem Reis anrichten und mit Pinienkernen bestreuen.

Zubereitungszeit: 25 Minuten
Pro Portion
36 g E, 13 g F, 45 g KH = 1827 kJ

439 Kalorien

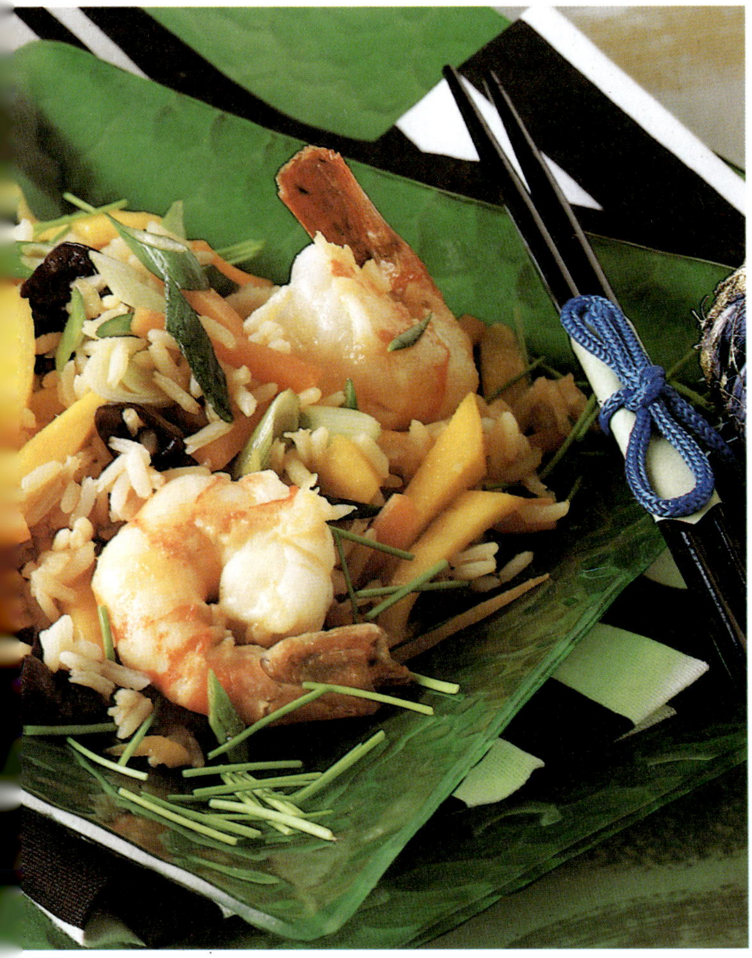

Reissalat mit Riesengarnelen und Mango

Für 2 Portionen:
6 chinesische, getrocknete Morcheln
50 g Langkornreis
Salz
100 g Möhren
3 Frühlingszwiebeln
4 El Weißwein
1 El Sojasauce
1 El Weißweinessig
1 kleine Knoblauchzehe
2 Tl Öl
6 Riesengarnelen (insgesamt ca. 250 g)
1 El süße Chilisauce
1/2 Mango
1/2 Bund Schnittlauch

1. Die Morcheln in reichlich lauwarmem Wasser 2 Stunden einweichen. Abtropfen lassen, in Stücke schneiden, die harten Stiele entfernen. Den Reis einmal aufkochen, dann bei schwacher Hitze in reichlich Salzwasser 18–20 Minuten zugedeckt ausquellen, abtropfen lassen.

2. Inzwischen die Möhren putzen, schälen und in feine Stifte schneiden. Die Frühlingszwiebeln putzen und in Ringe schneiden. Mit den Morcheln in Wein, Sojasauce, Essig und 6 El Wasser einmal aufkochen. Mit dem durchgepreßten Knoblauch würzen und mit 1 Tl Öl unter den noch warmen Reis mischen.

3. Die Garnelen aus den Schalen brechen. Die Rücken längs ca. 1/2 cm tief einschneiden, die Därme entfernen. Die Garnelen salzen und im restlichen Öl bei mittlerer Hitze von jeder Seite 2–3 Minuten braten. In der Chilisauce wenden.

4. Die Mango mit dem Sparschäler schälen, das Fruchtfleisch erst in dünnen Spalten vom Stein, dann in Streifen schneiden. Den Schnittlauch in kurze Stifte schneiden. Die Mango unter den Reissalat mischen, die Garnelen darauf anrichten. Mit Schnittlauch bestreuen.

Zubereitungszeit: 35 Minuten
(plus Einweichzeit für die Morcheln)
Pro Portion
16 g E, 6 g F, 34 g KH = 1102 kJ

263 Kalorien

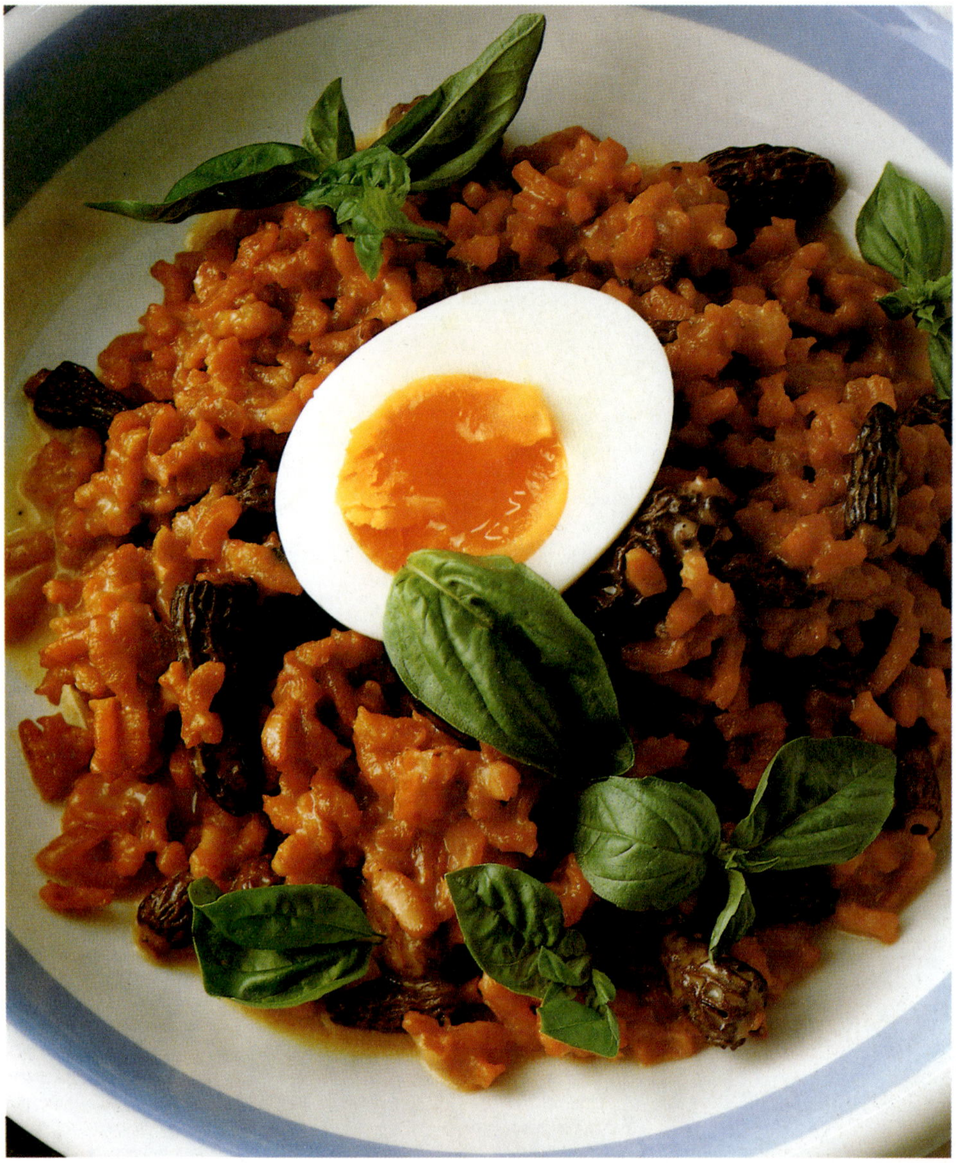

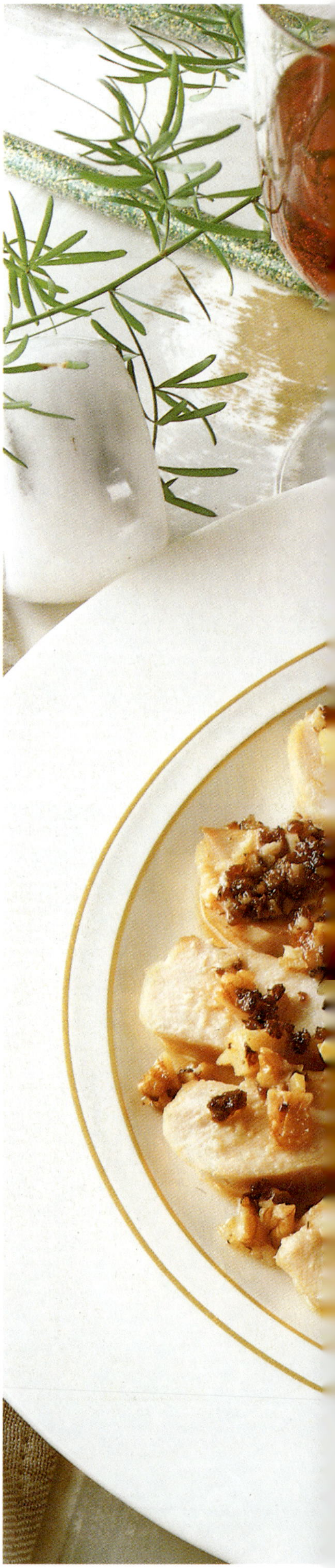

Morchelrisotto mit Ei

Für 2 Portionen:
25 g getrocknete Spitzmorcheln
15 g Butter oder Margarine
90 g Avorio-Reis (italienischer Rundkornreis)
Salz
weißer Pfeffer (a. d. Mühle)
150 ml Geflügelfond (a. d. Glas)
2 Eier
1 Topf Basilikum
4 El Schlagsahne

1. Die Morcheln in einem Sieb abbrausen und 1 Stunde in 1/4 l lauwarmem Wasser einweichen. Durch ein Sieb gießen, Flüssigkeit auffangen und durch Filterpapier gießen. Die Morcheln noch einmal waschen, die harten Stiele entfernen. Große Morcheln halbieren oder vierteln.

2. Die Butter oder Margarine erhitzen. Morcheln und Reis darin andünsten und mit Salz und Pfeffer würzen. Das Morchelwasser mit dem Fond mischen und nach und nach dazugießen. Bei schwacher Hitze 25–30 Minuten zugedeckt garen, dabei öfter durchrühren. Während der letzten 5 Minuten offen garen.

3. Inzwischen die Eier in 7 Minuten wachsweich kochen und pellen. Die Basilikumblättchen abzupfen. Die Sahne unter den Risotto rühren, mit Salz und Pfeffer nachwürzen. Mit halbierten Eiern und Basilikum garnieren.

Zubereitungszeit: 45 Minuten
(plus Einweichzeit für die Morcheln)
Pro Portion
14 g E, 19 g F, 42 g KH = 1710 kJ

408 Kalorien

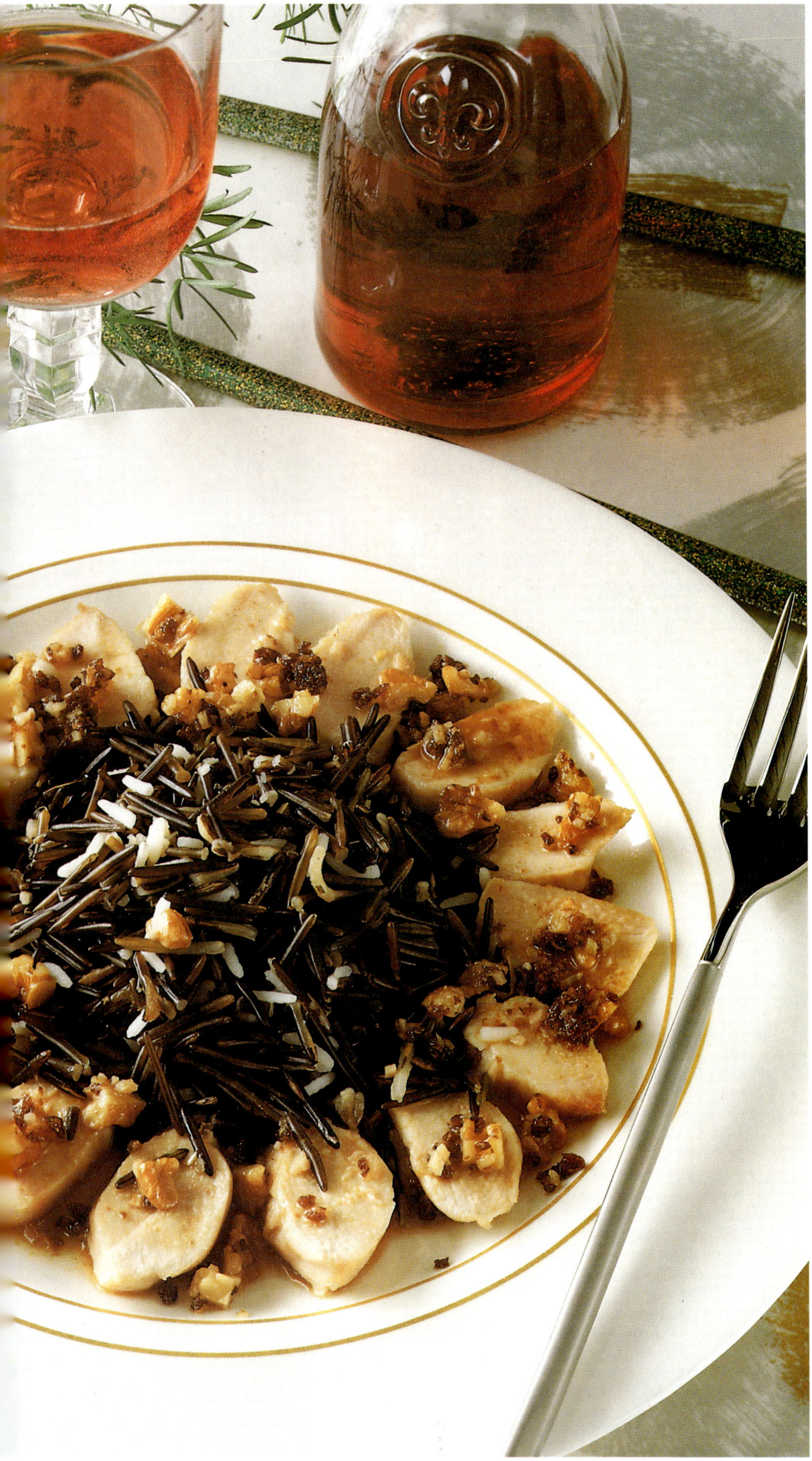

Wildreis mit Kaninchenfilet

Für 2 Portionen:
80 g Wildreis
Salz
600 g Kaninchenrücken
(ca. 200 g Fleischanteil)
100 g Suppengrün
1 Schalotte
1 Tl Tomatenmark
50 ml trockener Rotwein
10 g Walnußkerne
10 g Pumpernickel
15 g Butter oder Margarine
weißer Pfeffer (a. d. Mühle)

1. Den Wildreis in reichlich Salzwasser einmal aufkochen. Bei schwacher Hitze 40–45 Minuten zugedeckt ausquellen, dann abtropfen lassen.

2. Inzwischen die Kaninchenrückenfilets auslösen und häuten. Die Knochen kleinhacken und in einer Pfanne anrösten.

3. Das Suppengrün und die Schalotte grob würfeln. Mit dem Tomatenmark zu den Knochen geben, mit dem Wein und 300 ml Wasser ablöschen. Bei mittlerer Hitze 20 Minuten kochen, durch ein Sieb gießen und den Fond auffangen.

4. Die Walnußkerne und den Pumpernickel hacken. In etwas geschmolzener Butter oder Margarine leicht anrösten und beiseite stellen.

5. Die Filets mit Salz und Pfeffer würzen und im restlichen Fett bei milder Hitze von jeder Seite 3–4 Minuten braten, aus der Pfanne nehmen und abdecken.

6. Den vorbereiteten Fond zum Bratensatz gießen und bei starker Hitze bis auf ca. 6 El Sauce einkochen lassen.

7. Das Fleisch in Scheiben schneiden und mit dem Reis anrichten. Mit Nüssen und Pumpernickel bestreuen und warm halten. Die Sauce über das Fleisch träufeln.

Zubereitungszeit: 50 Minuten
Pro Portion
28 g E, 17 g F, 34 g KH = 1727 kJ

413 Kalorien

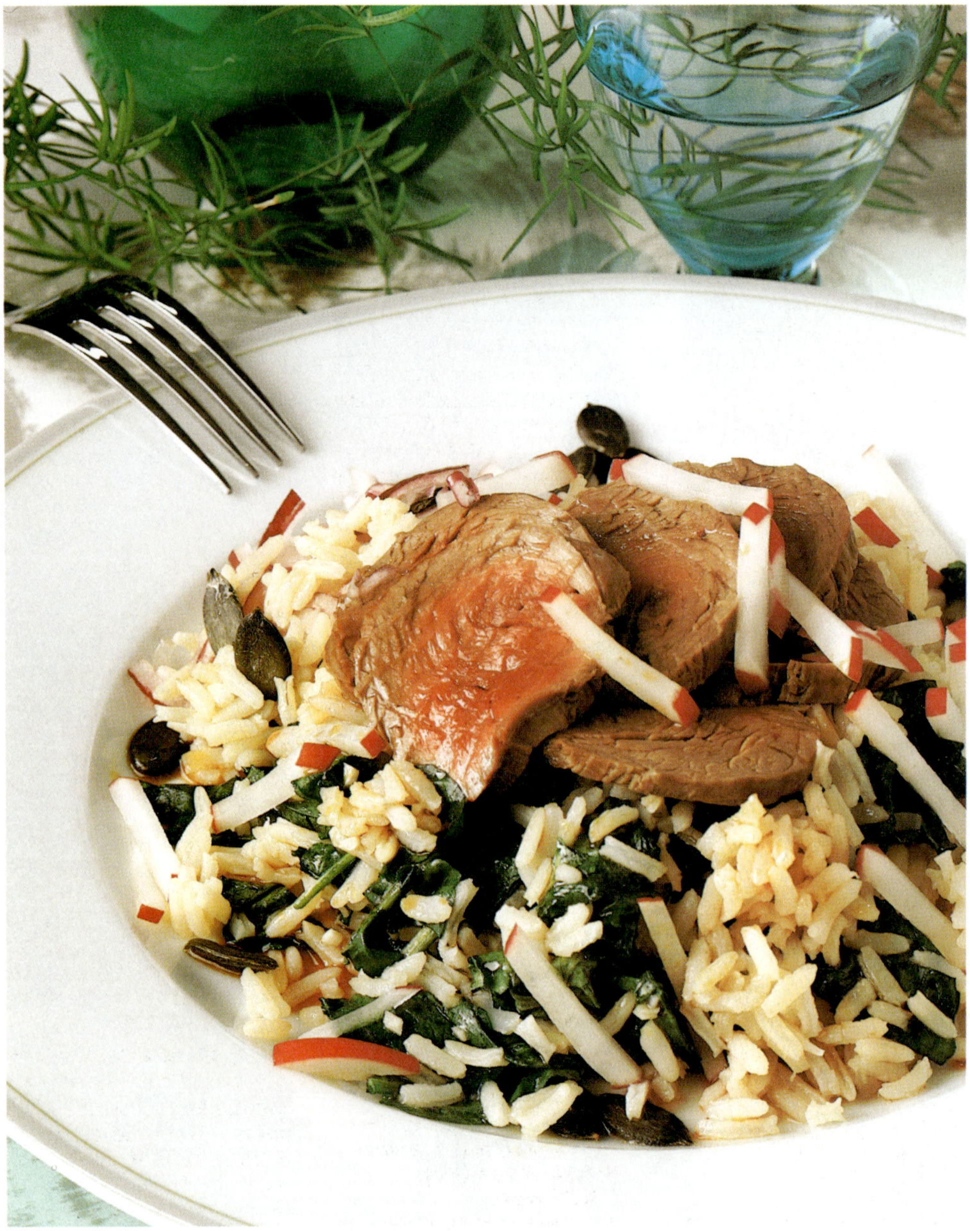

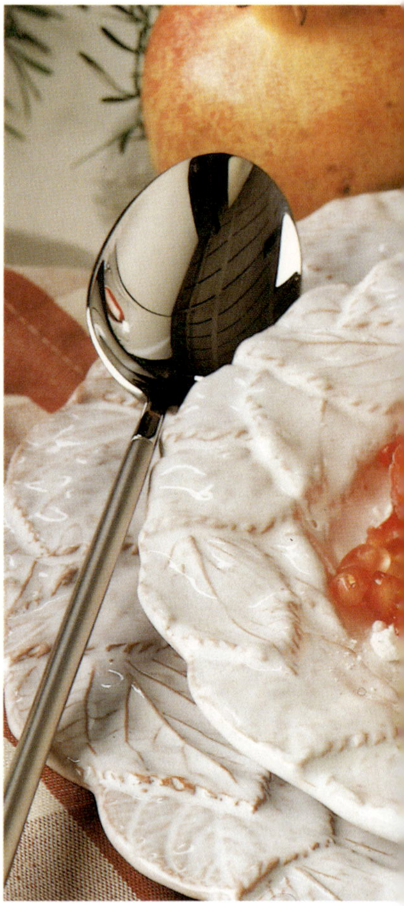

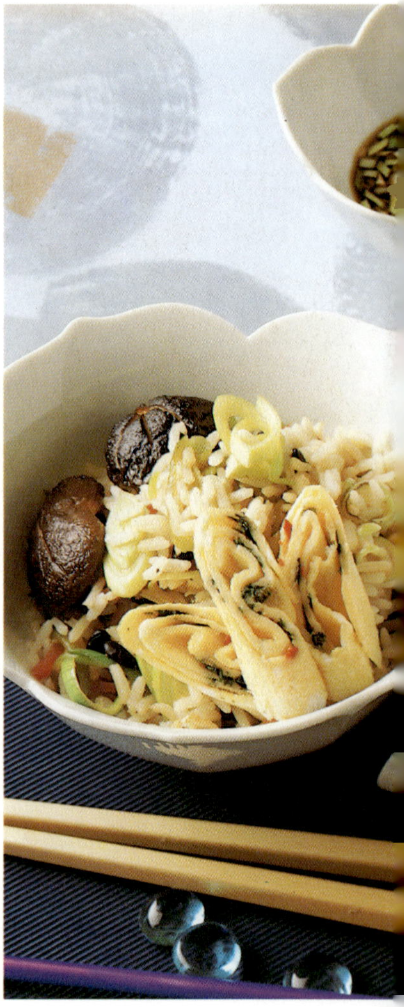

Brunnenkresse-Reis mit Rinderfilet

Für 2 Portionen:
200 ml Rinderfond (a. d. Glas)
180 g Rinderfilet (im Stück, vom schmalen Ende)
Salz
90 g Langkornreis
1/2 Bund Brunnenkresse
1 rote Zwiebel
1/2 Bund Radieschen
1–2 El Rotweinessig
Pfeffer (a. d. Mühle)
1 1/2 El Kürbiskernöl
1 kleine Knoblauchzehe
1 El Kürbiskerne

1. Den Fond in einem kleinen Topf erhitzen, das Rinderfilet 15 Minuten darin ziehen lassen, dabei einmal wenden. Das Fleisch herausnehmen und in Alufolie gewickelt beiseite legen.

2. 50 ml Fond abmessen und beiseite stellen. 100 ml Wasser und 1 Prise Salz zum restlichen Fond geben, den Reis darin 18–20 Minuten bei schwacher Hitze zugedeckt quellen lassen.

3. Inzwischen die Brunnenkresse von den Stielen zupfen, waschen und trockenschleudern. Die Zwiebel vierteln und in feine Ringe schneiden. Die Radieschen waschen, putzen und in Stifte schneiden.

4. Den Essig mit dem beiseite gestellten Rinderfond, Salz, Pfeffer und Öl zu einer Vinaigrette verrühren. Den durchgepreßten Knoblauch unterrühren.

5. Brunnenkresse, Zwiebel und zwei Drittel der Radieschenstifte in der Vinaigrette wenden und mit dem Reis mischen. Mit Salz und Pfeffer nachwürzen. Das Fleisch in dünnen Scheiben auf dem Reis anrichten. Mit Kürbiskernen und restlichen Radieschen bestreuen.

Zubereitungszeit: 40 Minuten
Pro Portion
26 g E, 13 g F, 40 g KH = 1614 kJ

386 Kalorien

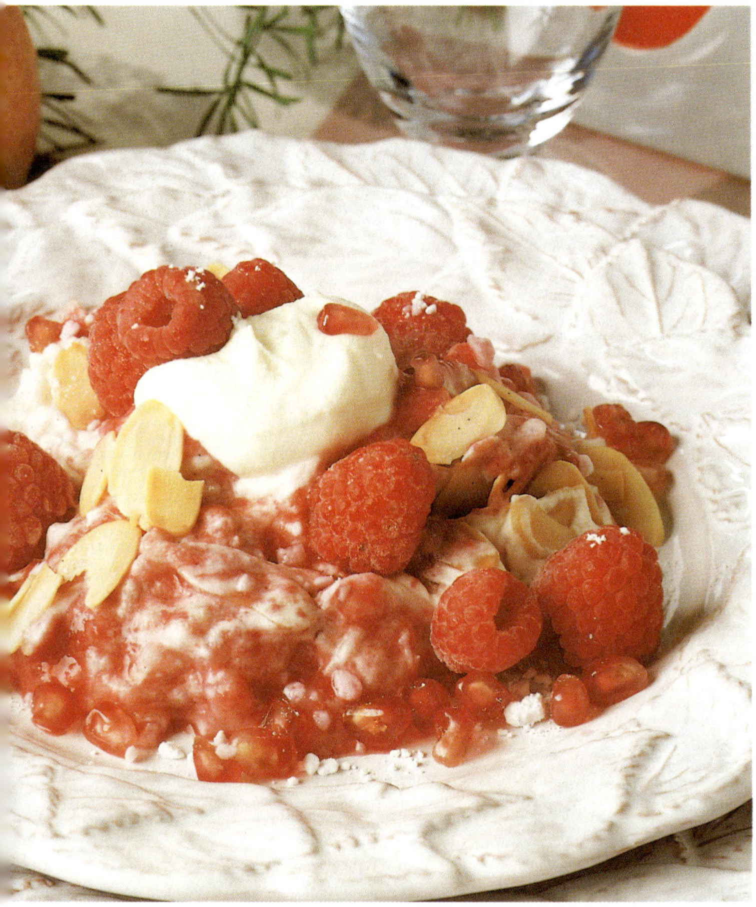

Himbeer-Mandel-Reis mit Granatapfelkernen

Für 2 Portionen:
1/8 l Milch (1,5 %)
30 g Zucker
Salz
50 g Milchreis
200 g Himbeeren (TK)
1/2 Granatapfel
20 g Mandelblättchen
50 ml Schlagsahne
1 Tl Puderzucker

1. Die Milch mit 150 ml Wasser, 10 g Zucker und 1 Prise Salz aufkochen. Den Reis darin bei schwacher Hitze 35–40 Minuten zugedeckt ausquellen lassen. Gelegentlich umrühren, dann in eine Schüssel umfüllen und abkühlen lassen.

2. Inzwischen die Himbeeren auftauen, einige zum Garnieren beiseite legen. Den Rest mit dem Schneidstab des Handrührers pürieren und durch ein Sieb streichen. Den restlichen Zucker mit 2 El Wasser aufkochen, auflösen und unter das Püree rühren.

3. Die Granatapfelkerne mit einer Gabel auslösen, den Saft zum Himbeerpüree geben. Mandeln ohne Fett goldgelb rösten.

4. Die Sahne halbsteif schlagen. Den Reis mit 2 Gabeln auflockern. Zuerst das Himbeerpüree, dann jeweils die Hälfte der Sahne, der Mandeln und der Granatapfelkerne unter den Reis ziehen.

5. Den Reis auf Tellern anrichten, mit den restlichen Himbeeren, den Mandeln und den Granatapfelkernen garnieren. Die restliche Sahne in die Mitte setzen, mit Puderzucker bestreuen.

Zubereitungszeit: 1 Stunde
Pro Portion
8 g E, 15 g F, 55 g KH = 1650 kJ

394 Kalorien

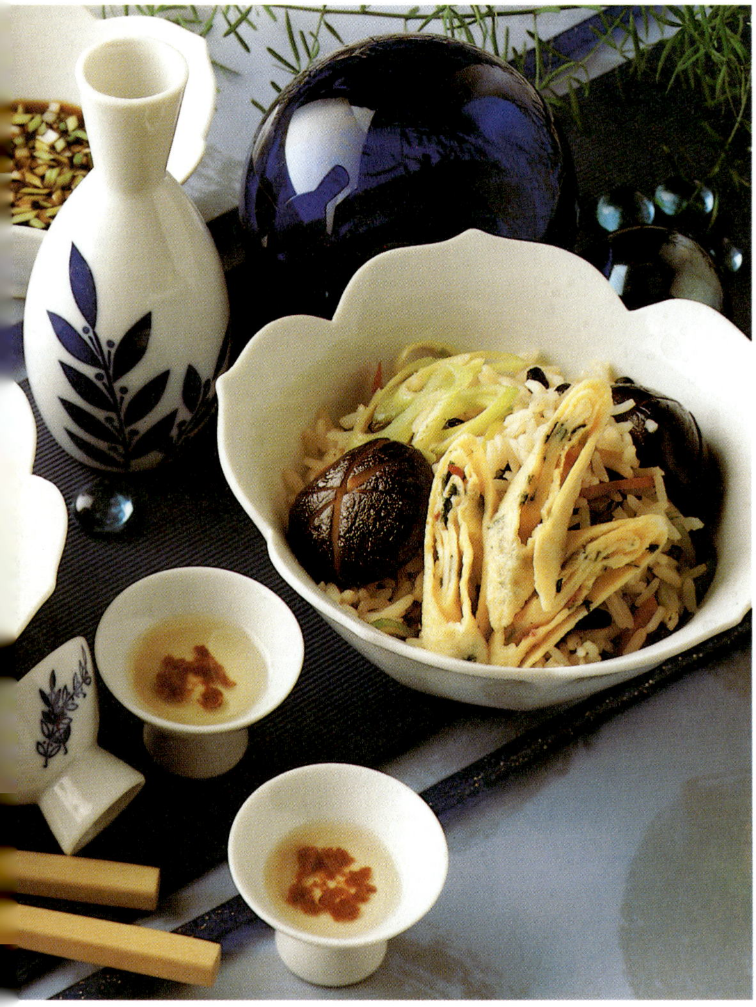

Chinesischer Reis mit Koriander-Omelett

Für 2 Portionen:
2 getrocknete Shiitake-Pilze
80 g Langkornreis
Salz
200 g Porree
50 g rote Paprikaschote
1 El fermentierte schwarze Bohnen (Asien-Shop)
1 El Sesamöl
1 Tl Sambal oelek (Chilipaste)
1/2 Frühlingszwiebel
2 El trockener Sherry
1 El Sojasauce
1 El Rotweinessig
1 Ei
2 Tl Öl
1 El Korianderblättchen
1 Tl Speisestärke

1. Die Pilze in 1/8 l lauwarmem Wasser 1 Stunde einweichen. Den Reis in reichlich Salzwasser bei schwacher Hitze 18–20 Minuten zugedeckt ausquellen, dann abtropfen lassen.

2. Den Porree und den Paprika putzen. Den Porree in dünne Ringe, den Paprika in sehr feine Streifen schneiden. Die Bohnen 5 Minuten in kaltes Wasser legen, dann abtropfen lassen.

3. Das Sesamöl und Sambal oelek verrühren und in 2 kleinen Schalen anrichten. Die Frühlingszwiebel putzen, fein hacken, mit Sherry, Sojasauce und Rotweinessig verrühren und in einer kleinen Schale anrichten.

4. Das Ei mit 1 Prise Salz verquirlen und in einer mit Öl ausgepinselten, beschichteten kleinen Pfanne bei schwacher Hitze stocken lassen. Die noch feuchte Oberfläche mit Korianderblättchen bestreuen, Omelett aufrollen und schräg in Stücke schneiden.

5. Den Porree und den Paprika im restlichen Öl bei starker Hitze unter Rühren 1/2 Minute braten. Pilze, Pilzwasser und schwarze Bohnen dazugeben, einmal aufkochen lassen. Die Stärke in 1 El kaltem Wasser auflösen, unterrühren, nochmals aufkochen.

6. Das Gemüse mit dem Reis mischen und mit den Omelettstücken servieren. Am Tisch mit Chiliöl und Sojamischung würzen.

Zubereitungszeit: 40 Minuten
(plus Einweichzeit für die Pilze)
Pro Portion
11 g E, 14 g F, 43 g KH = 1443 kJ

345 Kalorien

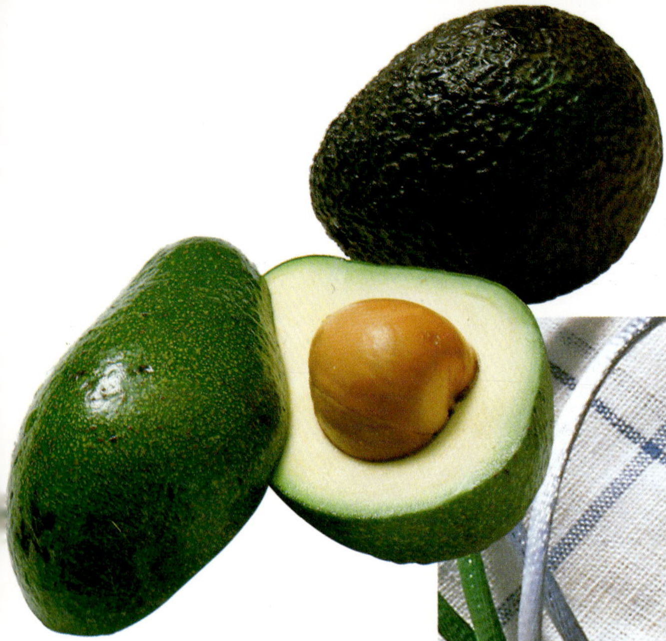

Schlank mit Genuß

VOLLWERT-DIÄT

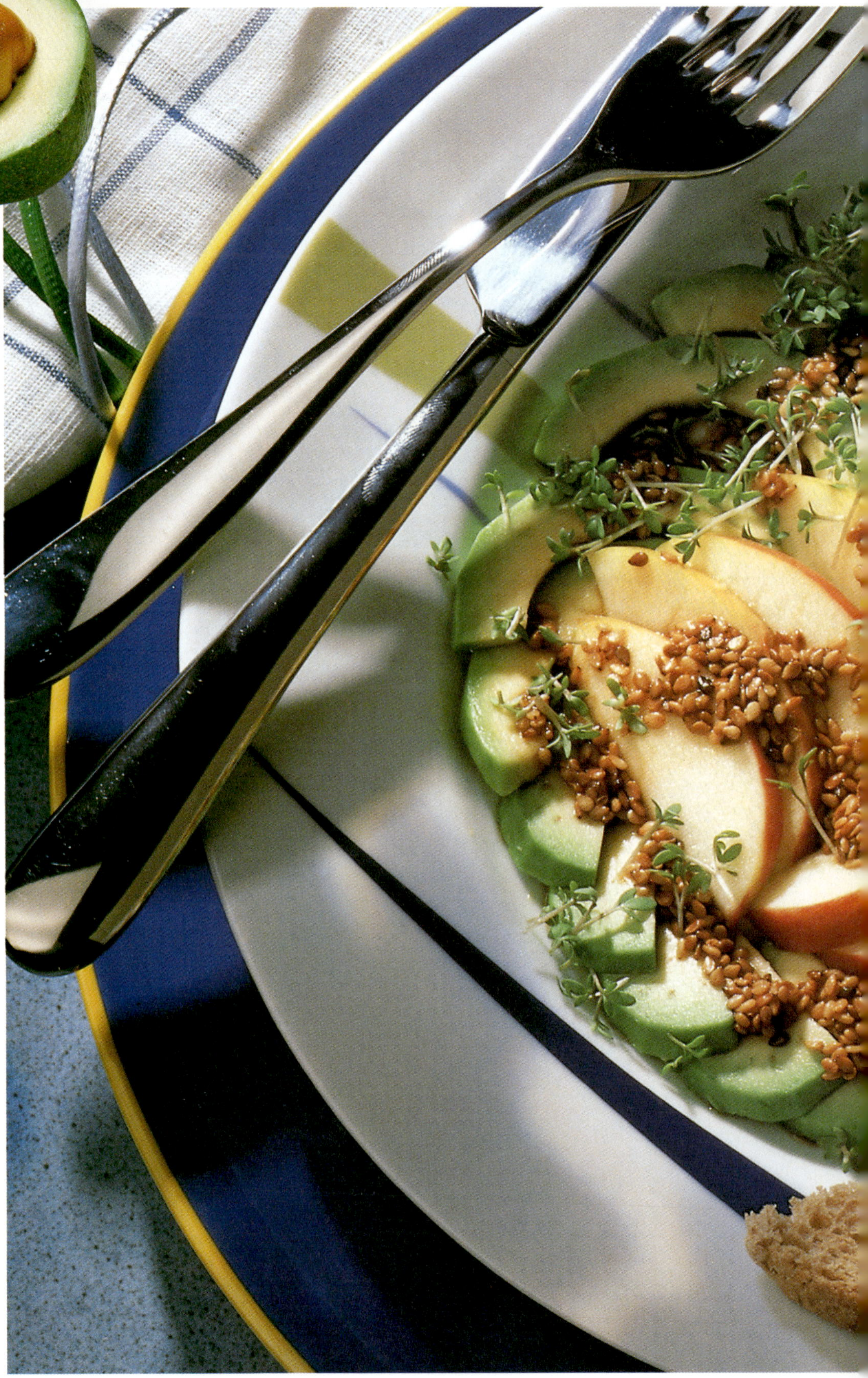

Power durch Gemüse, Obst und Getreide

Möhren, Brokkoli, Äpfel, Haferflocken und Kartoffeln sind richtige Muntermacher: Sie kurbeln den Stoffwechsel an, fördern die Verdauung und machen sogar gute Laune. Denn wer kohlenhydratreich, fett- und eiweißarm ißt, ernährt sich optimal. Wie mit dieser Diät: Sie essen viel Rohkost, Salate, schonend gegartes Gemüse, Nudeln, Früchtemüsli, etwas Fleisch und Fisch. Und nebenbei nehmen Sie auch noch 2 Kilo pro Woche ab.

- Sie können die Diät so lange machen, wie Sie Lust haben. Die Gerichte sind so ausgewogen, daß Mangelerscheinungen nicht auftreten können. Sie dürfen **2 vollwertige Gerichte** pro Tag essen.
- Zum **Frühstück** gibt es ein Müsli wie auf Seite 87 zubereitet. Oder Sie stellen sich Ihr Müsli selbst zusammen aus Weizen-, Gersten- oder Haferflocken, gemischt mit beliebigen Früchten. Statt Milch können Sie auch Magermilchjoghurt oder Kefir nehmen. Und wenn Sie kein Müsli-Fan sind, wählen Sie einfach ein **Frühstück** auf den Seiten 18 bis 21.
- Als **Zwischenmahlzeiten** wählen Sie **2 Snacks** auf den Seiten 22 bis 25.
- Damit Ihnen das ballaststoffreiche Essen gut bekommt, müssen Sie mindestens 2 Liter pro Tag trinken. Mineralwasser, Kräuter- und Früchtetee liefern keine zusätzlichen Kalorien.

Mit frischen und naturbelassenen Lebensmitteln lustvoll abzuspecken ist die Devise: Avocado-Apfel-Salat, Aprikosen-Kiwi-Müsli und Sauerkrauttopf machen Sie fit und fröhlich!

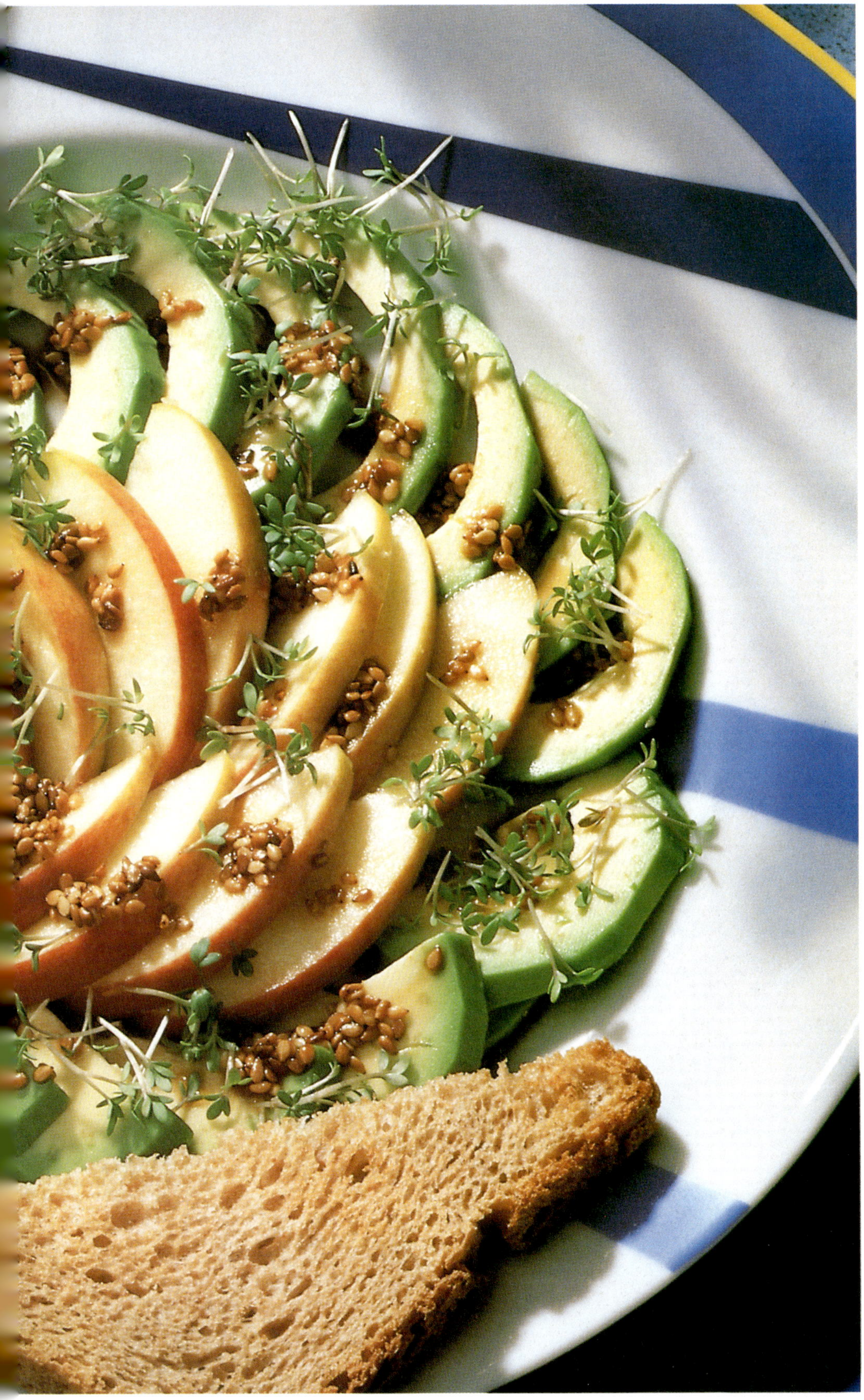

Avocado-Apfel-Salat

Für 2 Portionen:
1 El Sesam
2 El Apfeldicksaft
1 El Balsamessig
1 Beet Kresse
1 reife Avocado
1 Apfel
2 Scheiben Vollkorntoast
10 g Butter

1. Den Sesam in einer Pfanne ohne Fett unter ständigem Rühren hellbraun rösten. Apfeldicksaft und Essig verrühren. Die Kresse vom Beet schneiden.

2. Die Avocado schälen, halbieren, den Stein entfernen. Das Fruchtfleisch in schmale Spalten schneiden und auf 2 Tellern anrichten.

3. Den Apfel waschen und halbieren. Das Kerngehäuse entfernen. Die Hälften ebenfalls in schmale Spalten schneiden. Auf den Avocadospalten anrichten.

4. Den Salat mit der Sauce beträufeln, mit Sesam und Kresse bestreuen. Mit dem getoasteten und mit Butter bestrichenen Brot servieren.

Zubereitungszeit: 20 Minuten
Pro Portion
4 g E, 25 g F, 33 g KH = 1595 kJ

381 Kalorien

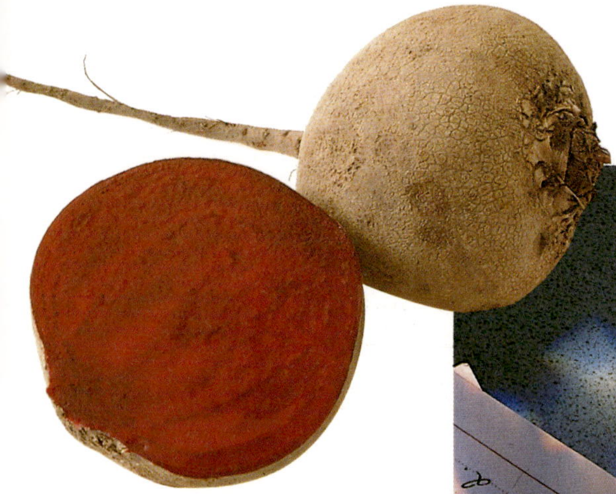

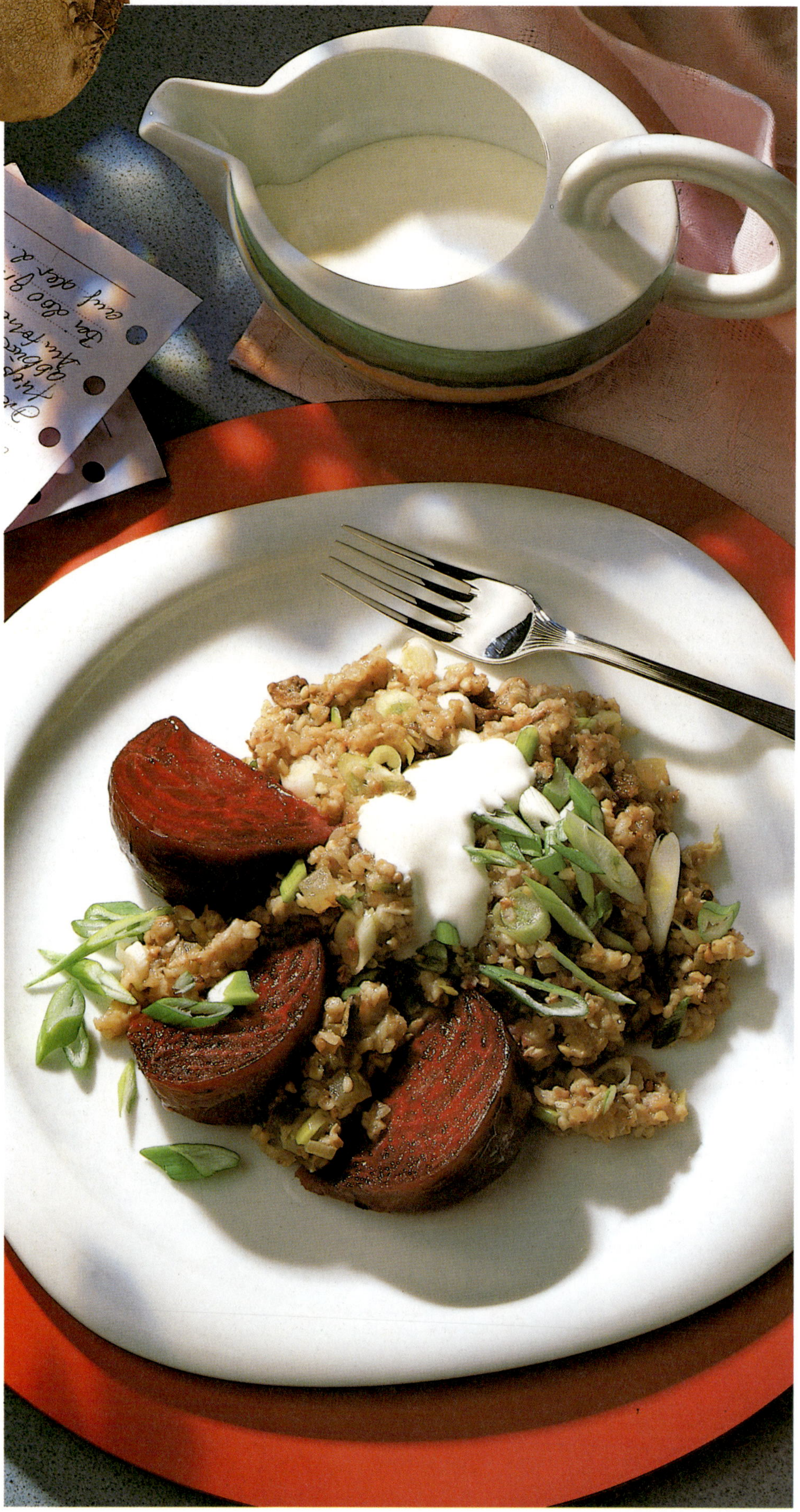

Rote Bete auf Buchweizengrütze

Für 2 Portionen:
2 Knollen rote Bete (à 180 g)
1 Tütchen Steinpilze (ca. 2 g)
2 Zwiebeln
80 g Buchweizen (ganzes Korn)
20 g Butter
Vollmeersalz
150 g Frühlingszwiebeln
1 Salz-Dill-Gurke
100 g saure Sahne (10 %)
2 El Dill (grob gehackt)

1. Die Rote-Bete-Knollen unter fließendem Wasser abbürsten und in Alufolie wickeln. Bei 200 Grad (Gas 3, Umluft 1 1/4 Stunden bei 200 Grad) auf der 2. Einschubleiste von unten 1 Stunde backen.

2. 30 Minuten vor Garende die Steinpilze abbrausen und in 1/4 l lauwarmem Wasser einweichen. Die Zwiebeln fein würfeln. Den Buchweizen in einem Sieb abspülen und abtropfen lassen.

3. Die Zwiebeln in der Butter glasig dünsten. Buchweizen unterrühren. Nach und nach Steinpilze mit Einweichwasser dazugießen. Zugedeckt 15 Minuten bei milder Hitze ausquellen lassen, salzen.

4. Die Frühlingszwiebeln waschen, putzen und schräg in dünne Scheiben schneiden. Die Gurke würfeln. Beides unter die Grütze mischen und kurz durchziehen lassen.

5. Die rote Bete aus der Folie nehmen und schälen. Die Grütze auf Teller verteilen. Die rote Bete vierteln, salzen und auf die Grütze setzen. Mit der sauren Sahne begießen und mit Dill bestreuen.

Zubereitungszeit: 1 1/4 Stunden
Pro Portion
10 g E, 19 g F, 48 g KH = 1691 kJ

405 Kalorien

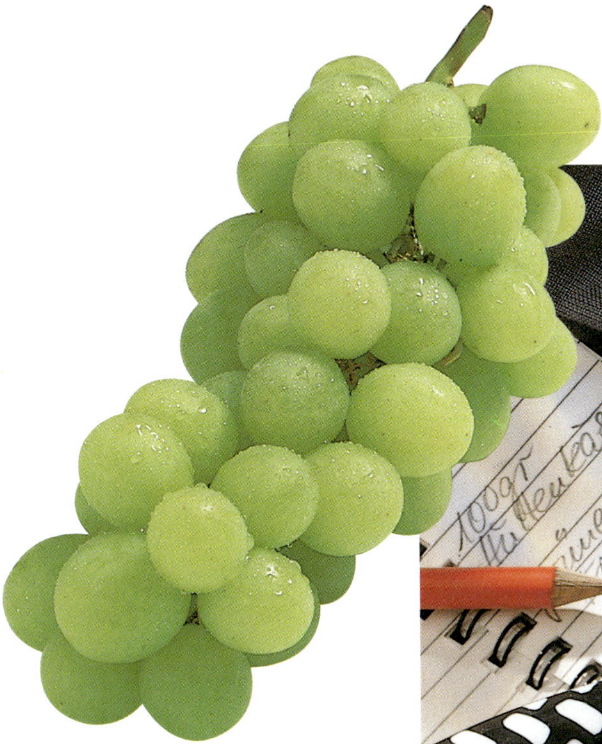

Vollkornbrot mit Schafskäsecreme

Für 2 Portionen:
40 g Radicchio
2 Scheiben Vollkornbrot
50 g Schafskäse
2 El Mineralwasser
100 g Hüttenkäse
100 g grüne Weintrauben
20 g Oliven mit Stein
(grün oder schwarz)
1 kleine rote Zwiebel

1. Den Radicchio auseinanderpflücken, waschen und trockenschleudern. Die Salatblätter auf den Brotscheiben verteilen.

2. Den Schafskäse fein würfeln, dann hacken. Den Käse mit Mineralwasser geschmeidig rühren. Den Hüttenkäse unter den Schafskäse rühren. Die Käsecreme auf die Radicchioblätter verteilen.

3. Die Weintrauben waschen, halbieren und entkernen. Das Olivenfleisch vom Stein schneiden. Die Zwiebel pellen und in Ringe schneiden.

4. Die Vollkornbrote mit Trauben, Oliven und Zwiebelringen belegen.

Zubereitungszeit: 15 Minuten
Pro Portion
15 g E, 12 g F, 33 g KH = 1279 kJ

306 Kalorien

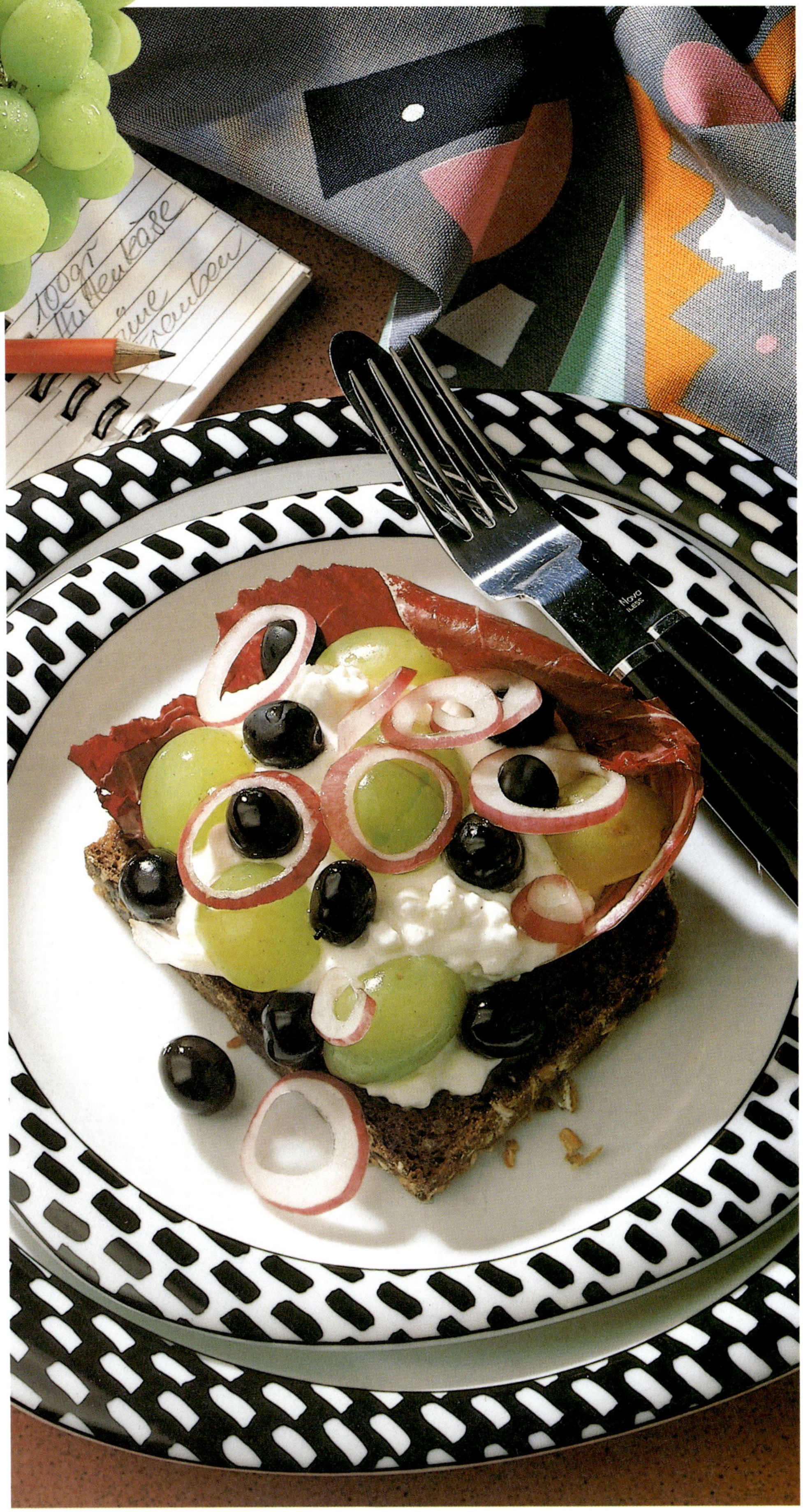

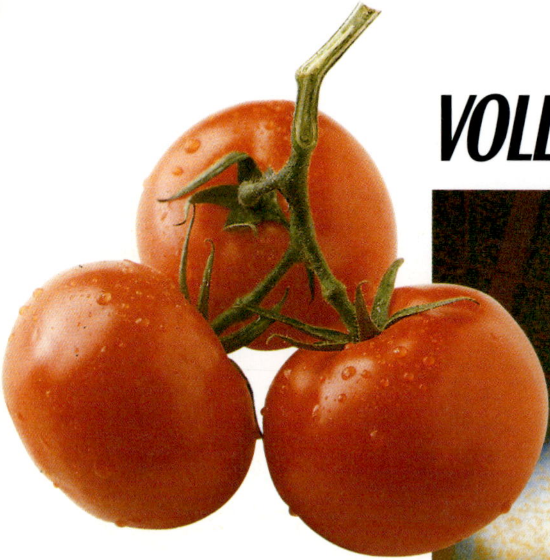

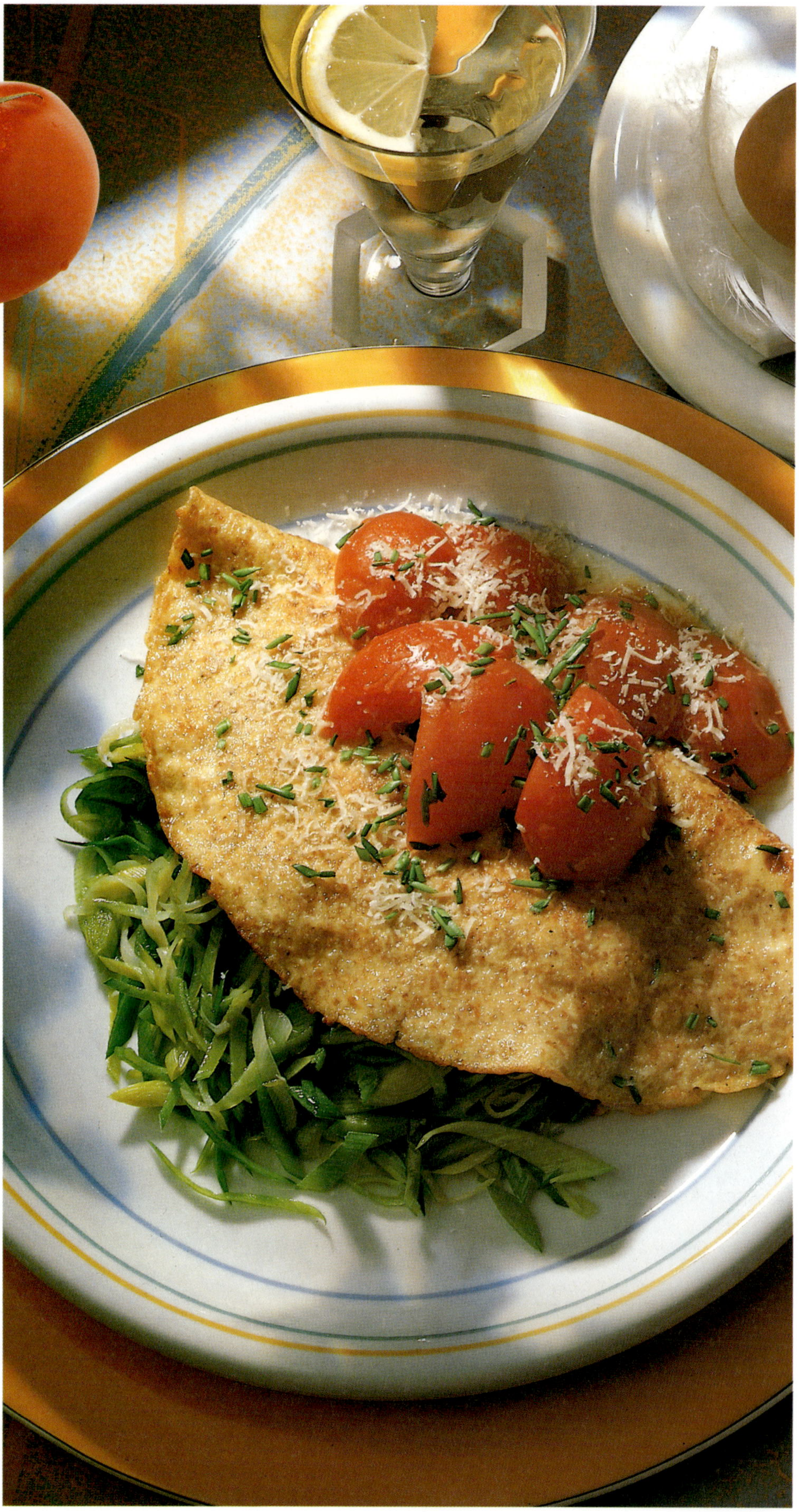

Parmesan-Omelett mit Porree und Tomaten

Für 2 Portionen:
40 g feiner Weizenschrot
1/8 l Vorzugsmilch
Vollmeersalz
Zucker
500 g Porree
1 El kaltgepreßtes Öl
300 g Tomaten
Pfeffer (a. d. Mühle)
1 Ei
30 g Parmesan
(frisch gerieben)
1 El Schnittlauchröllchen

1. Den Weizenschrot mit der Milch, 1 Prise Salz und 1 Prise Zucker verrühren. Den Teig ausquellen lassen.

2. Den Porree waschen, putzen und in sehr feine Ringe schneiden. In 1/2 El Öl andünsten, salzen, 4 El Wasser dazugeben. Den Porree zugedeckt 5 Minuten dünsten.

3. Die Tomaten waschen, vierteln und die Stielansätze entfernen. Die Tomatenviertel im eigenen Saft bei milder Hitze zugedeckt 5 Minuten schmelzen. Mit Salz und Pfeffer würzen.

4. Das Ei unter die Weizenschrotmasse schlagen. 2 beschichtete Pfannen mit dem restlichen Öl auspinseln. 2 Pfannkuchen darin backen.

5. Die Pfannkuchen auf Teller geben, mit dem Porree füllen und eine Pfannkuchenhälfte überklappen. Mit den Tomaten garnieren, mit Parmesan und Schnittlauchröllchen bestreuen.

Zubereitungszeit: 30 Minuten
Pro Portion
18 g E, 15 g F, 24 g KH = 1317 kJ

315 Kalorien

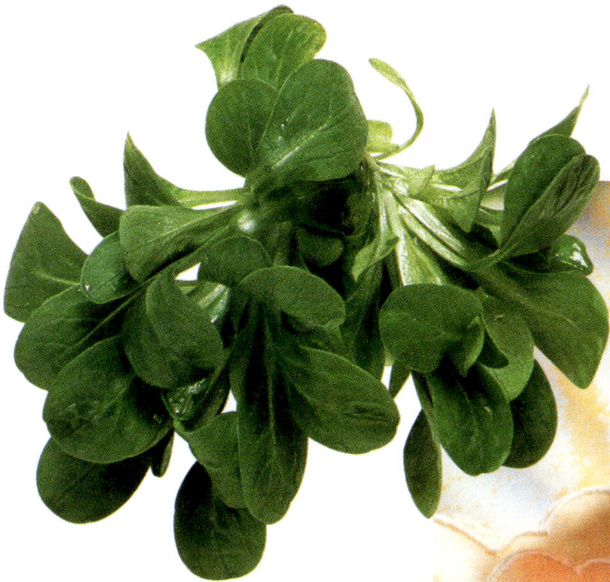

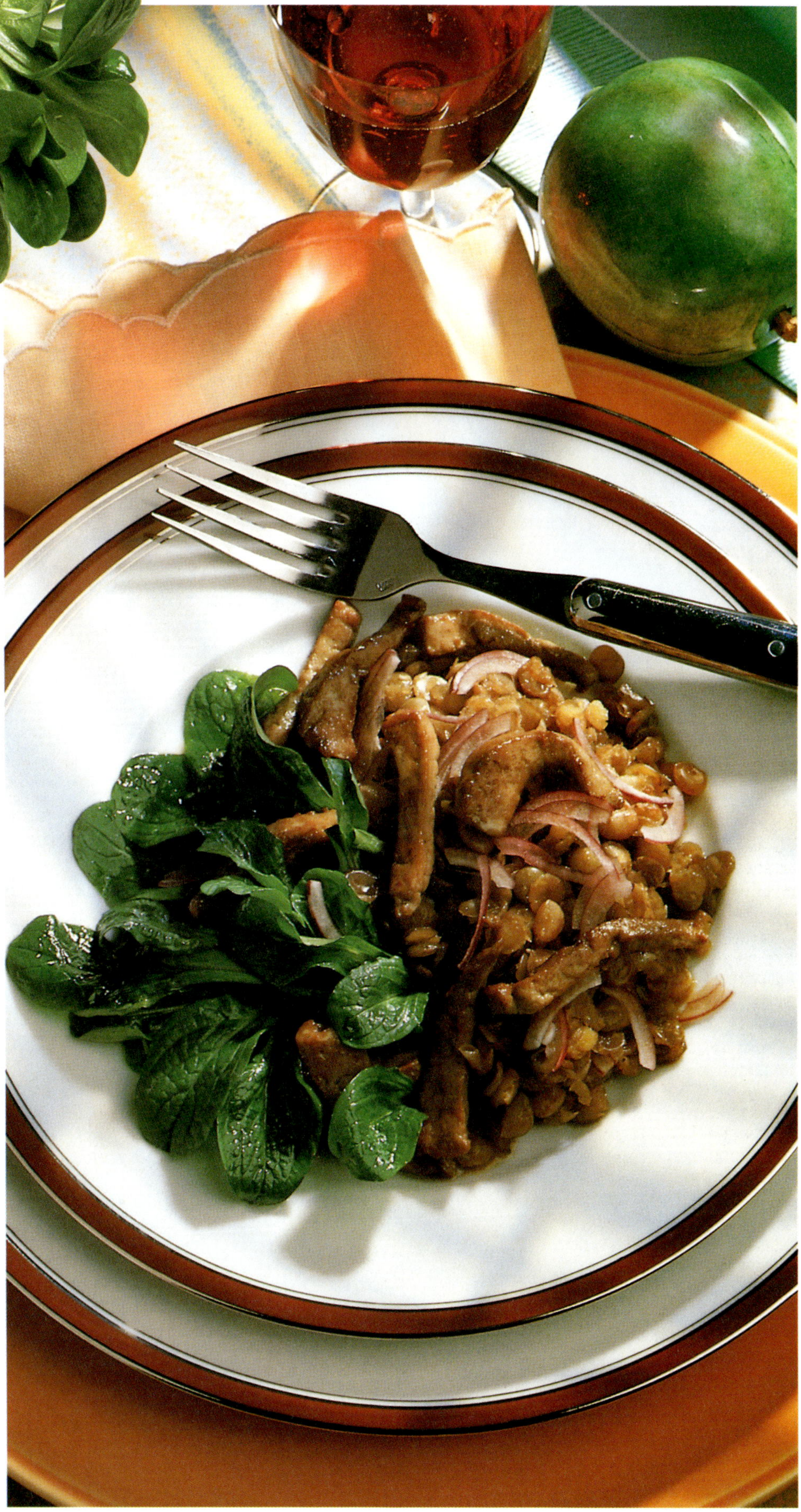

Linsensalat mit Kalbsleber

Für 2 Portionen:
90 g Linsen
1 Tl Gemüsebrühepaste
180 g Kalbsleber
1 rote Zwiebel
50 g Feldsalat
1 1/2 El kaltgepreßtes Öl
1 El Apfeldicksaft
1 El Rotweinessig
3 El Rotwein
Vollmeersalz
schwarzer Pfeffer
(a. d. Mühle)

1. Die Linsen in 1/4 l Wasser 30–40 Minuten bei milder Hitze zugedeckt kochen. Mit der Gemüsebrühepaste würzen und etwas abkühlen lassen.

2. Inzwischen die Kalbsleber in ganz feine Streifen schneiden. Die Zwiebel vierteln und quer in feine Streifen schneiden. Den Feldsalat waschen, putzen, trockenschleudern.

3. Eine beschichtete Pfanne mit 1 Tl Öl auspinseln. Das restliche Öl mit Apfeldicksaft, Essig und Wein verrühren. Den Feldsalat darin wenden, gut über der Schüssel abtropfen lassen und auf Teller verteilen.

4. Mit der restlichen Vinaigrette die Linsen würzen. Linsen auf die Teller geben, mit den Zwiebelstreifen bestreuen.

5. Die Kalbsleber in der heißen Pfanne unter Rühren knapp 1 Minute braten. Mit Salz und Pfeffer würzen. Auf die Linsen geben.

Zubereitungszeit: 50 Minuten
Pro Portion
29 g E, 12 g F, 32 g KH = 1547 kJ

371 Kalorien

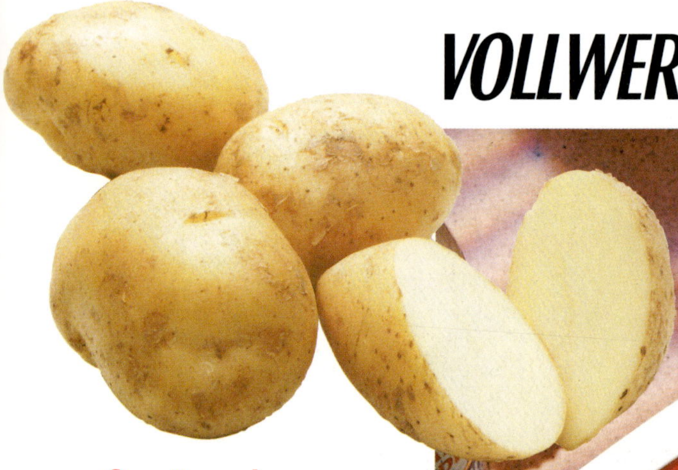

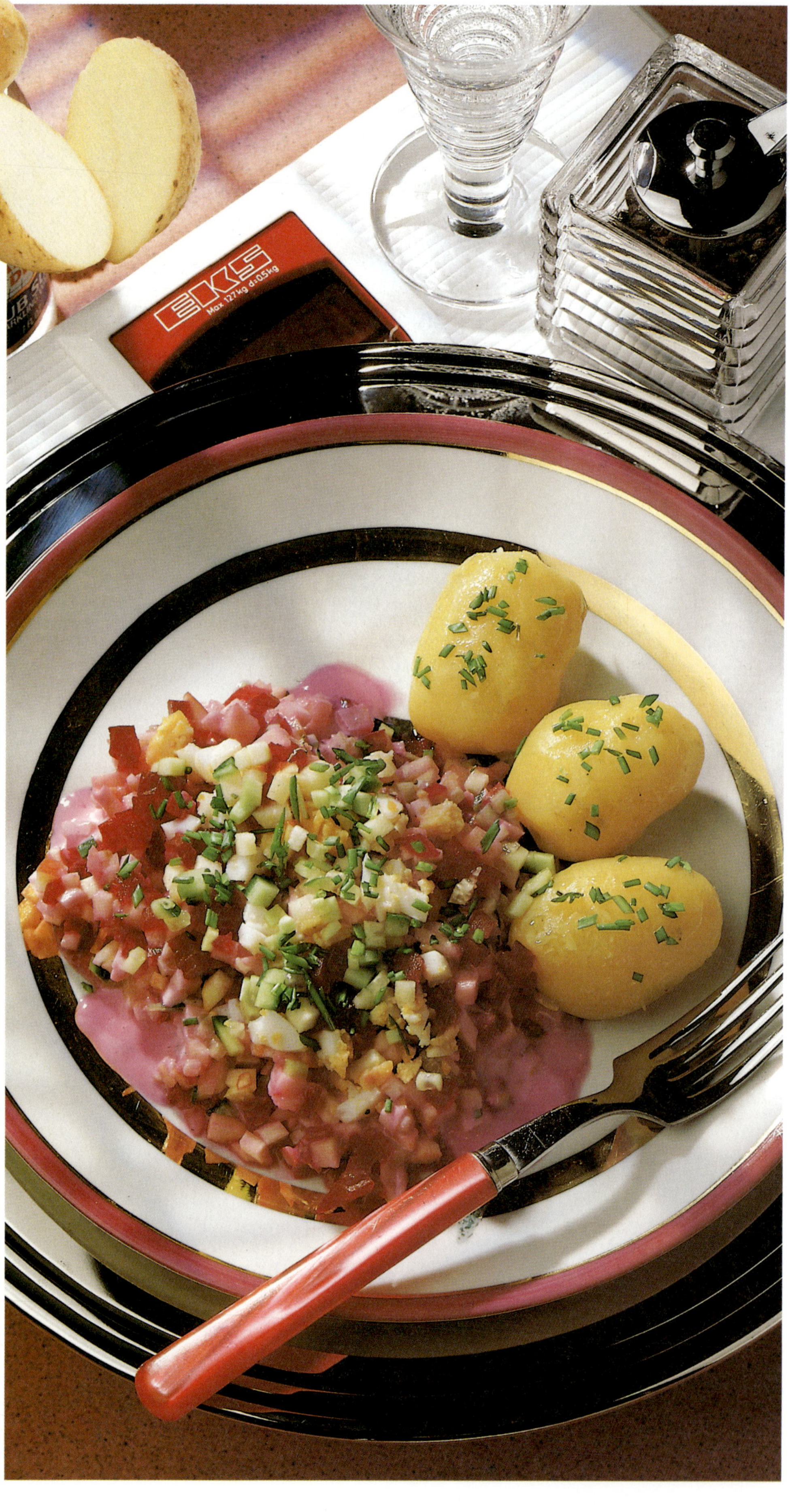

Gemüsesalat mit Pellkartoffeln

Für 2 Portionen:
300 g Kartoffeln
1 Ei
150 g Knollensellerie
1 Apfel
150 g Salatgurke
2 Zwiebeln
150 g rote Bete (a. d. Glas)
150 g Magermilchjoghurt
2 El Rote-Bete-Saft
1 El kaltgepreßtes Öl
Vollmeersalz
Pfeffer (a. d. Mühle)
10 g Butter
1/2 Bund Schnittlauch

1. Die Kartoffeln waschen und als Pellkartoffeln 20 Minuten kochen. Das Ei 8–10 Minuten hart kochen, abschrecken, pellen und mit dem Eierschneider würfeln.

2. Den Sellerie schälen und waschen. Den Apfel und die Salatgurke waschen. Apfel vierteln, das Kerngehäuse entfernen. Apfelviertel fein würfeln. Gurke, Zwiebeln und rote Bete fein würfeln.

3. Den Joghurt mit dem Rote-Bete-Saft und dem Öl verrühren. Herzhaft mit Salz und Pfeffer abschmecken. Den Joghurt mit den Salatzutaten mischen.

4. Die Kartoffeln pellen und in der Butter schwenken. Den Schnittlauch in Röllchen schneiden. Die Pellkartoffeln mit dem Salat auf Tellern anrichten und mit Eiwürfeln und Schnittlauchröllchen bestreuen.

Zubereitungszeit: 40 Minuten
Pro Portion
11 g E, 14 g F, 43 g KH = 1444 kJ

345 Kalorien

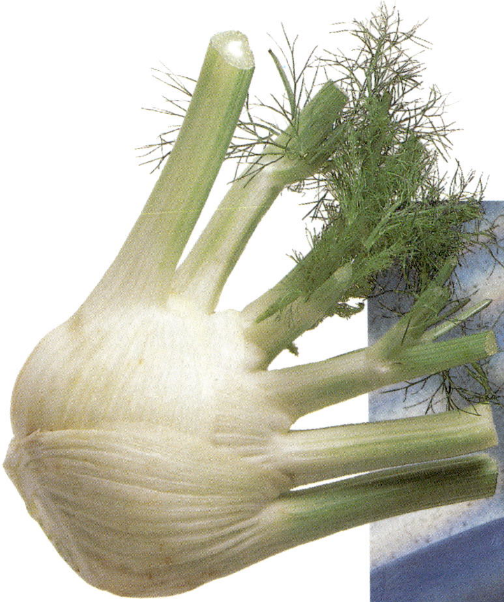

Sauerkraut-Fisch-Topf

Für 2 Portionen:
1 kleine Zwiebel
1 Fenchelknolle
1 rote Paprikaschote
20 g Butter
1 kleine Dose Sauerkraut (EW 285 g)
1/4 l Gemüsebrühe (Instant)
1/8 l Weißwein
1 Lorbeerblatt
Vollmeersalz
Pfeffer (a. d. Mühle)
1/2 Bund glatte Petersilie
200 g Fischfilet (z. B. Rotbarsch)
1 El Zitronensaft

1. Die Zwiebel in feine Längsspalten schneiden. Den Fenchel waschen, putzen und in Streifen schneiden. Die Paprikaschote vierteln, putzen, waschen und in kurze Streifen schneiden.

2. Zwiebel und Fenchel in der Butter andünsten. Paprika und Sauerkraut dazugeben. Brühe und Wein dazugießen. Mit Lorbeer, Salz und Pfeffer würzen. Zugedeckt bei milder Hitze 15 Minuten kochen.

3. Inzwischen die Petersilie waschen, trockenschütteln, von den Stielen zupfen und in Streifen schneiden. Den Fisch würfeln und mit Zitronensaft beträufeln. Mit Salz würzen.

4. Zwei Drittel der Petersilie und den Fisch vorsichtig unter das Sauerkraut heben. Ungefähr 5 Minuten gar ziehen lassen. Mit Salz und Pfeffer nachwürzen.

5. Den Sauerkraut-Fisch-Topf mit der restlichen Petersilie bestreuen.

Zubereitungszeit: 45 Minuten
Pro Portion
25 g E, 18 g F, 15 g KH = 1533 kJ

367 Kalorien

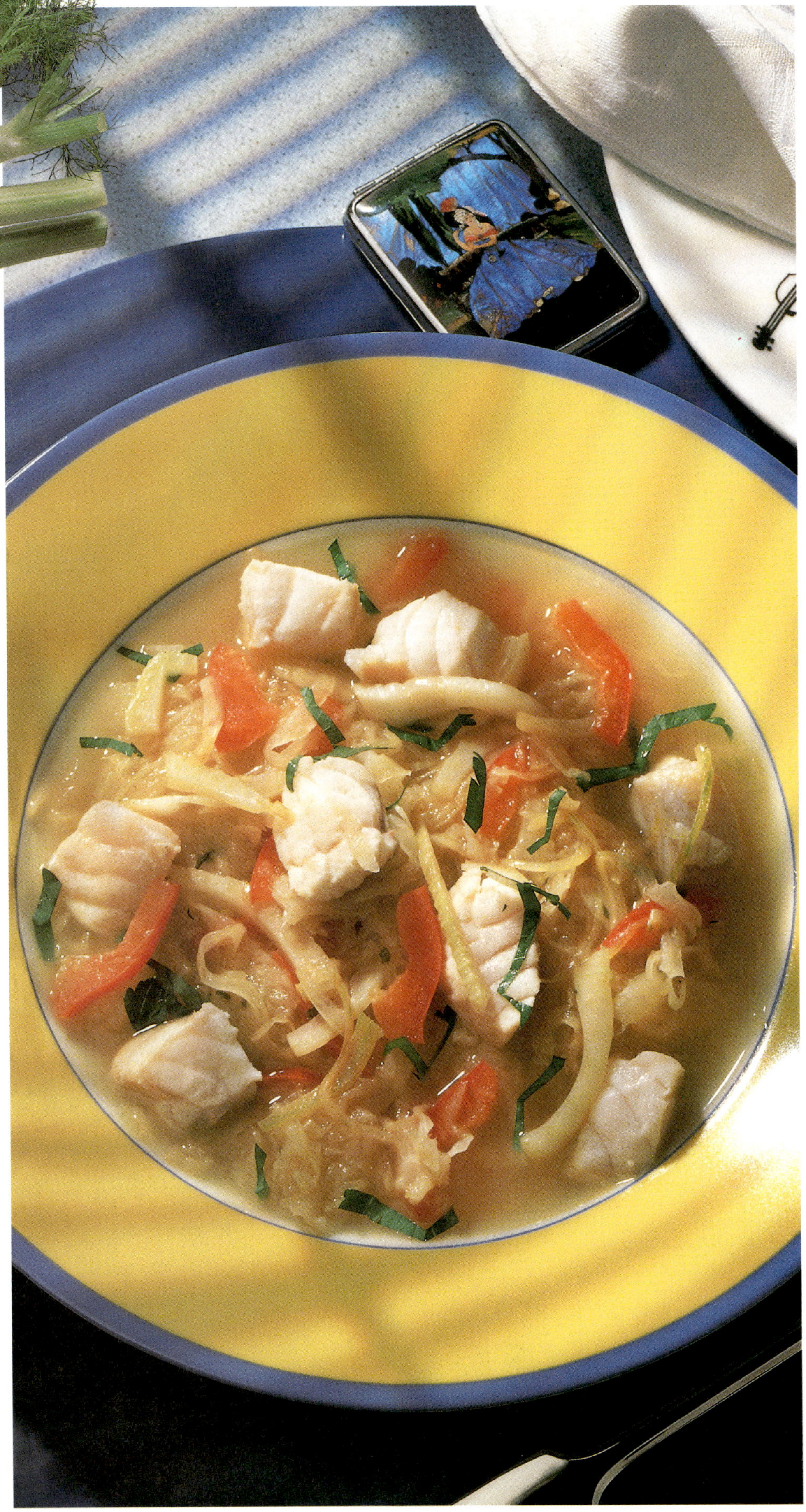

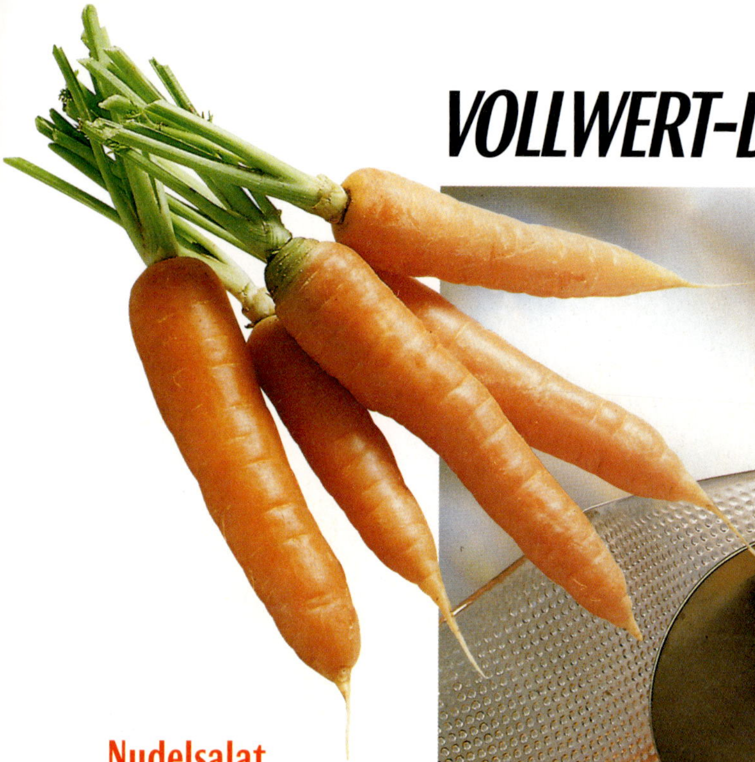

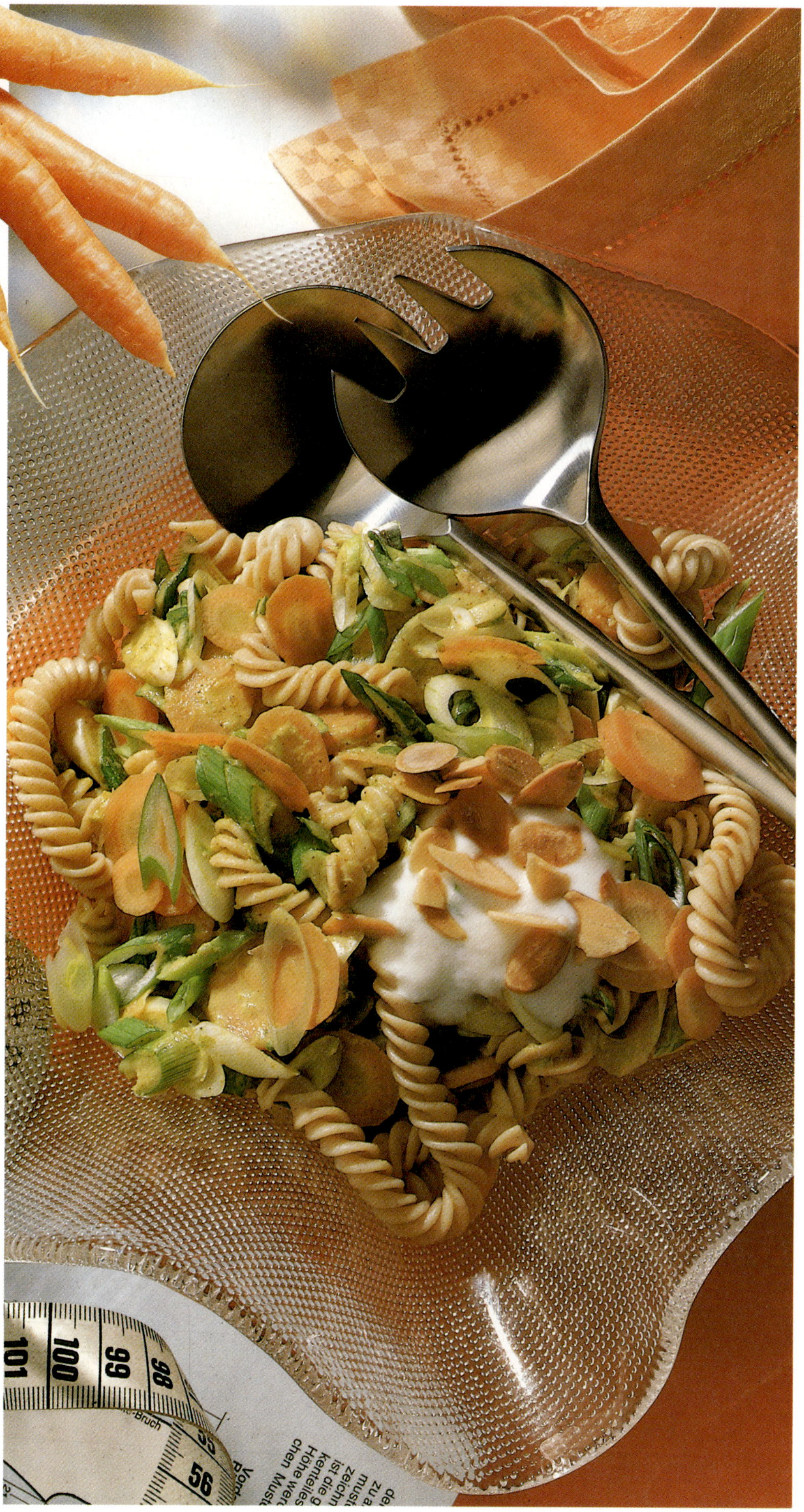

Nudelsalat mit Joghurtsauce

Für 2 Portionen:
100 g kurze Vollkornnudeln
Vollmeersalz
50 g Erbsen (TK)
1 1/2 Tl Currypulver
200 g Magermilchjoghurt
100 g Möhren
200 g Frühlingszwiebeln
1 El kaltgepreßtes Öl
1 Tl Zitronensaft
1 El Mandelblättchen

1. Die Nudeln in Salzwasser nach Packungsanweisung kochen. Die Erbsen zusammen mit dem Curry und 150 g Joghurt in einen Rührbecher zum Auftauen geben.

2. Die Möhren schälen und in hauchdünne Scheiben schneiden, die Frühlingszwiebeln waschen, putzen und schräg in feine Scheiben schneiden. Beides mit den abgetropften Vollkornnudeln mischen.

3. Die Erbsen mit dem Schneidstab des Handrührers pürieren. Das Öl langsam dazugeben. Die Sauce mit Salz und Zitronensaft abschmekken. Mit dem Salat mischen. Kurz durchziehen lassen.

4. Inzwischen die Mandelblättchen in einer Pfanne ohne Fett goldbraun rösten. Den restlichen Joghurt glattrühren. Den Salat auf 2 Teller verteilen. Mit je 1 El Joghurt und den gerösteten Mandelblättchen garnieren.

Zubereitungszeit: 35 Minuten
Pro Portion
16 g E, 11 g F, 46 g KH = 1486 kJ

352 Kalorien

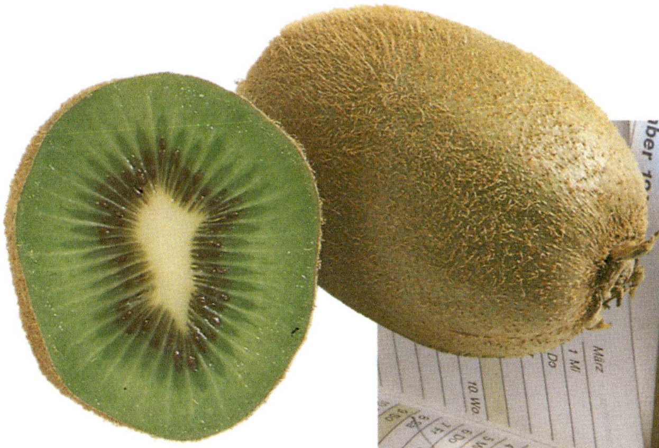

Grünkernmüsli mit Aprikosen und Kiwi

Für 2 Portionen:
70 g Grünkern (ganze Körner)
40 g getrocknete, ungeschwefelte Aprikosen
20 g Sonnenblumenkerne
1 Apfel
1 Kiwi
1/4 l Vorzugsmilch

1. Den Grünkern am Vorabend grob schroten. Die Aprikosen fein würfeln. Den Grünkern und die Aprikosen mischen. 1/8 l Wasser dazugießen, verrühren. Die Mischung über Nacht im Kühlschrank einweichen.

2. Am nächsten Morgen die Sonnenblumenkerne in einer Pfanne ohne Fett rösten.

3. Den Apfel waschen, das Kerngehäuse entfernen. Das Fruchtfleisch grob raspeln. Die Kiwi schälen, das Fruchtfleisch längs vierteln und in Scheiben schneiden.

4. Das Müsli mit Apfel und Kiwi mischen, auf Teller verteilen und mit Sonnenblumenkernen bestreuen. Die Milch extra servieren.

Zubereitungszeit: 15 Minuten
(plus Einweichzeit für die Müslimischung)
Pro Portion
13 g E, 11 g F, 56 g KH = 1602 kJ

384 Kalorien

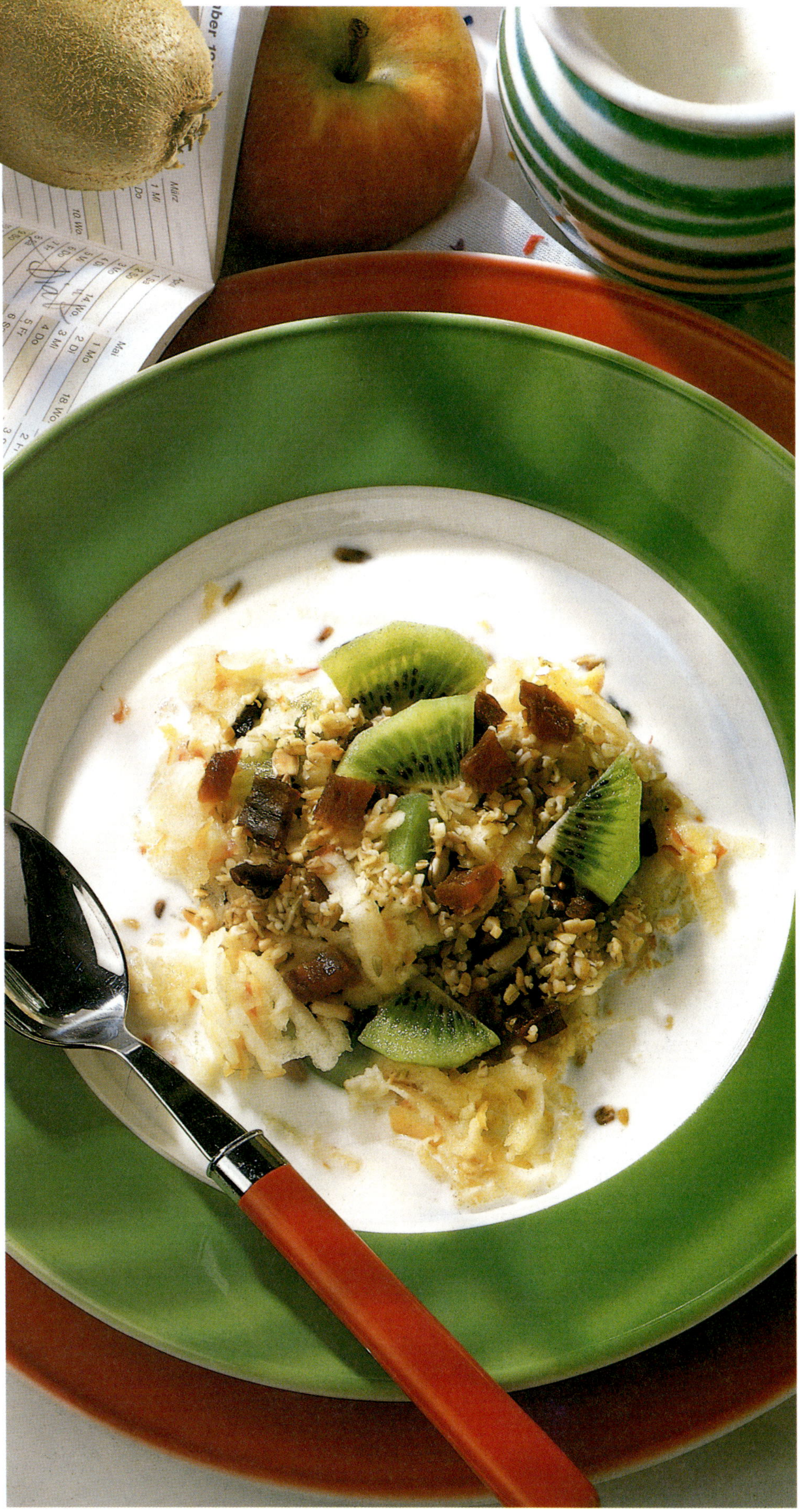

Schlank mit Genuß

ASIEN-DIÄT

Die asiatische Küche liegt im Trend: Ihre Spezialitäten sind ungewöhnlich im Geschmack und von Haus aus kalorien- und fettarm. Der Effekt: Sie wiegen nach dieser exotischen Woche nicht nur 2 Kilo weniger, sondern wissen auch, wie man mit Zitronengras, Ingwer und Koriander umgeht

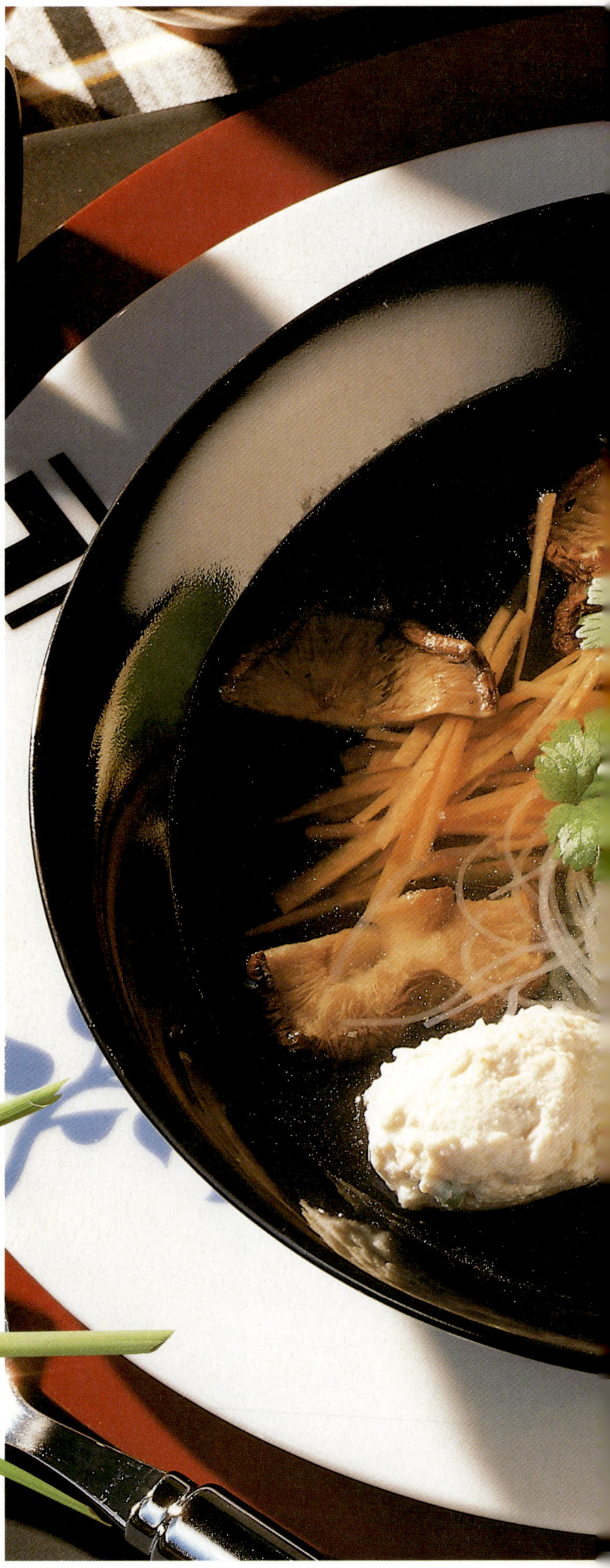

Lust auf Diät

Hühnerbouillon mit Tofuklößchen, Garnelenbällchen mit Topinambur und gedämpftes Kabeljaufilet mit Chinakohl sind Schlankmacher, die schonend gegart werden – und nach mehr schmecken.
Die Basis der meisten asiatischen Gerichte ist Gemüse, verfeinert mit magerem Fisch, Fleisch und intensiven Gewürzen. Zitronengras, Koriander, Kreuzkümmel und Ingwer sind typisch für die thailändische, indische, indonesische und japanische Küche. Sie verleihen den Spezialitäten nicht nur ihren charakteristischen Geschmack, sie regen auch den Stoffwechsel und die Verdauung an.
Alle exotischen Zutaten für diese Diät erhalten Sie in Asienläden, in gut sortierten Lebensmittelgeschäften oder in Kaufhäusern.

- Essen Sie pro Tag **2 Gerichte** Ihrer Wahl. Falls Sie die Diät alleine machen, kochen Sie mittags 2 Portionen von einem Gericht. Abends machen Sie die restliche Portion nur noch heiß.
- Zum **Frühstück** wählen Sie ein Müsli oder belegtes Brot von den Seiten 18 bis 21.
- Vormittags und nachmittags dürfen Sie sich **2 Zwischenmahlzeiten** leisten. Snacks finden Sie auf den Seiten 22 bis 25.
- Mineralwasser, Kaffee und alle Sorten Tee sind als Getränk geeignet. Täglich sollten Sie 2 Liter zu sich nehmen.
- Wenn Sie Lust auf Alkoholisches haben: erlaubt ist täglich 1 Glas Sherry, trockener Weiß- oder Rotwein.

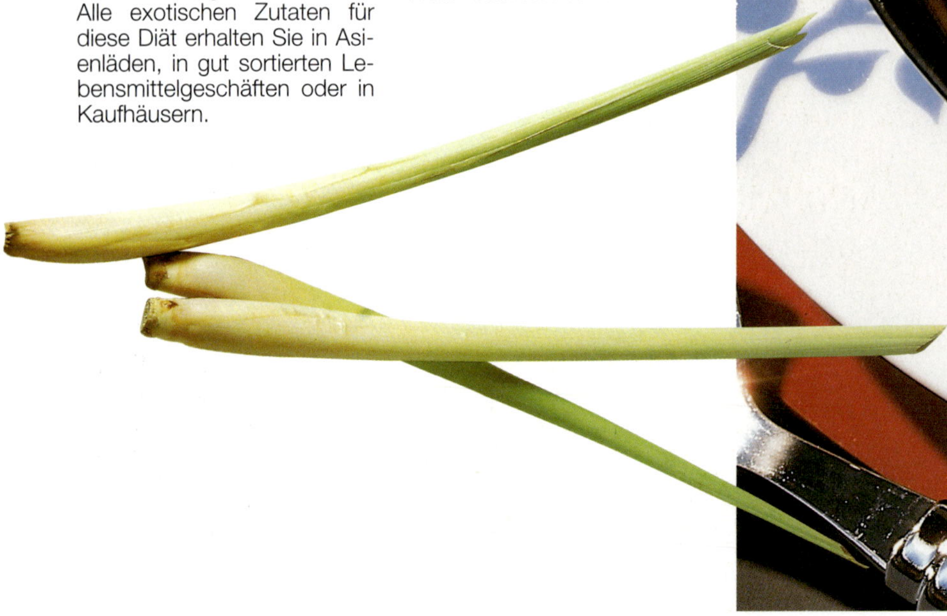

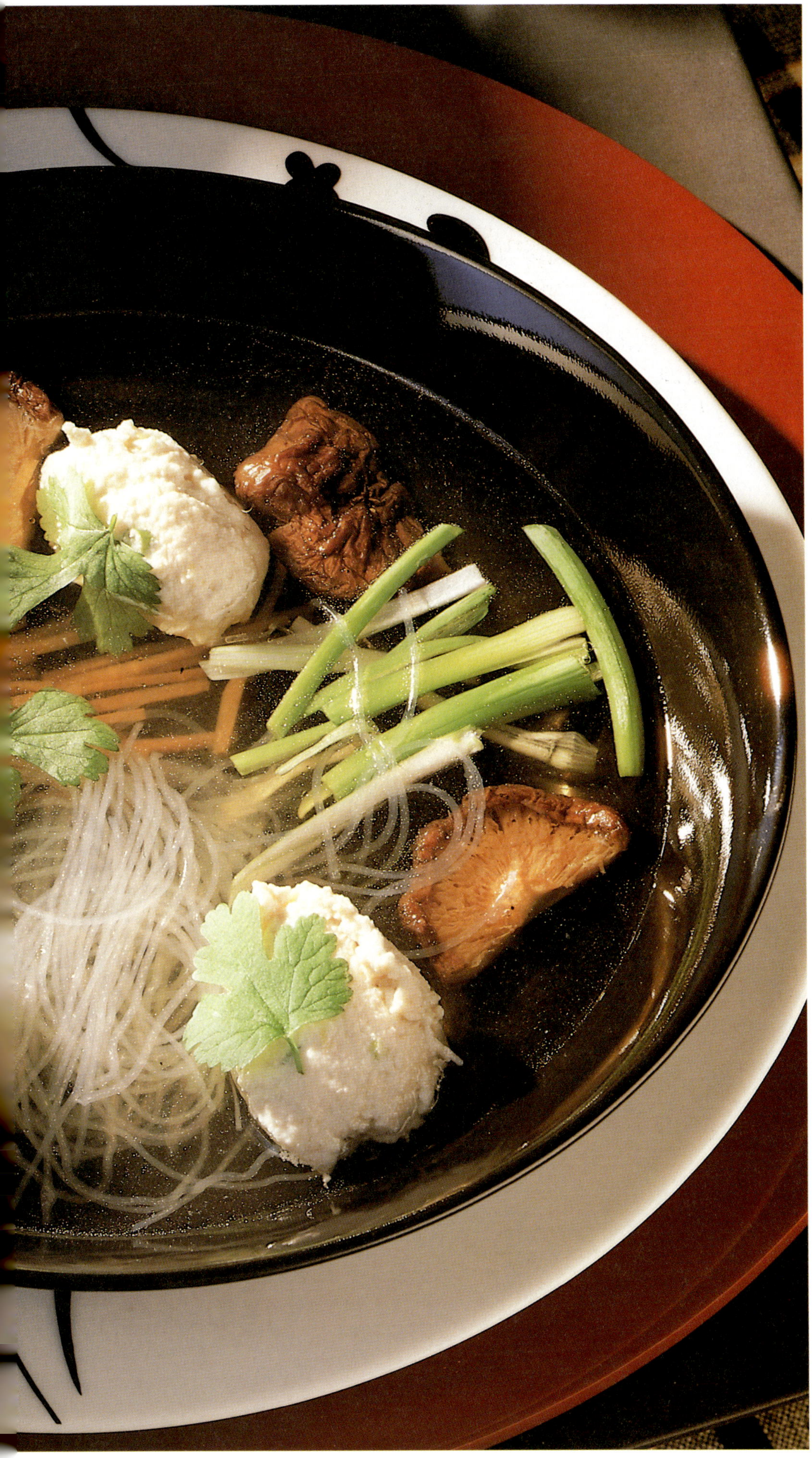

Hühnerbouillon mit Tofuklößchen

Für 2 Portionen:
250 g Hühnerherzen und -mägen
1 Stiel Zitronengras
20 g Ingwerwurzel
1 Knoblauchzehe
2 kleine rote Chilischoten
Salz, 100 g Tofu
100 g Hähnchenbrustfilet
6 Stiele Schnittlauch (in Röllchen)
30 g getrocknete Shiitake-Pilze
50 g Glasnudeln
100 g Möhren
80 g Frühlingszwiebeln
1 El Limettensaft
2 El Sojasauce, 1 El Reiswein (ersatzweise Zitronensaft)
2–3 Stiele frischer Koriander

1. Innereien abspülen, in 1 1/2 l Wasser mit zerschnittenem Zitronengras, ungeschältem Ingwer, ungepelltem Knoblauch, Chilischoten und etwas Salz 45 Minuten bei milder Hitze offen kochen, zwischendurch abschöpfen.

2. Tofu durch ein Sieb streichen. Hähnchenfleisch fein hacken. Mit Tofu und Salz verrühren. 10 g Ingwer (aus der Brühe) schälen, durch eine Knoblauchpresse zu der Masse pressen. Mit Schnittlauch vermischen, kühl stellen.

3. Shiitake-Pilze und Glasnudeln getrennt in heißem Wasser einweichen. Möhren und Frühlingszwiebeln in dünne Streifen schneiden.

4. Hühnerbrühe durch ein feines Sieb geben (mit einem Mulltuch auslegen), entfetten. Harte Stiele der Pilze entfernen. 1/8 l Brühe abnehmen, Pilze darin 10 Minuten zugedeckt bei milder Hitze weich kochen, abtropfen lassen (Brühe auffangen, zur Suppe geben), Pilze halbieren.

5. 1/2 l Salzwasser aufkochen. Mit 2 nassen Teelöffeln 10–12 Klöße von der Tofumasse abstechen und im siedenden Wasser in 2–3 Minuten gar ziehen lassen.

6. Hühnerbrühe erhitzen. Limettensaft, Sojasauce und Reiswein dazugeben, eventuell salzen. Gemüse, Pilze, abgetropfte, zerkleinerte Glasnudeln und Klöße in der Brühe erhitzen. Mit Korianderblättern bestreuen.

Zubereitungszeit: 1 1/2 Stunden
Pro Portion
24 g E, 4 g F, 36 g KH = 1194 kJ

285 Kalorien

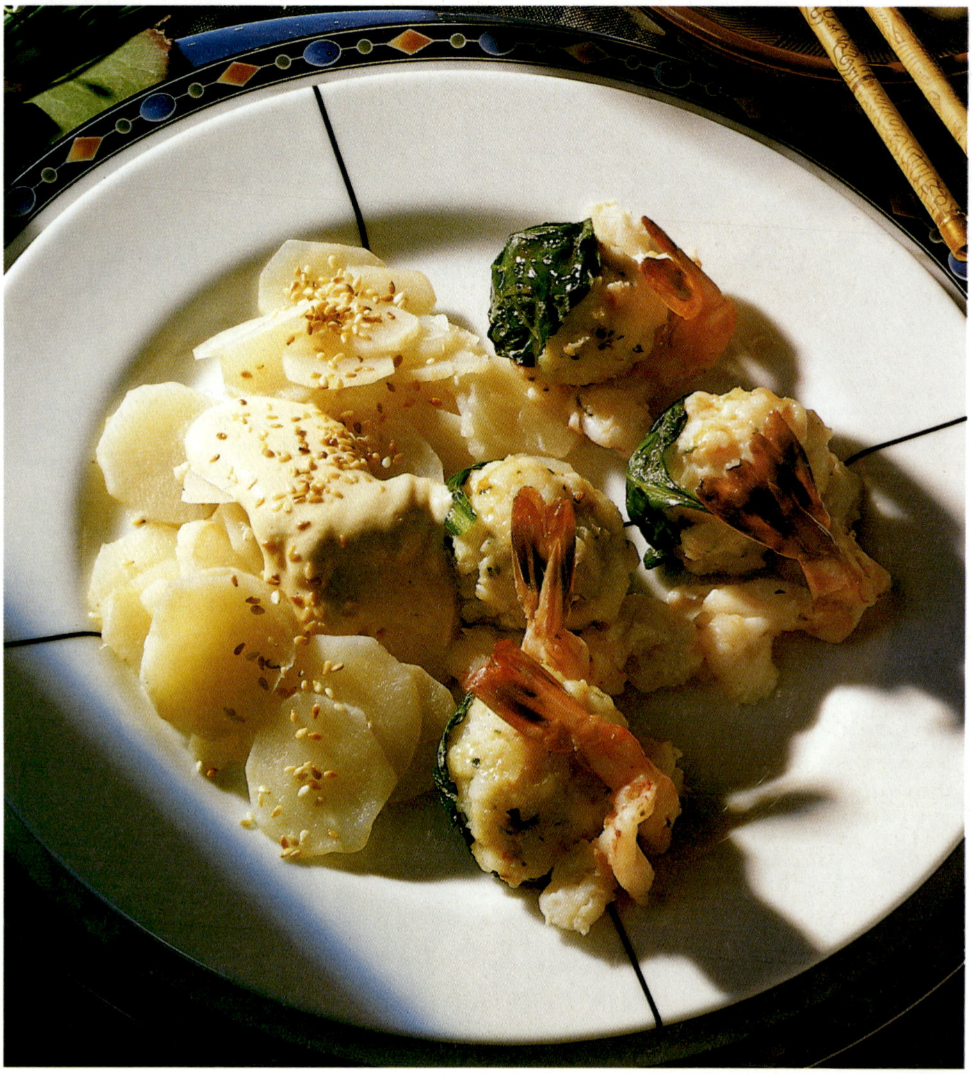

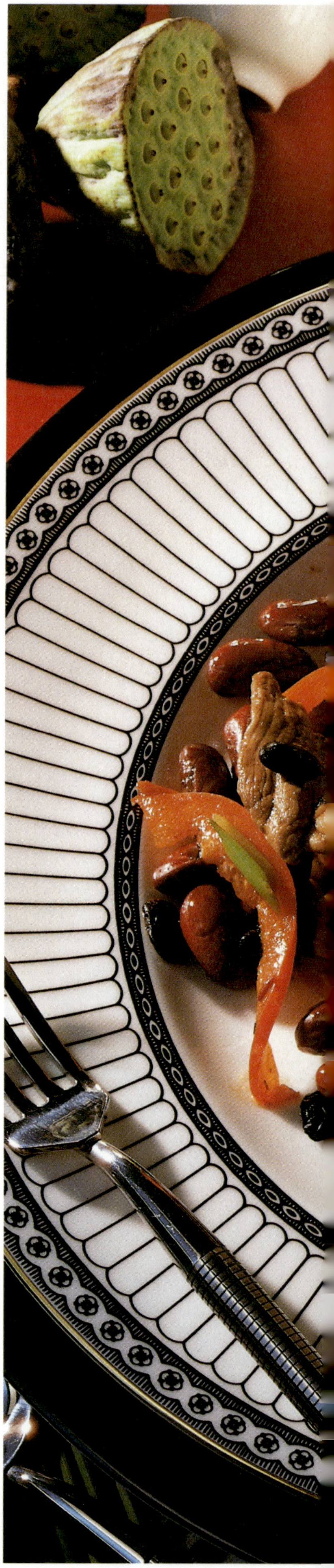

Garnelenbällchen mit Topinambur

Für 2 Portionen:
400 g mittelgroße Garnelen (ca. 15 Stück)
1–2 kleine rote Chilischoten
4–5 Stiele frischer Koriander
Salz
2 El Sojasauce
1/2 Tl dünn abgeriebene Limettenschale
250 g Topinambur (ersatzweise Schwarzwurzeln)
1 Tl geschälte Sesamsaat
50 g Spinatblätter
150 g Magermilchjoghurt
2 Eigelb
10 g weiche Butter

1. Die Köpfe der Garnelen abdrehen. Die Garnelen aus den Schalen brechen, die Därme entfernen. Bei 8 Garnelen die Schwanzsegmente nicht entfernen, Garnelen beiseite legen. Die geschälten Garnelen fein hacken.

2. Die Chilischoten aufschlitzen, entkernen und fein hacken. Die Korianderblätter fein hacken. Das Garnelenfleisch mit Salz, Chili, Koriander, 1 El Sojasauce und Limettenschale verrühren und mit nassen Händen aus der Masse 8 Bällchen formen, kalt stellen.

3. Den Topinambur schälen, in Scheiben schneiden und in kaltes Wasser legen. Den Sesam in einer Pfanne ohne Fett goldbraun rösten, abkühlen lassen.

4. Die 8 restlichen Garnelen der Länge nach so aufschneiden, daß sie nur noch am Schwanz zusammenhalten. Jeweils 1 Garnele auf ein Spinatblatt legen, ein Bällchen darauf geben, die Garnele über das Bällchen klappen.

5. Die Topinamburscheiben im Dämpfeinsatz verteilen und die Garnelenbällchen darauf setzen.

6. Den Joghurt abtropfen lassen. Joghurt, Eigelb und restliche Sojasauce im Wasserbad cremig aufschlagen. Zuletzt die weiche Butter unterschlagen. Die Bällchen 8–10 Minuten im Dampf garen.

7. Garnelenbällchen mit Topinambur, Joghurtsauce und Sesam servieren.

Zubereitungszeit: 1 1/4 Stunden
Pro Portion
29 g E, 14 g F, 9 g KH = 1209 kJ

289 Kalorien

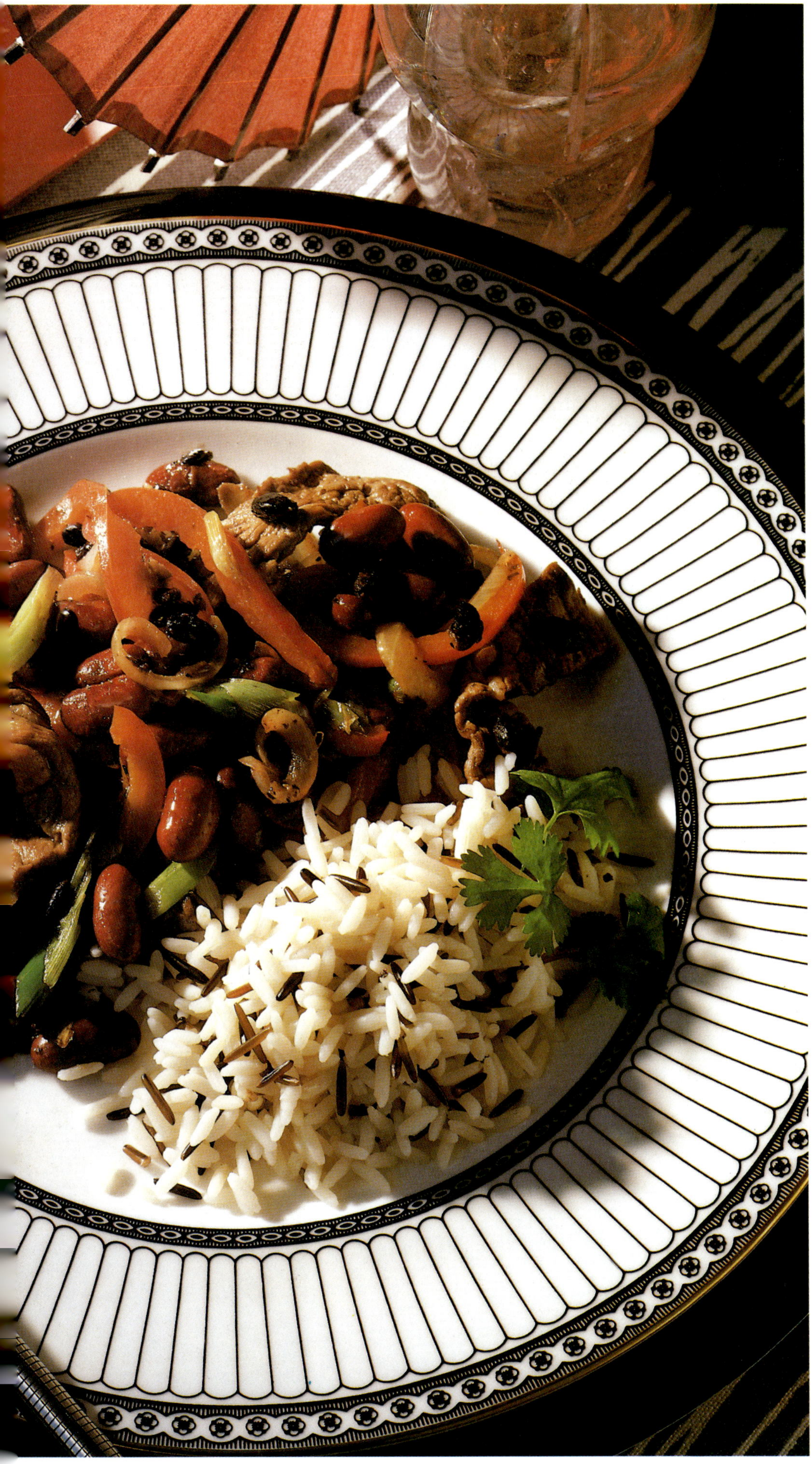

Rinderfilet mit roten und schwarzen Bohnen

Für 2 Portionen:
100 g rote Paprikaschote
2 kleine Knoblauchzehen
2 rote Chilischoten
100 g Frühlingszwiebeln
80 g Wildreismischung
150 g rote Bohnen (a. d. Dose)
30 g schwarze, fermentierte chinesische Bohnen (a. d. Asienladen)
150 g Rinderfilet
2 Tl Öl
1/2 Tl dünn abgeriebene Schale einer unbehandelten Zitrone
4 El Kalbsfond (a. d. Glas)
Salz
3–4 Stiele Koriander

1. Die Paprikaschote putzen, waschen und in dünne Streifen schneiden. Die Knoblauchzehen durchpressen. Die Chilischoten aufschlitzen, entkernen und sehr fein würfeln. Die Frühlingszwiebeln putzen, längs halbieren und in 2–3 cm lange Stücke schneiden.

2. Reismischung nach Packungsanweisung zubereiten.

3. Die roten Bohnen in einem Sieb kalt abspülen. Die schwarzen Bohnen in kaltem Wasser 1–2 Minuten einweichen, in einem Sieb abtropfen lassen. Das Rinderfilet in dünne Streifen schneiden.

4. 1 Tl Öl in einer Pfanne erhitzen. Knoblauch, Zwiebeln, Paprika und Chillies unter Wenden darin 3–4 Minuten anbraten. Rote und schwarze Bohnen und Zitronenschale dazugeben, verrühren und mit Fond auffüllen. Zugedeckt bei milder Hitze 4–5 Minuten kochen lassen.

5. Die Filetstreifen im restlichen Öl in einer zweiten Pfanne unter Wenden ca. 1 Minute braten und unter die Bohnenmischung heben, eventuell salzen.

6. Das Rinderfilet mit Wildreismischung und Koriander servieren.

Zubereitungszeit: 30 Minuten
Pro Portion
29 g E, 8 g F, 59 g KH = 1803 kJ

430 Kalorien

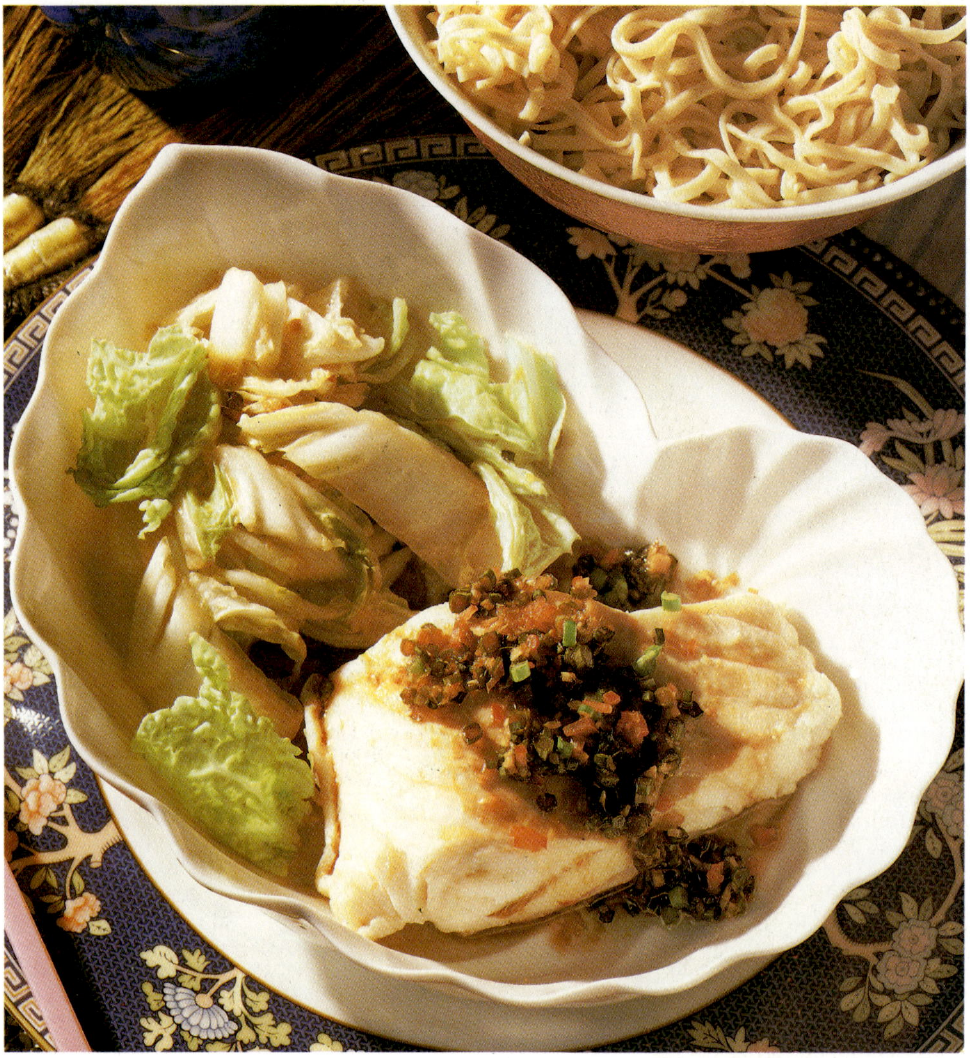

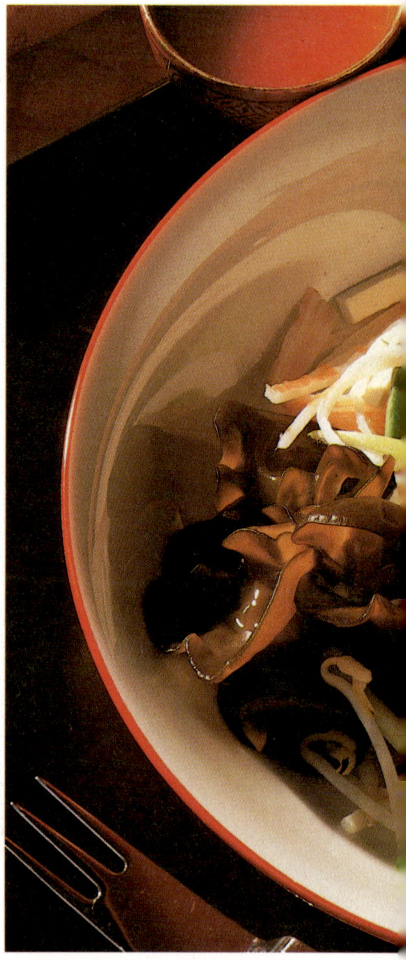

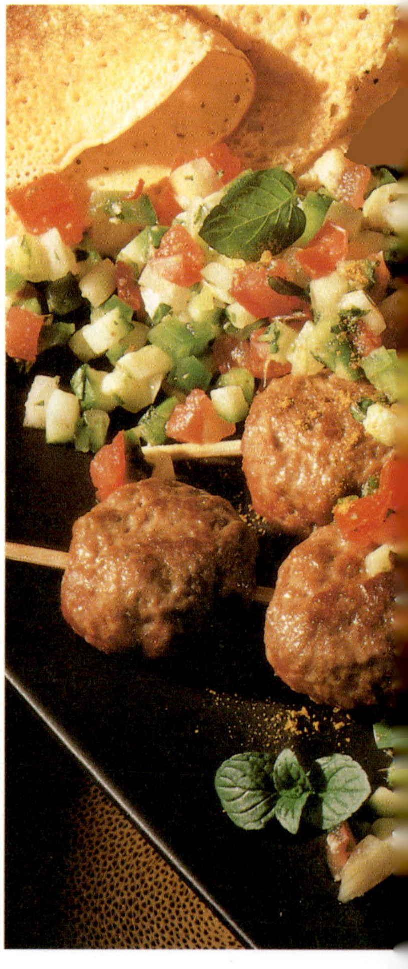

Gedämpftes Kabeljaufilet mit Chinakohl

Für 2 Portionen:
1 Stiel Zitronengras (ersatzweise 1/2 Tl getrocknetes)
20 g Ingwerwurzel
2 kleine rote Chilischoten
1 Knoblauchzehe
1/2 Bund Schnittlauch
2 El Sojasauce
2 El Öl
1 Tl brauner Zucker
2 El Weißweinessig (oder Reisessig)
350 g Chinakohl
300 g Kabeljaufilet
Salz
100 g chinesische Eiernudeln oder Spaghetti

1. Die holzigen Außenteile des Zitronengrases entfernen, die Stange grob zerteilen und beiseite legen. Das Innere fein würfeln. Vom Ingwer 3 Scheiben abschneiden. Den Rest schälen und in eine Schüssel reiben. Die Chilischoten aufschlitzen, entkernen und sehr fein würfeln. Den Knoblauch zum Ingwer pressen.

2. Den Schnittlauch in Röllchen schneiden und dazugeben. Sojasauce, 1 El Öl, Zucker, Zitronengraswürfel, Chillies, Essig und 3 El Wasser unterrühren.

3. Den Chinakohl putzen und in 2 cm breite Scheiben schneiden, die Scheiben grob würfeln.

4. Einen großen flachen Topf mit ca. 1 1/2 l Wasser füllen (ein Wok eignet sich ebenfalls). Die Ingwerscheiben und das restliche Zitronengras ins Wasser geben. Das Kabeljaufilet in 2 Stücke teilen, salzen und in den Dämpfeinsatz legen. Eine Schüssel oder einen Teller umgedreht in den Topf legen. Den Dämpfeinsatz darauf stellen und verschließen. Den Topf zudecken. (Man kann auch einen Metalldurchschlag so in den Topf hängen, daß er nicht mit dem kochenden Wasser in Berührung kommt und der Fisch nur im Dampf gart.) Den Fisch 6–8 Minuten dämpfen. Die Nudeln nach Packungsanweisung kochen.

5. Das restliche Öl in einem schweren Topf sehr heiß werden lassen. Den Kohl darin unter ständigem Rühren 3–4 Minuten mit 2 El Wasser und Salz bißfest dünsten. 2 El Ingwer-Chili-Sauce unter den Kohl mischen.

6. Den Fisch mit der restlichen Sauce begießen.

Zubereitungszeit: 45 Minuten
Pro Portion
36 g E, 12 g F, 41 g KH = 1839 kJ

440 Kalorien

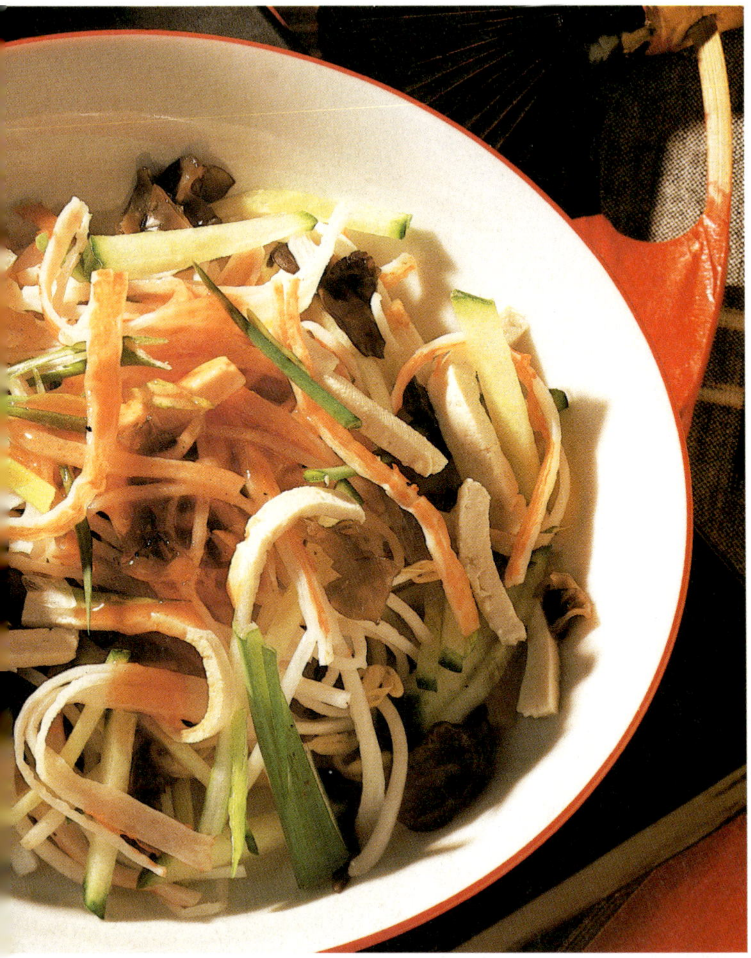

Krebsfleischsalat

Für 2 Portionen:
40 g Mu-Err-Pilze
(chinesische Morcheln,
a. d. Asienladen)
200 g Salatgurke
80 g Frühlingszwiebeln
100 g Mungbohnen-
sprossen
2 El Sojasauce
150 g Tofu
250 g japanisches
Fischcrabmeat
(Stangen aus gepreßtem
Fisch- und Krebsfleisch,
a. d. Fischgeschäft)
100 g süße Chilisauce
6 Scheiben
Sesamknäckebrot

1. Die Mu-Err-Pilze mit 1/4 l heißem Wasser übergießen und 10 Minuten ausquellen lassen. Dann zugedeckt bei milder Hitze 10 Minuten kochen, in einem Sieb abtropfen lassen.

2. Die Gurke und die weißen und hellgrünen Teile der geputzten Frühlingszwiebeln in dünne Streifen schneiden. Die Sprossen verlesen, in einem Sieb mit kochendem Wasser übergießen.

3. Die harten Stielansätze der Pilze entfernen. Die Pilze (bis auf 2–3) in dünne Streifen schneiden und mit der Sojasauce vermengen. Den Tofu in dünne Streifen schneiden. Das Krebsfleisch der Länge nach zerfasern.

4. Alle vorbereiteten Zutaten vorsichtig mit der Chilisauce mischen und 10 Minuten durchziehen lassen. Auf Tellern anrichten und mit den restlichen Pilzen garnieren. Dazu Knäckebrot reichen.

Zubereitungszeit: 45 Minuten
Pro Portion
37 g E, 6 g F, 45 g KH = 1620 kJ

386 Kalorien

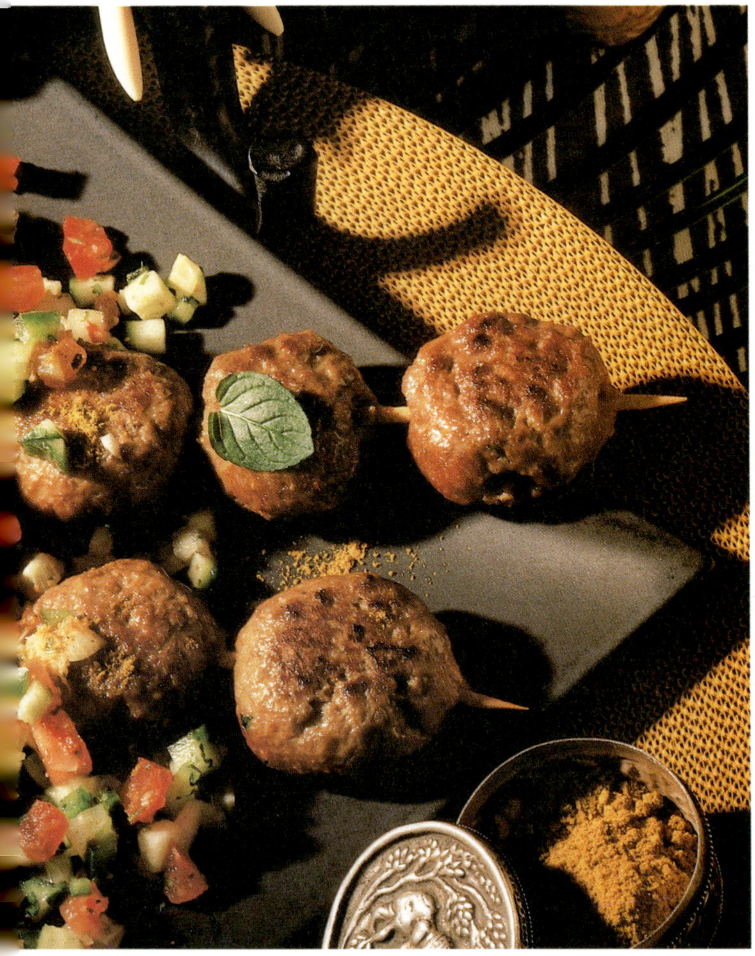

Hackspießchen mit Kichererbsenpfannkuchen

Für 2 Portionen:
90 g Kichererbsenmehl
(a. d. Asienladen)
Salz
gemahlener Kreuzkümmel
100 g grüne Paprikaschote
4 kleine rote Chilischoten
100 g Zwiebeln
150 g Tomaten
150 g Salatgurke
1 Limette
5–10 g Ingwerwurzel
2 Stiele frische Minze
1 Topf frischer Koriander
175 g Beefsteakhack
1 Tl Curry
2 Tl Öl
Außerdem:
2 Holzspieße

1. Kichererbsenmehl, Salz und 1 Msp. Kreuzkümmel mit 180 ml Wasser verrühren, 1 Stunde ausquellen lassen.

2. Die Paprikaschote, entkernte Chilischoten, Zwiebeln, Tomaten und Gurke fein würfeln. Die Limettenschale dünn abreiben. Die Limette auspressen. Den Ingwer schälen und reiben.

3. Die gewürfelten Zutaten mit 1 El Limettensaft, 1 Tl Limettenschale, geriebenem Ingwer, 1/2 Tl Kreuzkümmel und Salz mischen. Die Minze und die Korianderblätter abzupfen, hacken, unter die Gemüsewürfel mischen und zugedeckt 1 Stunde durchziehen lassen.

4. Das Beefsteakhack mit Curry, Salz und 2 El Wasser verkneten. Aus der Masse 8 Bällchen formen, etwas flachdrücken und auf 2 Holzspieße stecken.

5. Eine beschichtete Pfanne mit wenig Öl auspinseln, erhitzen und aus dem Kichererbsenteig 4 Pfannkuchen je 2 Minuten von jeder Seite backen. Die Pfanne jeweils neu einfetten.

6. Im restlichen Öl die Hackspieße von jeder Seite 2 Minuten braten. Mit den Gemüsewürfeln, den Pfannkuchen und der Minze anrichten.

Zubereitungszeit: 1 1/2 Stunden
(plus Zeit zum Ausquellen)
Pro Portion
30 g E, 10 g F, 32 g KH = 1465 kJ

351 Kalorien

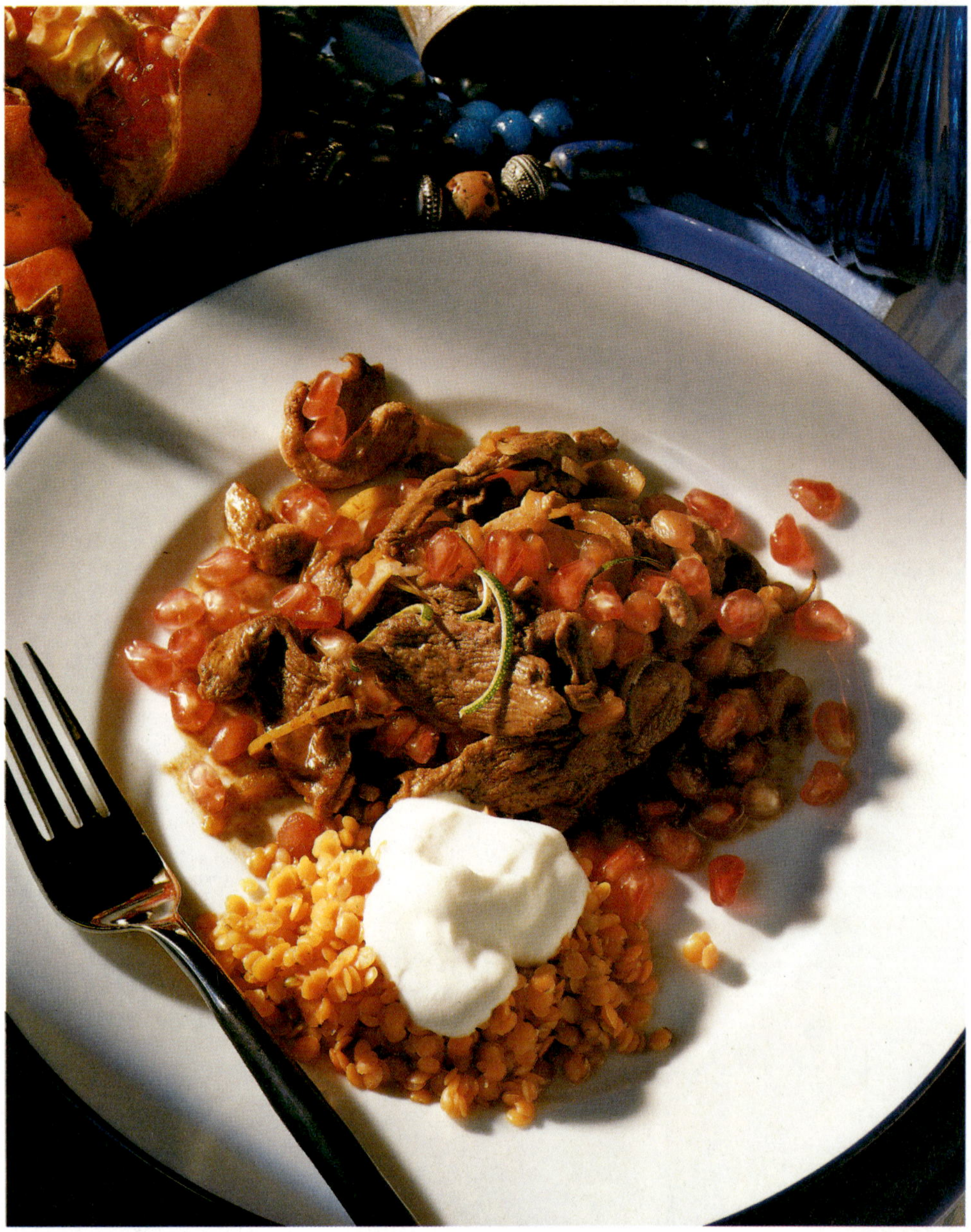

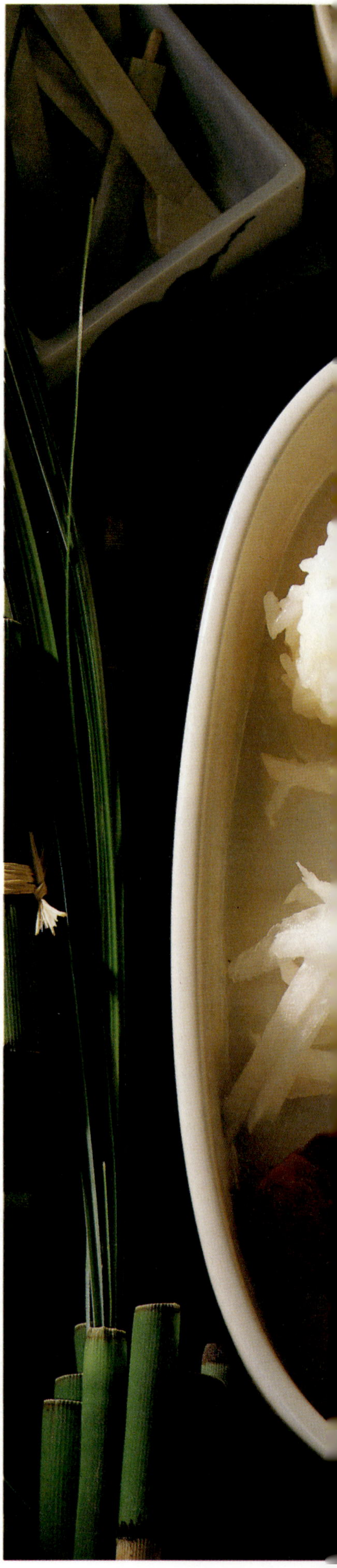

Entenragout mit Granatapfelkernen und roten Linsen

Für 2 Portionen:
100 g rote Linsen
Salz
200 g Entenbrustfilet
1 Zwiebel
1 Limette
1 reifer mittelgroßer Granatapfel
1 El Öl
1 Tl mittelscharfer Senf
Curry
Zimt
150 g Magermilchjoghurt

1. Die Linsen kalt abspülen und mit Salz in 1/4 l Wasser geben, aufkochen, zur Seite stellen und 20–25 Minuten ausquellen lassen.

2. Das Entenbrustfilet häuten. Das Brustfleisch in Streifen schneiden. Die Zwiebel fein hacken. Die Limette dünn schälen, die Schale in feine Streifen schneiden. Den Granatapfel aufbrechen und die Kerne mit einer Gabel herauslösen.

3. Das Öl in einer Pfanne erhitzen. Die Zwiebelwürfel darin unter Wenden glasig dünsten. Senf, 1 Messerspitze Curry, 1 Prise Zimt und Limettenschale unterrühren, mit 2 El Wasser ablöschen und kurz einkochen lassen.

4. Die Entenbruststreifen dazugeben und 2–3 Minuten bei starker Hitze unter Wenden braten. Die Granatapfelkerne unterheben und kurz erhitzen, mit Salz würzen.

5. Die Linsen abtropfen lassen. Das Entenragout und die Linsen auf Tellern anrichten. Den Joghurt auf die Linsen geben.

Zubereitungszeit: 30 Minuten
Pro Portion
27 g E, 17 g F, 33 g KH = 1704 kJ

407 Kalorien

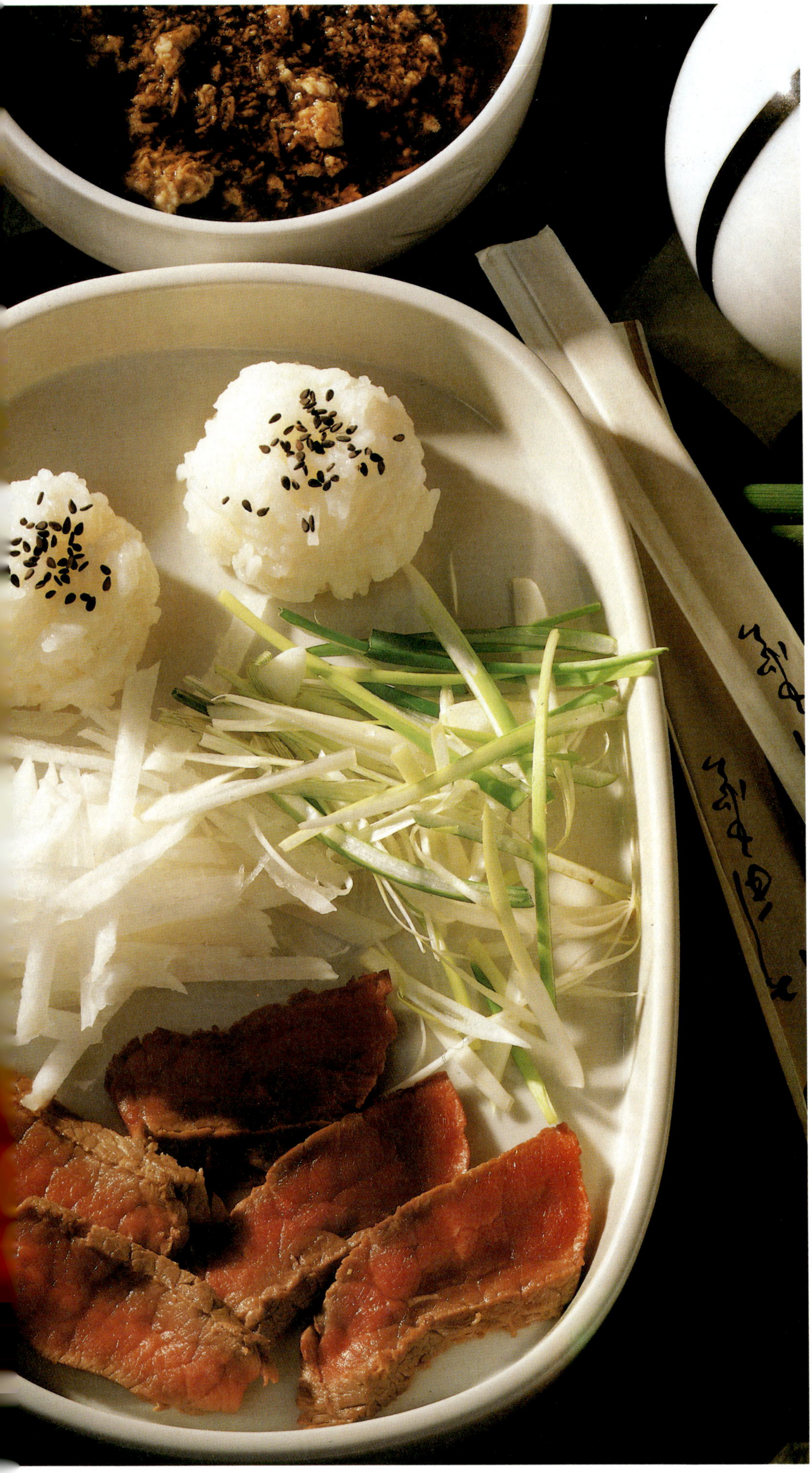

Tataki mit Rettich und Klebreis

Für 2 Portionen:
300 g Beefsteak
1 El Öl
250 g Rettich
100 g Frühlingszwiebeln
20 g Ingwerwurzel
1 Knoblauchzehe
1 El Zitronensaft
1/8 l Sojasauce
80 g Klebreis
Salz
1 Tl schwarze Sesamsaat

1. Das Beefsteak der Länge nach halbieren, im stark erhitzten Öl von allen Seiten kurz anbraten (insgesamt ca. 2 Minuten). Das Fleisch herausnehmen und in Alufolie wickeln.

2. Den Rettich schälen und grob raspeln. Die Frühlingszwiebeln putzen, die weißen und hellgrünen Teile in dünne Streifen schneiden. Den Ingwer schälen und reiben. Die Knoblauchzehe durchpressen. Ingwer, Knoblauch, Zitronensaft und Sojasauce verrühren.

3. Den Reis, 200 ml Wasser und Salz aufkochen. Den Reis umrühren und zugedeckt auf der ausgeschalteten Herdplatte 10 Minuten ausquellen lassen, dabei gelegentlich umrühren.

4. Den Sesam in einer Pfanne ohne Fett unter Wenden bei milder Hitze 5–6 Minuten rösten.

5. Den Reis etwas auskühlen lassen, dann mit nassen Händen daraus 6 Bällchen formen. Das Fleisch schräg in Scheiben schneiden und mit Rettich, Frühlingszwiebeln und Reisbällchen anrichten. Sesam über die Reisbällchen streuen. Die Sauce getrennt dazu servieren. Das Fleisch in die Sauce tauchen.

Zubereitungszeit: 45 Minuten
Pro Portion
36 g E, 13 g F, 39 g KH = 1827 kJ

437 Kalorien

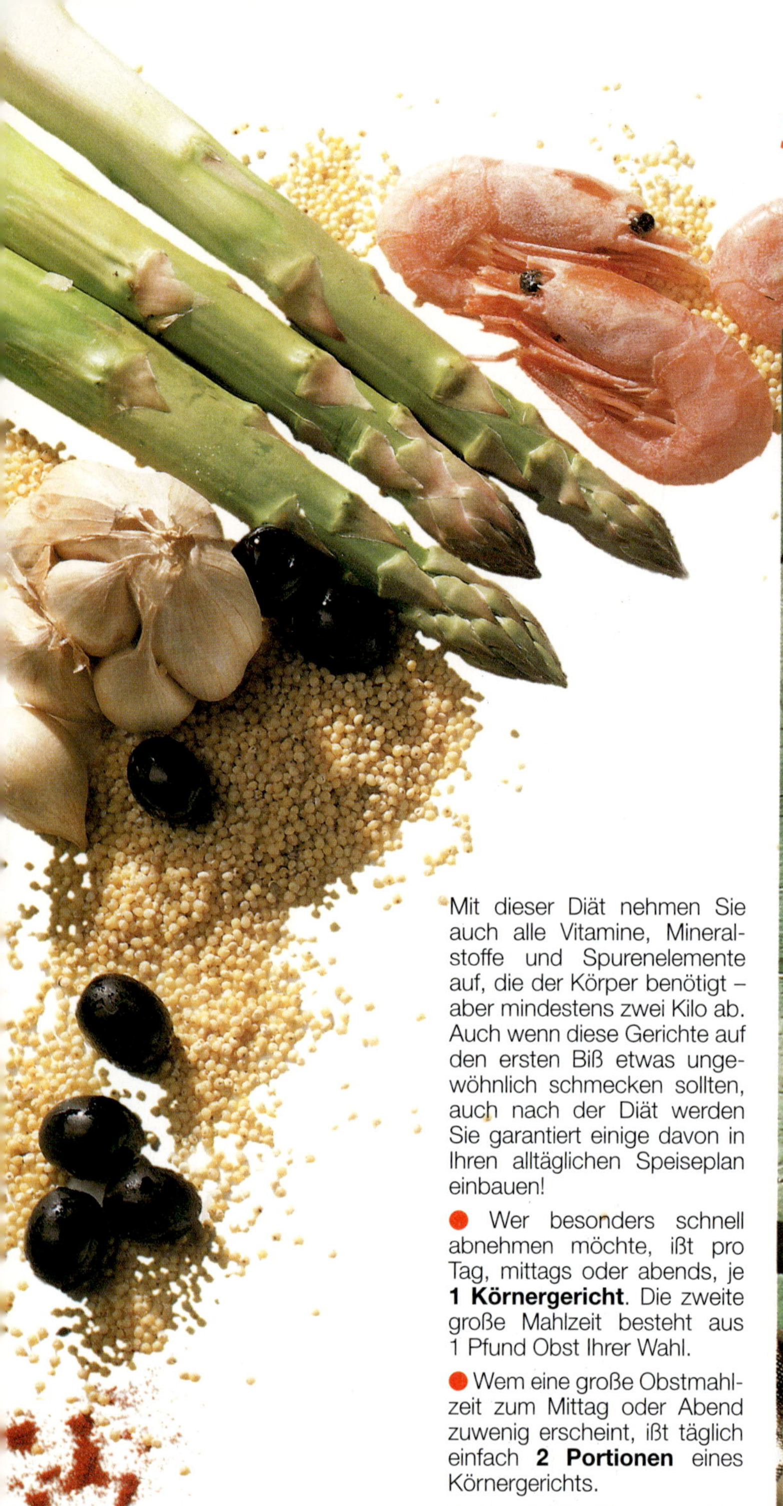

Schlank mit Genuß

KÖRNER-DIÄT

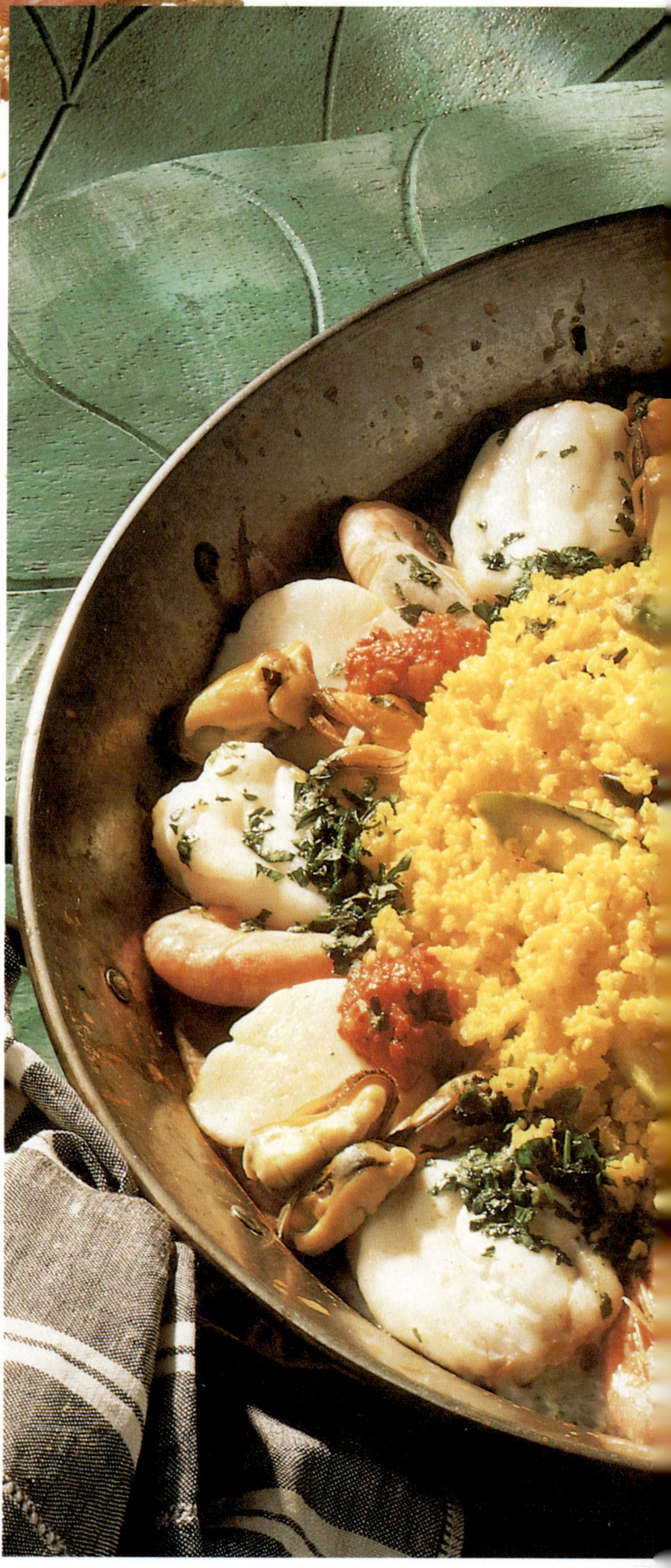

Ganz einfach: Abnehmen mit sieben Körnern

Mit Grünkern, Graupen und Buchweizen fällt das Abnehmen leicht. Denn alle Körner bestehen vorwiegend aus Kohlenhydraten und Ballaststoffen, die am wichtigsten sind für eine Diät und für eine gesunde Ernährung generell. Kohlenhydrate bringen nämlich den Stoffwechsel auf Trab und Ballaststoffe die Verdauung. Außerdem machen diese Körnergerichte lange satt, weil sie zusätzlich mit viel Gemüse zubereitet werden.

Mit dieser Diät nehmen Sie auch alle Vitamine, Mineralstoffe und Spurenelemente auf, die der Körper benötigt – aber mindestens zwei Kilo ab. Auch wenn diese Gerichte auf den ersten Biß etwas ungewöhnlich schmecken sollten, auch nach der Diät werden Sie garantiert einige davon in Ihren alltäglichen Speiseplan einbauen!

- Wer besonders schnell abnehmen möchte, ißt pro Tag, mittags oder abends, je **1 Körnergericht**. Die zweite große Mahlzeit besteht aus 1 Pfund Obst Ihrer Wahl.
- Wem eine große Obstmahlzeit zum Mittag oder Abend zuwenig erscheint, ißt täglich einfach **2 Portionen** eines Körnergerichts.
- Damit Sie fit in den Tag starten, suchen Sie sich ein **Frühstück** auf den Seiten 18 bis 21 aus.
- Zwischendurch dürfen Sie **2 Snacks** essen. Vorschläge finden Sie auf den Seiten 22 bis 25.
- Besonders wichtig auch bei dieser Diät: Trinken Sie mindestens 2 Liter, am besten noch mehr, damit Ihnen dieses ballaststoffreiche Essen auch bekommt. Geeignet sind Mineralwasser, Kräuter- und Früchtetee, schwarzer Tee und Kaffee.
- Abends können Sie zwischen 1/4 l trockenem Weiß- oder Rotwein wählen.

Sie möchten gern wissen, wie Quinoa, Bulgur und Hirse schmecken? Hier finden Sie raffinierte Gerichte mit sieben verschiedenen Körnern. Und schlank machen sie auch noch!

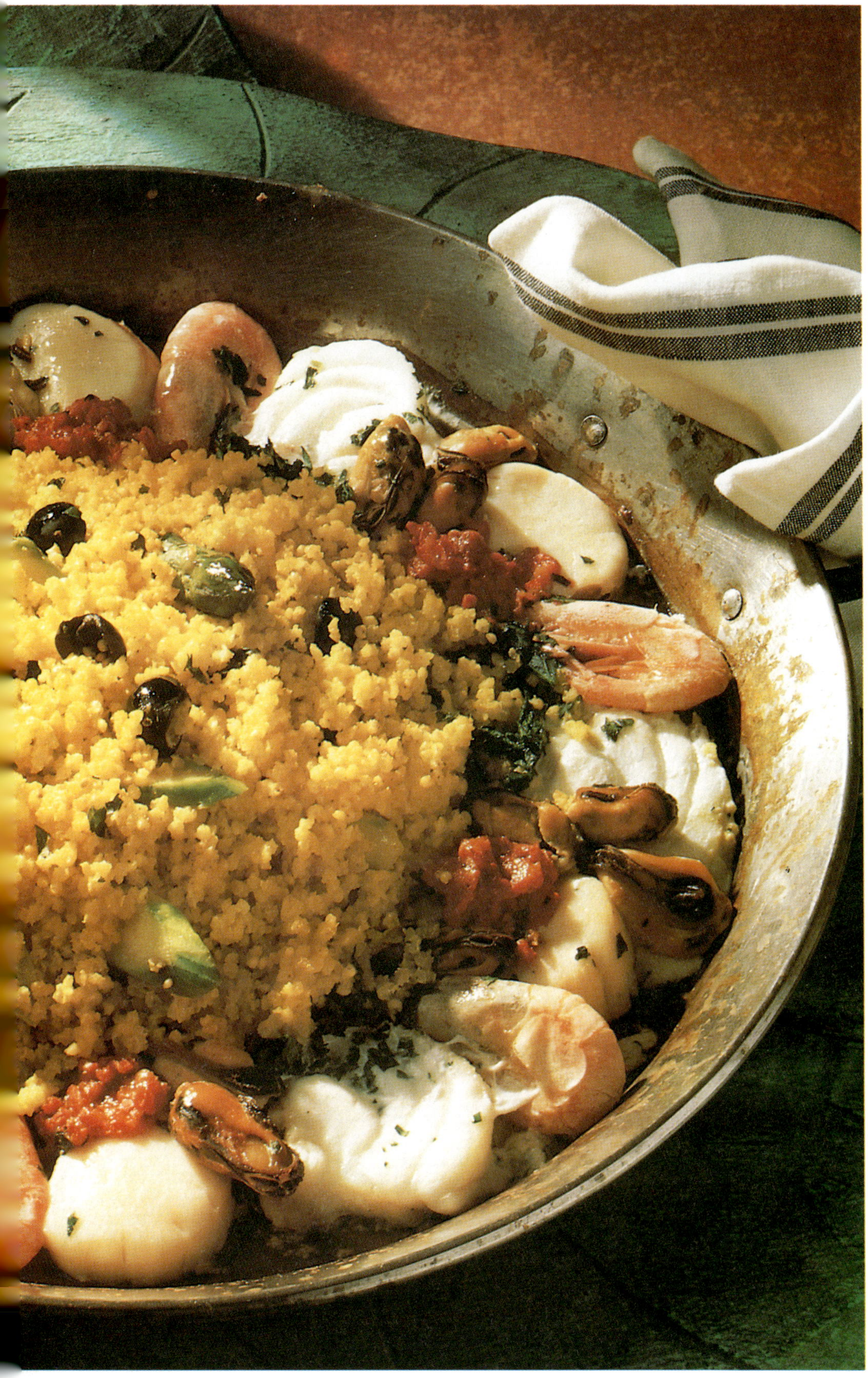

Safranhirse mit Meeresfrüchten

Für 2 Portionen:
80 g Hirse
250 ml Gemüsebrühe
2 Tütchen Safran (à 0,125 g)
200 g grüner Spargel, Salz
20 g schwarze Oliven
6 Garnelen (in der Schale)
100 g Miesmuscheln (TK)
3 Jakobsmuscheln (100 g)
100 g Seeteufelfilet
Pfeffer (a. d. Mühle)
2 El Olivenöl
100 g Tomaten
1 Bund Basilikum

1. Hirse in die Brühe geben, mit Safran würzen, aufkochen, bei milder Hitze 20 Minuten ausquellen lassen.

2. Spargel waschen, unteres Drittel schälen. Stangen diagonal in ca. 1/2 cm dicke Scheiben schneiden. Spargelköpfe ganz lassen. Spargel 1 Minute in Salzwasser blanchieren. Oliven entsteinen.

3. Spargel, bis auf die Spargelköpfe, in eine feuerfeste Form geben. Hirse darüber geben. Oliven und Spargelköpfe darauf verteilen.

4. Garnelen, Muscheln und Fisch im Kranz an den Rand legen. Mit Salz und Pfeffer bestreuen, mit Öl beträufeln. Im vorgeheizten Backofen bei 225 Grad (Gas 4, Umluft 225 Grad) auf der 2. Einschubleiste von unten 15 Minuten garen.

5. Tomaten kreuzweise einritzen, in siedendes Wasser geben, herausnehmen, abschrecken, häuten, vierteln, entkernen. Fruchtfleisch würfeln. Basilikum abzupfen, in feine Streifen schneiden. Hirse mit Tomaten und Basilikum garnieren.

Zubereitungszeit: 40 Minuten
Pro Portion
30 g E, 12 g F, 32 g KH = 1684 kJ

401 Kalorien

HIRSE
Die Körner enthalten mehr Mineralstoffe als jede andere Getreidesorte – vor allem Kalium, Eisen, Magnesium und Phosphor.

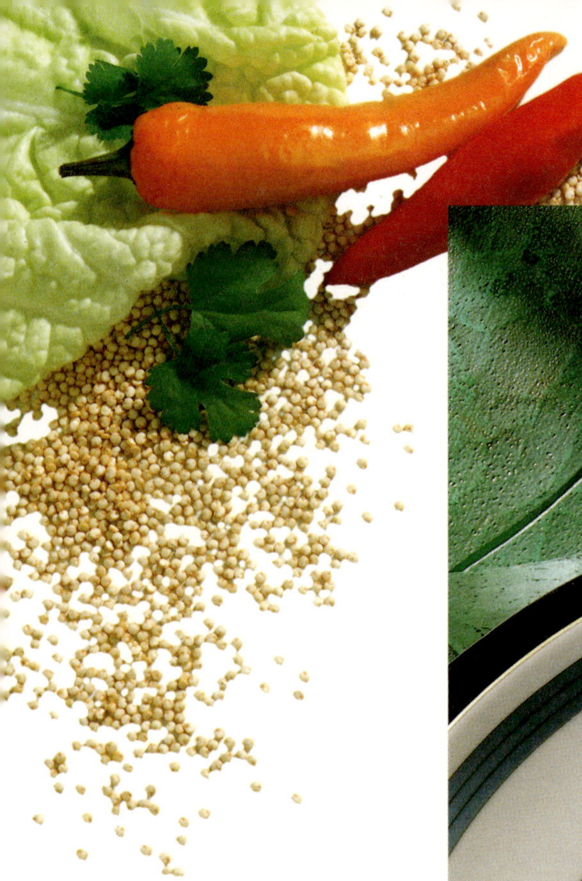

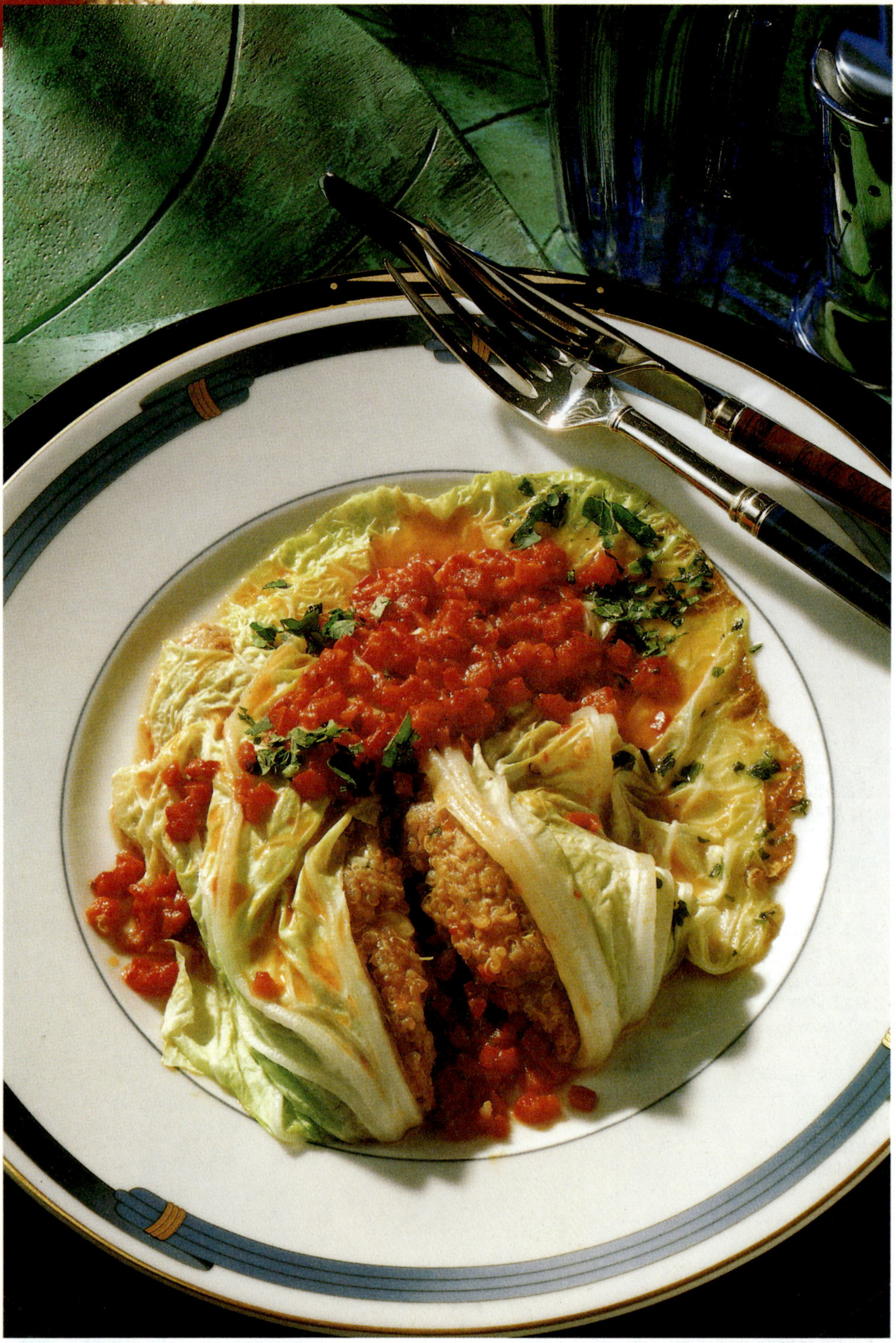

Quinoa im Kohlblatt

Für 2 Portionen:
60 g Quinoa (a. d. Reformhaus oder Bio-Laden)
Salz
1 rote Chilischote
1 gelbe Chilischote
1 Knoblauchzehe
300 g Chinakohl
1 Zwiebel
150 g Tatar
1 El trockener Sherry
1 El Sojasauce
1 El Sojaöl
1 Topf Koriandergrün
100 g geschälter roter Paprika (a. d. Dose)

1. Den Quinoa in 1/8 l Salzwasser 25 Minuten bei milder Hitze kochen und abkühlen lassen.

2. Die Chilischoten halbieren, entkernen und fein würfeln. Den Knoblauch hacken. Den Chinakohl putzen. 4 große Blätter abbrechen und waschen. Vom restlichen Kohl etwa 100 g in Streifen schneiden. Die Zwiebel würfeln.

3. Die Kohlblätter in Salzwasser 1 Minute blanchieren und auf Küchenpapier abtropfen lassen.

4. Den Quinoa mit dem Tatar mischen, mit dem Sherry und der Sojasauce würzen. Je 2 Kohlblätter aufeinanderlegen, mit der Tatarmasse füllen und überklappen.

5. Zwiebel, Knoblauch, Chilies und Kohlstreifen im Sojaöl andünsten. Die Kohlpäckchen darauf legen und zugedeckt 10–12 Minuten dünsten. Die Korianderblätter von den Stielen zupfen und hacken, Paprika abtropfen lassen und fein würfeln.

6. Die Kohlpäckchen und das Gemüse mit Koriander und Paprikawürfeln bestreuen.

Zubereitungszeit: 1 Stunde
Pro Portion
23 g E, 12 g F, 31 g KH = 1353 kJ

330 Kalorien

QUINOA
Quinoa (sprich: „Kienwa") ist der Samen eines Gänsefußgewächses, der mit Melde und Zuckerrübe verwandt ist. Er stammt aus den hohen Lagen der Anden, wo die Inkas ihn schon seit Jahrtausenden kultivieren. Quinoa enthält mehr Eiweiß als heimisches Getreide. Außerdem sind die Körner reich an Kalzium, Phosphor, Eisen, Vitamin E und B-Vitaminen. Quinoa gibt es in Reformhäusern und Bio-Läden.

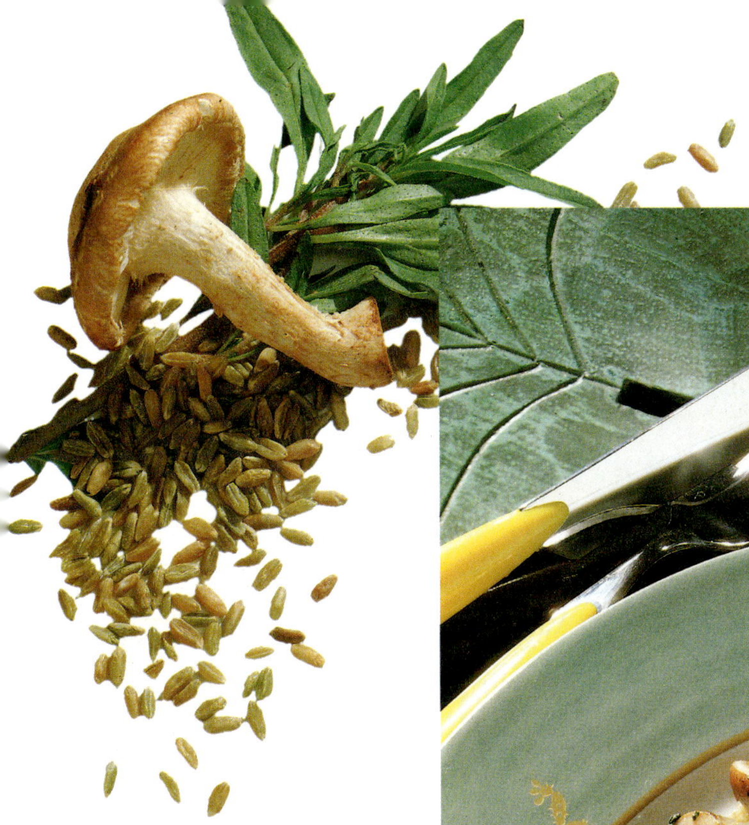

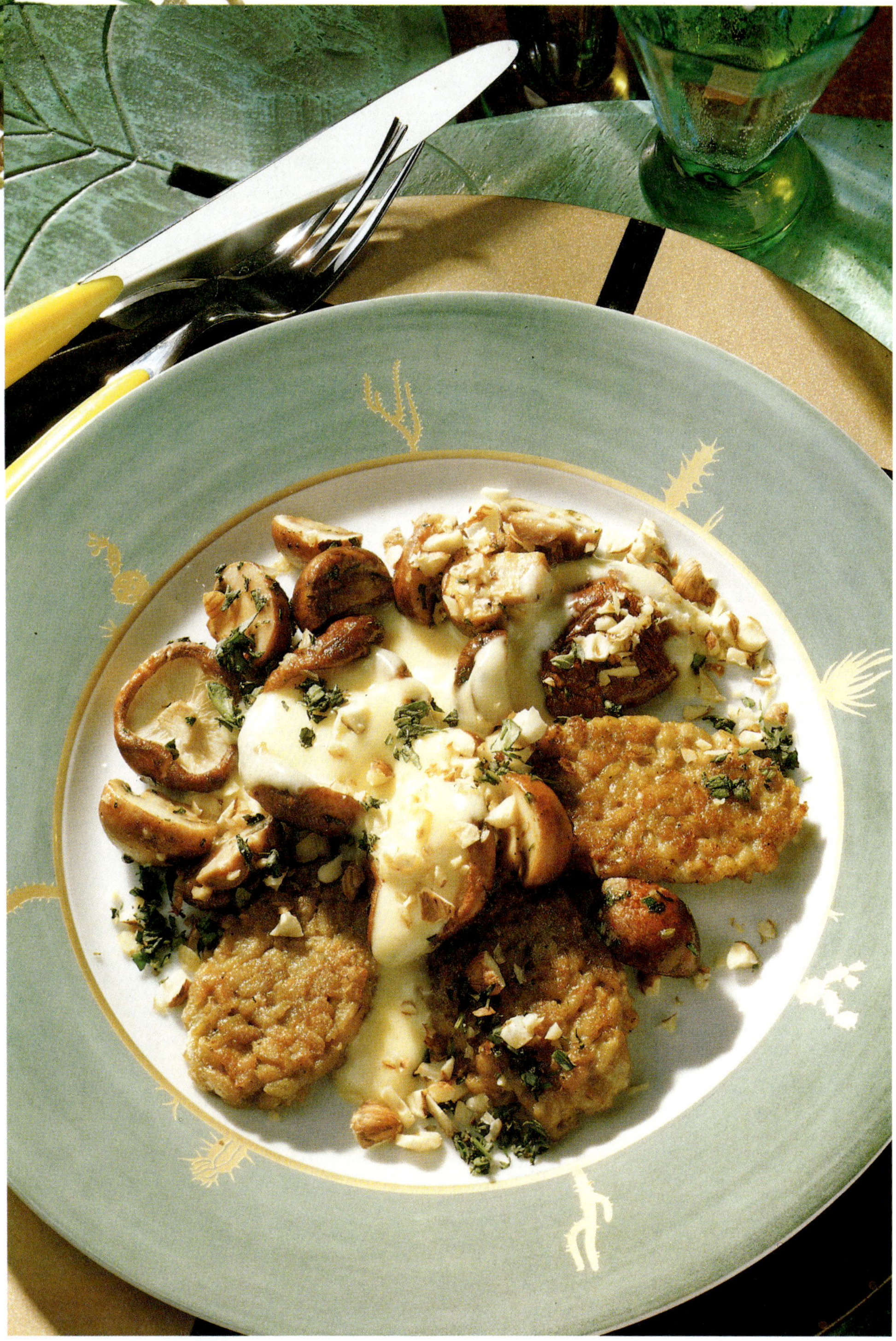

Grünkernplätzchen mit Pilzragout

Für 2 Portionen:
80 g Grünkern
1/2 Bund glatte Petersilie
20 g Mehl
1 Ei
Salz
Pfeffer (a. d. Mühle)
Muskatnuß (frisch gerieben)
150 g Shiitake-Pilze
150 g Champignons
1/2 Bund Bohnenkraut
oder 1 Topf Bohnenkraut
20 g Haselnußkerne
20 g Butter oder Margarine
1/8 l saure Sahne

1. Den Grünkern in 1/4 l Wasser aufkochen, dann bei milder Hitze etwa 1 Stunde im geschlossenen Topf ausquellen lassen, bis die Flüssigkeit aufgesogen ist.

2. Die Petersilienblätter von den Stielen zupfen und fein hacken. Grünkern mit Mehl, Ei und Petersilie verrühren. Mit Salz, Pfeffer und Muskat würzen. Dann mit dem Schneidstab des Handrührers kurz anpürieren, kalt stellen.

3. Die Pilze mit Küchenpapier abreiben, putzen und vierteln. Das Bohnenkraut von den Stielen zupfen und hacken. Die Haselnüsse grob hacken.

4. Aus der Grünkernmasse 6 Plätzchen formen und in der Butter oder Margarine goldbraun braten. Aus der Pfanne nehmen und abdecken.

5. Die Pilze in derselben Pfanne anbraten, salzen und pfeffern. Die saure Sahne dazugeben, aufkochen lassen.

6. Die Grünkernplätzchen mit Pilzen, Bohnenkraut und Haselnüssen anrichten.

Zubereitungszeit: 1 1/2 Stunden
Pro Portion
15 g E, 18 g F, 36 g KH = 1575 kJ

375 Kalorien

GRÜNKERN
Grünkern sind die Körner des Dinkel, die vor der eigentlichen Reife geerntet werden, solange sie noch weich und saftig sind. Die Körner werden durch Darren haltbar gemacht und bekommen dadurch einen intensiv nussigen, leicht rauchigen Geschmack. Grünkern enthält viele B-Vitamine, Eisen, Phosphor und Magnesium.

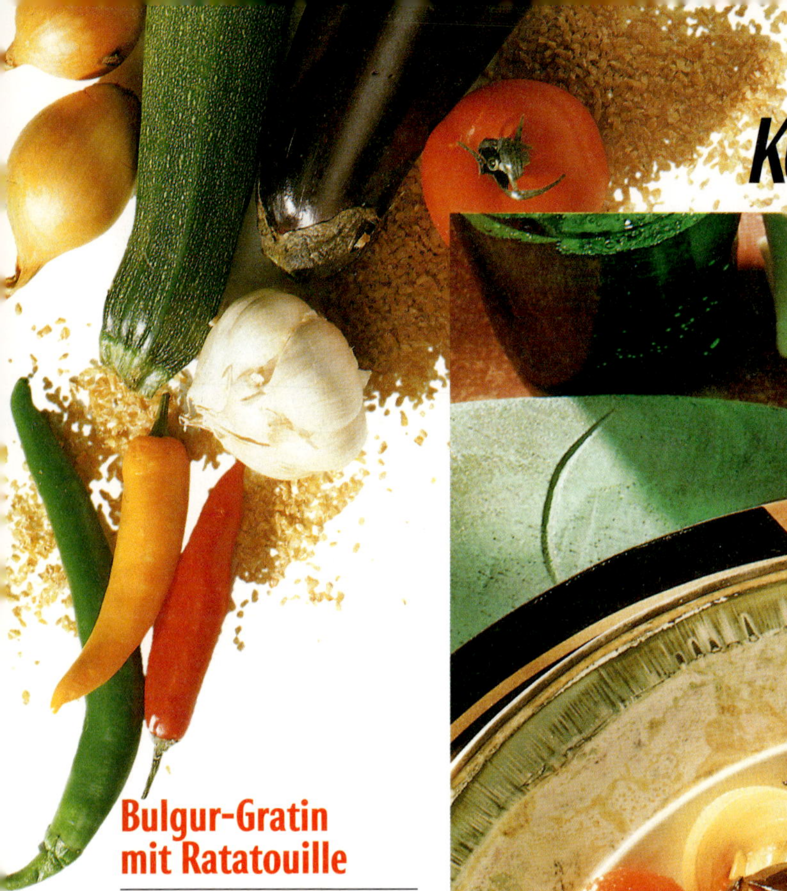

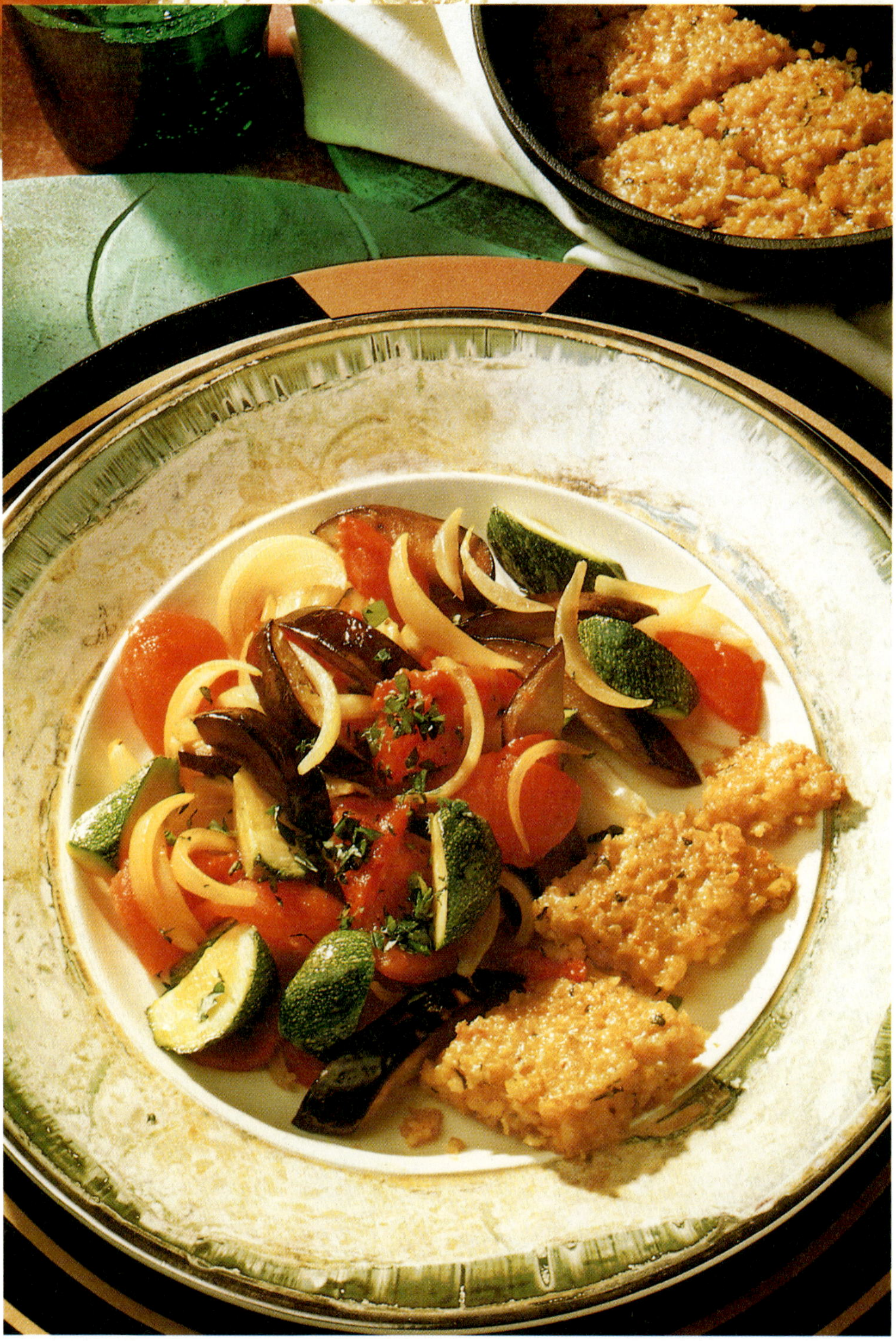

Bulgur-Gratin mit Ratatouille

Für 2 Portionen:
60 g Bulgur (Weizenschrot a. d. Reformhaus oder Bio-Laden)
200 ml Gemüsebrühe (Instant)
10 g Butter
1 Knoblauchzehe
20 g Parmesan (frisch gerieben)
1 Eigelb
200 g Auberginen
200 g Zucchini, Salz
100 g Zwiebeln
1 El Olivenöl
250 g Tomaten
100 g geschälter Paprika (a. d. Dose)
2 Stiele Minze

1. Den Bulgur, die Gemüsebrühe, die Butter und den durchgepreßten Knoblauch einmal aufkochen lassen. Den Bulgur im geschlossenen Topf bei milder Hitze 20 Minuten ausquellen lassen.

2. Den Topf von der Herdplatte ziehen. Den Parmesan und das Eigelb mit dem Bulgur verrühren und 1–2 cm hoch in eine feuerfeste Form streichen. Die Masse mit einem Messer in Quadrate teilen. Im vorgeheizten Backofen bei 200 Grad (Gas 3, Umluft 200 Grad) auf der 2. Einschubleiste von unten 30 Minuten backen.

3. Inzwischen die Auberginen und die Zucchini waschen, putzen, längs halbieren und in Dreiecke schneiden. Mit etwas Salz bestreuen.

4. Die Zwiebeln in Spalten schneiden. Die Auberginen- und Zucchinischeiben trockentupfen. Die Gemüsedreiecke und die Zwiebelringe 10 Minuten im heißen Olivenöl im offenen Topf dünsten.

5. Die Tomaten kreuzweise einritzen, in siedendes Wasser geben, herausnehmen, abschrecken, häuten und in Spalten schneiden. Den Paprika abtropfen lassen und in Spalten schneiden. Die Tomaten und den Paprika zum Gemüse geben. Alles weitere 10 Minuten dünsten. Eventuell mit Salz nachwürzen. Die Minze von den Stielen zupfen und fein hacken.

6. Den Bulgur-Gratin mit dem Gemüse und der Minze anrichten.

Zubereitungszeit: 1 Stunde
Pro Portion
14 g E, 14 g F, 33 g KH = 1336 kJ

318 Kalorien

BULGUR
Die Körner sind ein Weizenprodukt aus Nordafrika. Sie werden gekocht, gedarrt und grob geschrotet. Vorteil: lange Lagerfähigkeit, kurze Kochzeit und intensives Nußaroma. Der Gehalt an Kalium, Phosphor, Eisen und Magnesium verringert sich durch die Spezialbehandlung nur geringfügig.

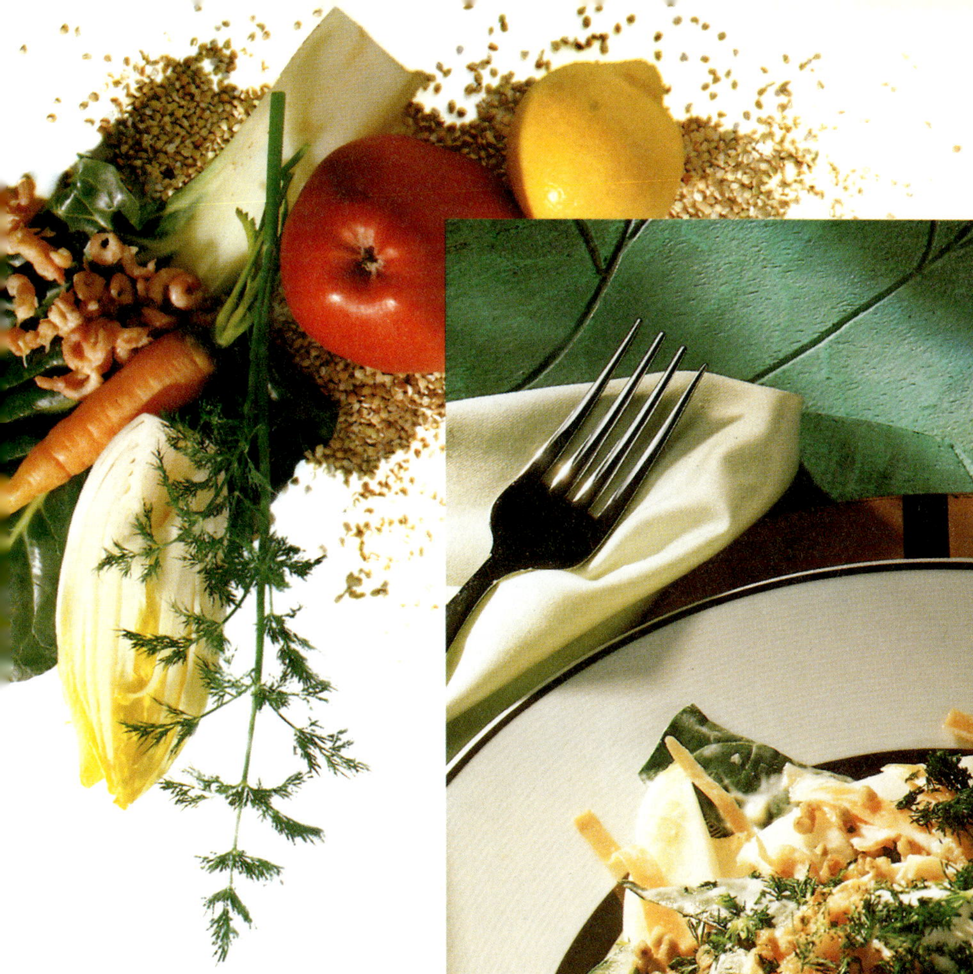

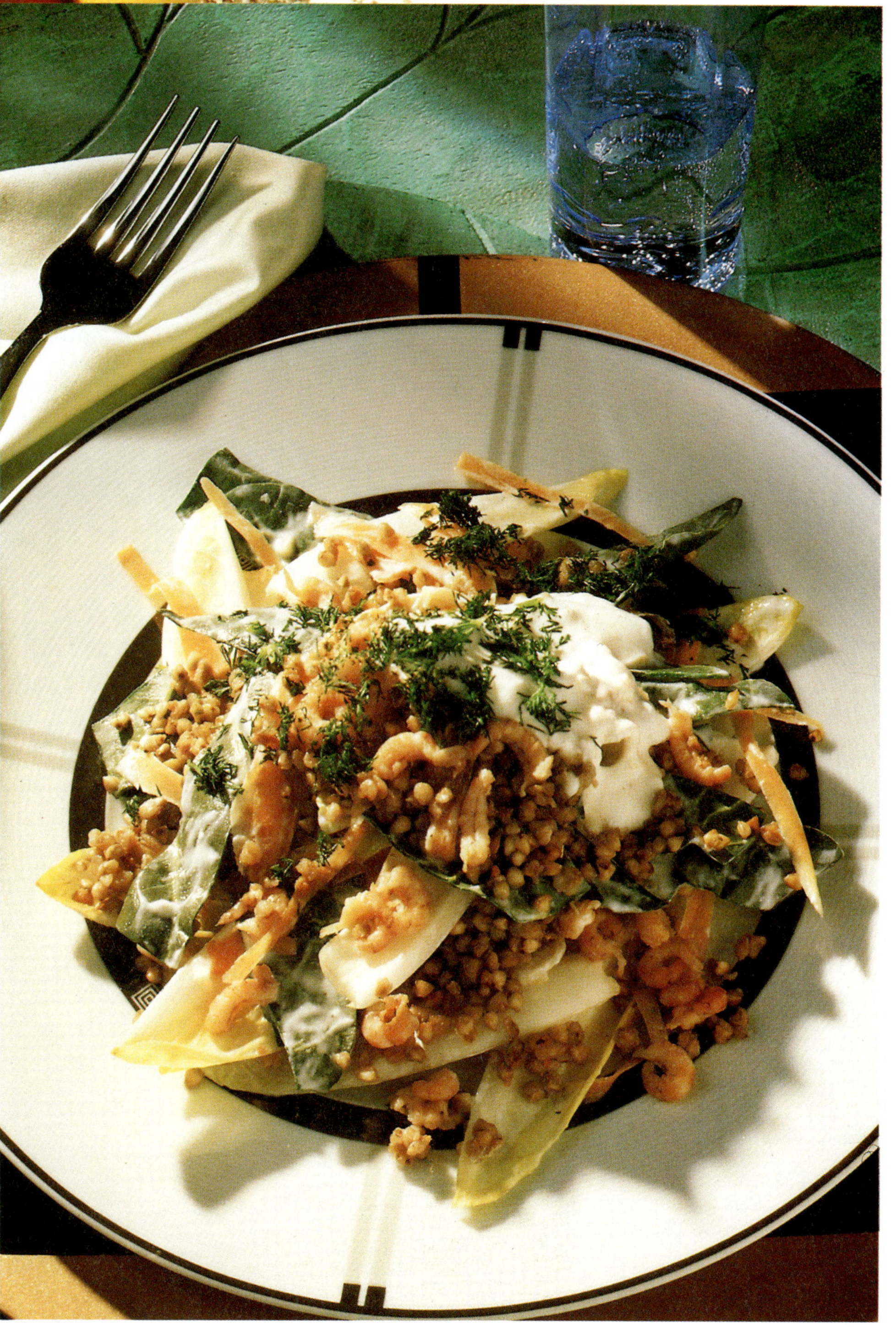

Buchweizensalat

Für 2 Portionen:
60 g Buchweizen
150 ml Gemüsebrühe (Instant)
1 Tl Olivenöl
125 g Chicorée
50 g Mangold
1 Apfel
Saft einer Zitrone
1 Bund Dill
1 Knoblauchzehe
100 g Möhren
150 g Vollmilchjoghurt
Salz
schwarzer Pfeffer (a. d. Mühle)
100 g Krabbenfleisch

1. Die Buchweizenkörner in einer Pfanne ohne Fett bei milder Hitze goldbraun rösten. Die Gemüsebrühe und das Öl dazugeben und bei milder Hitze im offenen Topf 30 Minuten ausquellen lassen.

2. Die Chicoréeblätter vom bitteren Strunk lösen und in breite Streifen schneiden. Den Mangold waschen, putzen und in Streifen schneiden.

3. Den Apfel schälen und vierteln. Das Kerngehäuse entfernen. Die Viertel in Spalten schneiden und mit dem Zitronensaft beträufeln. Dill abzupfen, hacken. Die Knoblauchzehe durchpressen. Die Möhren schälen und grob raspeln.

4. Den Joghurt mit Salz, Pfeffer und Knoblauch würzen. Chicorée, Mangold, Möhren und Apfelspalten mit dem Joghurt verrühren und auf Tellern anrichten. Die Krabben und den Buchweizen darüber verteilen. Mit Dill garnieren.

Zubereitungszeit: 45 Minuten
Pro Portion
18 g E, 4 g F, 39 g KH = 999 kJ

238 Kalorien

BUCHWEIZEN
Buchweizen ist ein Knöterichgewächs – ein Verwandter von Rhabarber und Sauerampfer. Er enthält ungefähr dreimal soviel hochwertiges pflanzliches Eiweiß wie Weizen und mehr als doppelt so viele Ballaststoffe. Außerdem stecken in Buchweizen B-Vitamine, Kalium, Kalzium, Phosphor, Eisen und Kieselsäure.

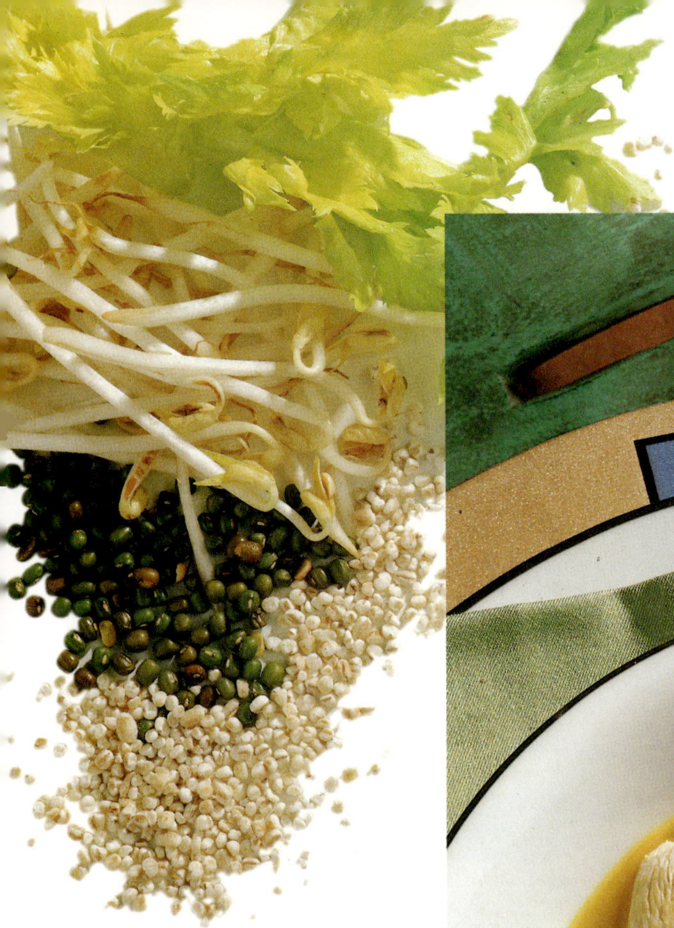

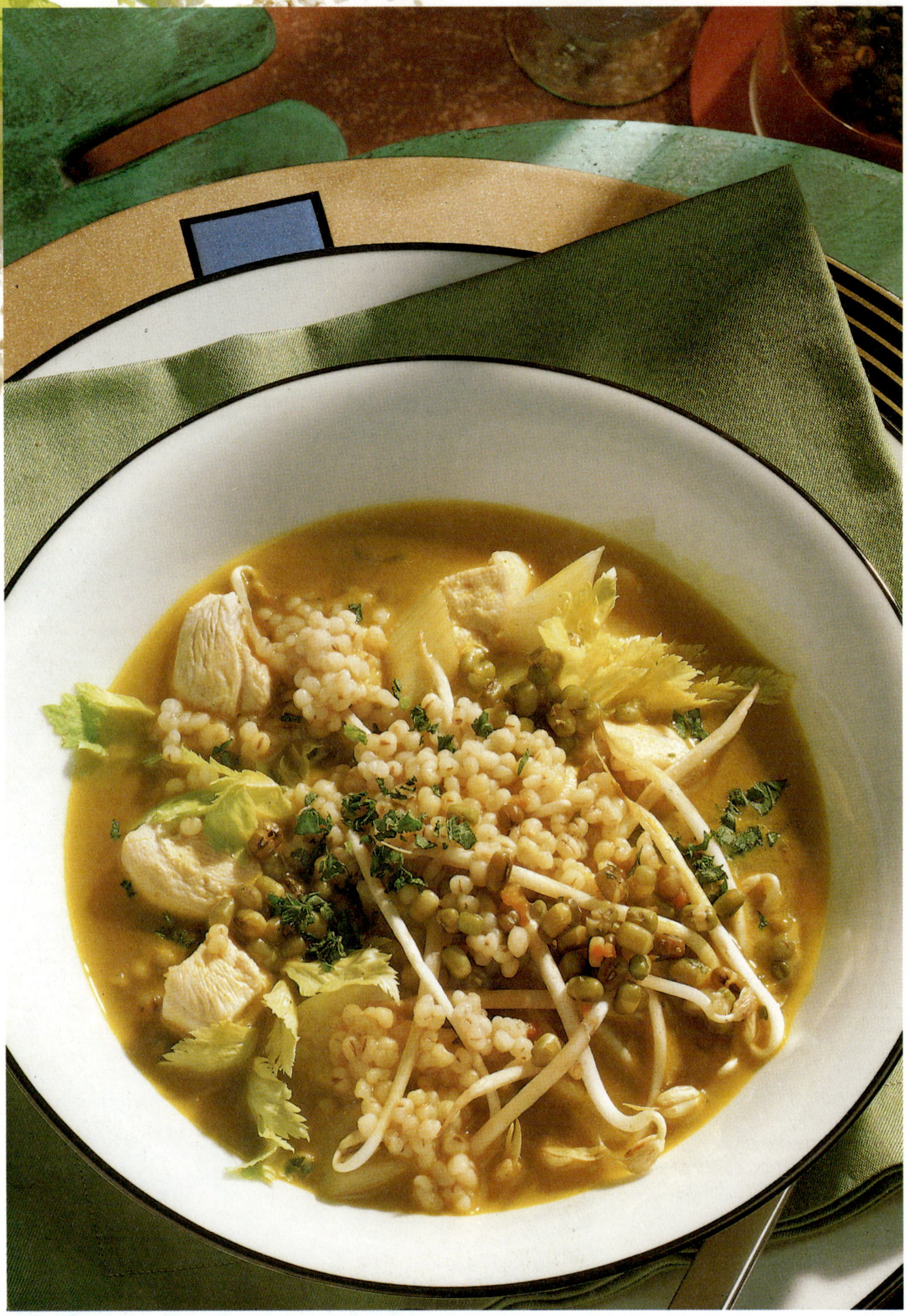

Graupensuppe mit Mungbohnen

Für 2 Portionen:
50 g Mungbohnenkerne
1 El Gemüsebrüheextrakt (für 1/2 l Flüssigkeit)
50 g Perlgraupen
100 g Staudensellerie
200 g Hähnchenbrustfilet
1/2 Bund glatte Petersilie
15 g Butter oder Margarine
1 El Curry (mittelscharf)
50 g Mungsprossen

1. Die Mungbohnenkerne in 1/4 l kaltes Wasser geben und über Nacht einweichen. Am nächsten Tag mit dem Einweichwasser aufkochen und bei milder Hitze 20 Minuten zugedeckt ausquellen lassen. Auf ein Sieb geben, den Kochsud auffangen.

2. Den Sud mit Wasser auf 1/2 l auffüllen, mit dem Gemüsebrüheextrakt würzen. Einmal aufkochen lassen. Die Graupen hineingeben und 20 Minuten im geschlossenen Topf bei milder Hitze ausquellen lassen.

3. Inzwischen den Sellerie waschen und putzen, das Grün beiseite legen. Die Selleriestangen in feine Würfel schneiden. Das Hähnchenfleisch würfeln. Die Petersilie von den Stielen zupfen und hacken.

4. Die Butter oder Margarine schmelzen. Den Curry hineingeben und bei milder Hitze anschwitzen. Das Hähnchenfleisch, die Selleriewürfel und die Mungsprossen dazugeben und kurz andünsten. Dann mit den Mungbohnen und dem Selleriegrün in die Brühe geben. Die Suppe 10 Minuten ziehen lassen. Mit der Petersilie bestreuen.

Zubereitungszeit: 1 Stunde
Pro Portion
35 g E, 9 g F, 54 g KH = 1575 kJ

375 Kalorien

GRAUPEN
Sie sind die geschälten und polierten Körner der Gerste. Durch das Schälen und Polieren verlieren sie etwa ein Drittel aller Vitamine, speziell die B-Vitamine, und Mineralstoffe wie Phosphor, Magnesium und Eisen. Trotzdem sind sie gesund und voll im Geschmack.

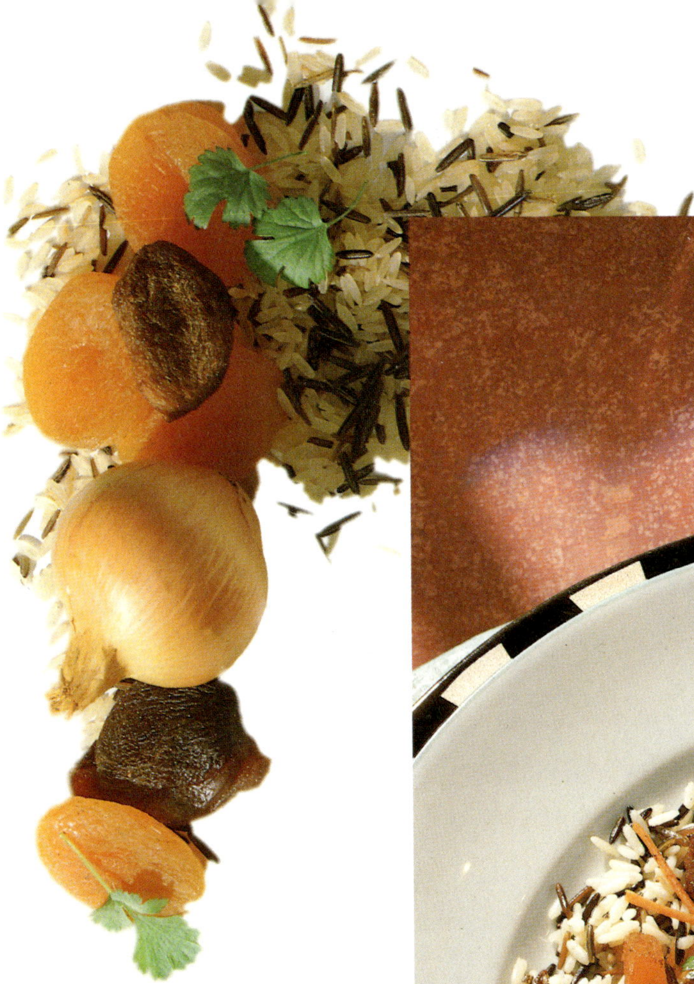

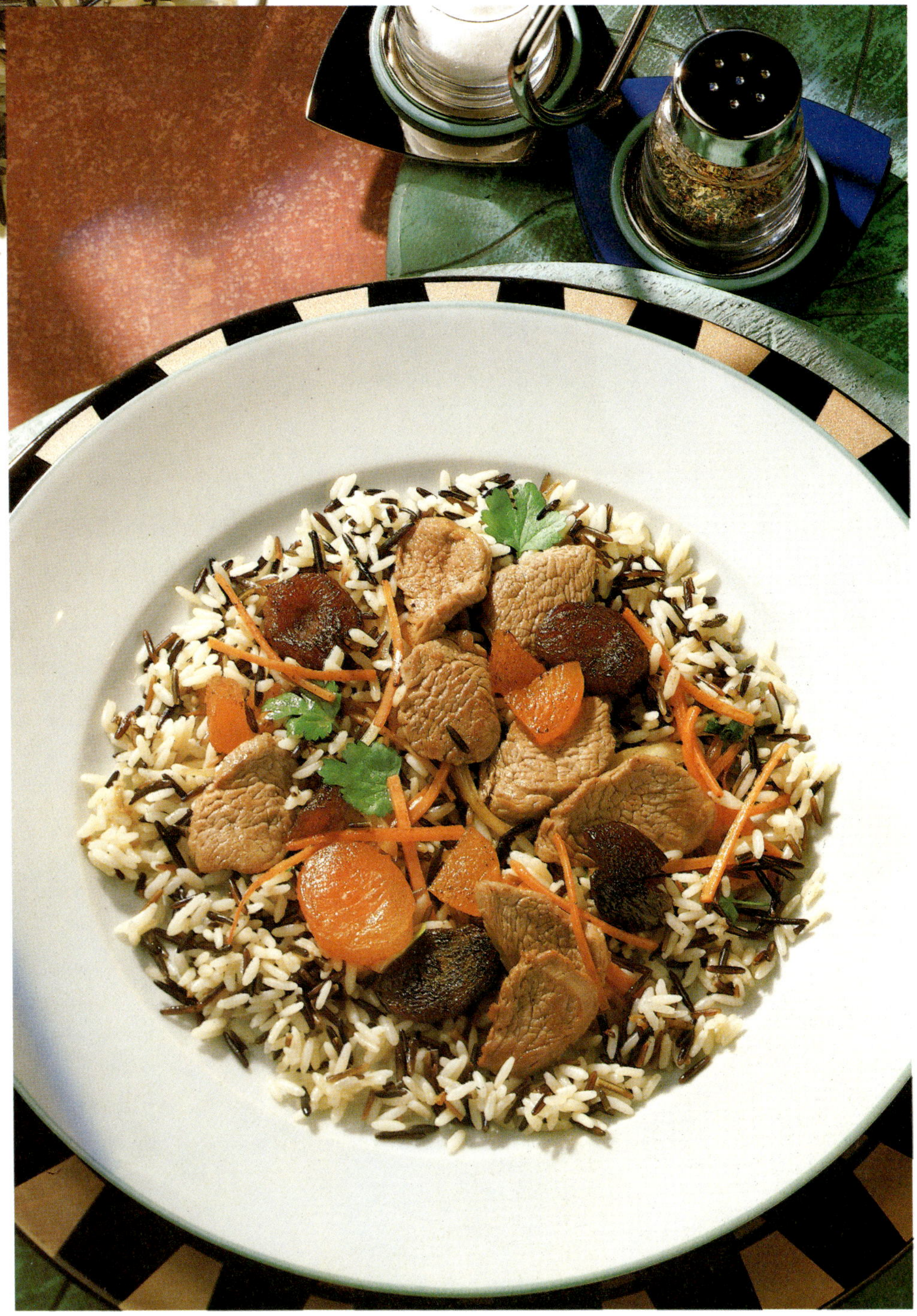

Lammpilaw mit Aprikosen

Für 2 Portionen:
125 g Möhren
75 g Zwiebeln
25 g geschwefelte Aprikosen
25 g ungeschwefelte Aprikosen
200 g Lammfilet
10 g Butter oder Margarine
Salz
Pfeffer (a. d. Mühle)
80 g Langkorn-Wildreismischung
1/4 l Gemüsebrühe (Instant)
1 Topf frischer Koriander

1. Die Möhren schälen und in feine Streifen schneiden. Die Zwiebeln würfeln. Die Aprikosen waschen. Das Lammfilet von Fett und Sehnen befreien und in Scheiben schneiden.

2. Die Butter oder Margarine erhitzen und das Fleisch darin anbraten. Zwiebeln, Möhren und Aprikosen dazugeben und etwa 1 Minute dünsten, salzen und pfeffern. Den Reis und die Gemüsebrühe dazugeben. Einmal aufkochen, dann bei milder Hitze zugedeckt 20 Minuten ausquellen lassen.

3. Inzwischen die Korianderblätter von den Stielen zupfen und fein hacken.

4. Den fertigen Pilaw noch einmal abschmecken, auf Tellern anrichten und mit dem Koriander bestreuen.

Zubereitungszeit: 40 Minuten
Pro Portion
27 g E, 8 g F, 60 g KH = 1504 kJ

358 Kalorien

REIS
Es gibt viele verschiedene Sorten Reis. Am gesündesten ist Naturreis, der in seinem Urzustand angeboten wird. Beim weißen parboiled Reis werden Teile der Schale und des Keimlings ins Innere des Reiskorns gepreßt, so daß er eine gesunde Alternative zu poliertem Reis ist. Denn durch das Entfernen von Getreideschale und Keimling enthält weißer Reis nur noch wenige Vitamine, Mineral- und Ballaststoffe. Dekorativ ist eine Mischung aus parboiled Reis und schwarzem Wildreis, die als Fertigpackung angeboten wird.

Schnell abnehmen

BROT-DIÄT

Einfacher läßt sich nicht abnehmen: Brot mit Butter bestreichen, mit Wurst, Ei, Fisch oder Käse raffiniert belegen – und genießen! Die ideale Diät für alle, die keine Zeit oder keine Lust zum Kochen haben

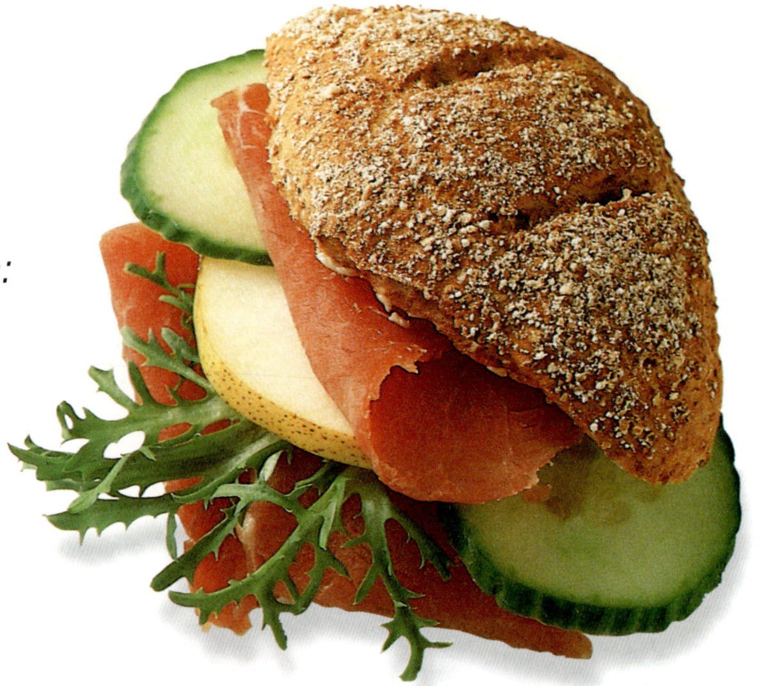

Vierzehn üppige Brote, die schlank machen

Käse- oder Schinkenbrote müssen nicht eintönig schmecken: Diese köstlichen Varianten sind aufgepeppt durch Salat, Birnen, Gurken, Melone oder Kaviar. Langweilig wird´s während dieser Diät nicht, auch wenn Sie sie 1 oder 2 Wochen machen möchten.

- Pro Tag dürfen Sie **2 oder 3 belegte Brote** nach Wahl essen. Sie enthalten zwischen 220 und 420 Kalorien.
- Zum **Frühstück** können Sie eines dieser 14 Brote essen. Oder wählen Sie ein Müsli oder Joghurt von den Seiten 18 bis 21.
- Als **Zwischenmahlzeit** können Sie sich **2 Snacks** von den Seiten 22 bis 25 aussuchen, vorzugsweise Obst oder Gemüse.
- Sie sollten täglich 2 Liter Flüssigkeit ohne Kalorien trinken: Mineralwasser, schwarzen Tee, Kaffee, Kräuter- oder Früchtetee.
- Abends ist 1 Glas trockener Weiß- oder Rotwein erlaubt.

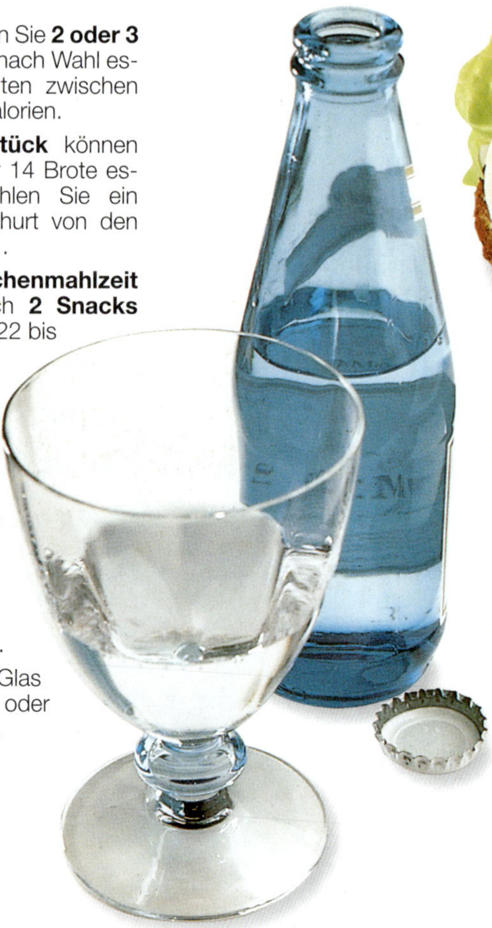

Vollkornbrötchen mit Lachsschinken

Für 1 Portion:
einige Blätter Friséesalat
3 Scheiben Lachsschinken
1 Vollkornbrötchen
20 g Butter oder Margarine
2 Scheiben Birne
2 Scheiben Salatgurke

Den Friséesalat waschen. Den Fettrand des Lachsschinkens entfernen. Das Brötchen halbieren und mit Butter oder Margarine bestreichen. Die untere Brötchenhälfte mit Schinken, Salat, Birnen- und Gurkenscheiben belegen. Die obere Brötchenhälfte darauf setzen.

Zubereitungszeit: 5 Minuten
Insgesamt
9 g E, 19 g F, 23 g KH = 1292 kJ

314 Kalorien

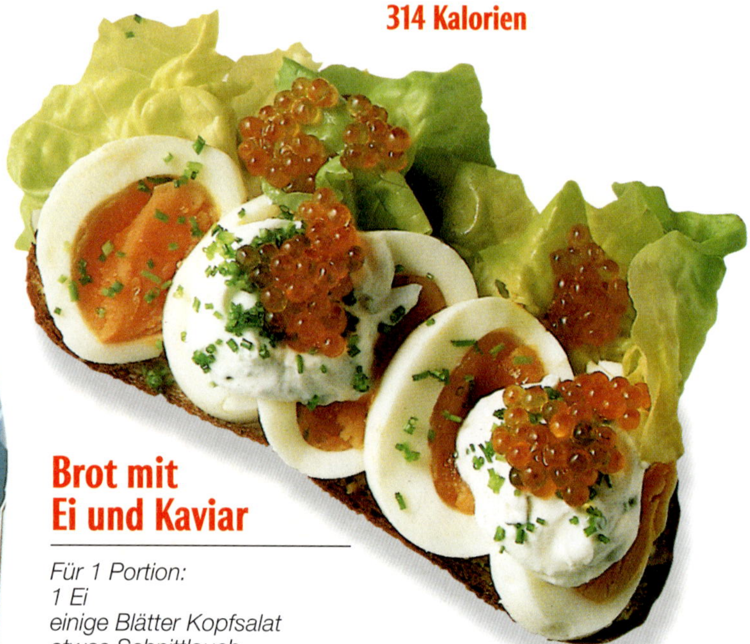

Brot mit Ei und Kaviar

Für 1 Portion:
1 Ei
einige Blätter Kopfsalat
etwas Schnittlauch
2 El Magermilchjoghurt
Salz, Pfeffer (a. d. Mühle)
1 Scheibe Bauernbrot
10 g Butter oder Margarine
2 Tl Forellenkaviar

Das Ei 8 Minuten kochen. Inzwischen den Salat waschen. Den Schnittlauch in Röllchen schneiden. Das Ei abschrecken, pellen, in Scheiben schneiden. Den Joghurt mit Salz und Pfeffer würzen. Das Brot mit Butter oder Margarine bestreichen. Mit Salat und Eischeiben belegen. Den Joghurt und den Kaviar darauf geben, mit dem Schnittlauch bestreuen.

Zubereitungszeit: 10 Minuten
Insgesamt
14 g E, 16 g F, 19 g KH = 1218 kJ

291 Kalorien

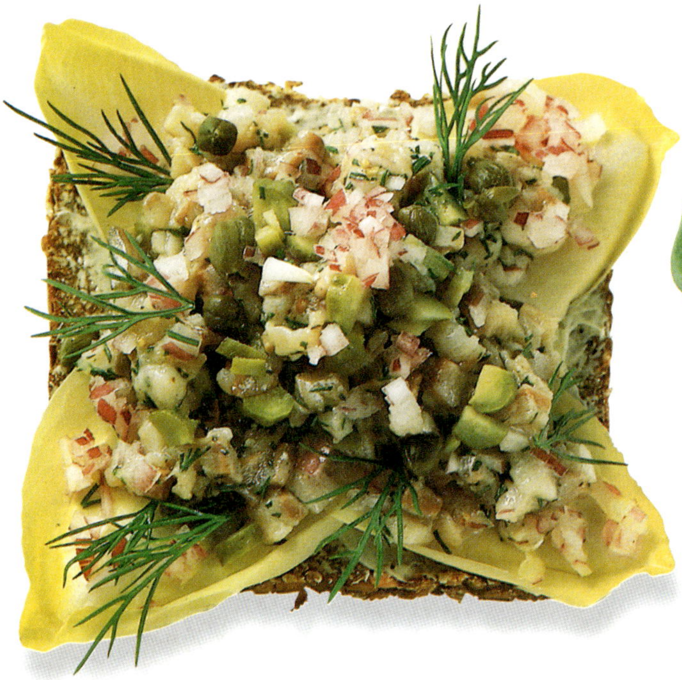

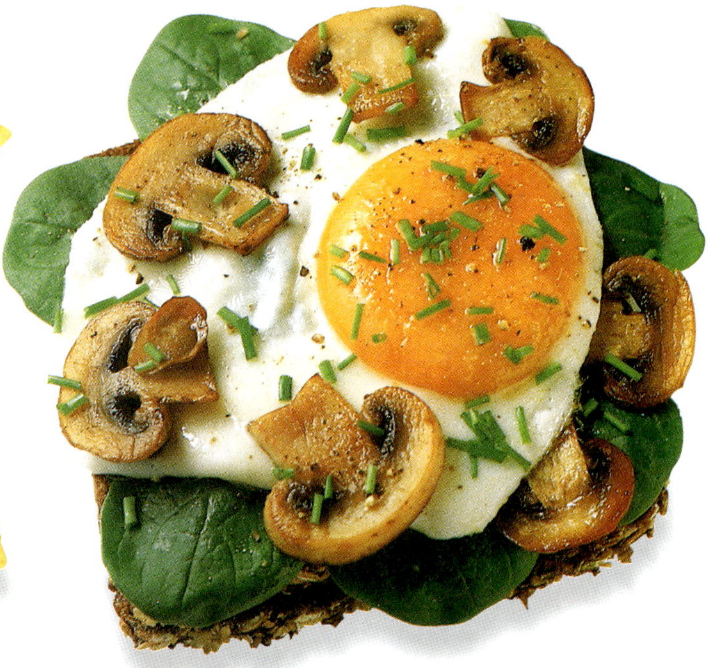

Matjesbrot

4 Chicoréeblätter
1 Zwiebel
1 Matjesfilet
1 Gewürzgurke
1 Tl Zitronensaft
10 g Kapern (a. d. Glas)
1 Scheibe Vollkornbrot
10 g Butter oder Margarine
etwas Dill

Den Chicorée waschen. Die Zwiebel, das Matjesfilet und die Gewürzgurke in Würfel schneiden. Mit dem Zitronensaft und den Kapern mischen. Das Vollkornbrot mit Butter oder Margarine bestreichen. Den Chicorée auf das Brot legen, mit dem Matjessalat belegen und mit Dill garnieren.

Zubereitungszeit: 5 Minuten
Insgesamt
16 g E , 23 g F, 26 g KH = 1631 kJ

388 Kalorien

Vollkornbrot mit Spiegelei

Für 1 Portion:
30 g Feldsalat
100 g Champignons
1 Scheibe Vollkornbrot
10 g Butter oder Margarine
etwas Schnittlauch
1 Tl Öl
1 Ei
Salz, Pfeffer (a. d. Mühle)

Den Feldsalat waschen und putzen. Die Champignons putzen und in Scheiben schneiden. Das Vollkornbrot mit Butter oder Margarine bestreichen und mit dem Salat belegen. Den Schnittlauch in Röllchen schneiden. Das Öl in der Pfanne erhitzen. Zuerst die Champignons, dann das Ei darin braten. Das Brot mit dem Ei und den Pilzen belegen. Mit Schnittlauch, Salz und Pfeffer bestreuen.

Zubereitungszeit: 10 Minuten
Insgesamt
14 g E, 20 g F, 19 g KH = 1347 kJ

323 Kalorien

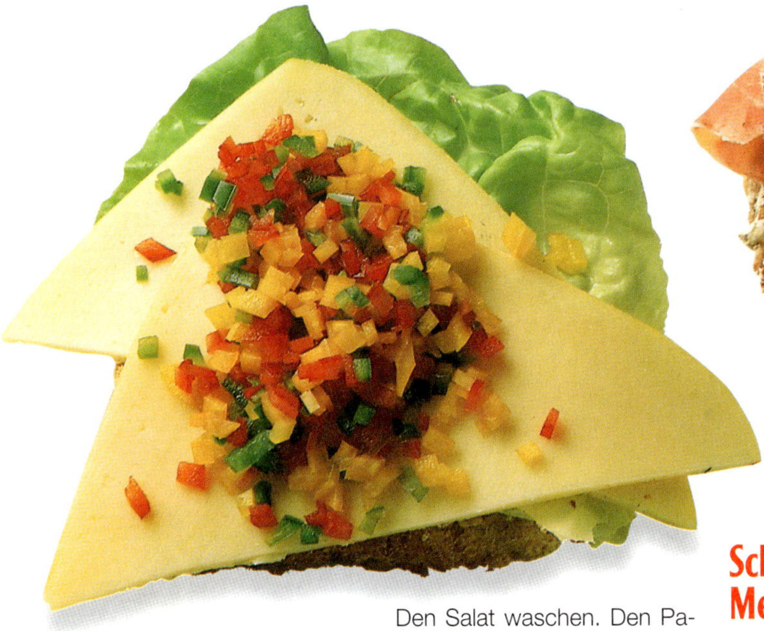

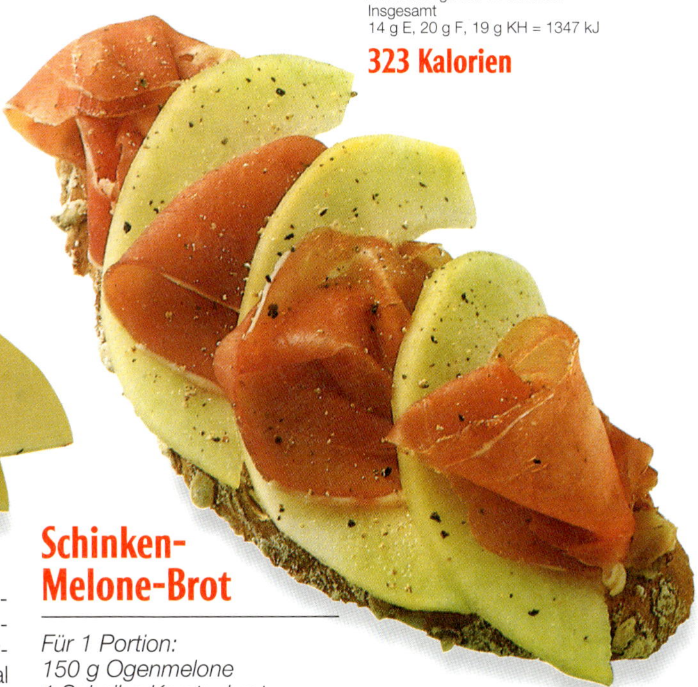

Käse-Paprika-Brot

Für 1 Portion:
einige Blätter Kopfsalat
200 g Paprikaschoten (rot, grün, gelb)
Salz, Pfeffer (a. d. Mühle)
1 Scheibe Edamer
1 Scheibe Bauernbrot
10 g Butter oder Margarine

Den Salat waschen. Den Paprika in kleine Würfel schneiden. Mit Salz und Pfeffer würzen. Den Käse diagonal durchschneiden. Das Brot mit Butter oder Margarine bestreichen. Den Salat und den Käse darauf legen. Mit Paprikawürfeln garnieren.

Zubereitungszeit: 5 Minuten
Insgesamt
14 g E, 14 g F, 28 g KH = 1269 kJ

307 Kalorien

Schinken-Melone-Brot

Für 1 Portion:
150 g Ogenmelone
1 Scheibe Krustenbrot
10 g Butter oder Margarine
40 g Parmaschinken (in Scheiben)
Pfeffer (a. d. Mühle)

Die Ogenmelone schälen, entkernen und in dünne Spalten schneiden. Das Brot mit Butter oder Margarine bestreichen. Die Melone und den Schinken auf das Brot legen. Mit Pfeffer bestreuen.

Zubereitungszeit: 5 Minuten
Insgesamt
11 g E, 22 g F, 31 g KH = 1602 kJ

383 Kalorien

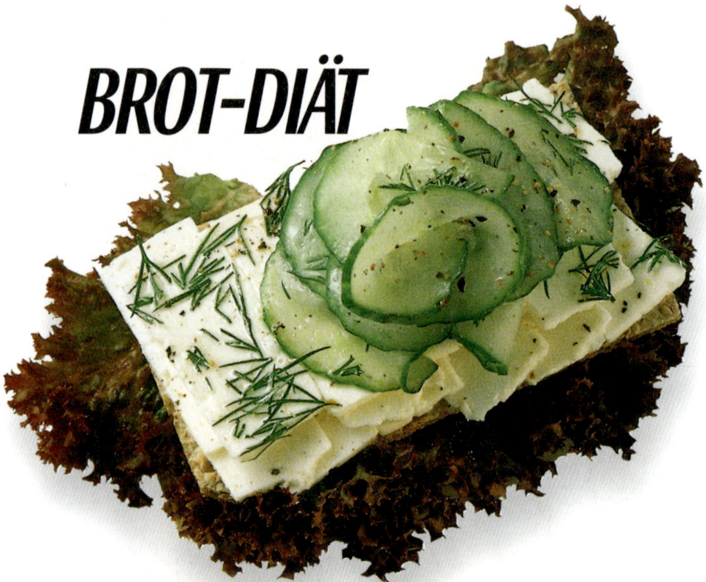

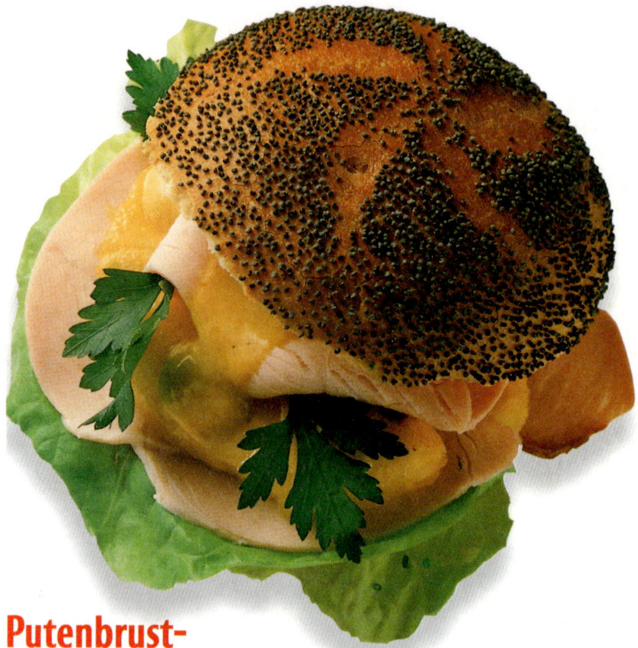

Schafskäse-Gurken-Brot

Für 1 Portion:
1/2 Salatgurke
2 Tl Essig
Salz, Pfeffer (a. d. Mühle)
einige Blätter Lollo rosso
100 g Schafskäse
etwas Dill
2 Scheiben Sesamknäckebrot

Die Gurke waschen und in dünne Scheiben schneiden. Essig, Salz und Pfeffer mit den Gurkenscheiben mischen. Den Salat waschen. Den Schafskäse in Scheiben schneiden. Den Dill hacken. Die Gurkenscheiben ausdrücken. 1 Scheibe Knäcke mit den Salatblättern belegen. Die zweite Scheibe darauf setzen. Mit Schafskäse und Gurkenscheiben belegen. Mit Dill bestreuen.

Zubereitungszeit: 5 Minuten
Insgesamt
16 g E, 20 g F, 25 g KH = 1450 kJ

348 Kalorien

Putenbrust-Ananas-Brötchen

Für 1 Portion:
einige Blätter Kopfsalat
2 Scheiben Ananas (a. d. Dose)
2 El Magermilchjoghurt
Curry
1 Mohnbrötchen
20 g Butter oder Margarine
2 Scheiben geräucherte Putenbrust
etwas Petersilie

Den Salat waschen. Die Ananas abtropfen lassen. Den Joghurt mit Curry verrühren. Das Brötchen halbieren und mit Butter oder Margarine bestreichen. Die Ananasringe vierteln. Die untere Brötchenhälfte mit Salat, Ananas und Putenbrust belegen. Den Curryjoghurt darüber geben. Mit Petersilie garnieren.

Zubereitungszeit: 5 Minuten
Insgesamt
15 g E, 19 g F, 44 g KH = 1716 kJ

410 Kalorien

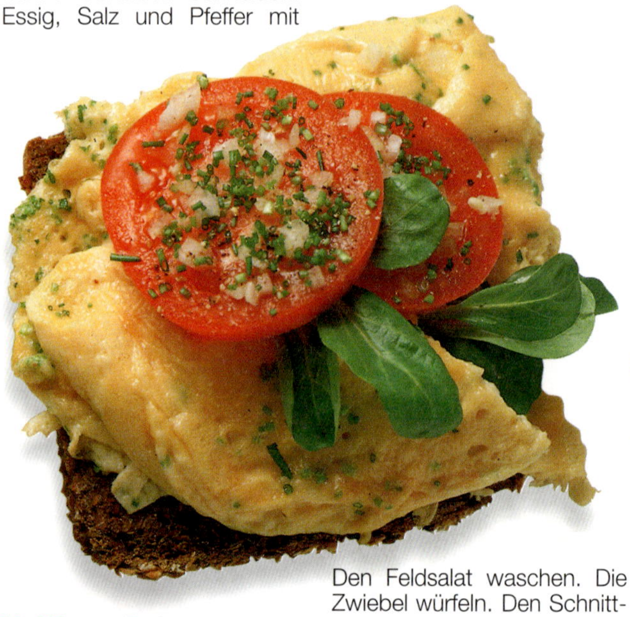

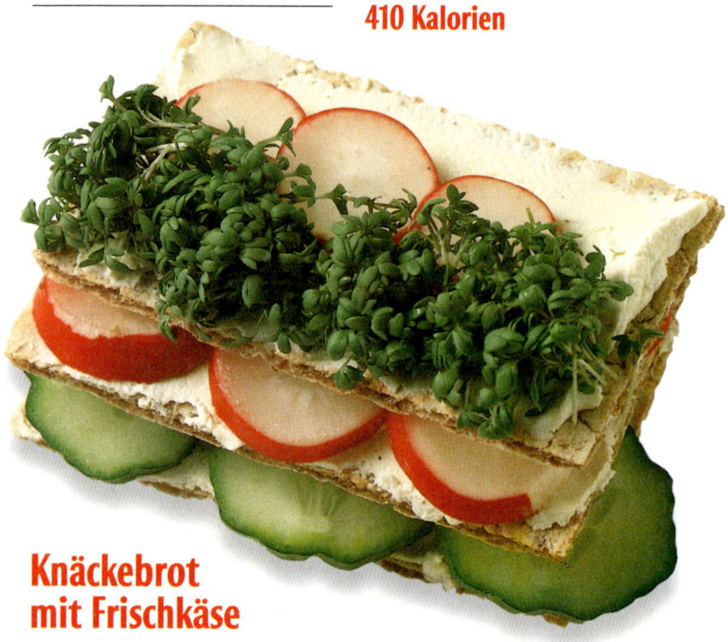

Vollkornbrot mit Rührei

Für 1 Portion:
einige Blätter Feldsalat
1/2 Zwiebel
etwas Schnittlauch
2 Eier
1 El Milch
Salz, Pfeffer (a .d. Mühle)
Muskatnuß (frisch gerieben)
10 g Butter oder Margarine
2 Scheiben Tomaten

Den Feldsalat waschen. Die Zwiebel würfeln. Den Schnittlauch in Röllchen schneiden. Die Eier mit der Milch, Salz, Pfeffer und Muskat verrühren. Die Butter oder Margarine in einer Pfanne erhitzen, darin ein Rührei braten. Das Rührei und den Salat auf das Brot legen. Die Tomatenscheiben darauf geben. Mit Schnittlauch, Pfeffer und Zwiebelwürfeln bestreuen.

Zubereitungszeit: 10 Minuten
Insgesamt
17 g E, 21 g F, 22 g KH = 1498 kJ

354 Kalorien

Knäckebrot mit Frischkäse

Für 1 Portion:
100 g Radieschen
3 Scheiben Vollkornknäckebrot
100 g Kräuterfrischkäse (40 %)
6 Scheiben Salatgurke
etwas Kresse

Die Radieschen waschen, putzen und in Scheiben schneiden. Das Knäckebrot mit Frischkäse bestreichen. 1 Knäckebrot mit Gurke, die anderen mit Radieschenscheiben belegen. Die Knäkkebrote aufeinandersetzen und mit Kresse garnieren.

Zubereitungszeit: 5 Minuten
Insgesamt
18 g E, 22 g F, 23 g KH = 1553 kJ

376 Kalorien

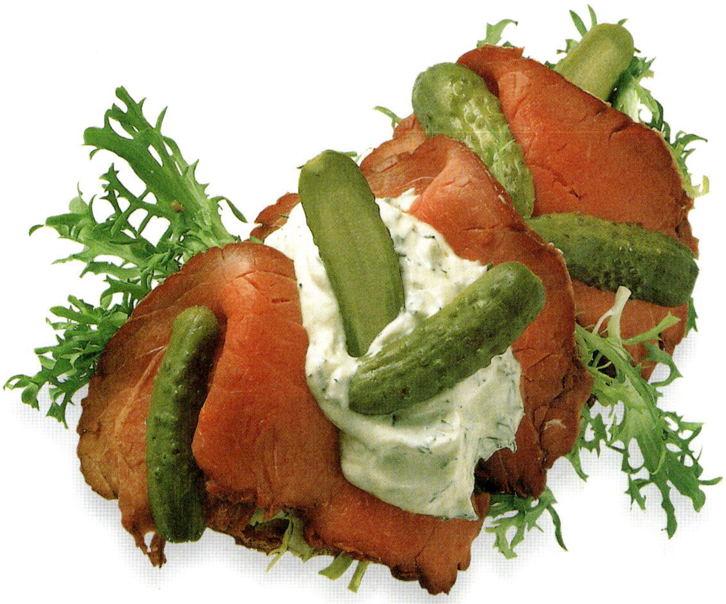

Roastbeefbrot mit Gurke

Für 1 Portion:
einige Blätter Friséesalat
etwas Dill
1 El Magerquark
1/2 Tl Senf, Honig
3 Cornichons
1 Scheibe Graubrot
10 g Butter oder Margarine
3 Scheiben Roastbeef

Den Salat waschen. Den Dill hacken. Den Quark mit Senf, Dill und etwas Honig verrühren. Die Cornichons längs halbieren. Das Graubrot mit Butter oder Margarine bestreichen. Mit Roastbeef, Frisée, Kräuterquark und Cornichons belegen.

Zubereitungszeit: 5 Minuten
Insgesamt
13 g E, 10 g F, 20 g KH = 957 kJ

228 Kalorien

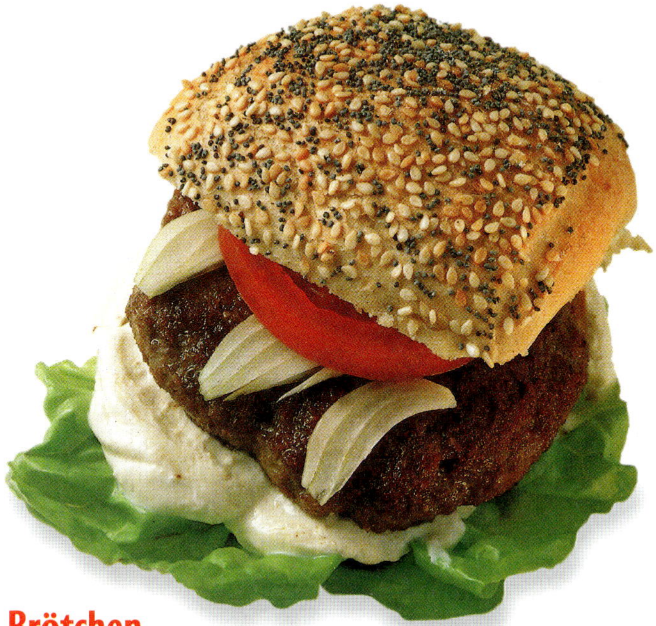

Brötchen mit Tatarbulette

Für 1 Portion:
einige Blätter Kopfsalat
1/2 Zwiebel
120 g Tatar
1 Tl Semmelbrösel
3 El Mineralwasser
Salz, Pfeffer (a. d. Mühle)
1 Tl Öl
1 Sesam-Mohn-Brötchen
2 Scheiben Tomate

Den Salat waschen. Die Zwiebel in Spalten schneiden. Das Tatar, die Semmelbrösel und das Mineralwasser verkneten. Mit Salz und Pfeffer würzen und zu einer Bulette formen.

Die Bulette im Öl ca. 3 Minuten von jeder Seite braten. Das Brötchen halbieren. Die untere Hälfte mit dem Salat belegen. Den Quark und die Bulette darauf geben. Die Zwiebelspalten und die Tomatenscheiben auf die Bulette legen. Mit der 2. Brötchenhälfte bedecken.

Zubereitungszeit: 10 Minuten
Insgesamt
30 g E, 10 g F, 26 g KH = 1361 kJ

326 Kalorien

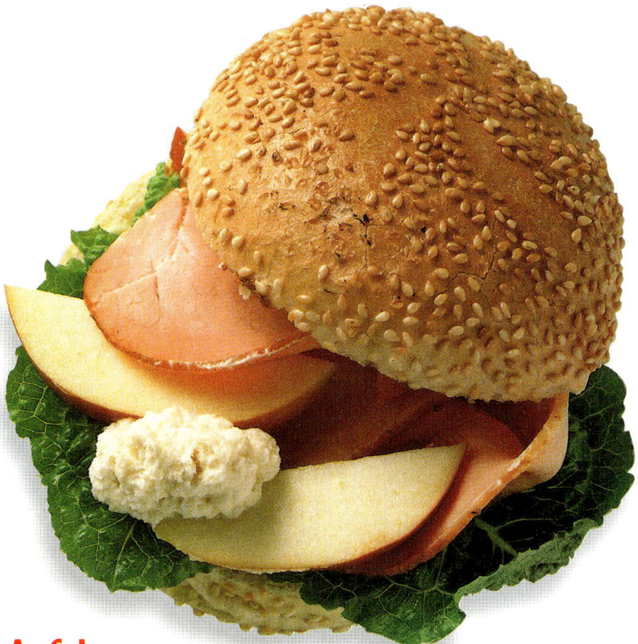

Apfel-Kasseler-Brötchen

Für 1 Portion:
einige Blätter Römersalat
1/2 Apfel
1 Sesambrötchen
10 g Butter oder Margarine
2 Tl Meerrettich (a. d. Glas)
2 Scheiben Kasseler

Den Salat waschen. Den Apfel in Spalten schneiden. Das Brötchen halbieren. Die untere Hälfte mit Butter oder Margarine, die obere Hälfte mit 1 Tl Meerrettich bestreichen. Salat, den Kasseler und die Apfelspalten auf die untere Brötchenhälfte legen. Den restlichen Meerrettich darauf geben. Mit der oberen Brötchenhälfte bedecken.

Zubereitungszeit: 5 Minuten
Insgesamt
11 g E, 15 g F, 33 g KH = 1327 kJ

317 Kalorien

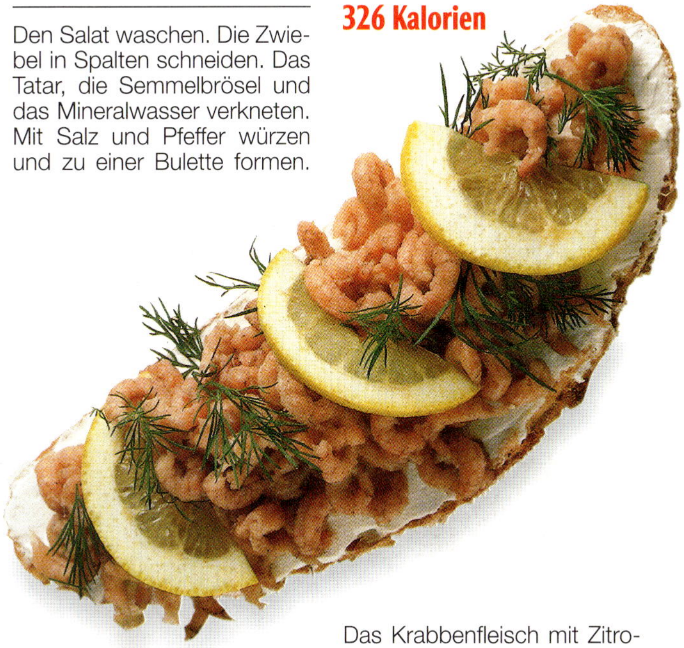

Krabben-Quark-Brot

Für 1 Portion:
100 g Krabbenfleisch
1–2 Tl Zitronensaft
Pfeffer (a. d. Mühle)
1 Scheibe Sonnenblumenkernbrot
100 g Magerquark
3 halbe Zitronenscheiben
etwas Dill

Das Krabbenfleisch mit Zitronensaft und Pfeffer würzen. Das Brot mit dem Quark bestreichen. Die Krabben darauf legen. Das Brot mit den Zitronenscheiben und dem Dill garnieren.

Zubereitungszeit: 5 Minuten
Insgesamt
36 g E, 2 g F, 24 g KH = 1155 kJ

277 Kalorien

TOMATEN-DIÄT

Vielseitigkeit ist ihr Trumpf! Probieren Sie eine Woche diese leichten und aromatischen Gerichte mit sonnenverwöhnten Tomaten

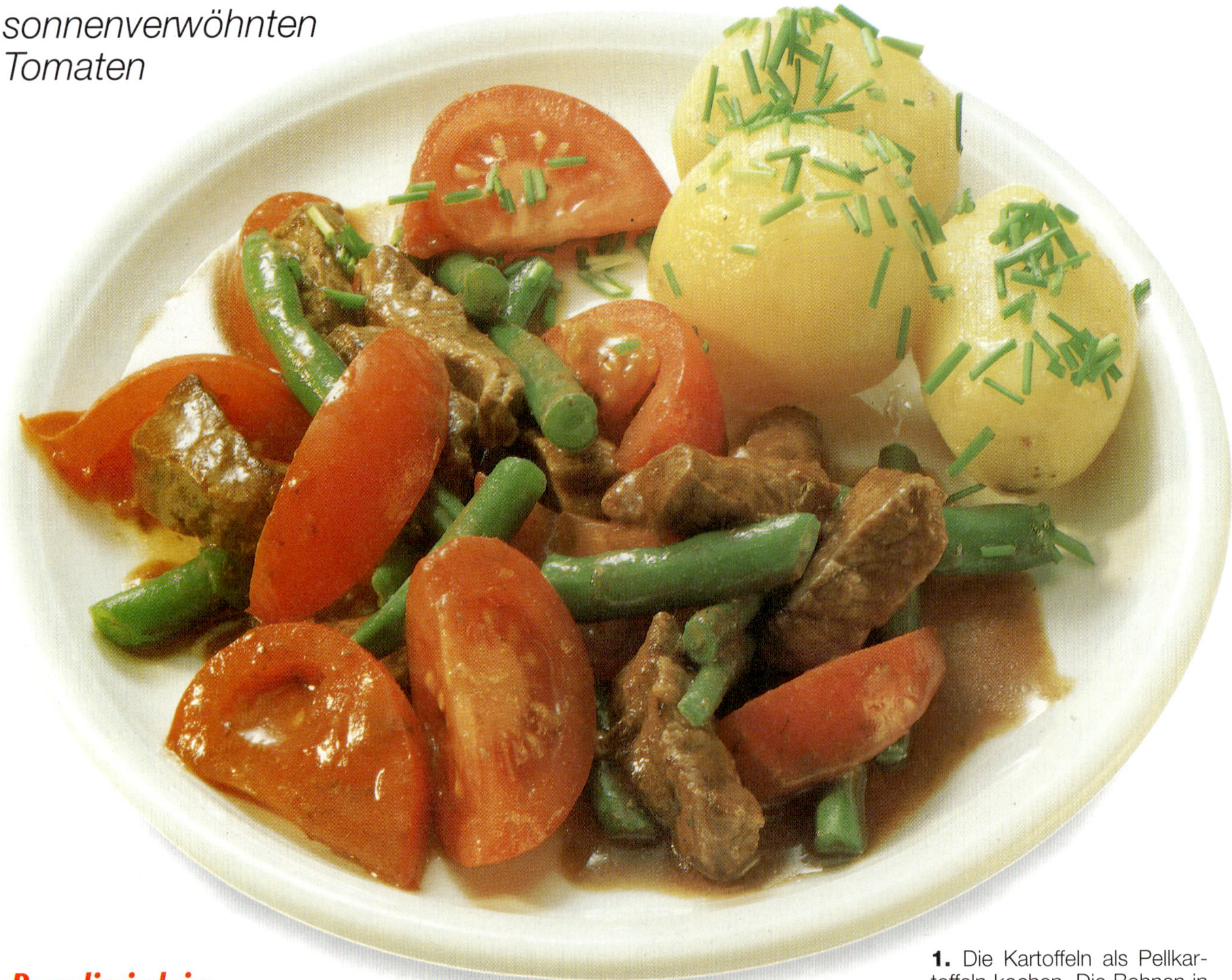

Paradiesisch im Sommer: Tomaten

Obwohl sie ganzjährig im Angebot sind, schmecken Tomaten am besten im Juli, August und September. Natürlich können Sie diese Diät auch im Frühling, Herbst oder Winter machen, denn die Kalorien sind rund ums Jahr identisch: 1 Tomate (50 g) enthält nur 10 Kalorien. Sie dürfen also richtig zulangen!

- Essen Sie pro Tag **2 Tomatengerichte**. Oder ersetzen Sie ein Gericht durch 1 belegtes Brot aus der Brot-Diät von den Seiten 104 bis 107.
- Zum **Frühstück** wählen Sie einen der Vorschläge von den Seiten 18 bis 21.
- Für den Hunger zwischendurch gibt's **2 Snacks** Ihrer Wahl. Zwischenmahlzeiten finden Sie auf den Seiten 22 bis 25.
- Damit die Diät erfolgreich wird, müssen Sie 2 Liter Flüssigkeit trinken, zum Beispiel Mineralwasser, Kräuter- oder Früchtetee, schwarzen Tee oder Kaffee.
- Am Abend ist außerdem 1 Glas Sherry, trockener Rot- oder Weißwein erlaubt.

Tomaten-Bohnen-Pfanne mit Rinderfilet

Für 2 Portionen:
250 g Kartoffeln
150 g Brechbohnen
Salz
150 g Rinderfilet
1 Tl Öl
Pfeffer (a. d. Mühle)
200 ml Gemüsebrühe (Instant)
1 Tl dunkles Saucenbindemittel
300 g Tomaten
1 El Schnittlauchröllchen

1. Die Kartoffeln als Pellkartoffeln kochen. Die Bohnen in Salzwasser 10 Minuten kochen. Das Rinderfilet in Streifen schneiden, im Öl anbraten, salzen, pfeffern, aus der Pfanne nehmen.

2. Brühe und Bohnen in die Pfanne geben. Bei milder Hitze 5 Minuten kochen lassen. Saucenbindemittel einrühren, aufkochen lassen. Die Tomaten vierteln und mit dem Fleisch in die Pfanne geben. Bei milder Hitze 5 Minuten darin ziehen lassen. Mit Salz und Pfeffer würzen.

3. Kartoffeln pellen und mit Schnittlauch bestreuen, zur Tomatenpfanne servieren.

Zubereitungszeit: 30 Minuten
Pro Portion
23 g E, 6 g F, 29 g KH = 1116 kJ

266 Kalorien

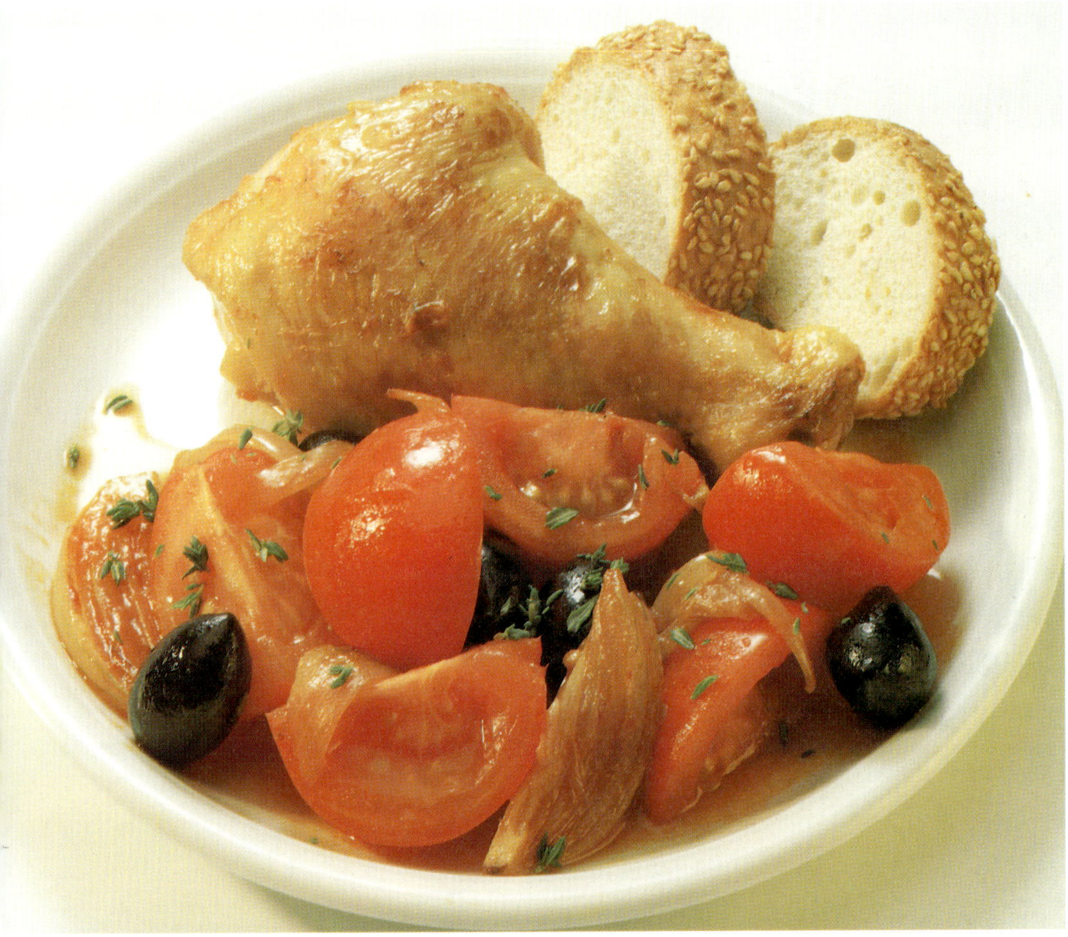

Hähnchenkeulen mit Tomaten

Für 2 Portionen:
2 Hähnchenkeulen (à 125 g)
Salz, Pfeffer (a. d. Mühle)
300 g Tomaten
einige Zweige Thymian
3 Zwiebeln, 1 Tl Öl
1 Tl Tomatenmark
200 ml Gemüsebrühe
40 g schwarze Oliven
1 Sesambrötchen

1. Keulen salzen und pfeffern, in eine Auflaufform geben. Im vorgeheizten Backofen bei 200 Grad (Gas 3, Umluft 200 Grad) 15 Minuten backen.

2. Tomaten waschen, vierteln. Thymian abzupfen. Zwiebeln in Spalten schneiden, im Öl anbraten. Tomatenmark zufügen und anschwitzen. Mit der Brühe ablöschen.

3. Tomaten, Oliven und Thymian dazugeben und aufkochen, salzen, pfeffern, zu den Keulen geben. Weitere 15 Minuten im Ofen schmoren. Mit Sesambrötchen servieren.

Zubereitungszeit: 35 Minuten
Pro Portion
25 g E, 14 g F, 20 g KH = 1323 kJ

316 Kalorien

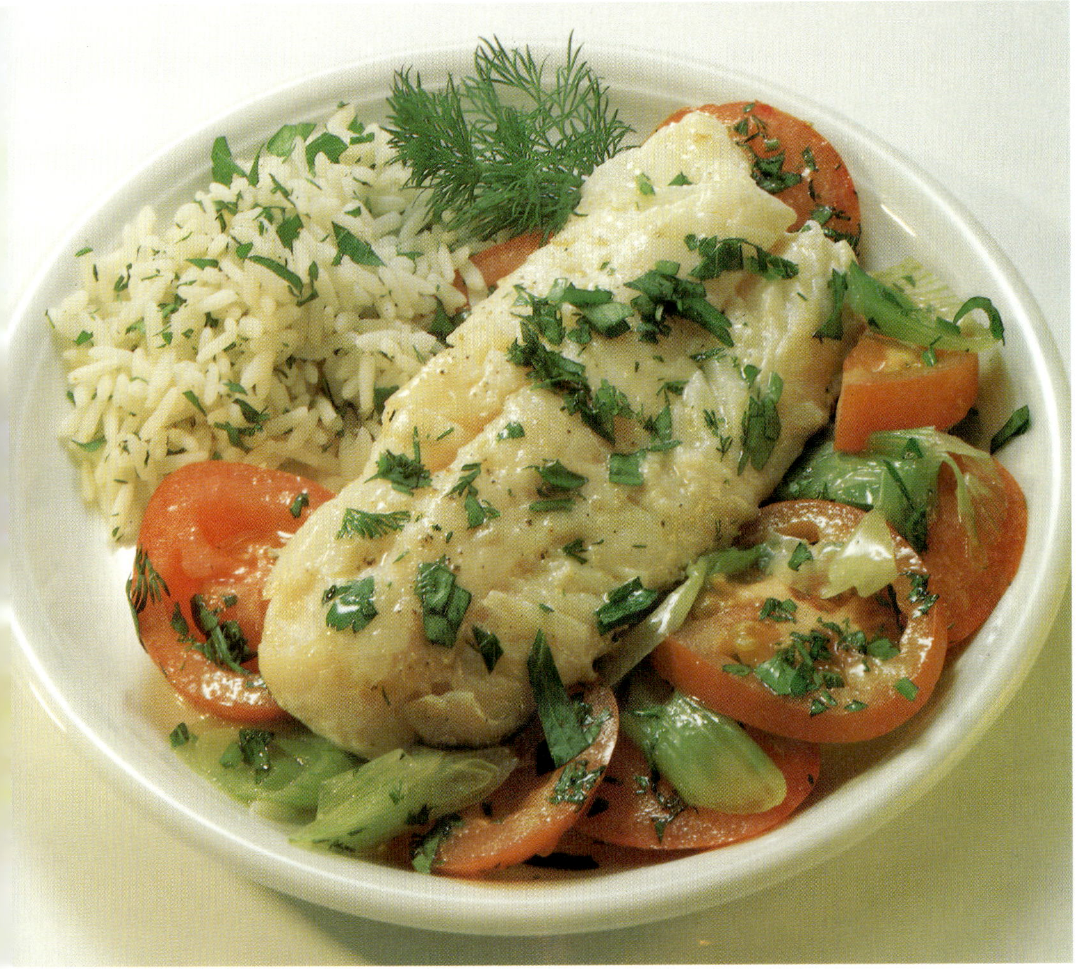

Kabeljaufilet mit Tomaten

Für 2 Portionen:
200 g Frühlingszwiebeln
300 g Tomaten, 1/2 Bund Dill
1/2 Bund glatte Petersilie
1 Tl Öl
2 Kabeljaufilets (à 150 g)
1 El Zitronensaft
Salz, Pfeffer (a. d. Mühle)
80 g Langkornreis

1. Frühlingszwiebeln putzen und in Ringe schneiden. Tomaten in Scheiben schneiden. Kräuter hacken. Frühlingszwiebeln im Öl andünsten. Tomaten und 3/4 der Kräuter unterheben. Das Gemüse auf 2 Streifen Alufolie verteilen.

2. Fischfilets mit Zitronensaft beträufeln, salzen, pfeffern, auf das Gemüse legen. Die Folie verschließen.

3. Im vorgeheizten Backofen bei 200 Grad (Gas 3, Umluft 175 Grad) 15 Minuten auf der 2. Schiene backen.

4. Den Reis nach Packungsanweisung kochen. Die restlichen Kräuter untermischen.

Zubereitungszeit: 25 Minuten
Pro Portion
32 g E, 4 g F, 38 g KH = 1372 kJ

328 Kalorien

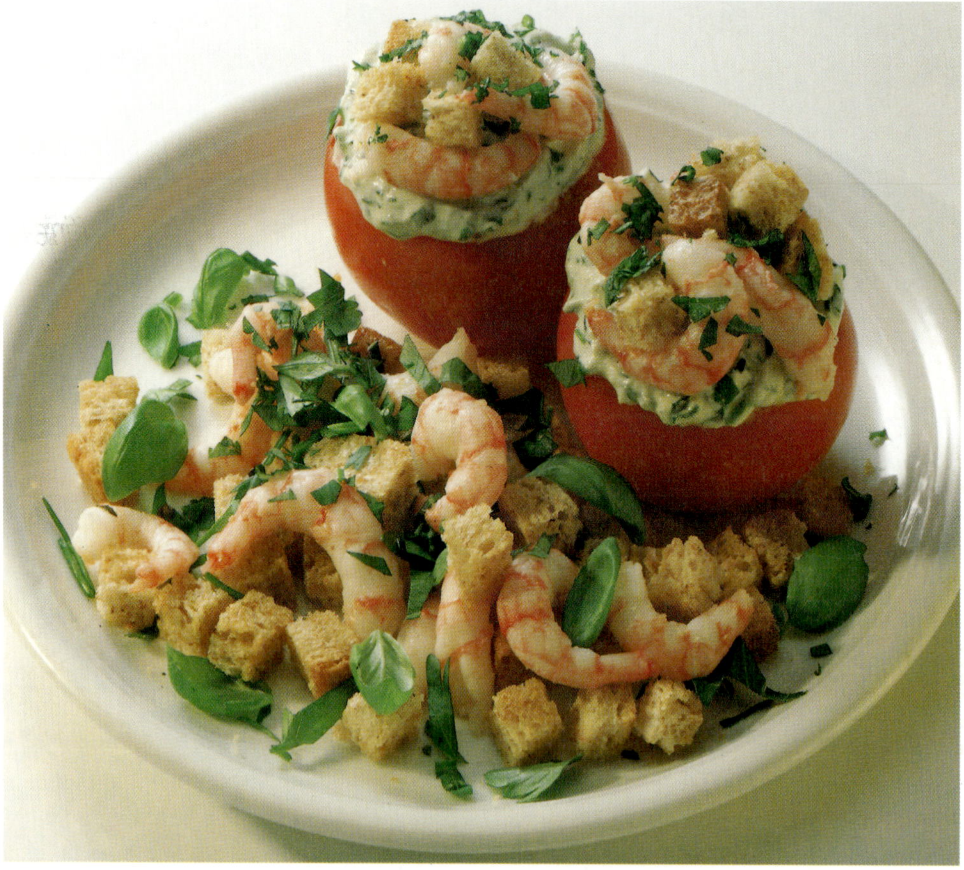

Gefüllte Tomaten mit Shrimps

Für 2 Portionen:
1/2 Bund glatte Petersilie
einige Stiele Basilikum
125 g Frischkäse (light)
2 El Milch
Pfeffer (a. d. Mühle)
3 Scheiben Vollkorntoast
4 Tomaten (à 100 g)
100 g Shrimps

1. Petersilie und Basilikum hacken. Die Hälfte davon mit Frischkäse, Milch und Pfeffer verrühren. Das Toastbrot würfeln und in einer Pfanne ohne Fett rösten.

2. Die Tomaten aushöhlen und mit dem Frischkäse füllen. Die Shrimps mit den Vollkorn-Croûtons und den restlichen Kräutern mischen, zu den Tomaten servieren.

Zubereitungszeit: 15 Minuten
Pro Portion
21 g E, 9 g F, 26 g KH = 1151 kJ

276 Kalorien

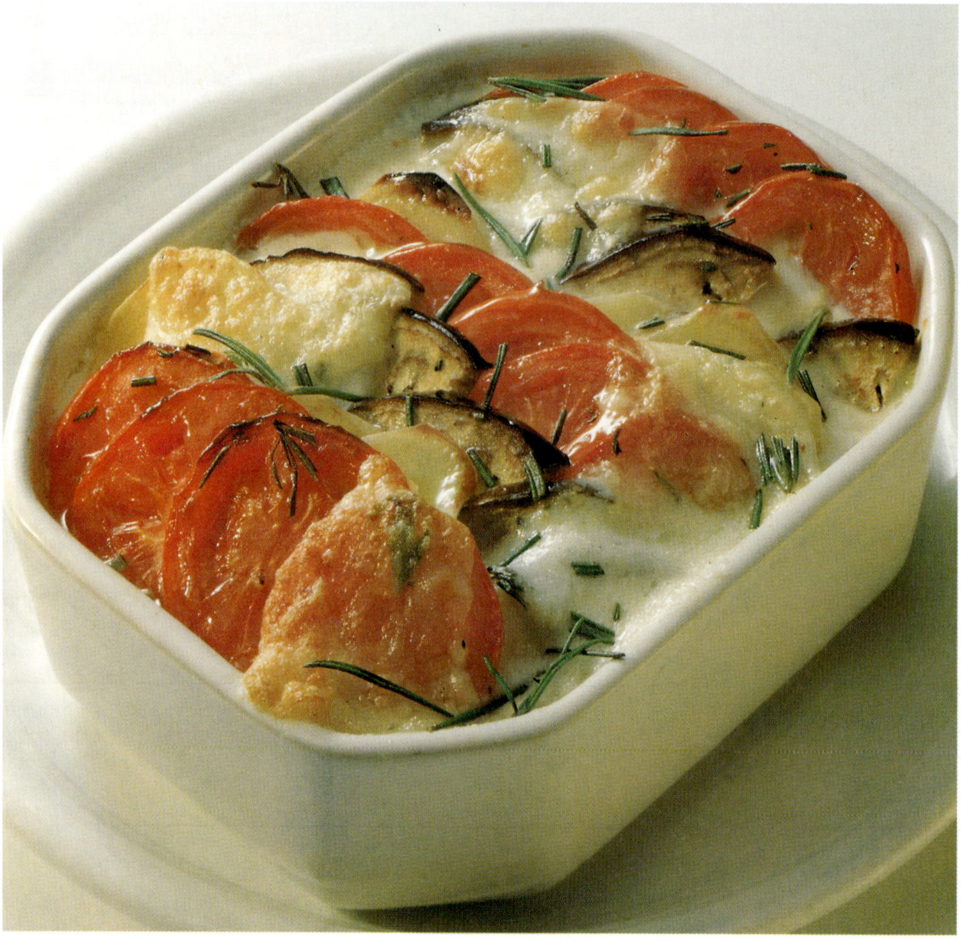

Tomaten-Kartoffel-Moussaka

Für 2 Portionen:
1 Scheibe Weizentoastbrot
250 g Kartoffeln, Salz
350 g Tomaten
150 g Aubergine
1 kleiner Zweig Rosmarin
1 Ei, 150 ml fettarme Milch
Pfeffer (a. d. Mühle)
125 g Mozzarella

1. Toastbrot würfeln. Kartoffeln schälen, in Scheiben schneiden und 2 Minuten in Salzwasser blanchieren, abschrecken.

2. Tomaten und Aubergine in Scheiben schneiden. Mit dem Brot in eine Auflaufform schichten. Rosmarin hacken. Ei und Milch verquirlen, salzen, pfeffern und über das Gemüse gießen. Mozzarella in Scheiben schneiden, auf das Gemüse legen, mit Rosmarin bestreuen.

3. Im vorgeheizten Ofen bei 200 Grad (Gas 3, Umluft 200 Grad) 30 Minuten backen.

Zubereitungszeit: 40 Minuten
Pro Portion
24 g E, 16 g F, 32 g KH = 1584 kJ

378 Kalorien

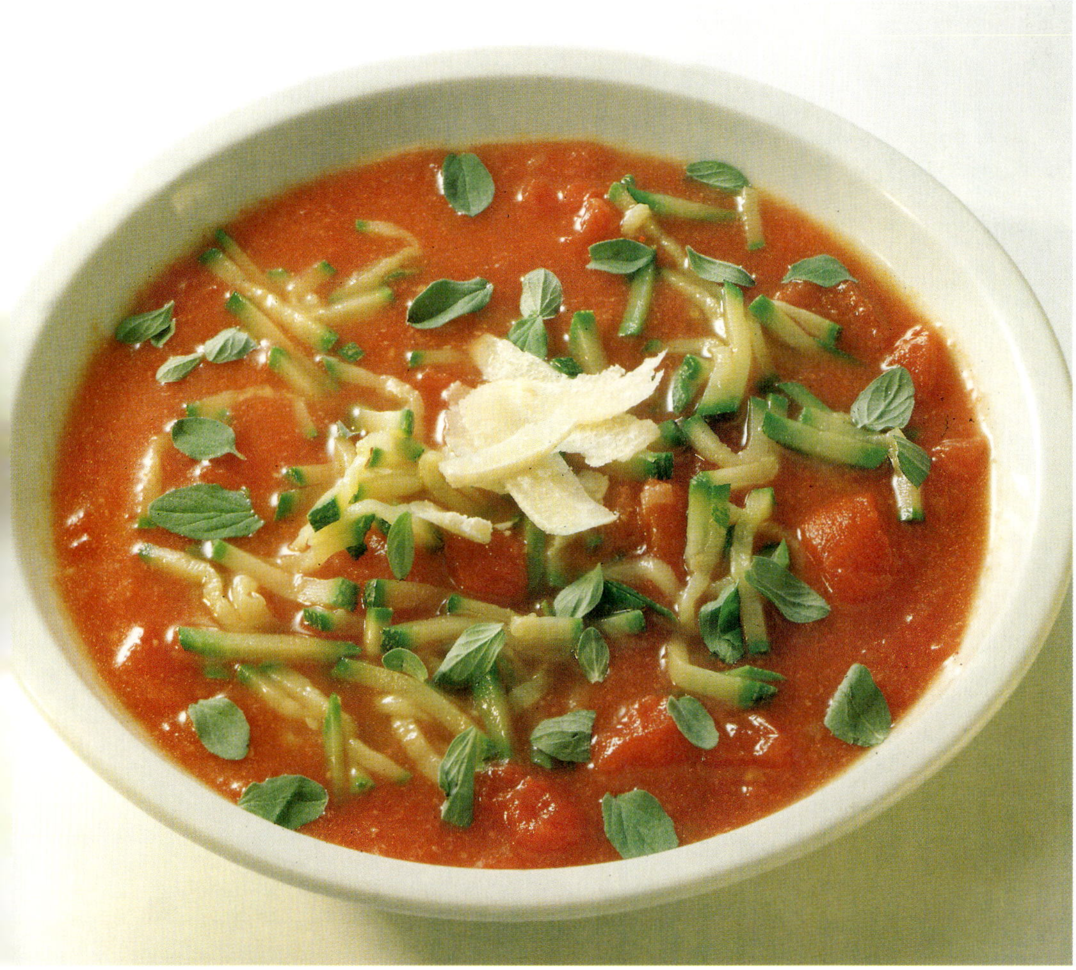

Tomatensuppe mit Zucchini

Für 2 Portionen:
einige Stiele Oregano
1 Zwiebel, 1 Tl Olivenöl
1 Knoblauchzehe
1 Dose Tomaten (EW 420 g)
1/4 l Gemüsebrühe (Instant)
Salz, Pfeffer, Zucker
150 g Zucchini
40 g Parmesan (20 g frisch gerieben, 20 g gehobelt)
2 Roggenbrötchen

1. Oregano abzupfen. Zwiebel würfeln, im Öl andünsten. Knoblauch durchpressen, dazugeben. Tomaten mit einer Gabel in der Dose grob zerkleinern. Mit Flüssigkeit und Brühe zu den Zwiebeln geben, aufkochen. Mit Salz, Pfeffer, 1 Prise Zucker und 1 Tl Oregano würzen. 10 Minuten kochen.

2. Zucchini in Streifen schneiden. Geriebenen Parmesan und Zucchini in die Suppe geben. Mit gehobeltem Parmesan und Oregano bestreuen. Mit Brötchen servieren.

Zubereitungszeit: 25 Minuten
Pro Portion
15 g E, 9 g F, 34 g KH = 1197 kJ

286 Kalorien

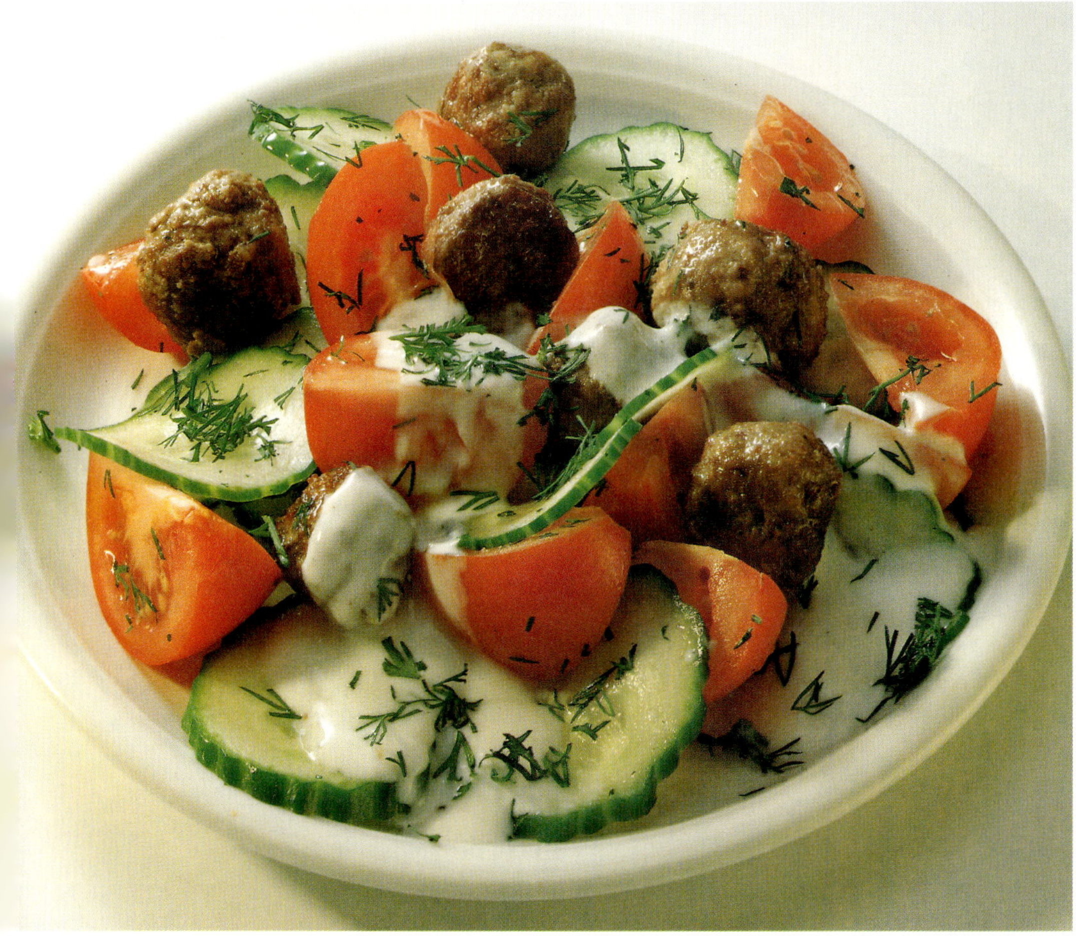

Tomatensalat mit Hackklößchen

Für 2 Portionen:
200 g Beefsteakhack
1 Ei
1 El Semmelbrösel
Salz, Pfeffer (a. d. Mühle)
1 Tl Öl
200 g Salatgurke
350 g Tomaten
1/2 Bund Dill
150 g Magermilchjoghurt
1–2 Knoblauchzehen
1 El Zitronensaft

1. Hack, Ei und Semmelbrösel verkneten. Mit Salz und Pfeffer würzen. Aus der Masse 12 Bällchen formen und 8 Minuten im Öl braten.

2. Die Gurke in Scheiben schneiden. Die Tomaten waschen und achteln. Den Dill hacken.

3. Den Joghurt mit durchgepreßtem Knoblauch, Zitronensaft, Salz und Pfeffer verrühren. Gemüse, Joghurtsauce, Dill und Hackbällchen auf Tellern anrichten.

Zubereitungszeit: 20 Minuten
Pro Portion
31 g E, 10 g F, 15 g KH = 1202 kJ

287 Kalorien

Schnell abnehmen

STEAK-DIÄT

Jeden Tag ein Steak – von Kalb, Rind, Schwein oder Pute. Jeden Tag serviert mit einem wunderbaren Gemüse wie Spargel, Möhren, Spinat oder Pilzen

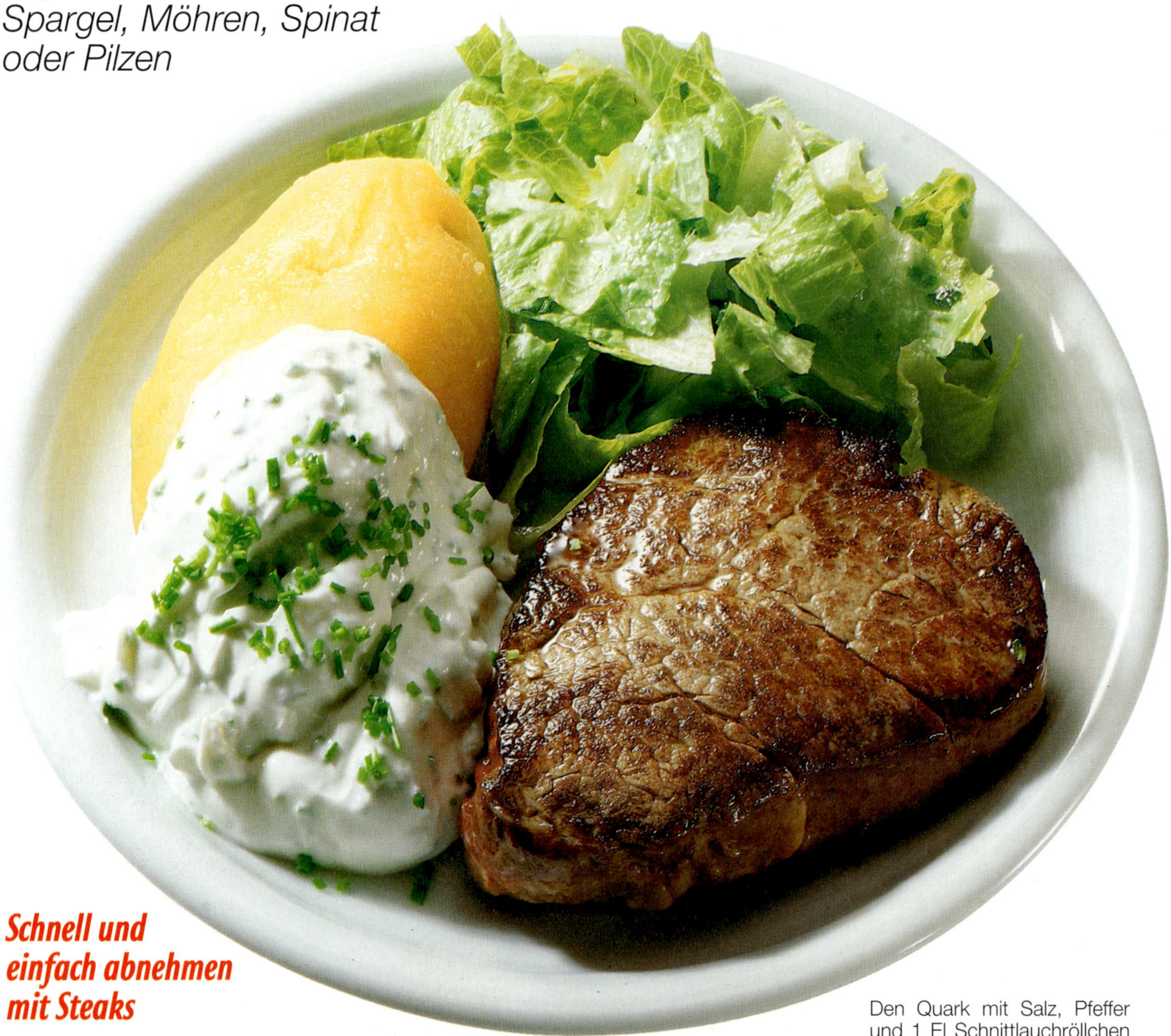

Schnell und einfach abnehmen mit Steaks

Steak ist nicht gleich Steak. Probieren Sie 7 Tage lang ein kurzgebratenes Stück mageres Fleisch von Pute, Kalb, Schwein oder Rind. Damit Sie richtig satt, aber trotzdem um 2 Kilo schlanker werden, gibt es dazu viel erntefrisches Gemüse.

- Essen Sie pro Tag **1 Steak** mit Gemüse. Mittags oder abends wählen Sie 1 beliebiges Brot aus der Brot-Diät von den Seiten 104 bis 107.
- Zum **Frühstück** wählen Sie einen Vorschlag auf den Seiten 18 bis 21.
- Den kleinen Hunger stillen Sie mit **2 Snacks**. Wählen Sie dazu Zwischenmahlzeiten auf den Seiten 22 bis 25.
- Diäterfolg durch Trinken: 2 Liter Mineralwasser, Kräuter- oder Früchtetee, schwarzer Tee oder Kaffee sollten es täglich sein.
- Den Feierabend dürfen Sie mit 1 Glas Sekt, Sherry, trockenem Weiß- oder Rotwein begehen.

Filetsteak mit Quarkkartoffeln

Für 2 Portionen:
250 g Kartoffeln
1/2 Bund Schnittlauch
125 g Magerquark
Salz, Pfeffer (a. d. Mühle)
100 g grüner Salat
2 Filetsteaks (à 150 g), 3 Tl Öl
1–2 El Obstessig, Zucker

1. Die Kartoffeln als Pellkartoffeln kochen. Den Schnittlauch in Röllchen schneiden. Den Quark mit Salz, Pfeffer und 1 El Schnittlauchröllchen verrühren.

2. Den Salat putzen und in Streifen schneiden. Die Filetsteaks in 2 Tl Öl von jeder Seite 3–4 Minuten braten, salzen und pfeffern.

3. Aus Obstessig, Salz, Pfeffer, 1 Prise Zucker und dem restlichen Öl eine Salatsauce rühren. Mit dem Salat vermischen. Die Kartoffeln pellen. Mit Steaks, Quark und Salat servieren.

Zubereitungszeit: 25 Minuten
Pro Portion
43 g E, 14 g F, 19 g KH = 1594 kJ

381 Kalorien

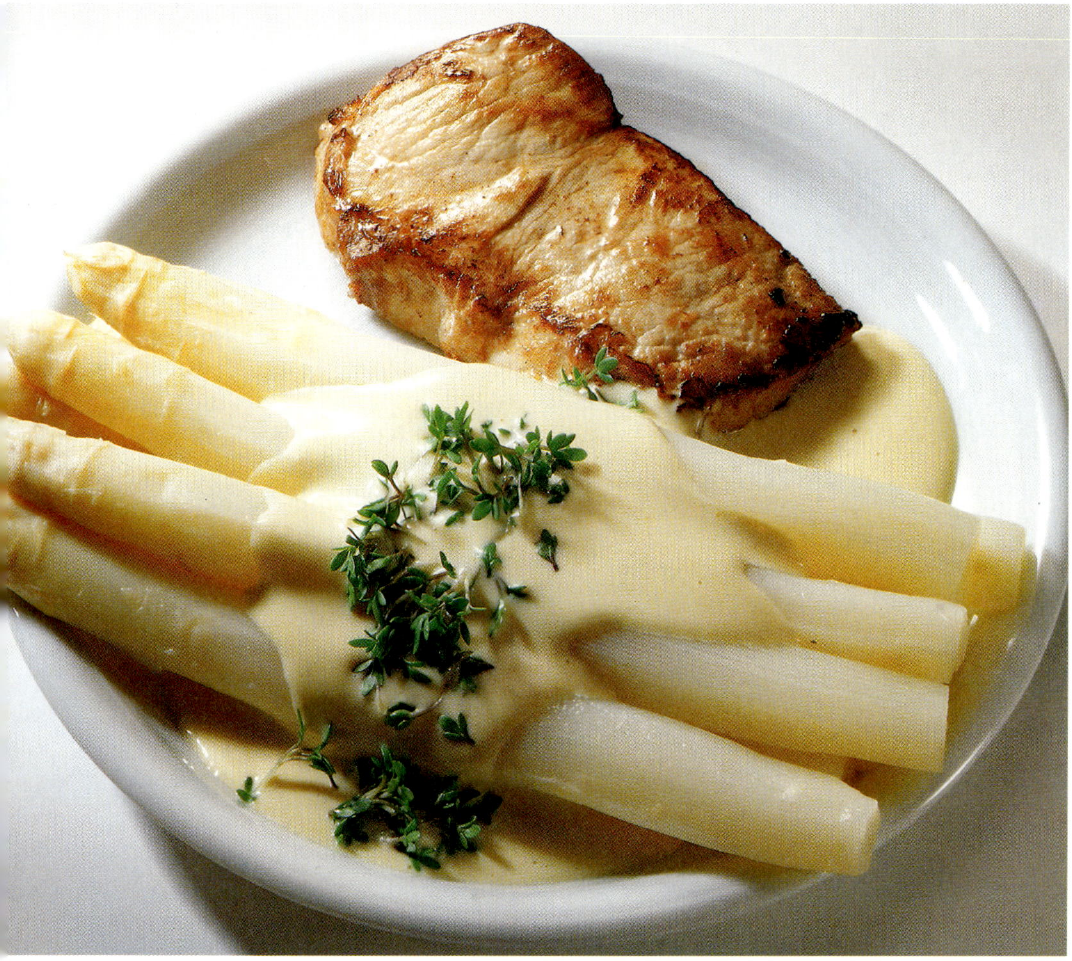

Kalbssteak mit Spargel

Für 2 Portionen:
1 kg Spargel
Salz
2 Eigelb
1 Tl Senf
1 Tl Zitronensaft
3 El Magermilchjoghurt
Pfeffer (a. d. Mühle)
2 Kalbssteaks (à 120 g)
2 Tl Öl
1/2 Beet Kresse

1. Den Spargel schälen und in Salzwasser 15–20 Minuten kochen.

2. Eigelb, Senf, Zitronensaft und 5 El Wasser bei mittlerer Hitze zu einer dicken Sauce aufschlagen. Den Joghurt unterrühren. Die Sauce mit Salz und Pfeffer würzen.

3. Die Kalbssteaks im Öl von jeder Seite 2–3 Minuten braten, salzen und pfeffern. Die Kresse vom Beet schneiden. Kalbssteaks mit Spargel, Sauce und Kresse servieren.

Zubereitungszeit: 25 Minuten
Pro Portion
38 g E, 16 g F, 7 g KH = 1407 kJ

338 Kalorien

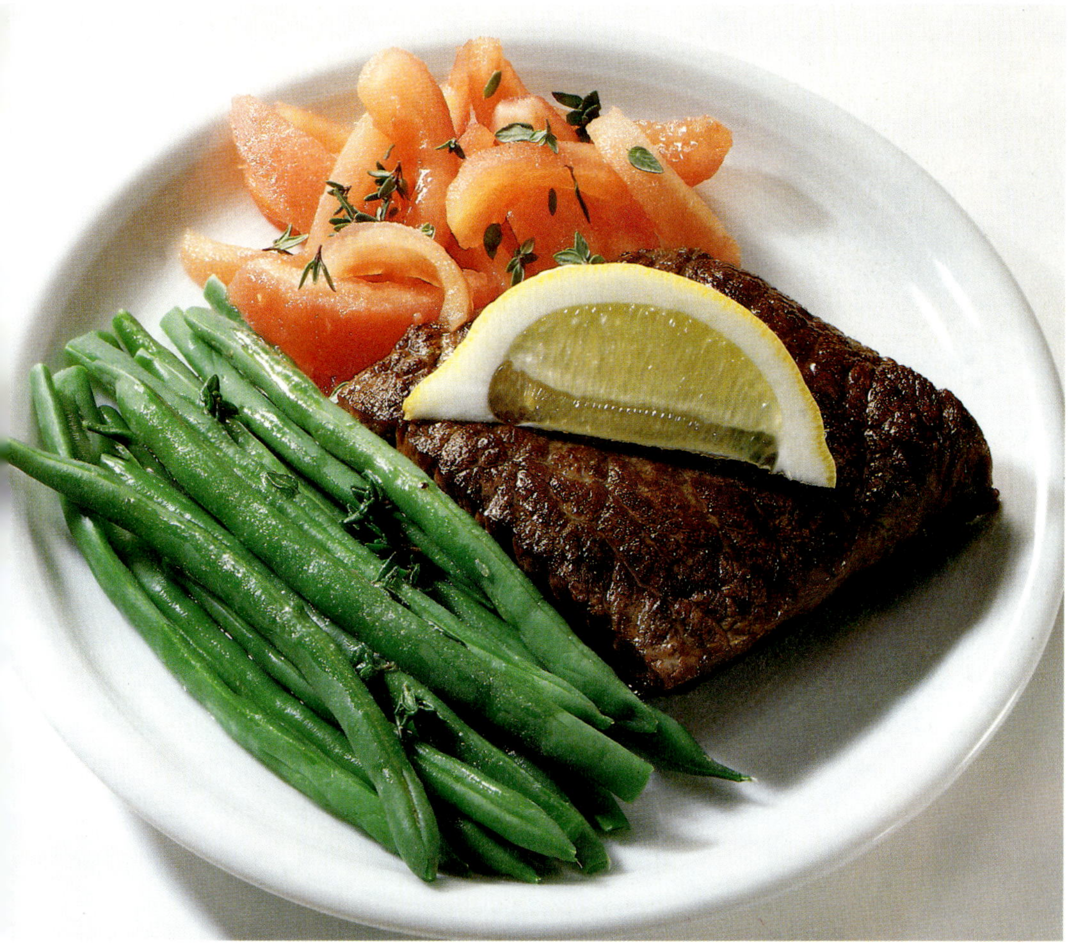

Hüftsteak mit grünen Bohnen

Für 2 Portionen:
250 g grüne Bohnen, Salz
200 g Tomaten
2 Hüftsteaks (à 125 g), 2 Tl Öl
Pfeffer (a. d. Mühle)
etwas Thymian
10 g Butter oder Margarine
2 Zitronenspalten

1. Die Bohnen waschen, putzen und in Salzwasser 10–15 Minuten kochen.

2. Die Tomaten kreuzweise einritzen, in siedendes Wasser geben, herausnehmen, abschrecken, häuten, vierteln, entkernen und in Spalten schneiden.

3. Die Hüftsteaks im Öl von jeder Seite 3–4 Minuten braten, salzen und pfeffern.

4. Die Thymianblätter von den Stielen zupfen. Die Butter oder Margarine und den Thymian zum Bratfett geben. Die Tomaten darin erwärmen. Mit Bohnen und Zitronenspalten zum Steak servieren.

Zubereitungszeit: 30 Minuten
Pro Portion
31 g E, 14 g F, 10 g KH = 1212 kJ

289 Kalorien

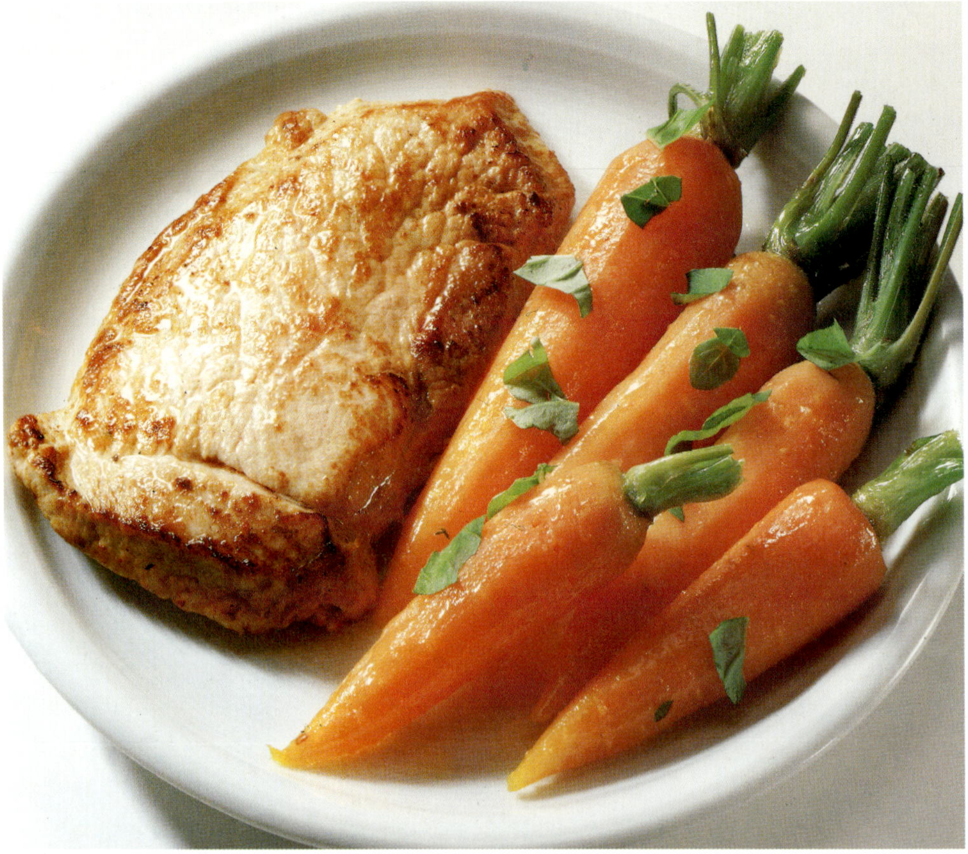

Schweinesteak mit Möhren

Für 2 Portionen:
500 g Bundmöhren
15 g Butter oder Margarine
1 Tl Zucker
1/8 l Gemüsebrühe (Instant)
etwas Basilikum
2 Schweinesteaks (à 120 g)
2 Tl Öl
Salz, Pfeffer (a. d. Mühle)

1. Die Möhren schälen, dabei etwas Grün dranlassen. Die Butter oder Margarine und den Zucker schmelzen lassen. Die Möhren dazugeben und darin wenden. Mit der Brühe auffüllen und zugedeckt 10 Minuten dünsten.

2. Die Basilikumblätter von den Stielen zupfen und hacken. Die Schweinesteaks im Öl von jeder Seite 2–3 Minuten braten, salzen, pfeffern, mit den Möhren servieren.

Zubereitungszeit: 20 Minuten
Pro Portion
28 g E, 21 g F, 13 g KH = 1496 kJ

357 Kalorien

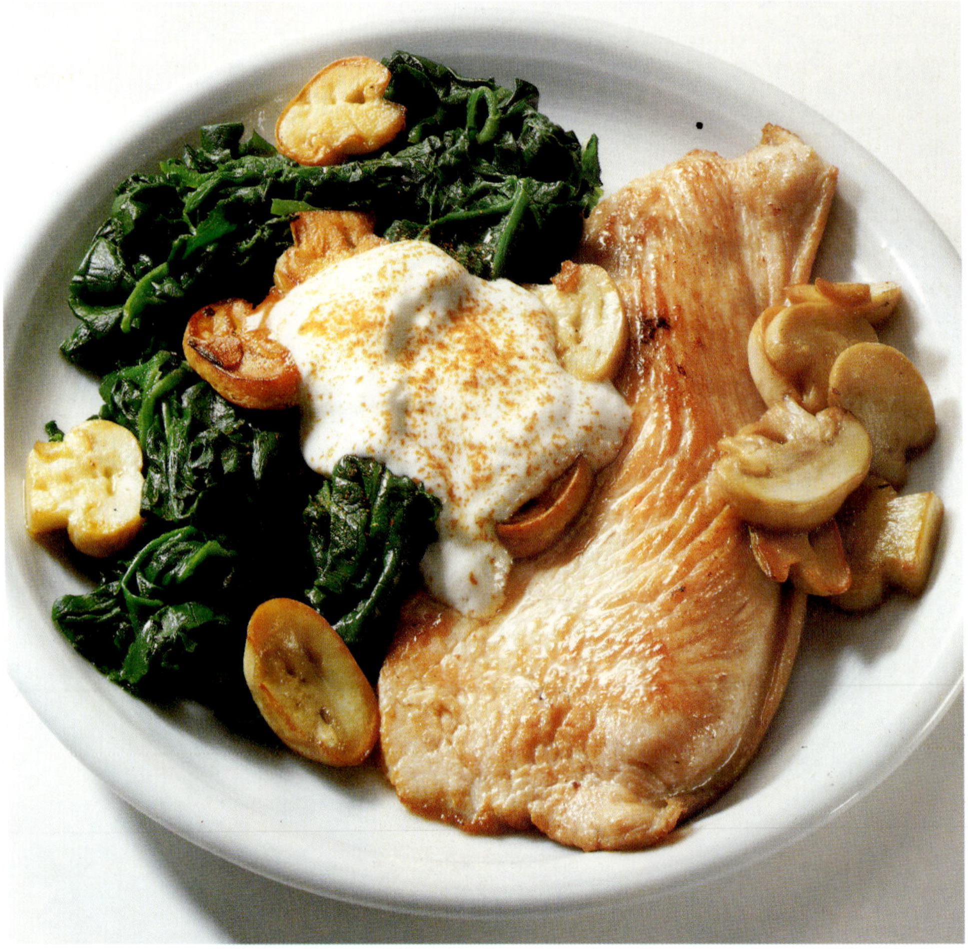

Putensteak mit Spinat und Pilzen

Für 2 Portionen:
750 g Spinat, Salz
1 Zwiebel
10 g Butter oder Margarine
250 g Champignons
2 Putensteaks (à 150 g)
2 Tl Öl, Pfeffer (a. d. Mühle)
2 El Magermilchjoghurt
Curry

1. Den Spinat waschen, putzen und in Salzwasser blanchieren. Die Zwiebel würfeln und im Fett glasig dünsten. Abgetropften Spinat dazugeben. Bei milder Hitze 5 Minuten dünsten, salzen.

2. Die Champignons putzen und in Scheiben schneiden. Die Putensteaks im Öl von jeder Seite 3 Minuten braten. Pilze dazugeben und anbraten. Fleisch und Pilze mit Salz und Pfeffer würzen.

3. Steaks, Pilze und Spinat auf 2 Teller füllen. Den Joghurt auf den Spinat geben und mit Curry bestäuben.

Zubereitungszeit: 25 Minuten
Pro Portion
49 g E, 12 g F, 5 g KH = 1408 kJ

335 Kalorien

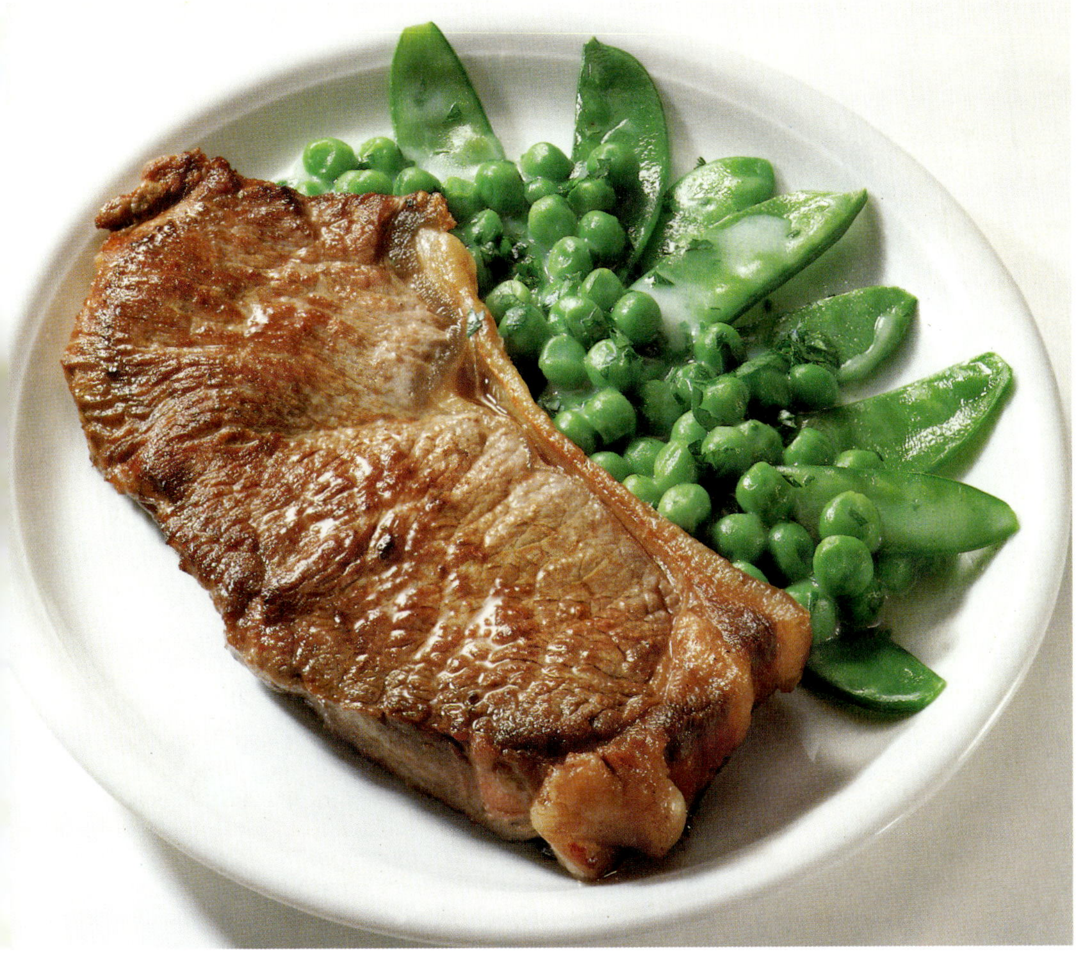

Rumpsteak mit Erbsengemüse

Für 2 Portionen:
100 g Zuckerschoten
1 Zwiebel
10 g Butter oder Margarine
100 g Erbsen (TK)
1/8 l Gemüsebrühe (Instant)
40 g Schmelzkäse
2 Rumpsteaks (à 120 g)
2 Tl Öl
Salz, Pfeffer (a. d. Mühle)
etwas glatte Petersilie

1. Die Zuckerschoten waschen und putzen. Die Zwiebel würfeln und in der Butter oder Margarine glasig dünsten. Die Zuckerschoten und die Erbsen zufügen. Brühe und Käse dazugeben, 5 Minuten dünsten.

2. Die Rumpfsteaks im Öl von jeder Seite 2–3 Minuten braten, salzen und pfeffern. Die Petersilie von den Stielen zupfen, hacken und über das Gemüse streuen, mit den Steaks servieren.

Zubereitungszeit: 20 Minuten
Pro Portion
34 g E, 20 g F, 12 g KH = 1562 kJ

373 Kalorien

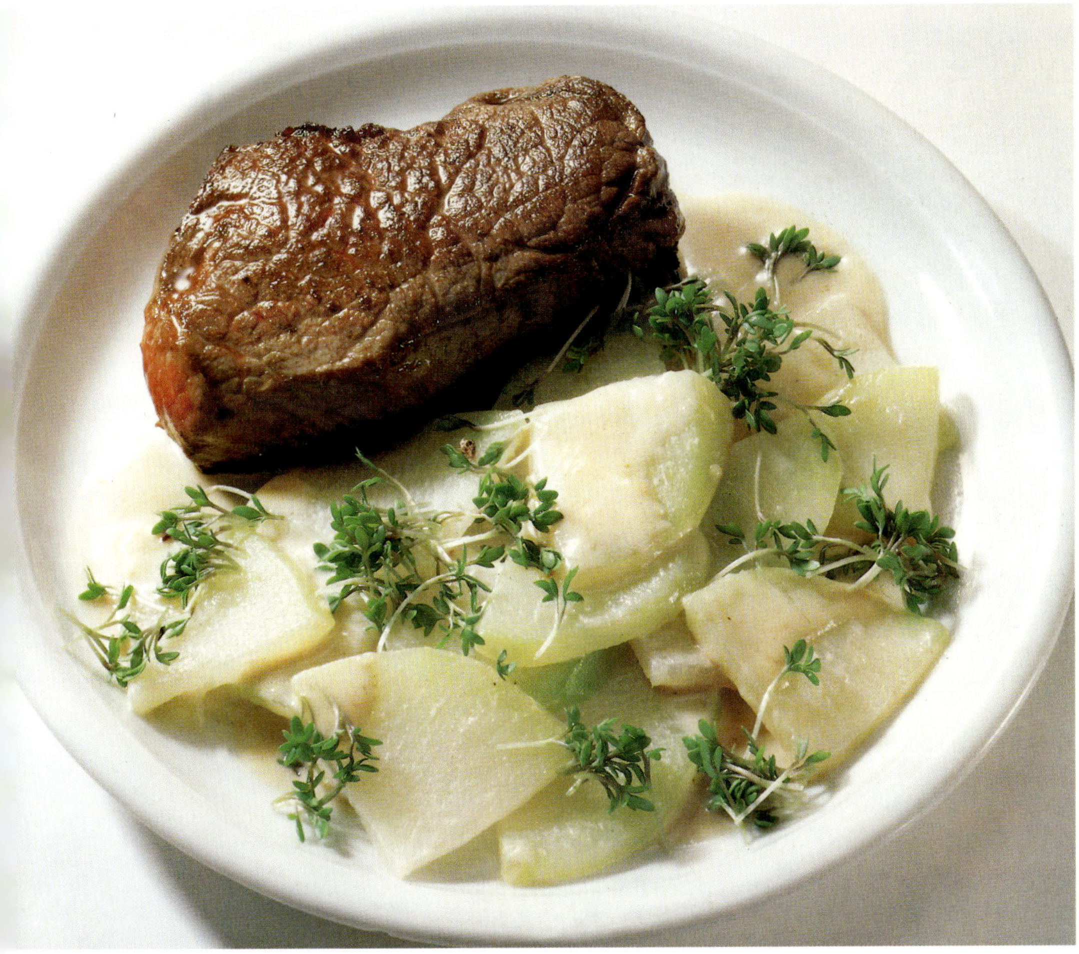

Beefsteak mit Kohlrabi

Für 2 Portionen:
500 g Kohlrabi
10 g Butter oder Margarine
1/8 l Gemüsebrühe (Instant)
2 El Schlagsahne
Salz, Pfeffer (a. d. Mühle)
Muskatnuß (frisch gerieben)
2 Beefsteaks (à 120 g)
2 Tl Öl
1/2 Beet Kresse

1. Den Kohlrabi putzen, vierteln, in Scheiben schneiden und in der Butter oder Margarine andünsten.

2. Die Brühe und die Sahne dazugeben. Den Kohlrabi zugedeckt 10 Minuten dünsten. Mit Salz, Pfeffer und Muskat würzen.

3. Die Steaks im Öl von jeder Seite 2–3 Minuten braten, salzen und pfeffern. Die Kresse vom Beet schneiden und über den Kohlrabi streuen.

Zubereitungszeit: 20 Minuten
Pro Portion
30 g E, 16 g F, 7 g KH = 1293 kJ

310 Kalorien

SPARGEL-DIÄT

Mit dem beliebtesten Frühlingsgemüse dem Wunschgewicht etwas näher kommen: Spargel macht's möglich!

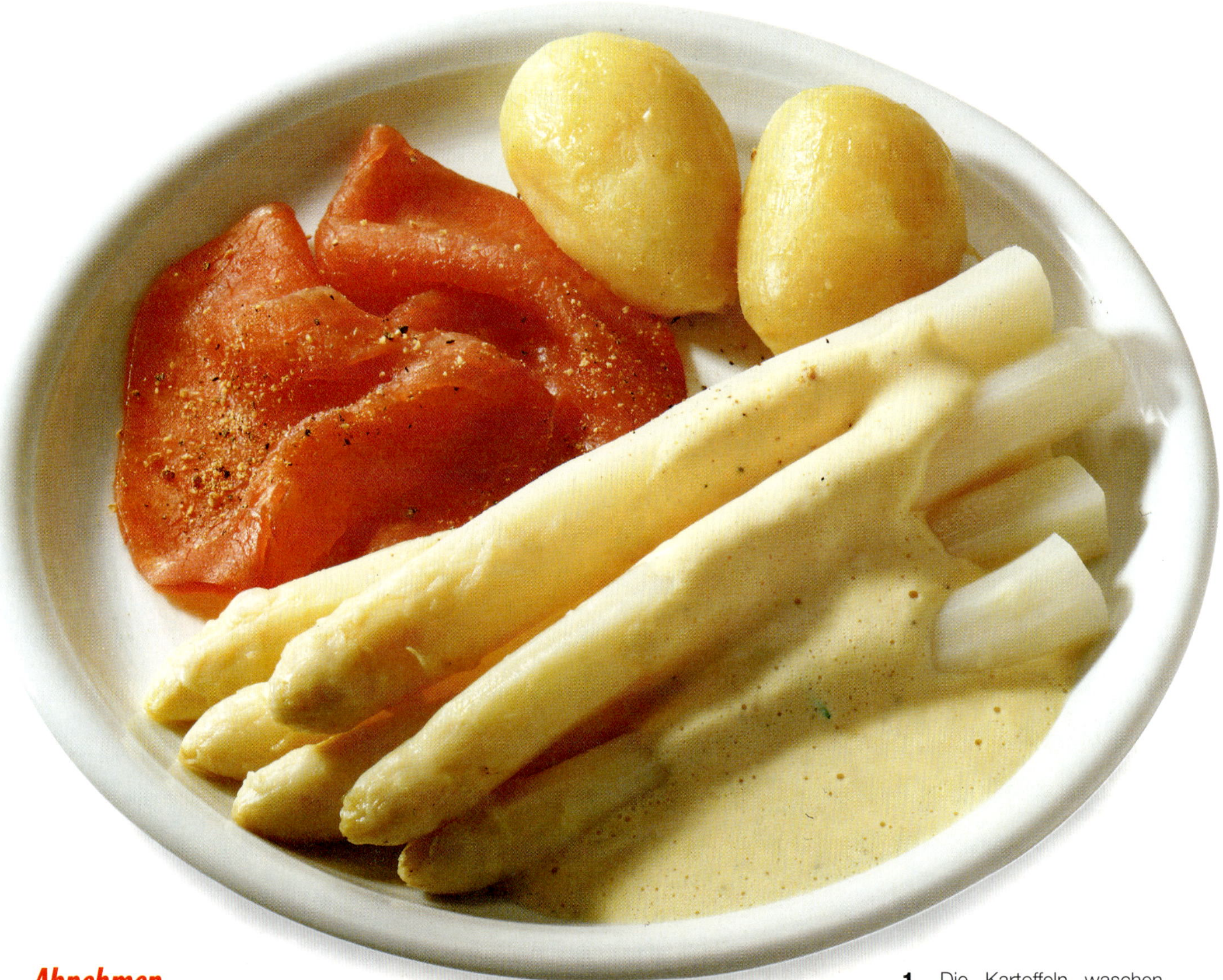

Abnehmen im Frühling

Wenn Sie sich zu einer schlanken Woche im April, Mai oder Juni entschließen, kommen Sie an dieser Diät nicht vorbei: Spargel ist extrem kalorienarm und wirkt durch Asparaginsäure äußerst entwässernd. Außerdem ist es das edelste aller Frühlingsgemüse.

- Pro Tag dürfen Sie **2 Spargelgerichte** essen. Oder, wenn Sie möchten, wählen Sie mittags oder abends ein Brot aus der Brot-Diät von den Seiten 104 bis 107.
- Wählen Sie **Ihr Frühstück** von den Seiten 18 bis 21.
- **2 Zwischenmahlzeiten** sind pro Tag erlaubt, Vorschläge finden sie auf den Seiten 22 bis 25.
- Trinken, trinken, trinken: 2 Liter Kaffee, Tee oder Mineralwasser pro Tag.
- Abends erlaubt: 1 Glas trockener Sekt, trockener Rot- oder Weißwein.

Spargel mit Joghurtsauce

Für 2 Portionen:
300 g Kartoffeln
1 kg Spargel
Salz
2 Eigelb
1 Tl Senf
Pfeffer (a. d. Mühle)
Zucker
2 El Magermilchjoghurt
150 g Lachsschinken

1. Die Kartoffeln waschen und als Pellkartoffeln 20 Minuten kochen. Den Spargel schälen und in Salzwasser 15–20 Minuten kochen.

2. Aus Eigelb, Senf, 100 ml Wasser, Salz, Pfeffer und 1 Prise Zucker eine dickliche Sauce bei mittlerer Hitze aufschlagen. Den Joghurt unterrühren. Die Kartoffeln pellen. Den Fettrand des Lachsschinkens entfernen. Den Spargel mit der Sauce, den Pellkartoffeln und dem Schinken servieren.

Zubereitungszeit: 40 Minuten
Pro Portion
27 g E, 14 g F, 26 g KH = 1428 kJ

345 Kalorien

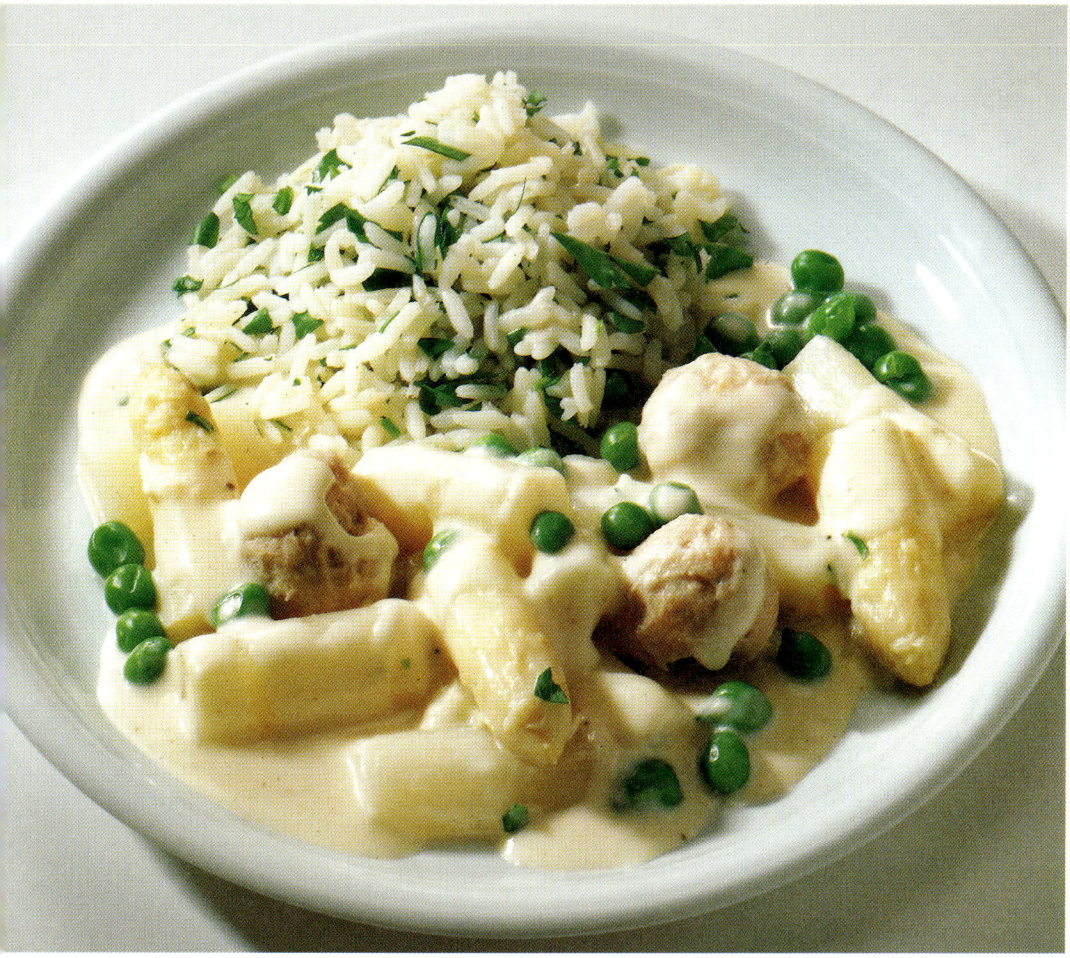

Spargelragout mit Fleischklößen

Für 2 Portionen:
500 g Spargel
100 g Langkornreis, Salz
150 g Kalbsbrät
1/4 l Gemüsebrühe (Instant)
100 g Erbsen (TK)
1 El helles Saucenbindemittel
Pfeffer (a. d. Mühle)
etwas glatte Petersilie

1. Den Spargel schälen und in Stücke schneiden. Den Reis einmal aufkochen, dann 20 Minuten in Salzwasser ausquellen lassen.

2. Aus dem Kalbsbrät 12 Klößchen formen. Den Spargel und die Klößchen in der Brühe 10 Minuten kochen. Die Erbsen dazugeben und erwärmen.

3. Die Brühe aufkochen, das Saucenbindemittel unterrühren. Mit Salz und Pfeffer würzen. Die Petersilienblätter von den Stielen zupfen, hacken und unter den Reis heben. Mit dem Spargelragout servieren.

Zubereitungszeit: 30 Minuten
Pro Portion
20 g E, 20 g F, 50 g KH = 1992 kJ

476 Kalorien

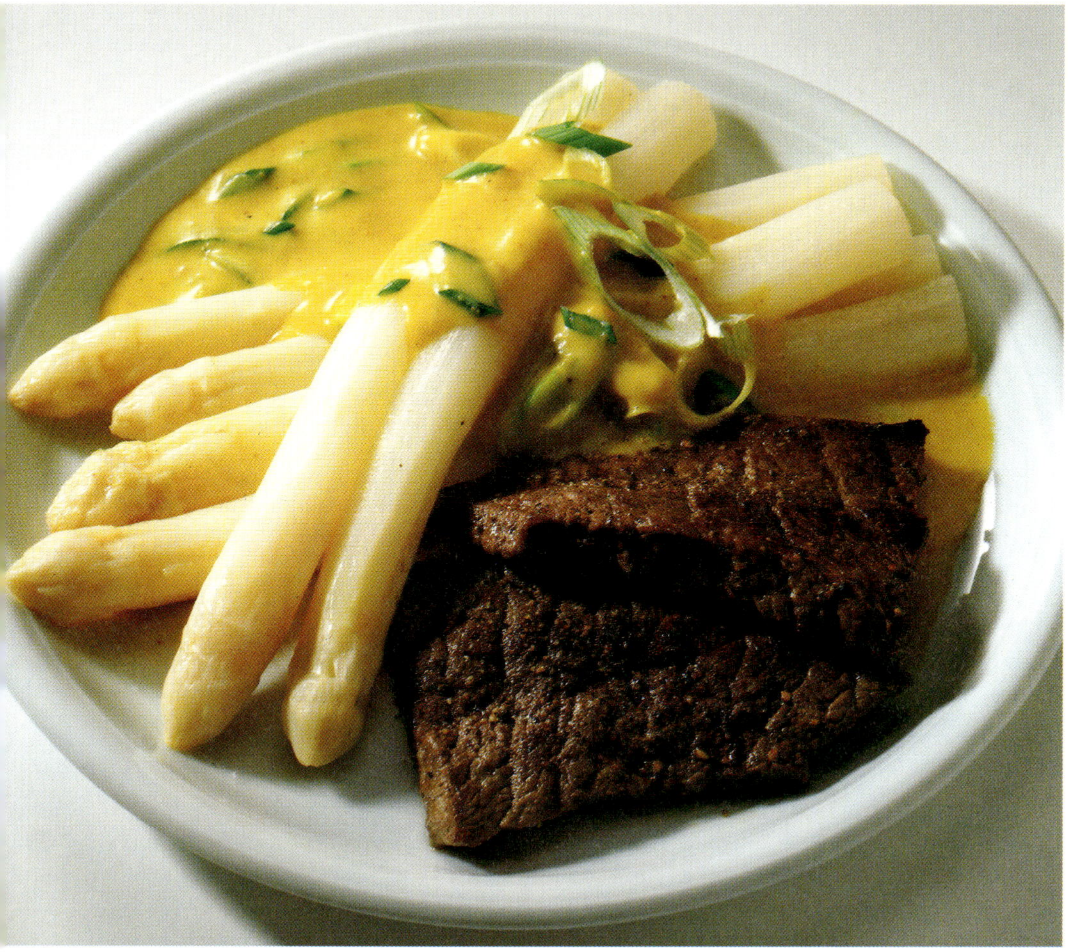

Spargel mit Currysauce

Für 2 Portionen:
1 kg Spargel
2 Frühlingszwiebeln
1 Tl Butter oder Margarine
1 Tl Mehl, 1 El Curry
1/4 l Gemüsebrühe (Instant)
2 El Schlagsahne
2 Tl Zitronensaft
Salz, Pfeffer (a. d. Mühle)
2 Steaks (à 100 g)
2 Tl Öl

1. Den Spargel schälen, 15–20 Minuten in Salzwasser bißfest kochen. Die Frühlingszwiebeln putzen und schräg in Ringe schneiden, in der Butter oder Margarine glasig dünsten.

2. Das Mehl und den Curry darin anschwitzen. Mit der Brühe und der Sahne ablöschen. Die Sauce mit Zitronensaft, Salz und Pfeffer würzen. Die Steaks im Öl braten, mit Salz und Pfeffer würzen. Mit dem Spargel und der Sauce servieren.

Zubereitungszeit: 35 Minuten
Pro Portion
31 g E, 15 g F, 8 g KH = 1227 kJ

294 Kalorien

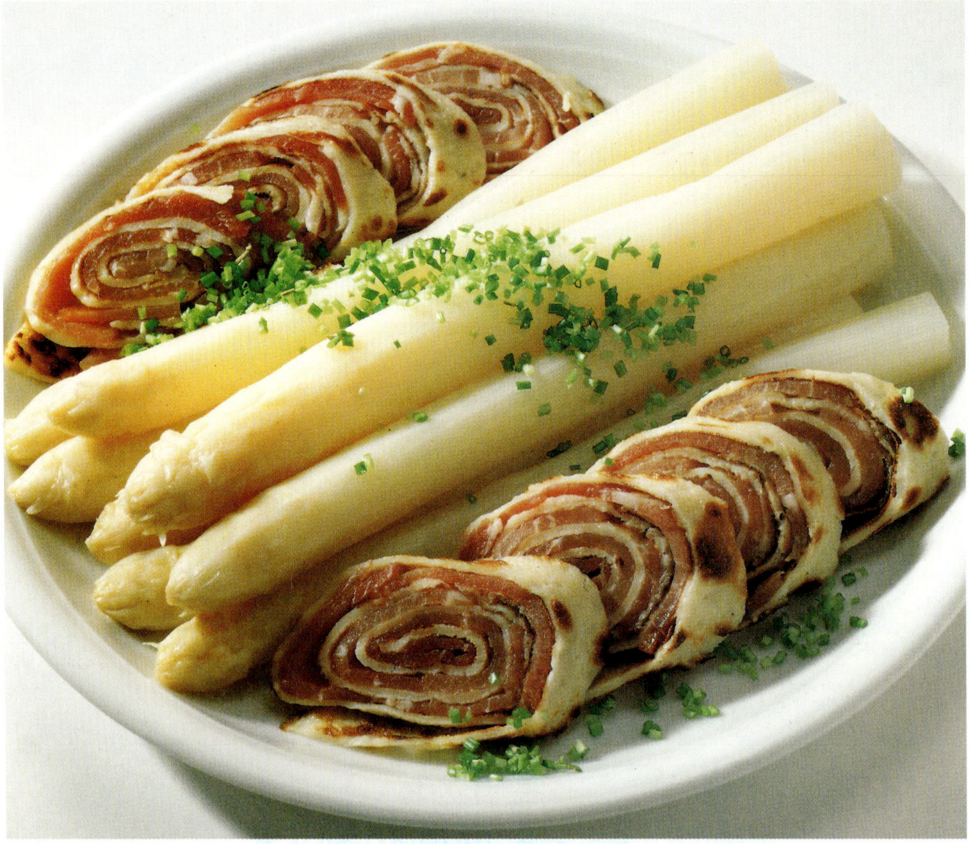

Spargel mit Pfannkuchen

Für 2 Portionen:
1 kg Spargel
Salz
1/8 l fettarme Milch
30 g Mehl
1 Ei
20 g Butter oder Margarine
4 Scheiben Katenschinken (à 15 g)
etwas Schnittlauch

1. Den Spargel schälen und in Salzwasser 15–20 Minuten kochen.

2. Milch, Mehl und Ei zu einem Teig verrühren. 4 Pfannkuchen in je 5 g Fett backen. Jeden Pfannkuchen mit 1 Scheibe Schinken aufrollen und in Scheiben schneiden.

3. Den Schnittlauch in Röllchen schneiden. Den Spargel mit Schnittlauch bestreuen, mit Pfannkuchen servieren.

Zubereitungszeit: 40 Minuten
Pro Portion
20 g E, 23 g F, 19 g KH = 1592 kJ

382 Kalorien

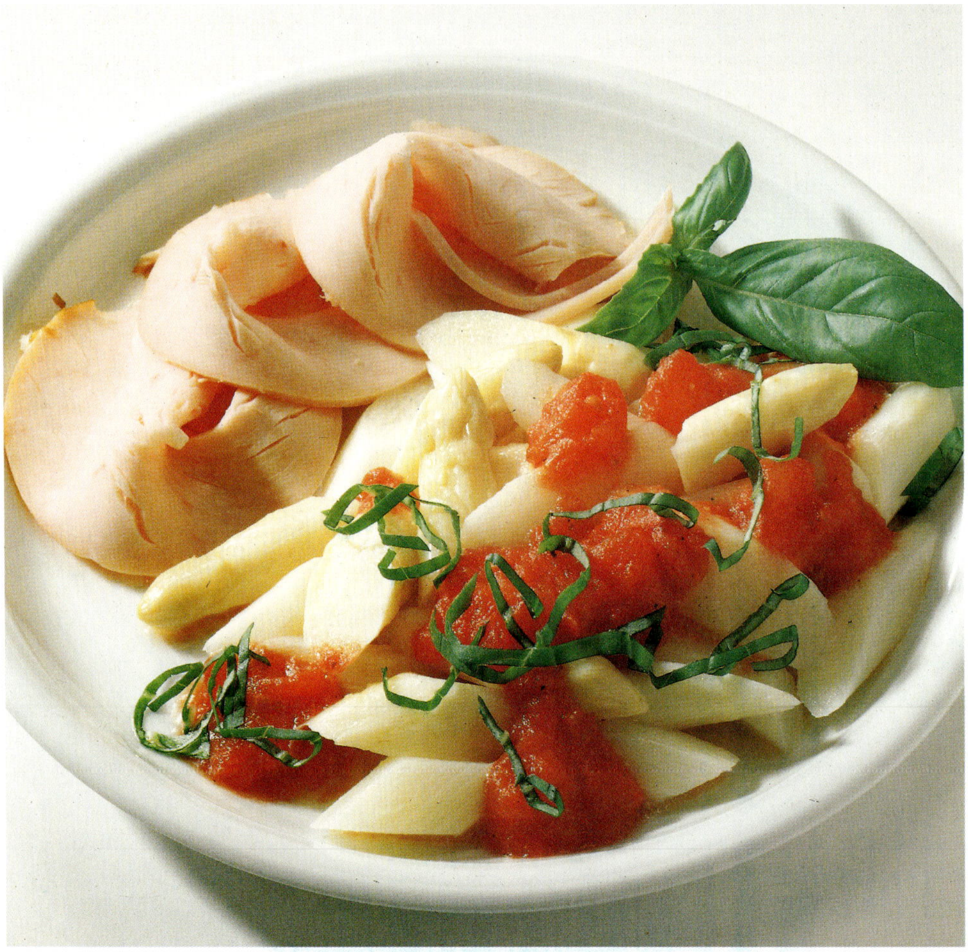

Spargel mit Tomatensauce

Für 2 Portionen:
1 kg Spargel
20 g Butter oder Margarine
1/4 l Gemüsebrühe (Instant)
etwas Basilikum
250 g Tomatenpüree mit Stücken (a. d. Packung)
2 Tl Zitronensaft
Salz, Pfeffer (a. d. Mühle)
Zucker
120 g geräucherte Putenbrust in Scheiben

1. Den Spargel schälen, in Stücke schneiden und in der Butter oder Margarine andünsten. Die Brühe dazugießen. Den Spargel 10 Minuten kochen. Die Basilikumblätter von den Stielen zupfen und hacken.

2. Das Tomatenpüree erhitzen, mit Zitronensaft, Salz, Pfeffer, 1 Prise Zucker und Basilikum würzen. Den Spargel aus der Brühe heben. Mit der Tomatensauce und der Putenbrust servieren.

Zubereitungszeit: 40 Minuten
Pro Portion
26 g E, 10 g F, 13 g KH = 1060 kJ

254 Kalorien

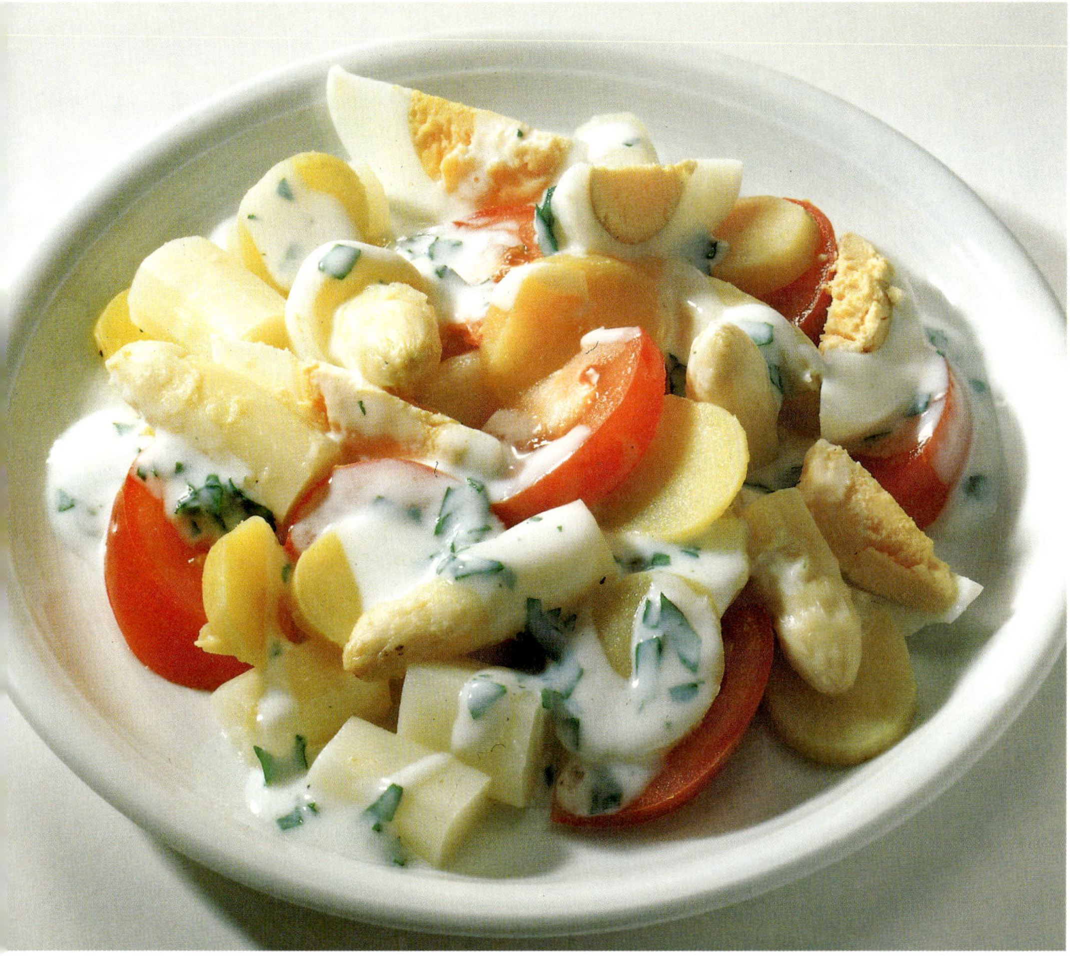

Spargelsalat mit Eiern

Für 2 Portionen:
500 g Spargel, Salz
250 g Kartoffeln
2 Eier
2 Tomaten
etwas glatte Petersilie
100 g Magermilchjoghurt
1 Tl Senf
Pfeffer (a. d. Mühle)

1. Den Spargel schälen und 15–20 Minuten in Salzwasser bißfest kochen, abkühlen lassen. Die Kartoffeln waschen und als Pellkartoffeln 20 Minuten kochen, pellen und in Scheiben schneiden. Den Spargel in Stücke schneiden.

2. Die Eier 10 Minuten kochen, abschrecken, pellen und sechsteln. Die Tomaten waschen, die Stielansätze entfernen. Die Tomaten achteln. Die Petersilie hacken.

3. Aus Joghurt, Senf, Petersilie, Salz und Pfeffer eine Sauce rühren, mit den Salatzutaten mischen.

Zubereitungszeit: 35 Minuten
Pro Portion
18 g E, 8 g F, 25 g KH = 1020 kJ

244 Kalorien

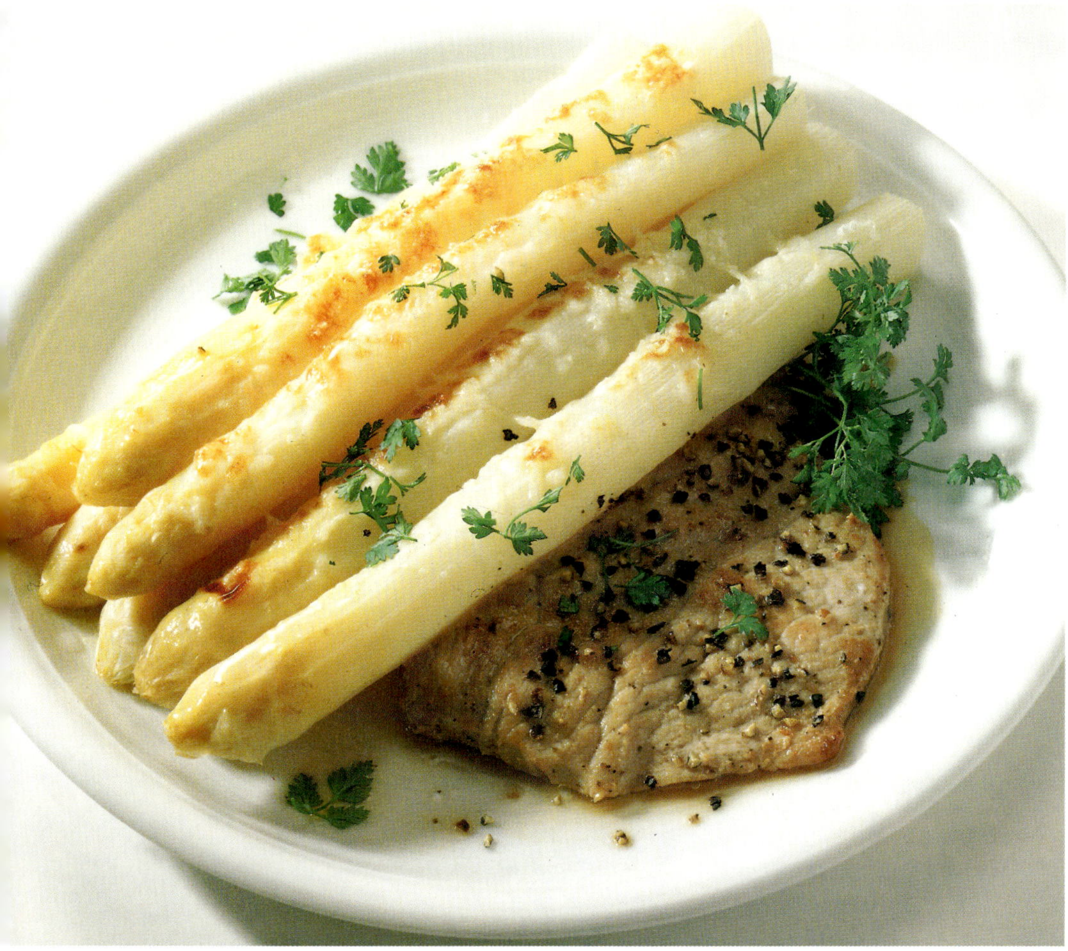

Spargelgratin mit Kalbsschnitzeln

Für 2 Portionen:
1 kg Spargel
Salz
30 g Parmesankäse (frisch gerieben)
30 g Butter
etwas Kerbel
2 Kalbsschnitzel (à 100 g)
2 Tl Öl
Pfeffer (a d. Mühle)

1. Den Spargel schälen, 15–20 Minuten in Salzwasser bißfest kochen. In eine Auflaufform legen. Mit Parmesan bestreuen. Die Butter in Flöckchen darauf setzen. Den Spargel unter dem Grill goldbraun überbacken. Die Kerbelblätter von den Stielen zupfen und hacken.

2. Die Kalbsschnitzel im Öl braten, mit Salz und Pfeffer würzen. Den Spargelgratin mit dem Kerbel bestreuen. Die Schnitzel dazu servieren.

Zubereitungszeit: 40 Minuten
Pro Portion
33 g E, 24 g F, 5 g KH = 1592 kJ

382 Kalorien

Schnell abnehmen

GEFLÜGEL-DIÄT

Ob Hähnchen oder Pute, diese kalorienarmen Federgewichte schmecken als Gratin, Suppe, Spieß oder als raffinierter Salat zubereitet

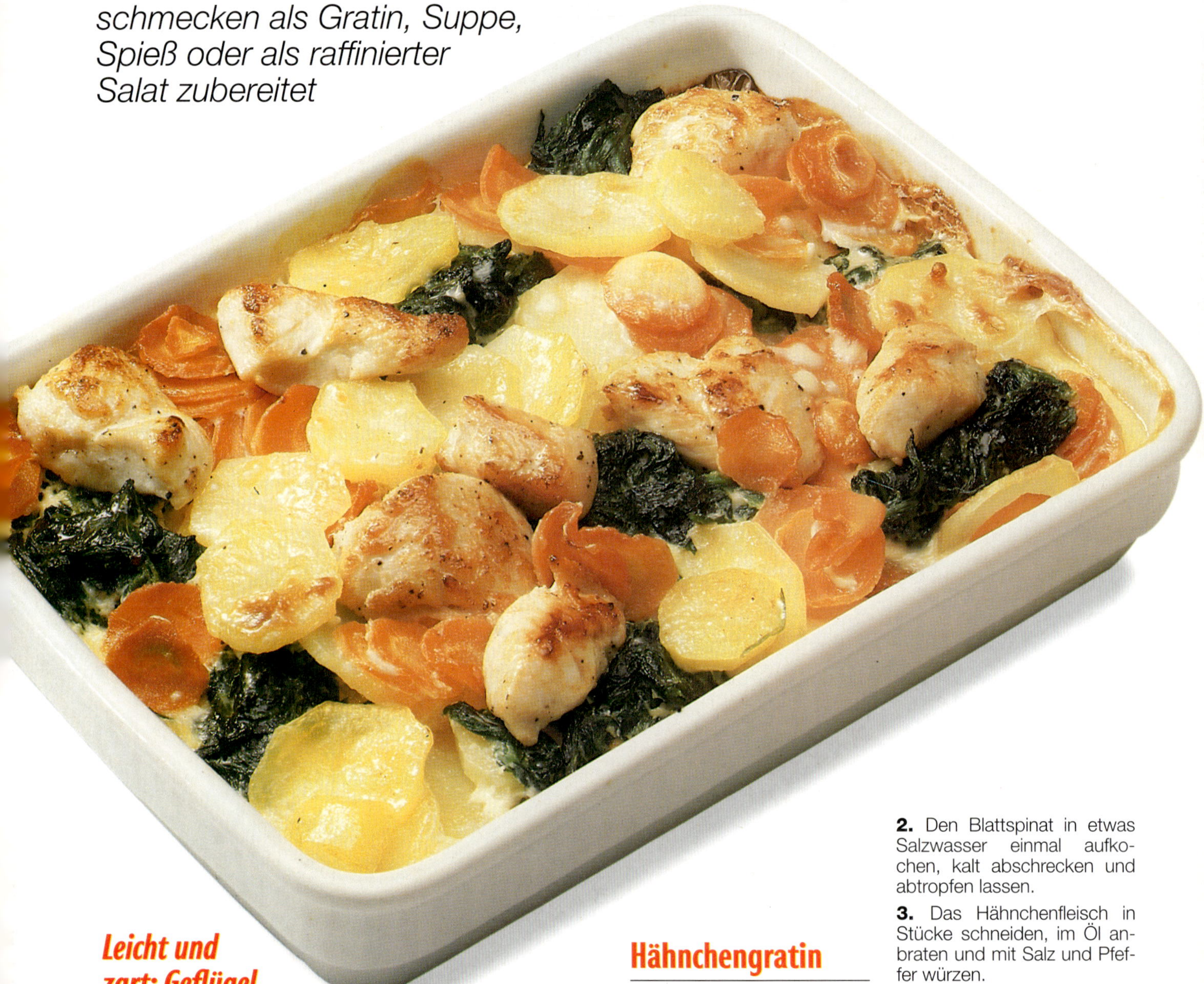

Leicht und zart: Geflügel

Hähnchen und Pute sind von allen Fleischsorten am fettärmsten. Deshalb ist Geflügel ideal für eine einwöchige Diät wie diese.

- Wenn Sie viel Appetit auf Geflügelsuppe mit Sprossen, Hähnchensalat mit Pfirsichen oder Putenschnitzel mit Limettensauce haben, können Sie **2 Geflügelgerichte** pro Tag essen. Reicht Ihnen eine Fleischmahlzeit, wählen Sie alternativ 1 Brot aus der Brot-Diät von den Seiten 104 bis 107.
- Müsli, belegtes Brot oder Joghurt zum **Frühstück**? Wählen Sie Ihren Favoriten von den Seiten 18 bis 21.
- Zwischendurch sind **2 Snacks** erlaubt. Vorschläge finden Sie auf den Seiten 22 bis 25.
- Pro Tag sollten Sie 2 Liter Kaffee, Tee oder Mineralwasser trinken.
- Zum oder nach dem Abendessen können Sie sich 1 Glas trockenen Rot- oder Weißwein gönnen.

Hähnchengratin

Für 2 Portionen:
250 g Kartoffeln
250 g Möhren
Salz
150 g Blattspinat (TK)
300 g Hähnchenbrustfilet
1 El Öl
Pfeffer (a. d. Mühle)
200 ml fettarme Milch
100 g Schmelzkäse (fettarm)
Muskatnuß (frisch gerieben)

1. Die Kartoffeln und die Möhren schälen. Beides in Scheiben schneiden und in Salzwasser 5 Minuten kochen. Abtropfen lassen.

2. Den Blattspinat in etwas Salzwasser einmal aufkochen, kalt abschrecken und abtropfen lassen.

3. Das Hähnchenfleisch in Stücke schneiden, im Öl anbraten und mit Salz und Pfeffer würzen.

4. Das Gemüse und das Hähnchenfleisch mischen und in eine flache Auflaufform geben. Die Milch erhitzen. Den Schmelzkäse darin schmelzen, mit Pfeffer und Muskat würzen. Über den Hähnchengratin gießen.

5. Im vorgeheizten Backofen bei 200 Grad (Gas 3, Umluft 180 Grad) auf der 2. Einschubleiste von unten 20–25 Minuten backen.

Zubereitungszeit: 45 Minuten
Pro Portion
50 g E, 14 g F, 29 g KH = 1846 kJ

441 Kalorien

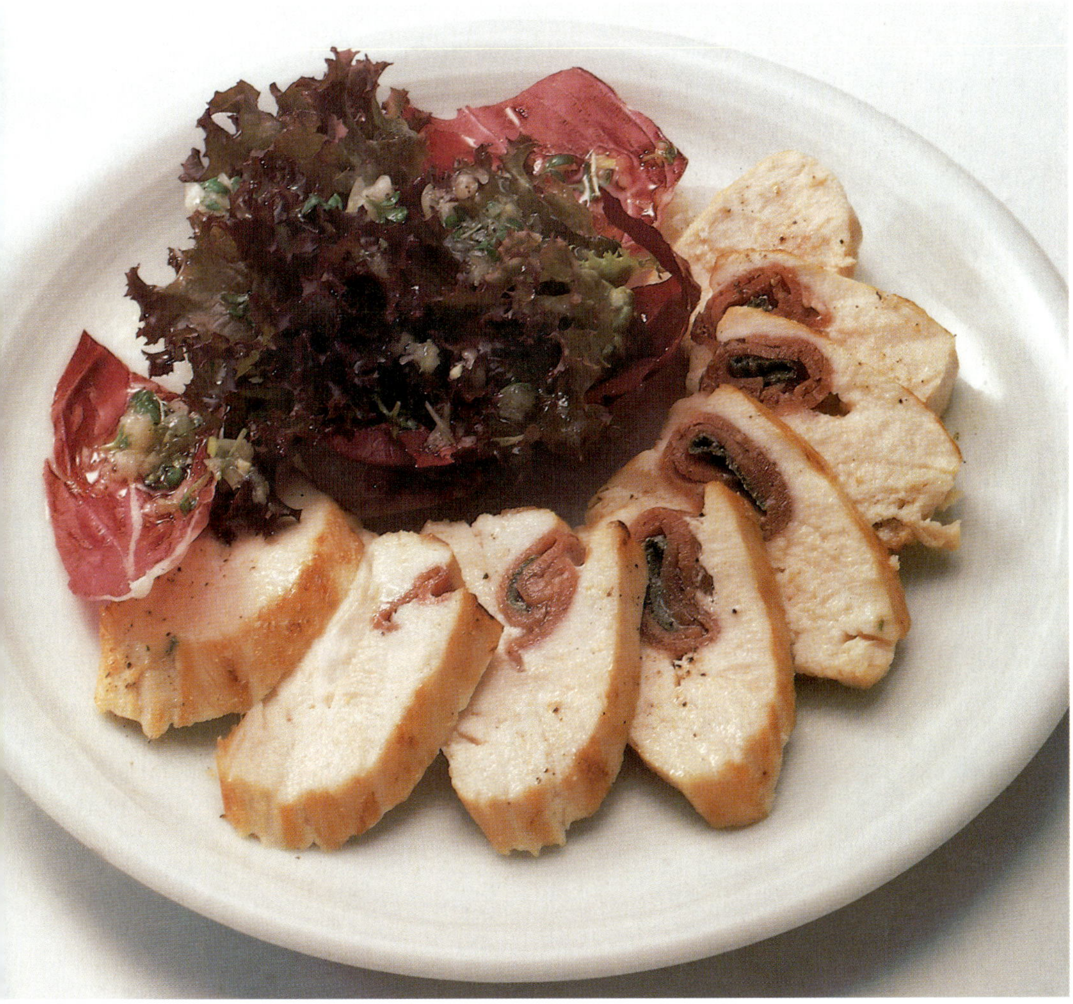

Gefüllte Hähnchenbrust

Für 2 Portionen:
1 kleiner Lollo rosso
50 g Radicchio
100 g Lachsschinken
2 Hähnchenbrustfilets (à 150 g)
6 Salbeiblätter
Salz, Pfeffer (a. d. Mühle)
2 El Öl, 2 Schalotten
2 Tl Balsamessig

1. Salate waschen, abtropfen lassen. Fettkante des Lachsschinkens entfernen. Schinken in Streifen schneiden.

2. In jedes Filet eine Tasche schneiden. Mit Salbei und Lachsschinken füllen. Mit Holzstäbchen zustecken.

3. Fleisch mit Salz und Pfeffer würzen. In 1 El Öl ca. 4 Minuten von jeder Seite braten. Zugedeckt 5–8 Minuten ziehen lassen. Schalotten würfeln.

4. Aus Essig, Salz, Pfeffer, Schalotten und restlichem Öl eine Sauce rühren. Salate zerzupfen, mit der Sauce mischen. Fleisch aufschneiden und mit Salat servieren.

Zubereitungszeit: 25 Minuten
Pro Portion
44 g E, 15 g F, 2 g KH = 1353 kJ

325 Kalorien

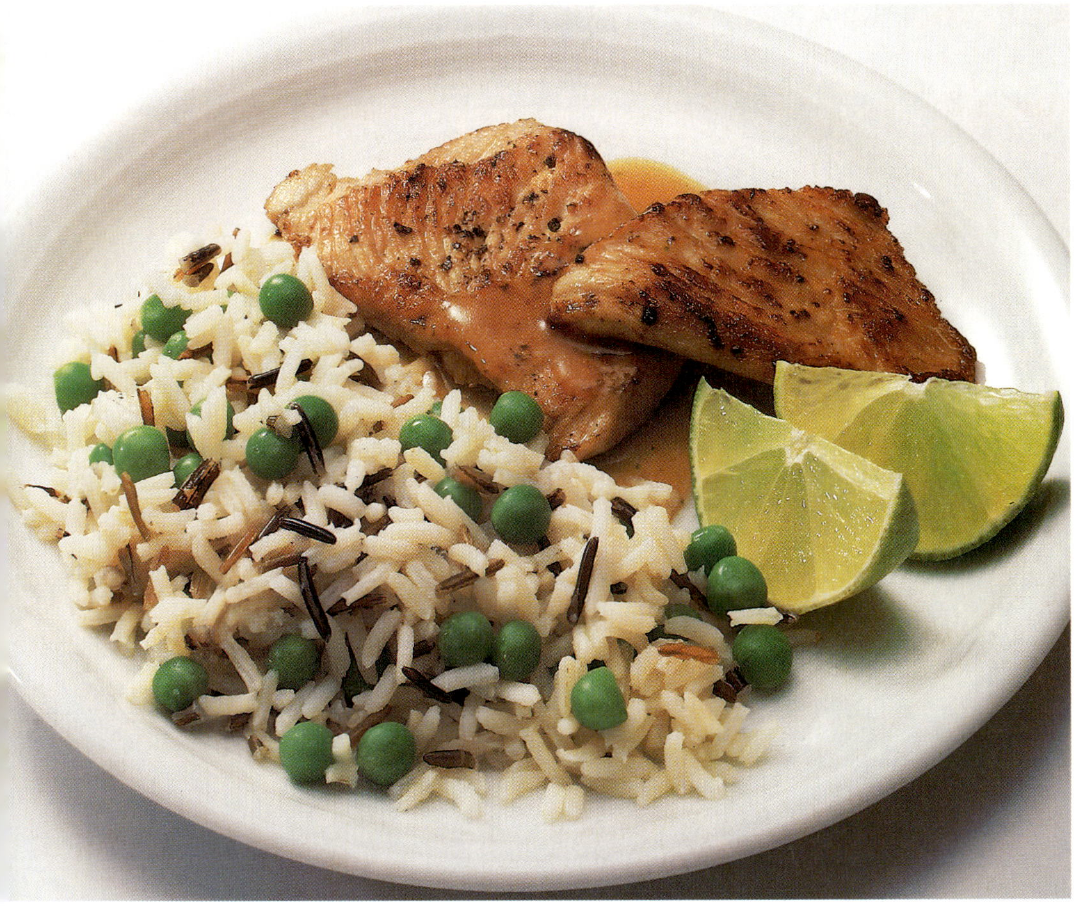

Putenschnitzel mit Limettensauce

Für 2 Portionen:
75 g Wildreismischung
150 g Erbsen (TK)
300 g Putenschnitzel
Salz, Pfeffer (a. d. Mühle)
1 El Öl
1/8 l Hühnerbrühe (Instant)
1–2 Tl helles Saucenbindemittel
abgeriebene Schale einer Limette
3 El Limettensaft

1. Den Reis nach Packungsanweisung kochen. Die Erbsen in den letzten 5 Minuten mitgaren.

2. Das Putenschnitzel in dünne Scheiben schneiden. Mit Salz und Pfeffer würzen. Das Fleisch im Öl bei starker Hitze anbraten. Die Hühnerbrühe dazugeben, aufkochen, das Saucenbindemittel unterrühren und nochmals aufkochen. Mit Limettenschale und -saft, Salz und Pfeffer würzen.

Zubereitungszeit: 35 Minuten
Pro Portion
44 g E, 7 g F, 40 g KH = 1768 kJ

421 Kalorien

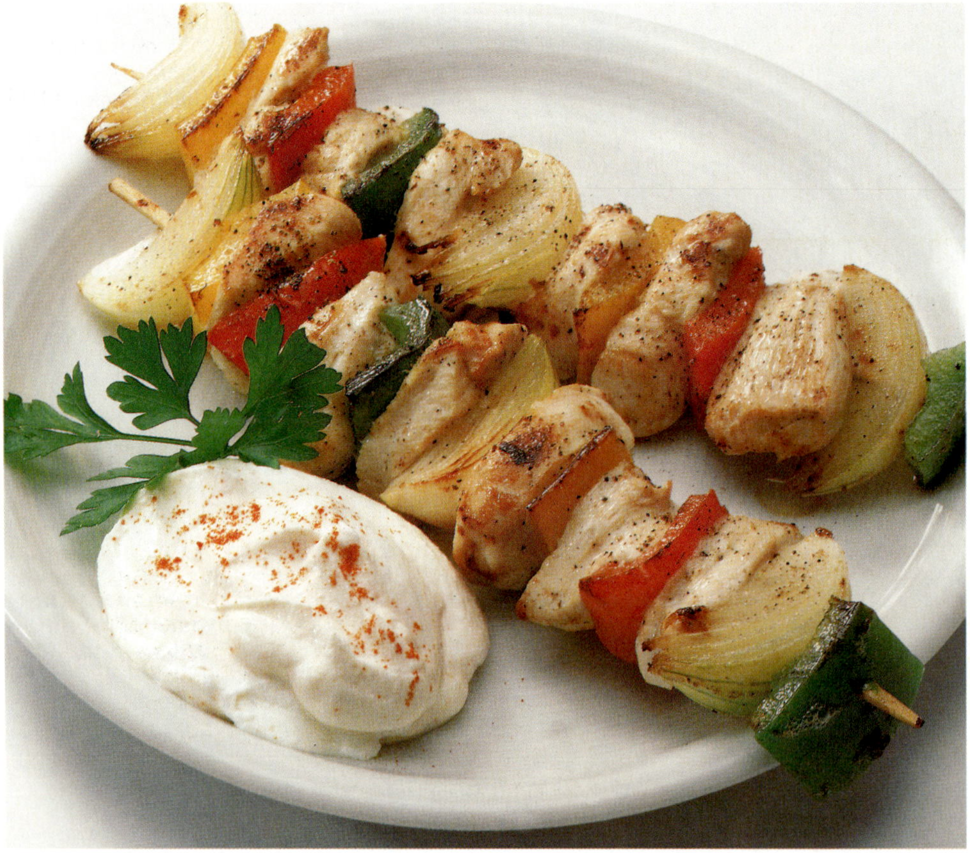

Hähnchenspieße mit Paprika

Für 2 Portionen:
je 1 rote, gelbe und grüne Paprikaschote
300 g Hähnchenbrustfilet
2 Zwiebeln
Salz, Pfeffer (a. d. Mühle)
1 El Öl
250 g Magerquark
Paprikapulver (edelsüß)

1. Die Paprikaschoten putzen und waschen. Das Hähnchenfleisch und die Paprikaschoten in Würfel schneiden. Die Zwiebeln in Spalten schneiden.

2. Alle Zutaten auf 4 Holzspieße stecken. Mit Salz und Pfeffer würzen. Die Spieße im Öl bei milder Hitze 10–15 Minuten braten.

3. Den Quark mit Salz, Pfeffer und Paprikapulver würzen, zu den Spießen servieren.

Zubereitungszeit: 30 Minuten
Pro Portion
54 g E, 8 g F, 15 g KH = 1475 kJ

353 Kalorien

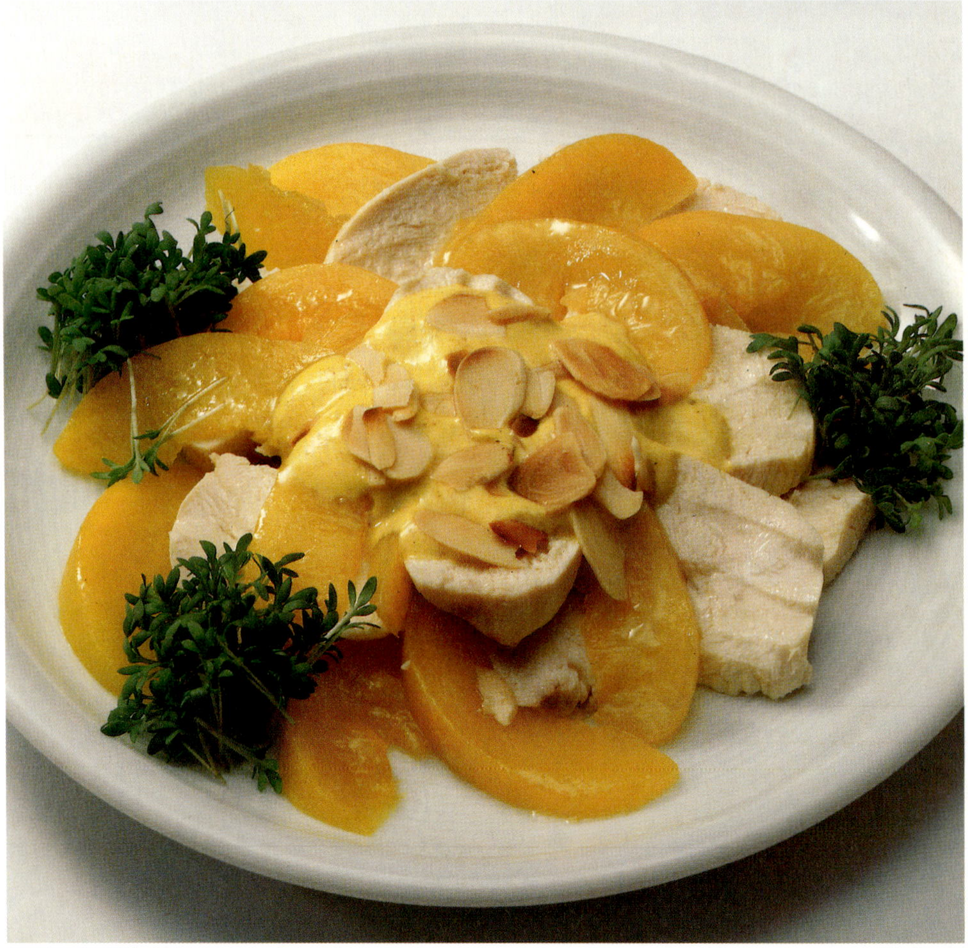

Hähnchensalat mit Pfirsichen

Für 2 Portionen:
300 g Hähnchenbrustfilet
1/4 l Hühnerbrühe (Instant)
1 El Mandelblättchen
150 g Magermilchjoghurt
1 Tl Curry
Salz, Pfeffer (a. d. Mühle)
Zucker
250 g Pfirsiche (a. d. Dose, ungesüßt)
1/2 Beet Kresse

1. Das Hähnchenfleisch in der Brühe 20 Minuten bei milder Hitze kochen, abkühlen lassen.

2. Die Mandeln in einer Pfanne ohne Fett rösten. Die Hühnerbrühe auf 6 El einkochen lassen. Das Hähnchenfleisch in Scheiben scneiden.

3. Den Joghurt mit Brühe, Curry, Salz, Pfeffer und 1 Prise Zucker würzen. Pfirsiche abtropfen lassen, in Spalten schneiden. Fleisch mit Curryjoghurt, Pfirsichen, Kresse und Mandeln servieren.

Zubereitungszeit: 30 Minuten
Pro Portion
39 g E, 5 g F, 26 g KH = 1283 kJ

306 Kalorien

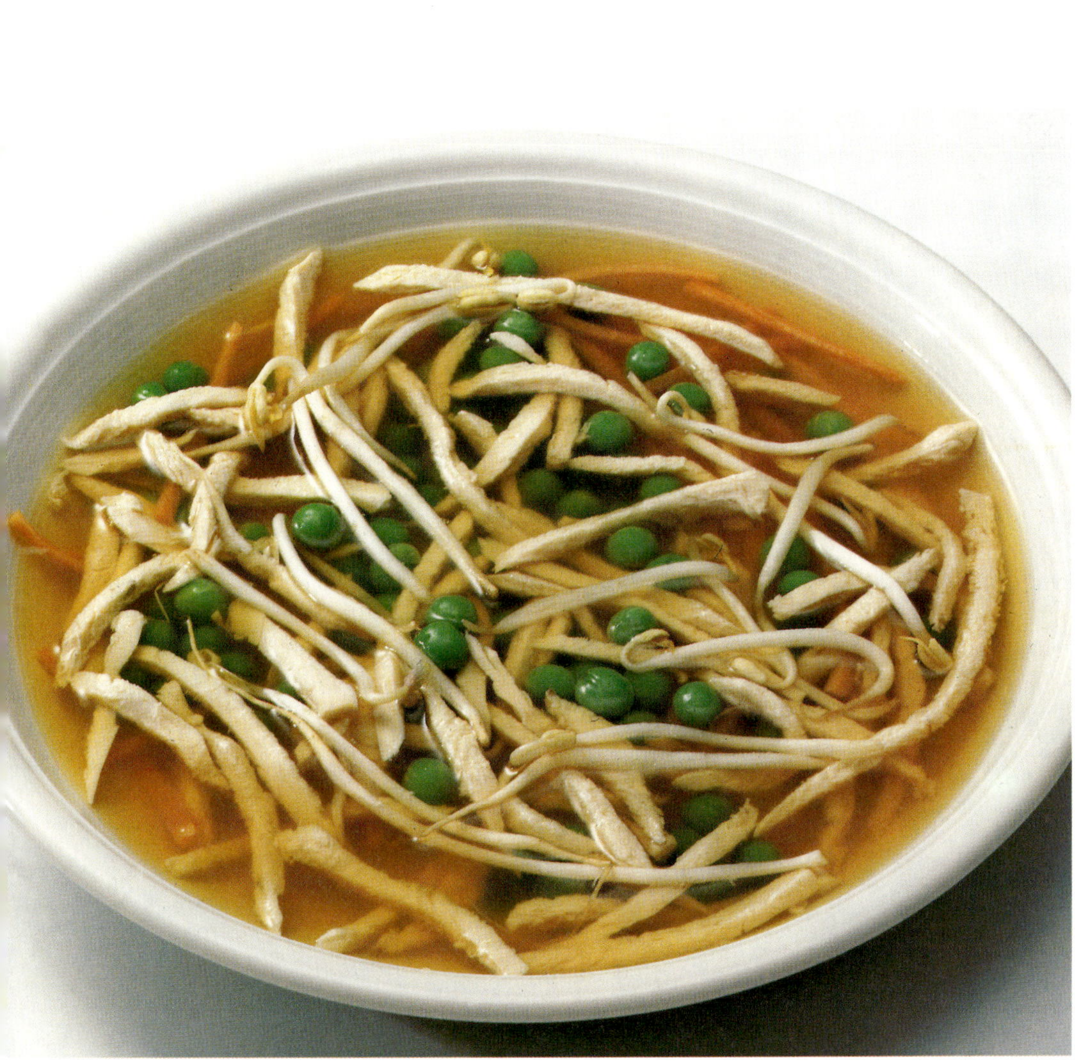

Geflügelsuppe mit Sprossen

Für 2 Portionen:
300 g Hähnchenbrustfilet oder Putenschnitzel
1/2 l Geflügelfond (a. d. Glas)
100 g Möhren
100 g Erbsen (TK)
50 g Sojasprossen
2 El Zitronensaft
1–2 Tl Sojasauce
Salz, Pfeffer (a. d. Mühle)

1. Das Hähnchenfleisch im Geflügelfond 20 Minuten bei milder Hitze kochen.

2. Die Möhren schälen und in Streifen schneiden. Nach 10 Minuten die Möhrenstreifen und die Erbsen in den Fond geben. Nach 5 Minuten die Sojasprossen zufügen.

3. Das Fleisch herausnehmen, in dünne Streifen schneiden und wieder in die Suppe geben. Mit Zitronensaft, Sojasauce, Salz und Pfeffer würzen.

Zubereitungszeit: 25 Minuten
Pro Portion
43 g E, 2 g F, 10 g KH = 981 kJ

234 Kalorien

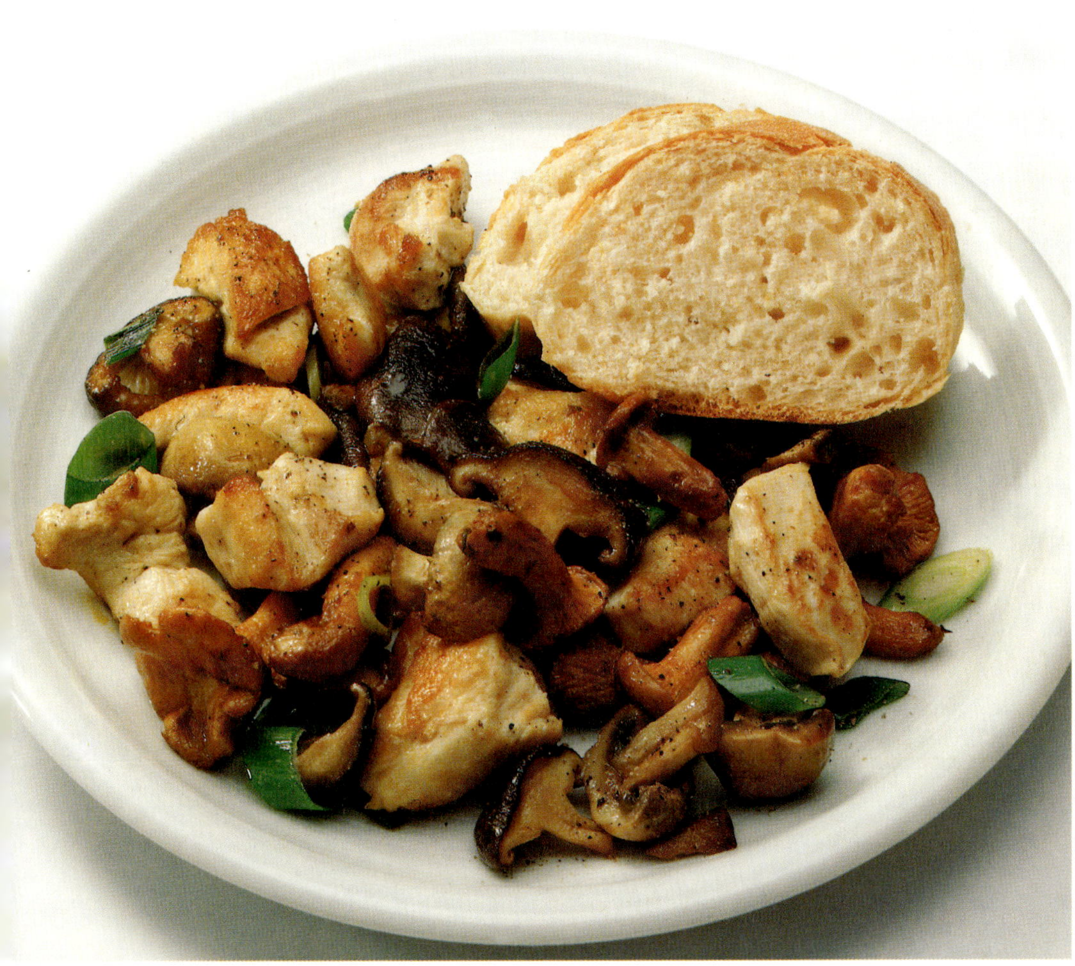

Putengeschnetzeltes mit Pilzen

Für 2 Portionen:
150 g Champignons
150 g Shiitake-Pilze
100 g Pfifferlinge (a. d. Glas)
300 g Hähnchenbrustfilet
200 g Frühlingszwiebeln
1 El Öl
1 El Worcestershiresauce
Salz, Pfeffer (a. d. Mühle)
6 Scheiben Baguettebrot

1. Die Champignons und die Shiitake-Pilze putzen und halbieren. Die Pfifferlinge abtropfen lassen.

2. Das Hähnchenfleisch würfeln. Die Frühlingszwiebeln putzen und schräg in Ringe schneiden.

3. Pilze, Frühlingszwiebeln und Fleisch bei starker Hitze 5 Minuten im Öl braten. Mit Worcestershiresauce, Salz und Pfeffer würzen. Mit Baguette servieren.

Zubereitungszeit: 20 Minuten
Pro Portion
42 g E, 8 g F, 22 g KH = 1364 kJ

326 Kalorien

BOHNEN-DIÄT

Das erntefrische Gemüse ist nicht nur eine Delikatesse, es ist auch kalorienarm und ballaststoffreich – grüne Bohnen sind zum Abnehmen einfach ideal!

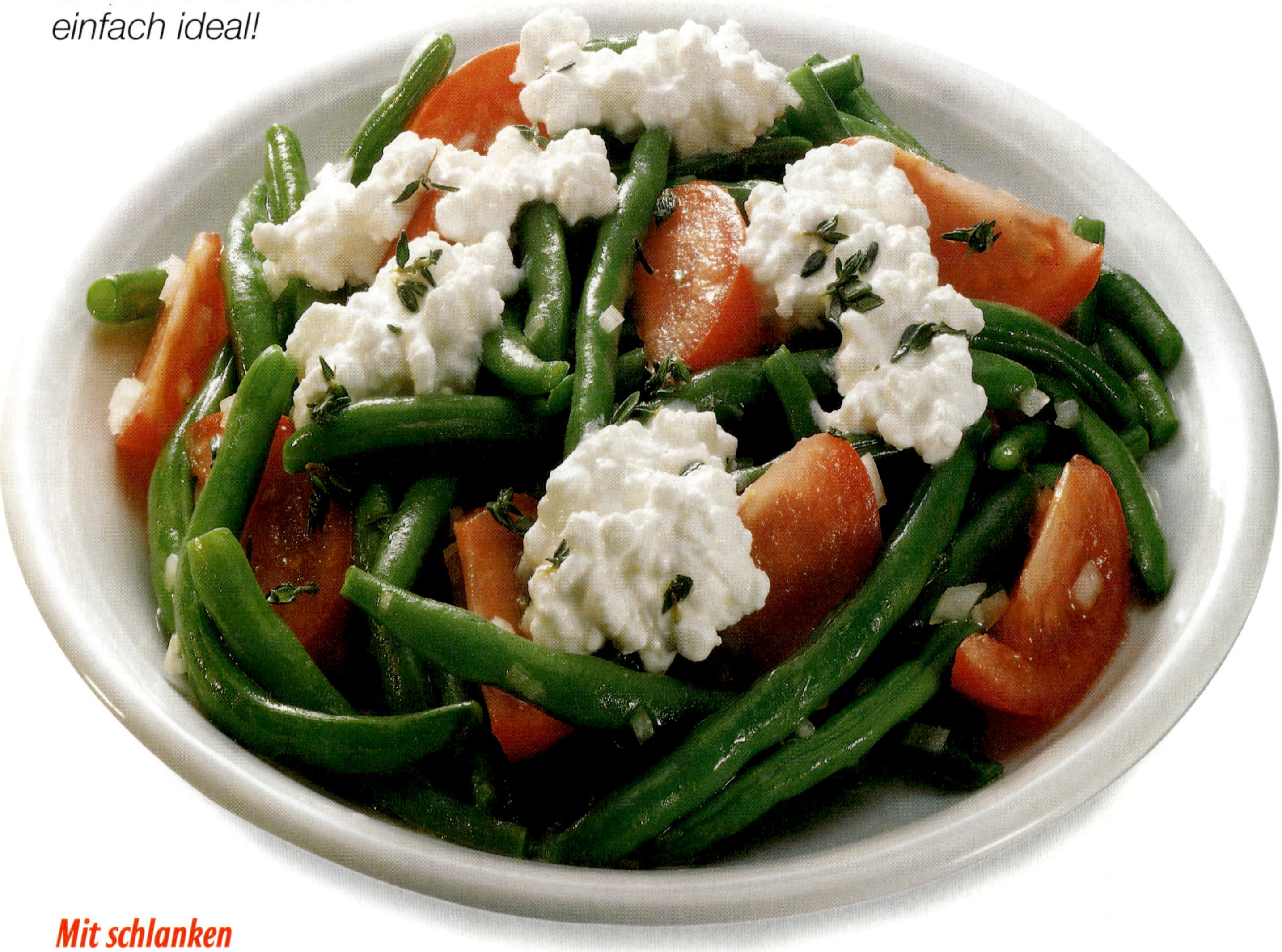

Mit schlanken Bohnen schlank werden

Grüne Bohnen sind sehr kalorienarm: In 100 Gramm stekken nur 33 Kalorien. Dafür enthalten sie viel Kalium, Magnesium, Vitamin A und C. Der gesunde Schlankmacher darf allerdings nicht roh gegessen werden. In ihm steckt der toxische Eiweißstoff Phasin, der erst durch Kochen zerstört wird. Falls Sie keinen Garten haben oder Sie sich das Putzen der Bohnen schenken möchten, können Sie für diese Diätwoche auch tiefgekühlte grüne Bohnen verwenden.

- Sie können **2 Bohnengerichte** pro Tag essen. Oder genießen Sie statt 1 Bohnenmahlzeit 1 belegtes Brot aus der Brot-Diät auf den Seiten 104 bis 107.
- Morgens wählen Sie ein **Frühstück** auf den Seiten 18 bis 21.
- Zwischendurch dürfen Sie täglich **2 Snacks** essen. Vorschläge finden Sie auf den Seiten 22 bis 25.
- Trinken Sie sich schlank mit 2 Litern Tee, Kaffee oder Mineralwasser pro Tag.
- Abends können Sie 1 Glas trockenen Rot- oder Weißwein trinken.

Bohnen-Tomaten-Salat

Für 2 Portionen:
500 g grüne Bohnen
Salz
400 g Tomaten
1 Zwiebel
1 El Öl
1 El Essig
1/8 l Brühe (Instant)
1 El frischer Thymian
Pfeffer (a. d. Mühle)
200 g Hüttenkäse

1. Die Bohnen waschen, putzen und 15–17 Minuten in Salzwasser kochen.

2. Inzwischen die Tomaten waschen und vierteln. Die Zwiebel würfeln.

3. Öl mit Essig, Brühe, Thymian, Salz und Pfeffer verrühren. Mit Bohnen, Tomaten und Zwiebel vermengen. Den Salat kurz durchziehen lassen. Den Hüttenkäse darüber geben.

Zubereitungszeit: 30 Minuten
(plus Zeit zum Durchziehen)
Pro Portion
20 g E, 11 g F, 25 g KH = 1185 kJ

283 Kalorien

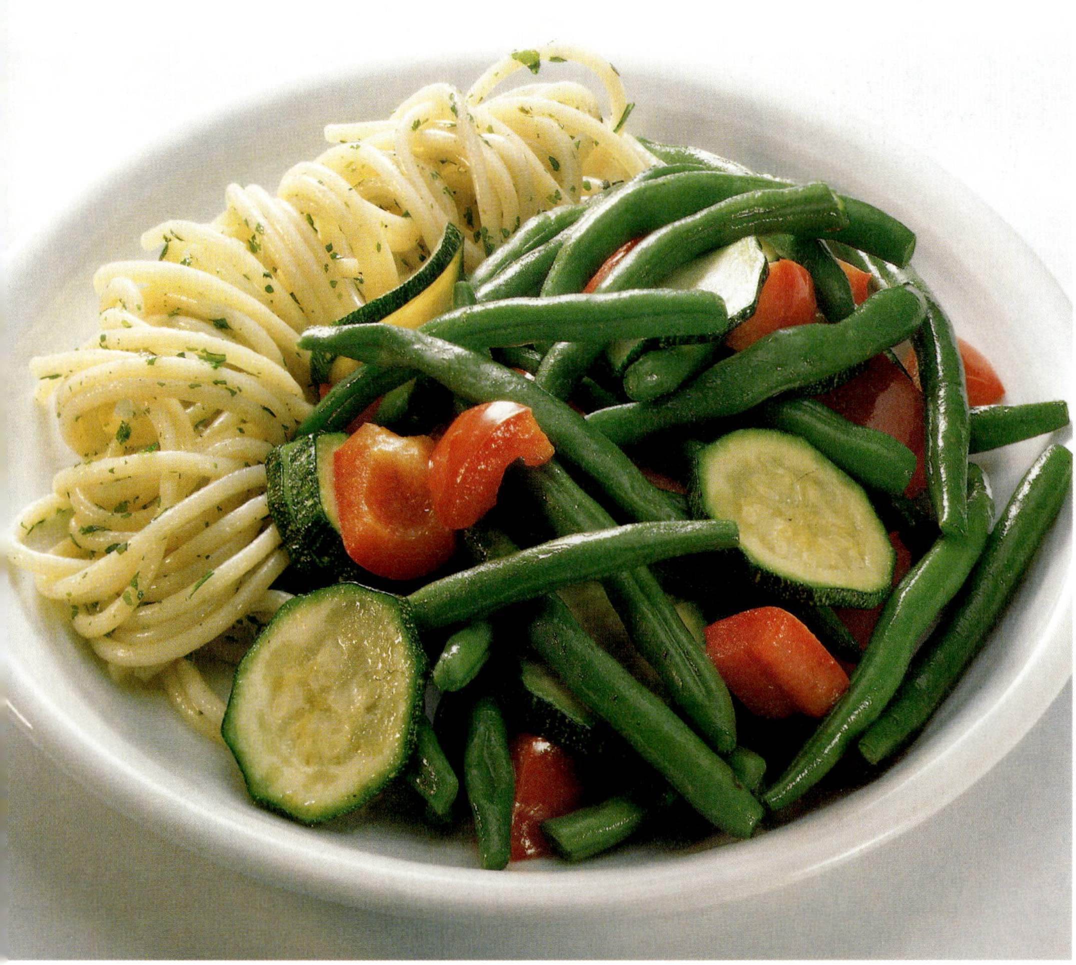

Bohnengemüse mit Kräuterspaghetti

Für 2 Portionen:
300 g grüne Bohnen, Salz
80 g Spaghetti
200 g rote Paprikaschote
1 El Öl
200 g Zucchini
Pfeffer (a. d. Mühle)
1/8 l Brühe (Instant)
1/2 Paket 8-Kräuter-Mischung

1. Die Bohnen waschen, putzen und 15 Minuten in Salzwasser kochen.

2. Die Spaghetti nach Packungsanweisung kochen. Die Paprika putzen und würfeln. 5 Minuten in dem Öl dünsten.

3. Die Zucchini waschen, putzen und in Scheiben schneiden. Zucchini und Bohnen zu den Paprikawürfeln geben. Das Gemüse mit Salz und Pfeffer würzen. Die Brühe dazugießen. Das Gemüse zugedeckt 5 Minuten garen.

4. Die Kräuter unter die Spaghetti heben. Zum Gemüse servieren.

Zubereitungszeit: 25 Minuten
Pro Portion
11 g E, 7 g F, 40 g KH = 1165 kJ

278 Kalorien

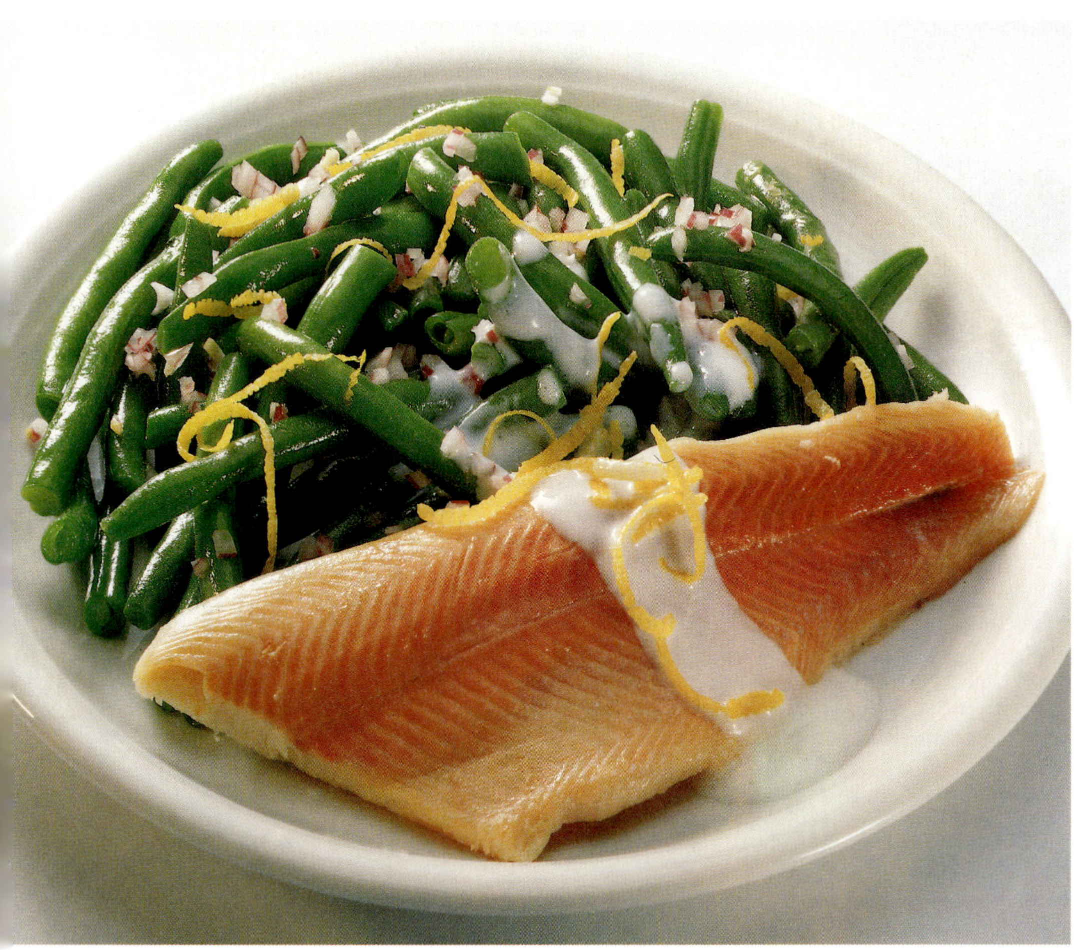

Grüne Bohnen mit Forellenfilet

Für 2 Portionen:
250 g grüne Bohnen
Salz
1/2 unbehandelte Zitrone
150 g Kefir (1,5 %)
Pfeffer (a. d. Mühle)
1 rote Zwiebel
15 g Butter oder Margarine
2 geräucherte Forellenfilets (à 150 g)

1. Die Bohnen waschen, putzen und 15–17 Minuten in Salzwasser kochen. Die Zitronenschale in dünne Streifen schneiden. Den Kefir mit 1 El Zitronensaft, Salz und Pfeffer würzen.

2. Die Zwiebel würfeln, in der Butter oder Margarine andünsten. Die Bohnen dazugeben, mit Salz und Pfeffer würzen.

3. Die Bohnen mit Forellenfilets und Kefir servieren und mit Zitronenschale bestreuen.

Zubereitungszeit: 25 Minuten
Pro Portion
40 g E, 9 g F, 12 g KH = 1370 kJ

328 Kalorien

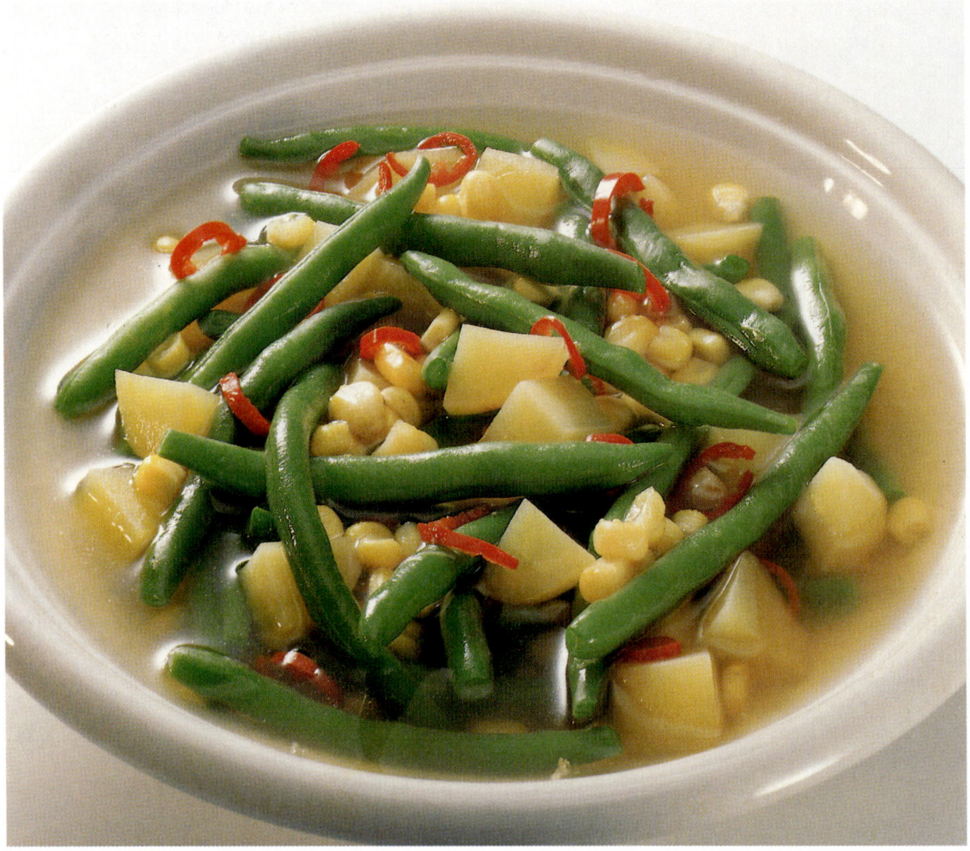

Bohnen-Kartoffel-Suppe

Für 2 Portionen:
400 g Kartoffeln
400 g grüne Bohnen
600 ml Gemüsefond
(a. d. Glas), Salz
1 frische rote Peperoni
150 g Mais (a. d. Dose)

1. Die Kartoffeln schälen, waschen und würfeln. Die Bohnen waschen, putzen und mit den Kartoffeln im Gemüsefond zugedeckt bei milder Hitze 20 Minuten kochen, mit Salz würzen.

2. Die Peperoni längs aufschlitzen, entkernen und in dünne Scheiben schneiden. Nach 15 Minuten zur Suppe geben.

3. Den Mais abspülen, abtropfen lassen und in die Suppe geben, erhitzen, mit Salz und Pfeffer würzen.

Zubereitungszeit: 35 Minuten
Pro Portion
11 g E, 2 g F, 52 g KH = 1139 kJ

272 Kalorien

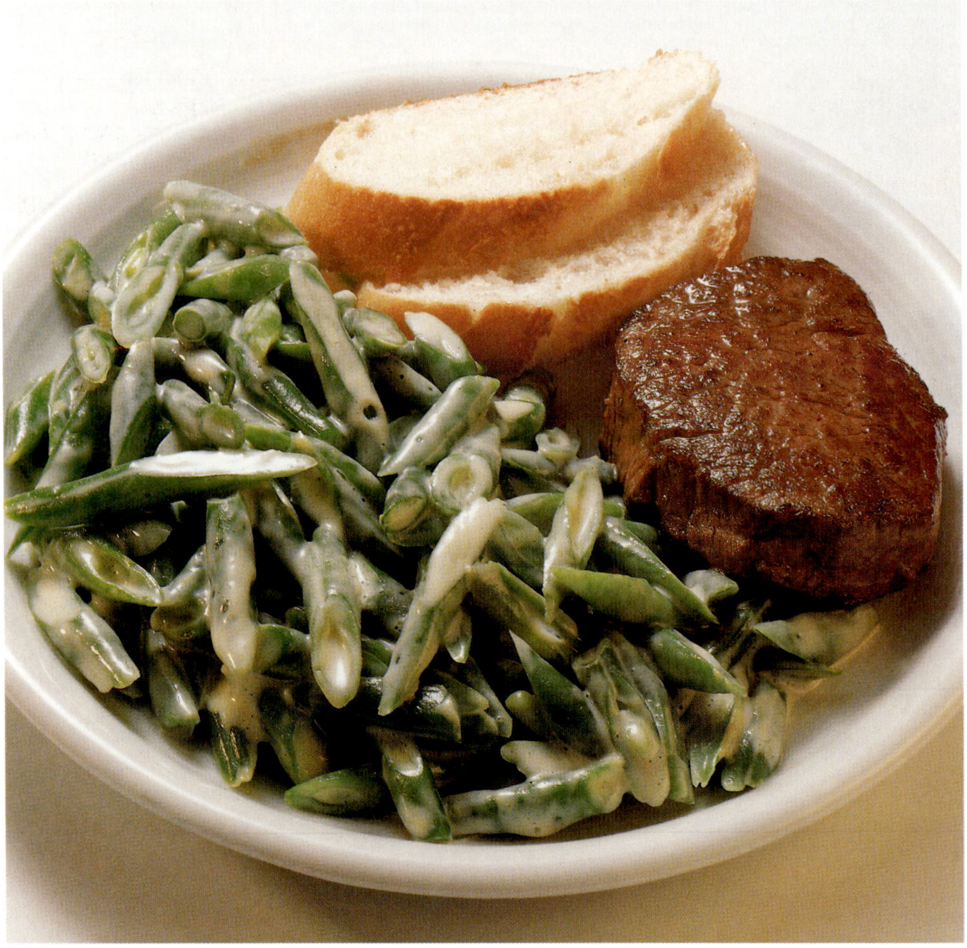

Grüne Bohnen mit Rinderfilet

Für 2 Portionen:
500 g grüne Bohnen
Salz
2 Rinderfilets (à 100 g)
1 Tl Öl
Pfeffer (a. d. Mühle)
150 ml Milch
1 Eigelb
4 Scheiben Baguette (50 g)

1. Die Bohnen waschen, putzen und 15 Minuten in Salzwasser kochen, abschrecken, schräg in Stücke schneiden.

2. Die Rinderfilets im heißen Öl auf jeder Seite 3–4 Minuten braten, mit Salz und Pfeffer würzen.

3. Die Milch aufkochen. Den Topf von der Herdplatte ziehen, das Eigelb unterrühren. Die Bohnen dazugeben und kurz erhitzen. Die Sauce darf nicht mehr kochen. Die Bohnen mit Steak und Baguette servieren.

Zubereitungszeit: 30 Minuten
Pro Portion
33 g E, 14 g F, 30 g KH = 1632 kJ

390 Kalorien

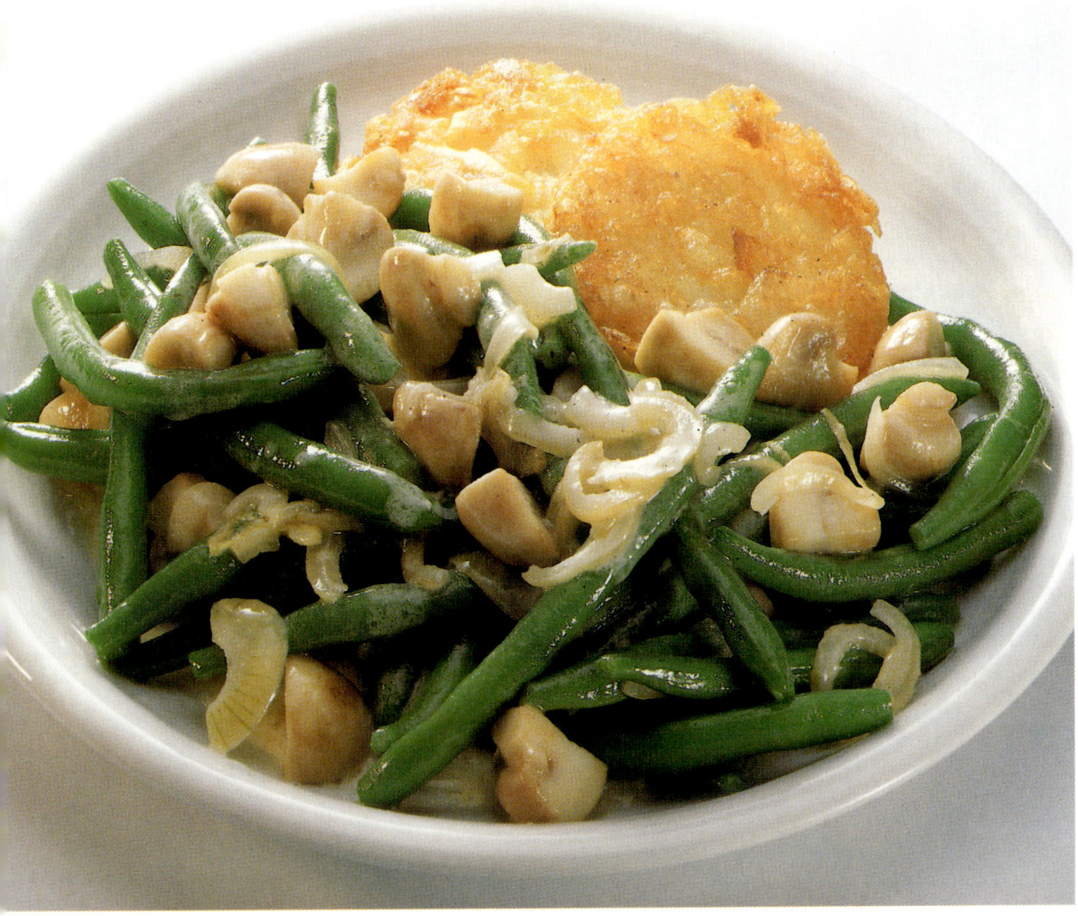

Bohnen-Pilz-Gemüse mit Rösti

Für 2 Portionen:
500 g grüne Bohnen
Salz
1 Zwiebel
350 g Champignons
1 Tl Öl
Pfeffer (a. d. Mühle)
4 Rösti-Taler
(TK, a. d. Packung)

1. Die Bohnen waschen, putzen und 15 Minuten in Salzwasser kochen. Die Zwiebel in Ringe schneiden. Die Champignons putzen und vierteln.

2. Die Pilze und die Zwiebelringe im heißen Öl 5 Minuten dünsten. Mit Salz und Pfeffer würzen.

3. Inzwischen die Rösti-Taler nach Packungsanweisung im Backofen backen.

4. Die Bohnen zu den Champignons geben und 5 Minuten dünsten. Das Gemüse mit den Rösti servieren.

Zubereitungszeit: 30 Minuten
Pro Portion
13 g E, 13 g F, 50 g KH = 1586 kJ

376 Kalorien

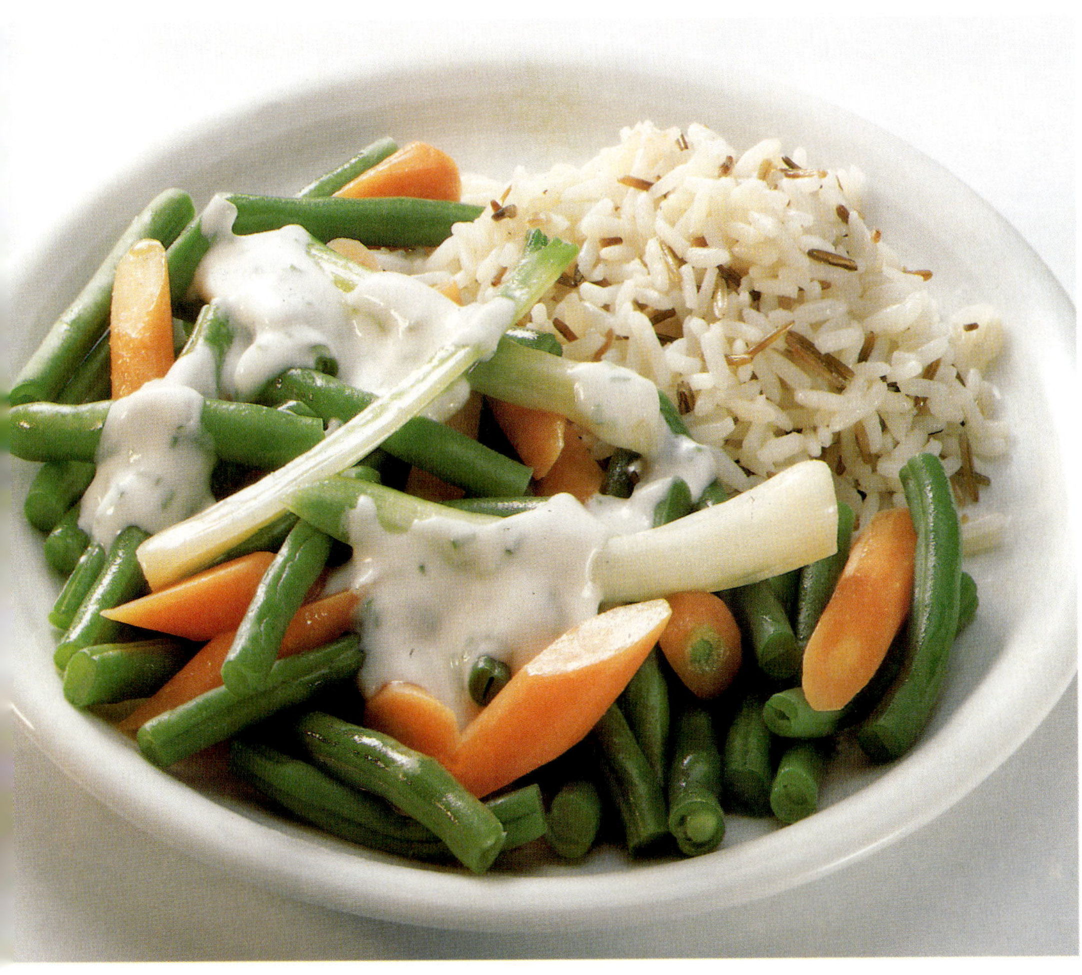

Bohnen-Möhren-Gemüse mit Reis

Für 2 Portionen:
60 g Wildreismischung, Salz
350 g grüne Bohnen
350 g Möhren
15 g Butter oder Margarine
1/8 l Brühe (Instant)
250 g Frühlingszwiebeln
150 g Dickmilch (1,5 %)
2 El Schnittlauchröllchen
Pfeffer (a. d. Mühle)

1. Den Reis nach Packungsanweisung in Salzwasser kochen. Die Bohnen waschen und putzen. Die Möhren schälen, in Stücke schneiden.

2. Möhren und Bohnen im Fett andünsten. Die Brühe dazugießen, das Gemüse 15 Minuten zugedeckt dünsten.

3. Die Frühlingszwiebeln waschen, putzen und in Stücke schneiden. Nach 10 Minuten zum Gemüse geben.

4. Die Dickmilch mit Schnittlauch, Salz und Pfeffer verrühren. Gemüse mit Reis und Dickmilchsauce servieren.

Zubereitungszeit: 35 Minuten
Pro Portion
13 g E, 8 g F, 47 g KH = 1306 kJ

311 Kalorien

ZUCCHINI-DIÄT

Die meisten kennen Zucchini nur mit Hack gefüllt. Dabei läßt sich das milde Gemüse vielseitig zubereiten. Eine Auswahl für eine Zucchini-Woche finden Sie hier

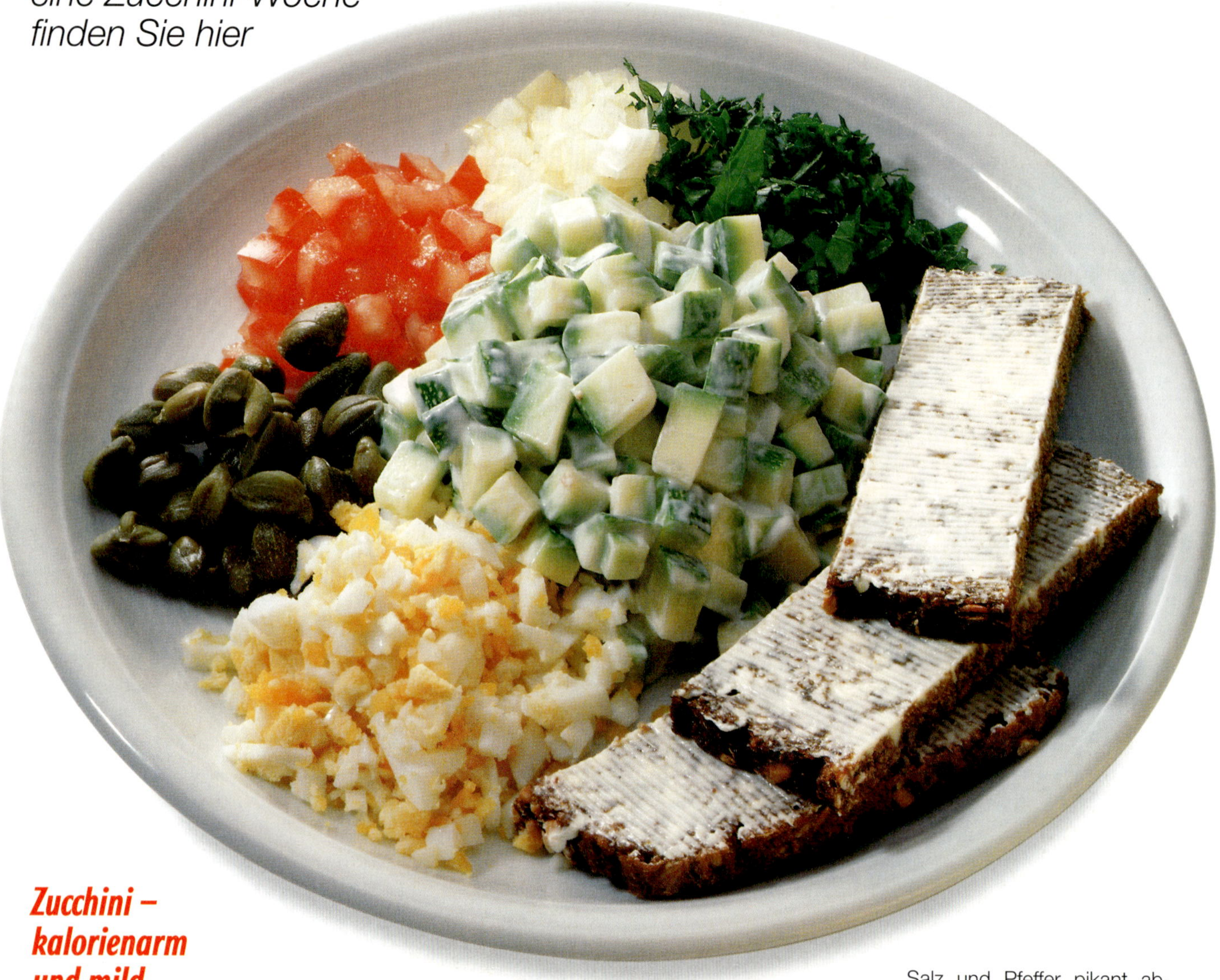

Zucchini – kalorienarm und mild

Sie schmecken roh, gedünstet, gebacken oder gekocht. Und weil Zucchini kaum Kalorien enthalten, müssen Sie während der Kur nicht so genau auf die Grammangaben achten. Essen Sie soviel von dem milden Gemüse, bis Sie wirklich satt sind. 2 Kilo Gewichtsverlust sind Ihnen in dieser Woche trotzdem garantiert.

● Pro Tag wählen Sie **2 Zucchinigerichte**. Oder essen Sie 1 Gericht mit Zucchini und 1 belegtes Brot aus der Brot-Diät auf den Seiten 104 bis 107.

● Vorschläge für das **Frühstück** finden Sie auf den Seiten 18 bis 21.

● **2 Zwischenmahlzeiten** können Sie täglich von den Seiten 22 bis 25 wählen.

● Trinken Sie reichlich: pro Tag 2 Liter Kaffee, Tee oder Mineralwasser.

● Am Tagessende dürfen Sie sich 1 Glas trockenen Rot- oder Weißwein, Sekt oder Sherry genehmigen.

Zucchini-Tatar

Für 2 Portionen:
300 g Zucchini
2 El Dickmilch
1 El Mayonnaise (50 %)
Salz, Pfeffer (a. d. Mühle)
1 Ei
40 g Kapern (a. d. Glas)
2 Tomaten
1 Zwiebel
1/2 Bund glatte Petersilie
2 Scheiben Vollkornbrot
25 g Butter oder Margarine

1. Die Zucchini waschen und würfeln. Die Dickmilch mit der Mayonnaise verrühren, mit Salz und Pfeffer pikant abschmecken. Die Zucchiniwürfel unterheben.

2. Das Ei 10 Minuten kochen, abschrecken, pellen und würfeln. Die Kapern abtropfen lassen. Die Tomaten waschen, die Stielansätze entfernen. Die Tomaten entkernen und würfeln. Die Zwiebel würfeln. Die Petersilienblätter abzupfen und hacken.

3. Alle Zutaten auf 2 Teller verteilen. Das Brot mit der Butter oder Margarine bestreichen und zum Tatar servieren.

Zubereitungszeit: 20 Minuten
Pro Portion
12 g E, 21 g F, 28 g KH = 1497 kJ

357 Kalorien

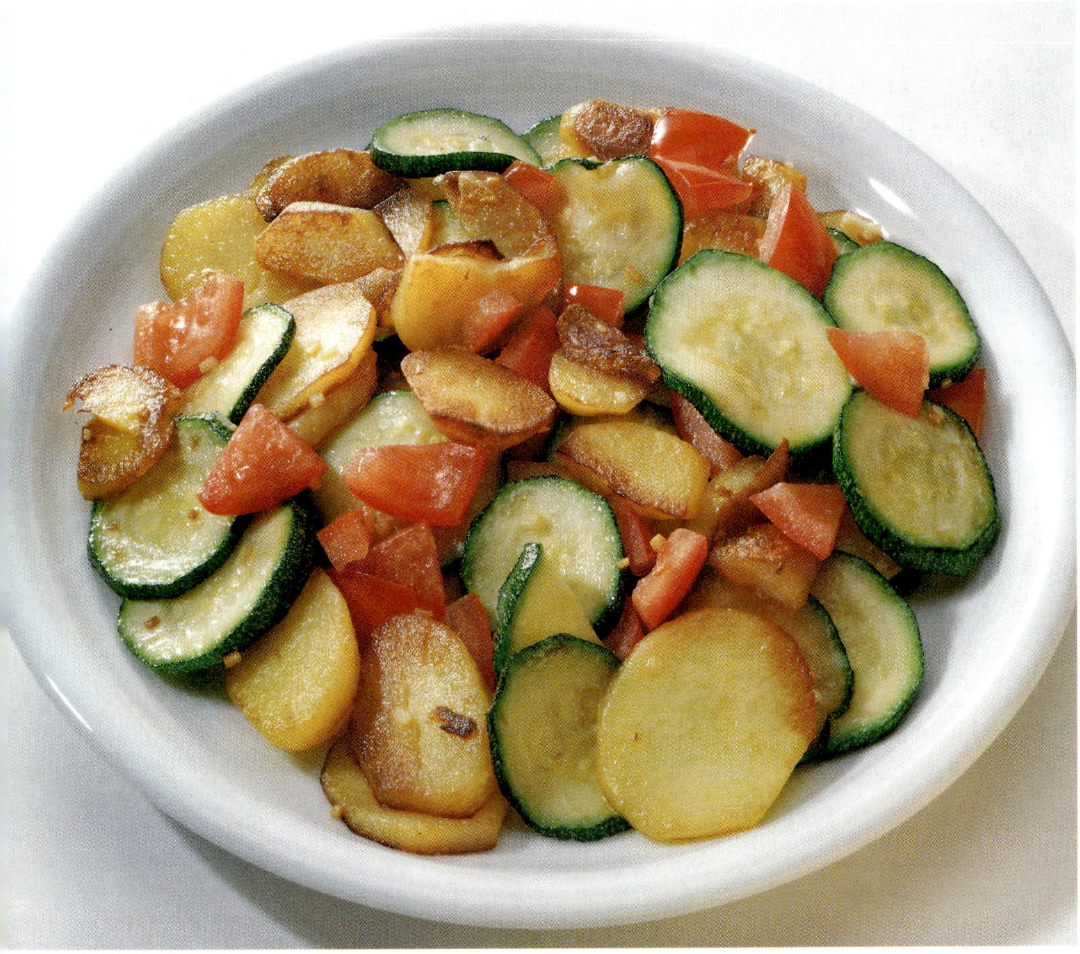

Zucchini-Kartoffel-Pfanne

Für 2 Portionen:
350 g Kartoffeln, Salz
500 g Zucchini
1 El Öl, 1 Knoblauchzehe
200 g Tomaten
Pfeffer (a. d. Mühle)

1. Die Kartoffeln schälen, in Scheiben schneiden und in etwas Salzwasser 8 Minuten blanchieren. Die Zucchini waschen und in Scheiben schneiden. Die Kartoffelscheiben abtropfen lassen, dann in einer beschichteten Pfanne im Öl anbraten. Den Knoblauch durchpressen. Die Zucchini und den Knoblauch zu den Kartoffeln geben und 5 Minuten braten.

2. Inzwischen die Tomaten kreuzweise einritzen, in siedendes Wasser geben, herausnehmen, abschrecken, häuten, vierteln, entkernen und würfeln. Das Gemüse mit Salz und Pfeffer würzen. Die Tomatenstücke unterheben und kurz erwärmen.

Zubereitungszeit: 20 Minuten
Pro Portion
7 g E, 21 g F, 28 g KH = 1497 kJ

357 Kalorien

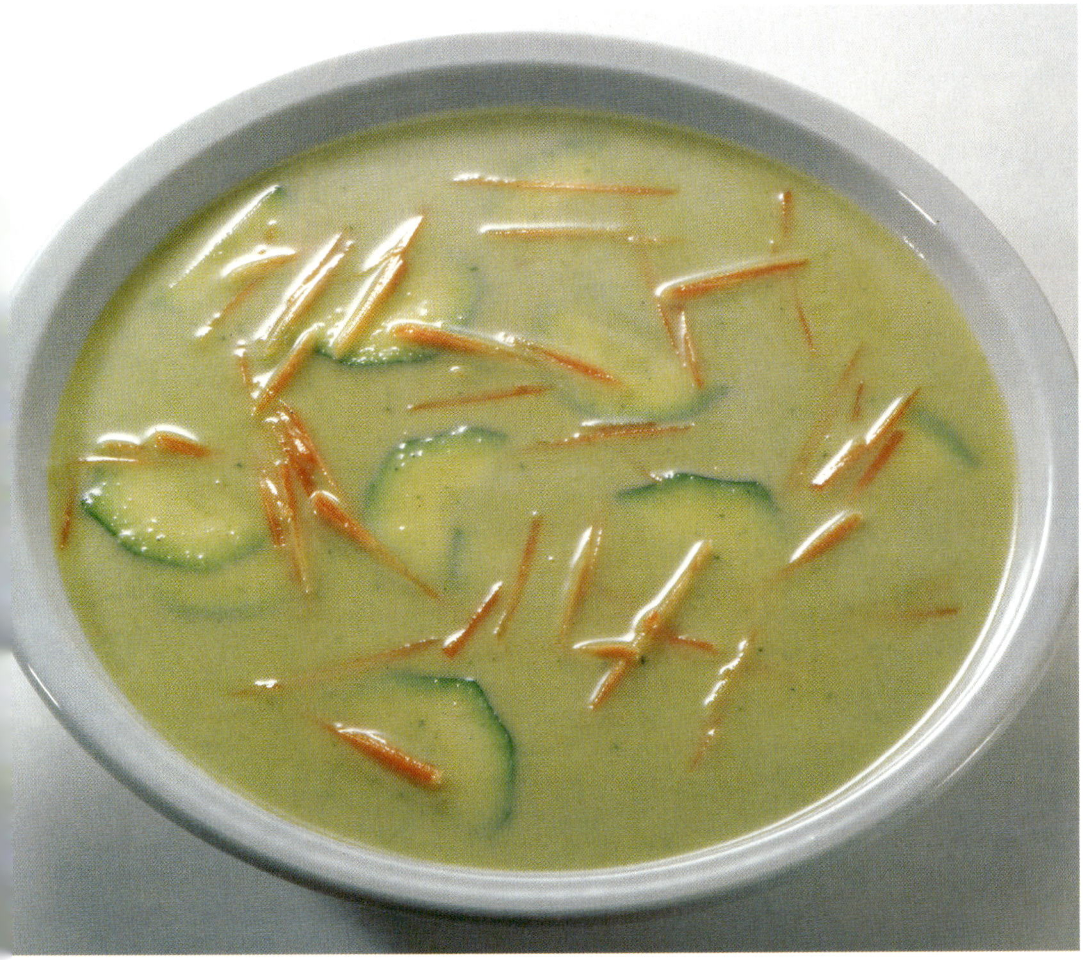

Zucchinisuppe mit Möhren

Für 2 Portionen:
200 g Möhren
400 g Zucchini
1 Zwiebel, 1 El Öl
100 ml Weißwein
400 ml Gemüsefond
(a. d. Glas)
100 ml Schlagsahne
Salz, Pfeffer (a. d. Mühle)

1. Möhren schälen und in Streifen schneiden. Zucchini waschen und in Scheiben schneiden. Je 2 El Möhren und Zucchini zum Garnieren beiseite legen. Die Zwiebel in Würfel schneiden.

2. Zwiebelwürfel und restliches Gemüse im Öl andünsten. Weißwein und Gemüsefond dazugeben und bei schwacher Hitze 15 Minuten kochen. Die Suppe mit dem Schneidstab des Handrührers pürieren und durch ein Sieb streichen. Das beiseite gelegte Gemüse und die Sahne in die Suppe geben, aufkochen, mit Salz und Pfeffer würzen.

Zubereitungszeit: 30 Minuten
Pro Portion
6 g E, 22 g F, 14 g KH = 1189 kJ

283 Kalorien

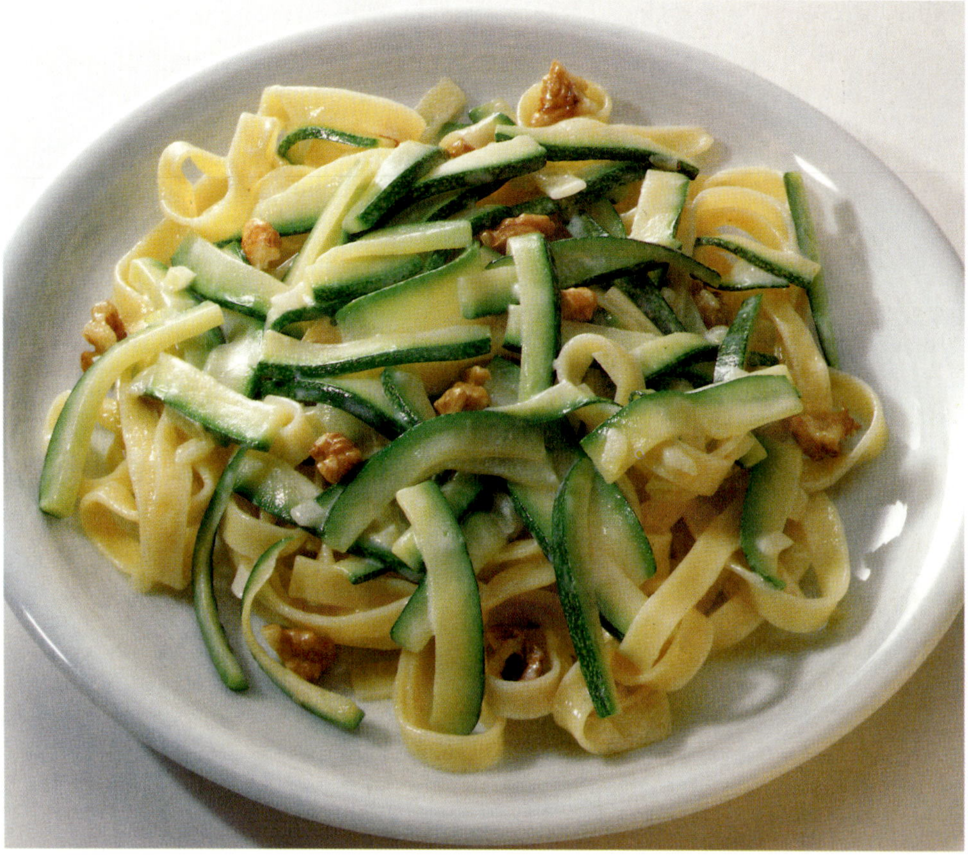

Zucchini mit Nudeln

Für 2 Portionen:
300 g Zucchini
100 g Bandnudeln
Salz
1 Zwiebel, 1 El Öl
Pfeffer (a. d. Mühle)
1/8 l Milch
1 El Walnußkerne

1. Die Zucchini waschen und in schmale, 5 cm lange Streifen schneiden. Die Bandnudeln in Salzwasser 10 Minuten kochen.

2. Die Zwiebel würfeln und im Öl andünsten. Die Zucchinistreifen dazugeben, mit Salz und Pfeffer würzen. Die Milch zu den Zucchinistreifen gießen und 5 Minuten im offenen Topf bei milder Hitze kochen.

3. Die Walnußkerne grob hacken. Die Nudeln abgießen, mit der Gemüsesauce und den Walnüssen servieren.

Zubereitungszeit: 20 Minuten
Pro Portion
12 g E, 12 g F, 41 g KH = 1384 kJ

331 Kalorien

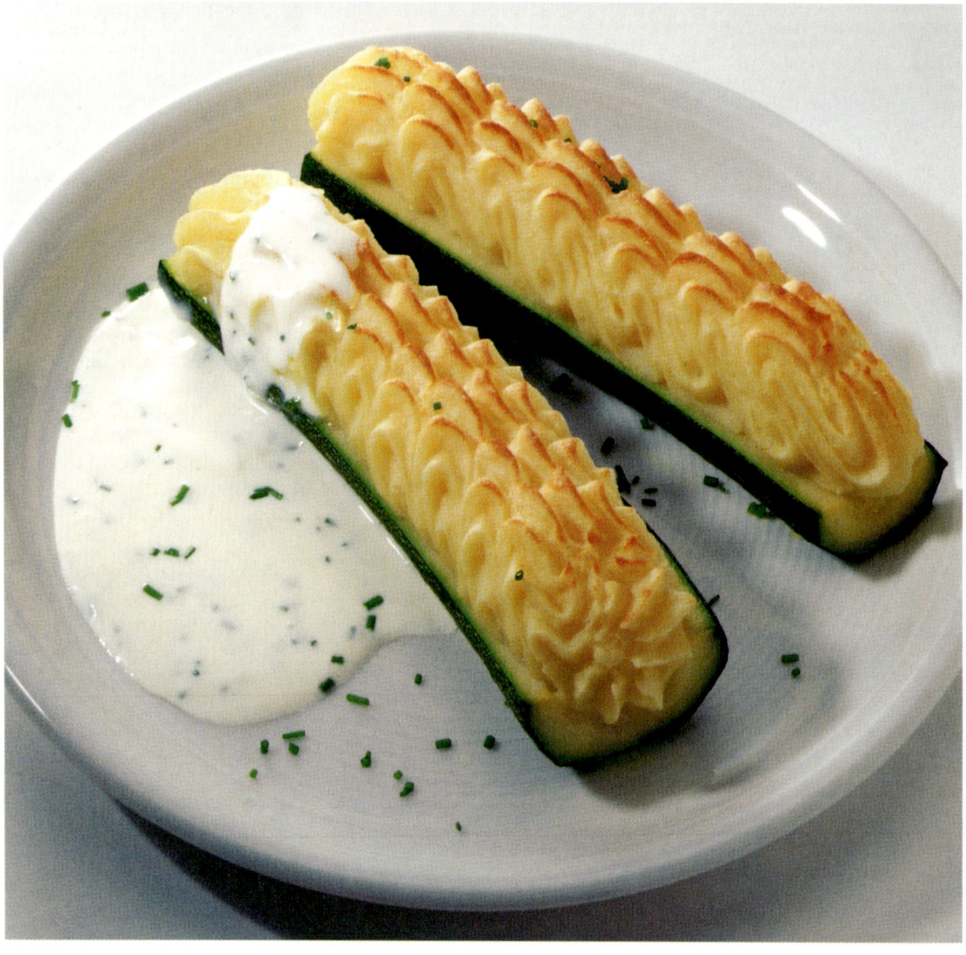

Überbackene Zucchini

Für 2 Portionen:
2 Zucchini (à 200 g), Salz
50 g Kartoffelpüreeflocken
50 g Parmesan
(frisch gerieben)
Pfeffer (a. d. Mühle)
60 g Crème fraîche
50 ml Milch
2 El Schnittlauchröllchen

1. Zucchini längs halbieren, in Salzwasser 3 Minuten kochen. Kartoffelpüree, 1/4 l heißes Wasser und Parmesan verrühren, pfeffern.

2. Zucchini in eine Auflaufform legen, salzen, pfeffern. Püree in einen Spritzbeutel mit Sterntülle füllen, auf die Zucchinihälften spritzen.

3. Zucchini im vorgeheizten Backofen bei 200 Grad (Gas 3, Umluft 200 Grad) auf der 2. Einschubleiste von unten 20–25 Minuten backen.

4. Crème fraîche mit Milch und Schnittlauch verrühren. Zu den Zucchini servieren.

Zubereitungszeit: 35 Minuten
Pro Portion
15 g E, 17 g F, 26 g KH = 1370 kJ

327 Kalorien

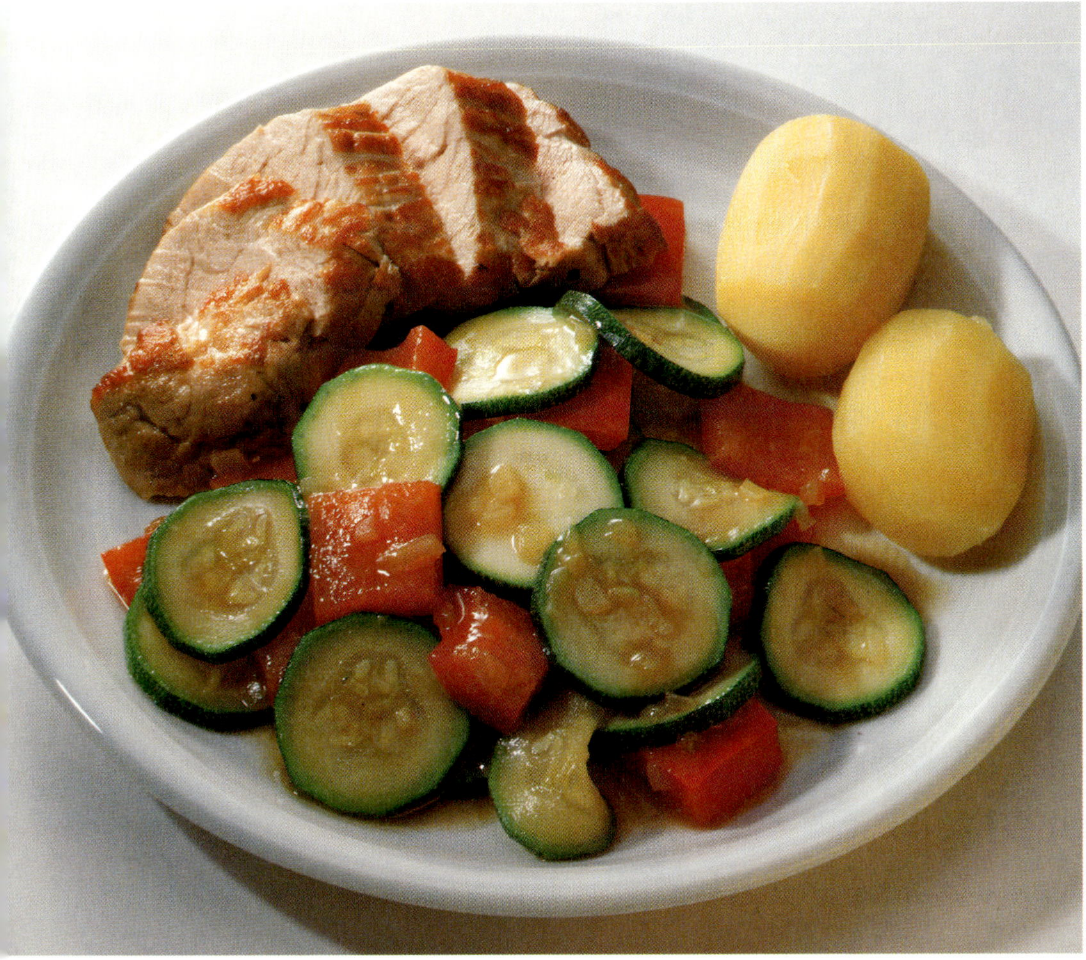

Zucchini mit Schweinefilet

Für 2 Portionen:
1 Zwiebel
300 g rote Paprikaschote
2 El Öl
1/8 l Gemüsebrühe (Instant)
200 g Kartoffeln, Salz
200 g Schweinefilet
300 g Zucchini
Pfeffer (a. d. Mühle)

1. Zwiebel würfeln. Paprika putzen und würfeln. Gemüse in 1 El Öl andünsten. Brühe dazugießen und 15 Minuten bei milder Hitze dünsten.

2. Kartoffeln schälen und in Salzwasser kochen. Schweinefilet im restlichen Öl anbraten. Bei milder Hitze zugedeckt 10–15 Minuten weiterbraten.

3. Zucchini waschen, in Scheiben schneiden und zum Paprikagemüse geben, 5 Minuten dünsten. Mit Salz und Pfeffer würzen. Kartoffeln abgießen. Fleisch aufschneiden und mit Kartoffeln und Gemüse anrichten.

Zubereitungszeit: 35 Minuten
Pro Portion
28 g E, 13 g F, 20 g KH = 1309 kJ

312 Kalorien

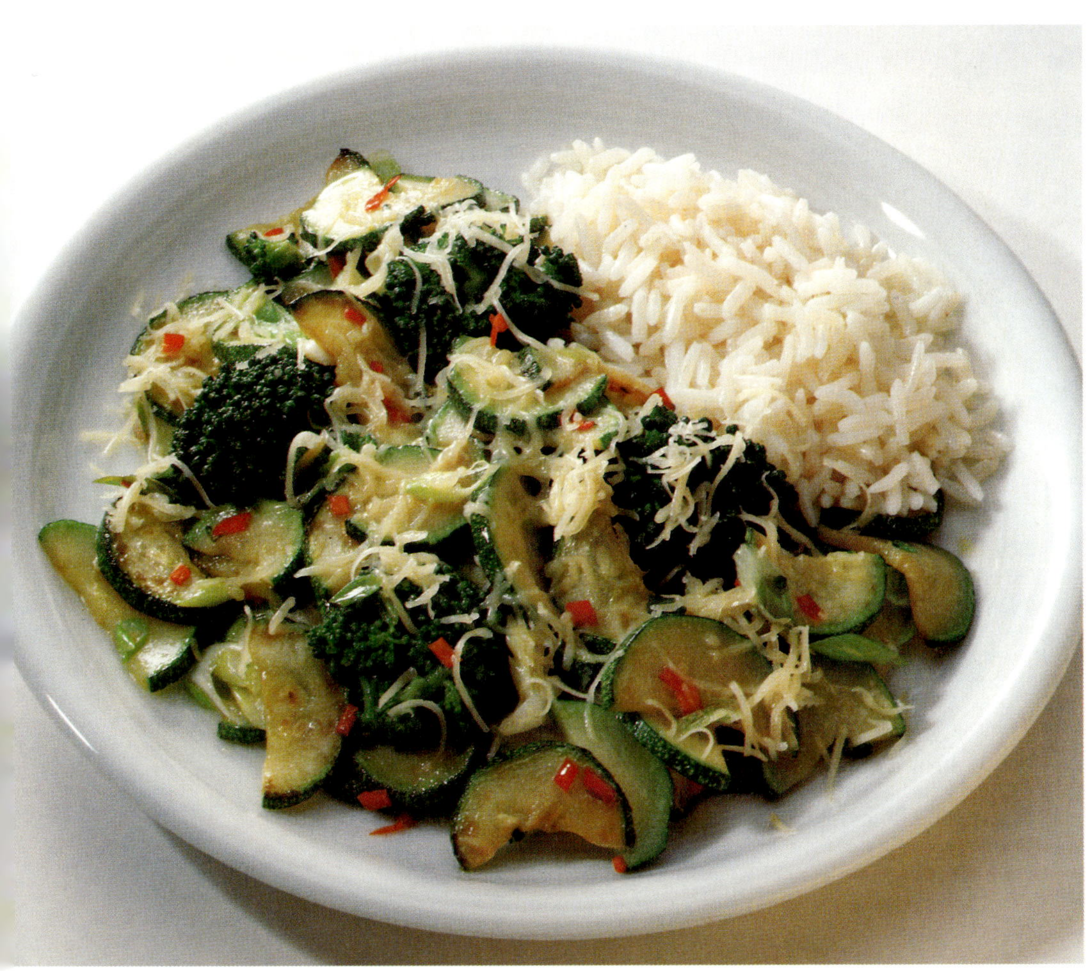

Zucchini mit Käse

Für 2 Portionen:
300 g Brokkoli
60 g Langkornreis
1 rote Chilischote, 1 El Öl
1/8 l Gemüsebrühe (Instant)
150 g Frühlingszwiebeln
300 g Zucchini, Salz
30 g mittelalter Gouda
(frisch gerieben)

1. Brokkoli putzen und in Röschen teilen. Den Reis nach Packungsanweisung kochen. Chilischote längs aufschneiden, entkernen und würfeln. Brokkoli und die Chiliwürfel im Öl andünsten. Brühe dazugeben, 5 Minuten bei milder Hitze dünsten.

2. Frühlingszwiebeln putzen, schräg in Scheiben schneiden. Zucchini waschen, längs halbieren und in Scheiben schneiden. Frühlingszwiebeln und Zucchini zum Brokkoli geben und weitere 5 Minuten dünsten. Mit Salz würzen. Käse über das Gemüse streuen. Mit Reis servieren.

Zubereitungszeit: 30 Minuten
Pro Portion
14 g E, 11 g F, 31 g KH = 1170 kJ

279 Kalorien

QUARK-DIÄT

Quark ist stark – durch viel Eiweiß und Kalzium. Am besten schmeckt er verfeinert zu Kartoffeln, Kohlrabi, Paprika, Erdbeeren oder Rhabarber

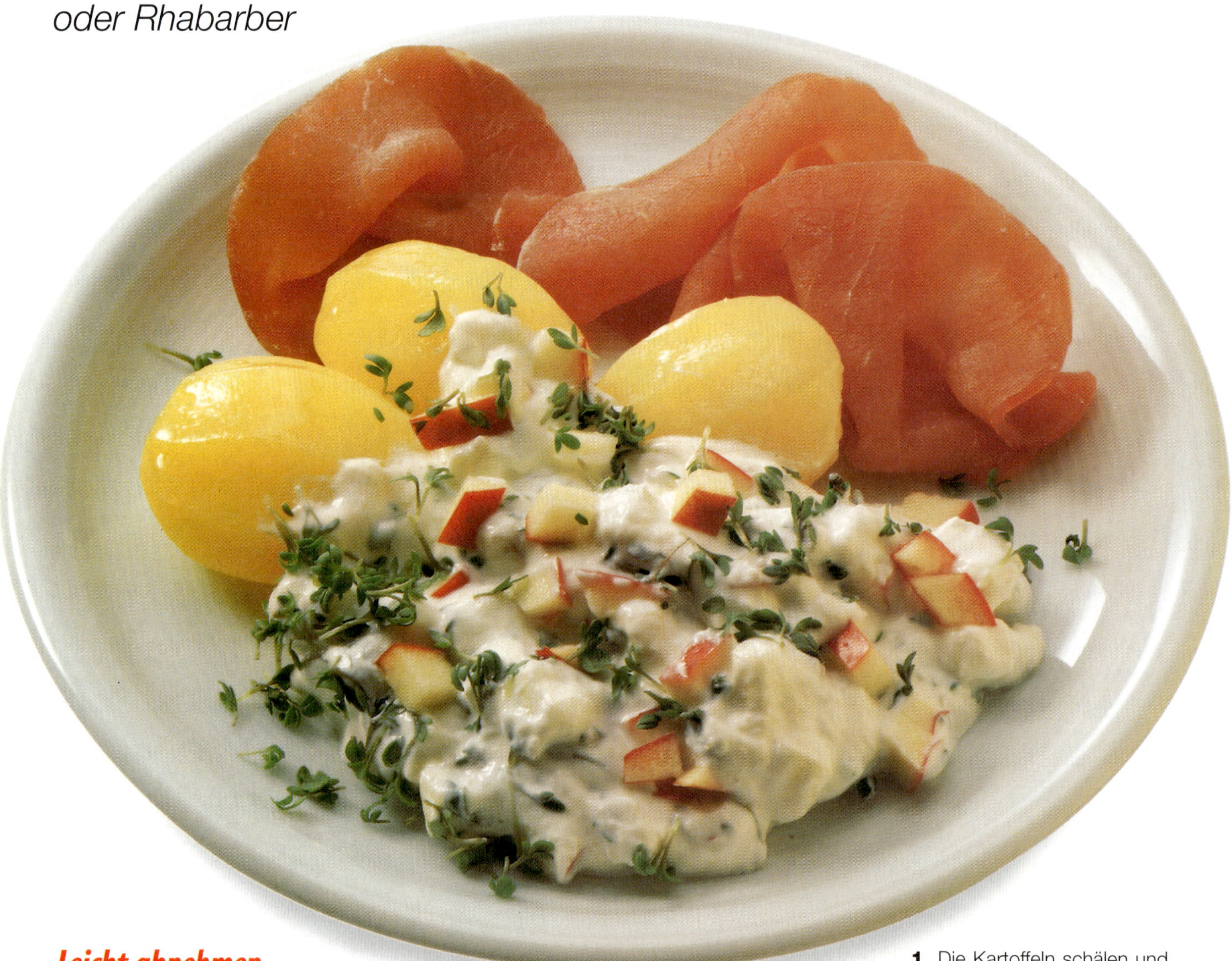

Leicht abnehmen mit Quark

Quark schmeckt am besten mit Gemüse oder Obst zubereitet. Da er nicht nur kalorienarm ist, sondern besonders viel leichtverdauliches Eiweiß enthält, wird Quark mit kohlenhydrat- und ballaststoffreichen Lebensmitteln wie Kartoffeln, Knäckebrot oder Gemüse kombiniert. Folge: Gesünder kann Essen nicht sein. Und 2 Kilo pro Woche nehmen Sie auch noch ab.

- Sie dürfen täglich **2 Quarkgerichte** essen. Oder wählen Sie 1 Brot aus der Brot-Diät von den Seiten 104 bis 107.
- Ihr **Frühstück** wählen Sie aus den Vorschlägen von den Seiten 18 bis 21.
- Pro Tag sind **2 Zwischenmahlzeiten** einkalkuliert. Vorschläge gibt´s auf den Seiten 22 bis 25.
- Zum Abnehmen gehört auch das Trinken. Täglich sollten es 2 Liter Mineralwasser, Kräuter- oder Früchtetee oder Kaffee sein.
- Wer mag, gönnt sich abends noch 1 Gläschen trockenen Sekt, trockenen Rot- oder Weißwein.

Kressequark mit Lachsschinken

Für 2 Portionen:
350 g Kartoffeln
Salz
1 Apfel
250 g Magerquark
2 El Mineralwasser
2 Tl Zitronensaft
1–2 Tl Meerrettich (a. d. Glas)
1 Beet Kresse
Pfeffer (a. d. Mühle)
100 g Lachsschinken
(in Scheiben)

1. Die Kartoffeln schälen und in Salzwasser 20 Minuten kochen. Den Apfel waschen, Kerngehäuse entfernen, das Fruchtfleisch würfeln. Quark, Mineralwasser, Apfelwürfel und Zitronensaft verrühren. Nach Geschmack mit Meerrettich würzen. Die Kresse vom Beet schneiden. 2/3 davon unter den Quark rühren, mit Salz und Pfeffer würzen.

2. Den Fettrand des Lachsschinkens entfernen. Den Kressequark mit Kartoffeln, Schinken und restlicher Kresse anrichten.

Zubereitungszeit: 25 Minuten
Pro Portion
29 g E, 4 g F, 38 g KH = 1316 kJ

317 Kalorien

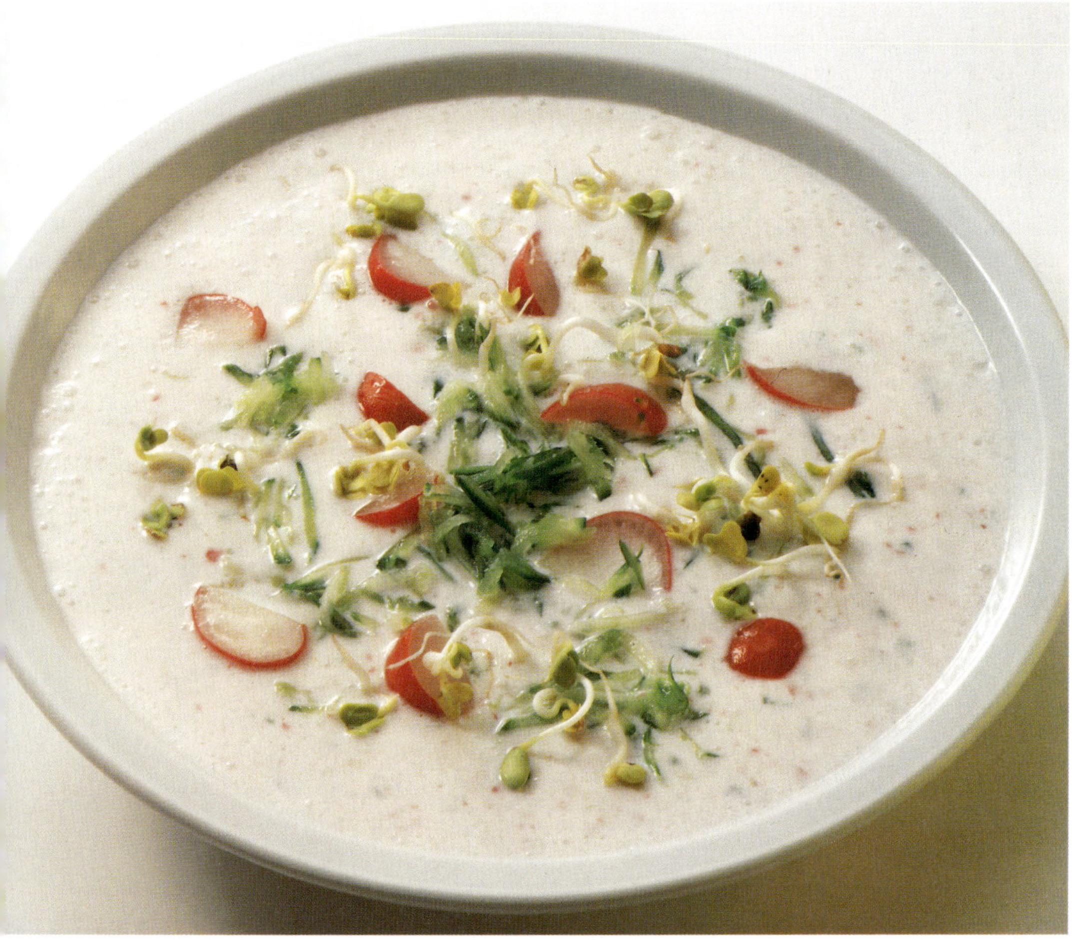

Quark-Kefir-Suppe mit Gurke

Für 2 Portionen:
300 g Salatgurke
150 g Radieschen
250 g Magerquark
1/4 l Kefir
Salz, Pfeffer (a. d. Mühle)
Honig
2 Tl Zitronensaft
2 El Rettichsprossen
2 Scheiben Vollkornbrot

1. Die Salatgurke waschen und längs halbieren. Die Kerne mit einem Löffel herauskratzen. Die Gurke raspeln. Die Radieschen waschen, putzen, in Spalten schneiden.

2. Quark, Kefir, 150 g Gurke und 75 g Radieschen mit dem Schneidstab des Handrührers pürieren. Mit Salz, Pfeffer, wenig Honig und Zitronensaft würzen. Mit Rettichsprossen, restlicher Gurke und restlichen Radieschen anrichten. Mit Brot servieren.

Zubereitungszeit: 20 Minuten
Pro Portion
27 g E, 3 g F, 38 g KH = 1264 kJ

303 Kalorien

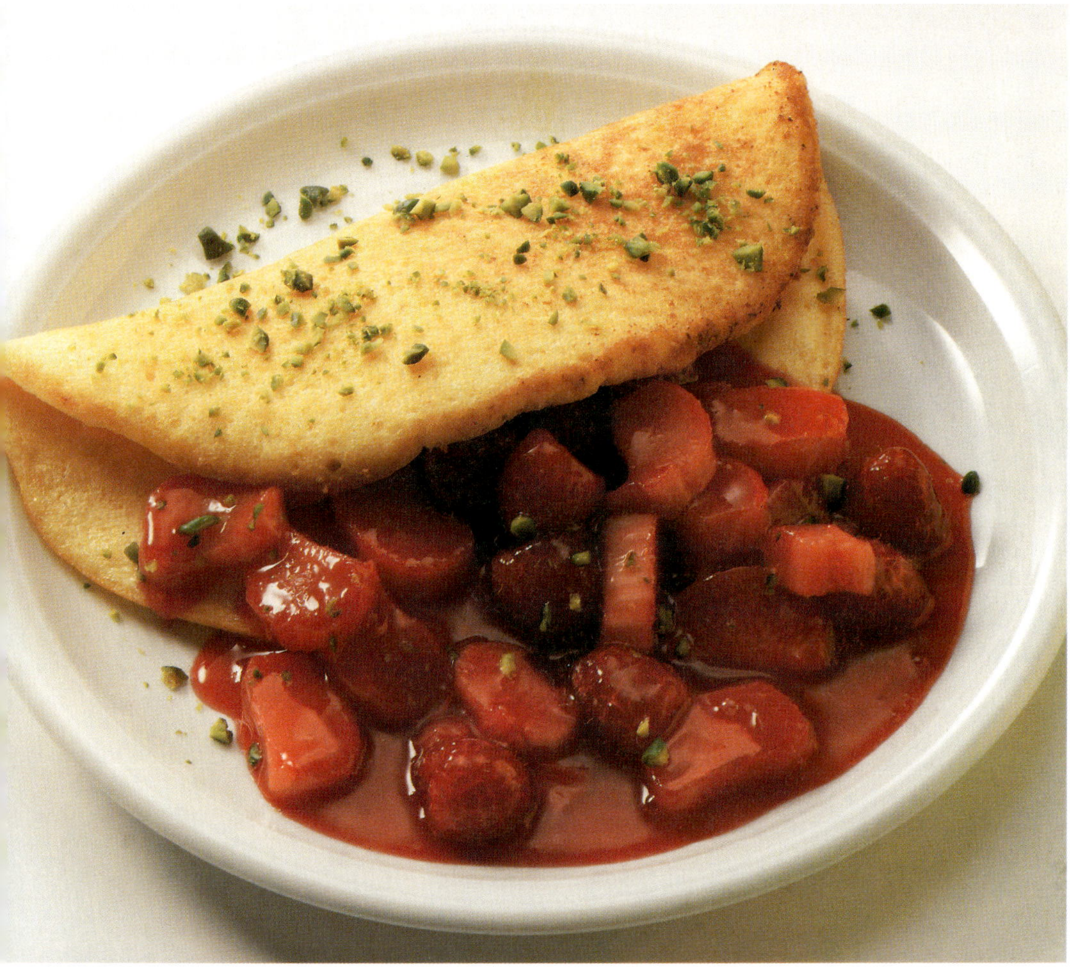

Quark-Omelett mit Rhabarberkompott

Für 2 Portionen:
125 g Magerquark
2 Eier (getrennt)
1 El abgeriebene Schale einer unbehandelten Zitrone
30 g Grieß, 2–3 Tl Honig
200 g Rhabarber
1/8 l Kirschsaft (ungesüßt)
1 Tl Speisestärke
100 g Himbeeren (TK)
15 g Butter oder Margarine
1 Tl gehackte Pistazienkerne

1. Quark, Eigelb, Zitronenschale, Grieß und 1 Tl Honig verrühren, ruhenlassen.

2. Rhabarber waschen, in Stücke schneiden. Im Kirschsaft 2–3 Minuten dünsten. Stärke mit 2 El Wasser verrühren. Zum Kompott geben, aufkochen. Mit restlichem Honig süßen. Himbeeren unter das Kompott geben.

3. Eiweiß steif schlagen, unter den Quark heben. Im Fett 2 Omeletts je 6–8 Minuten backen. Mit Kompott servieren und Pistazien bestreuen.

Zubereitungszeit: 30 Minuten
Pro Portion
20 g E, 15 g F, 34 g KH = 1533 kJ

367 Kalorien

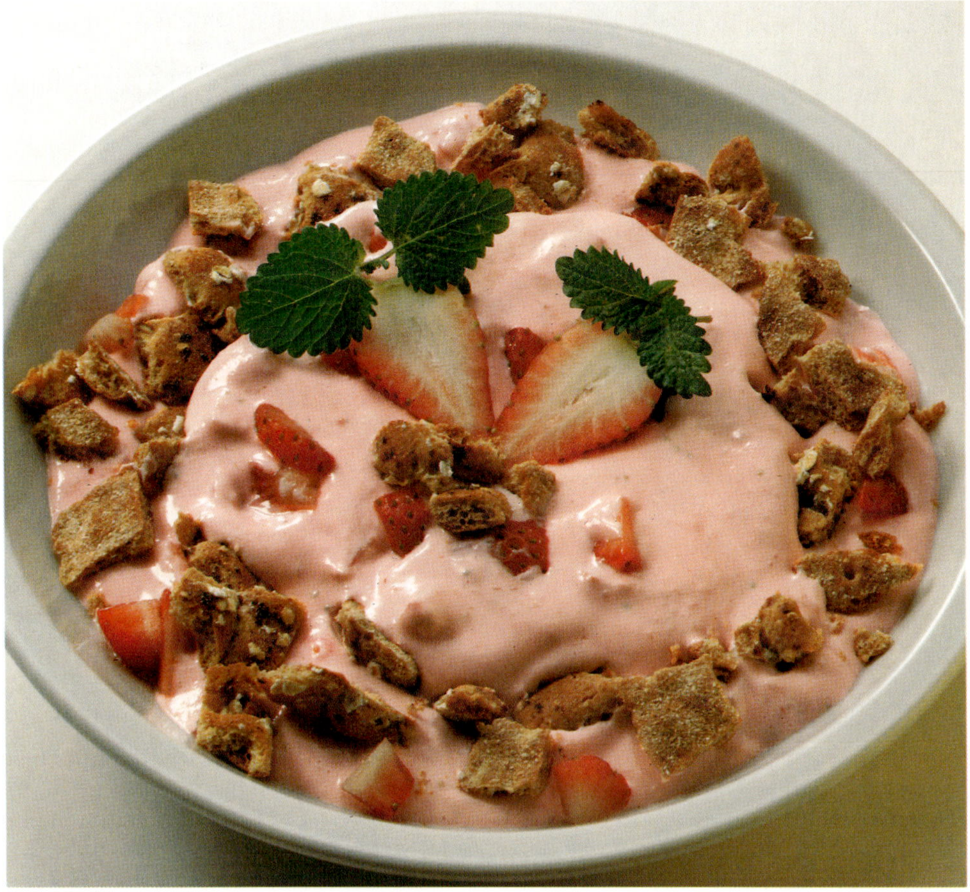

Erdbeerquark mit Knäckebrot

Für 2 Portionen:
400 g Erdbeeren
400 g Magerquark
1 El Zitronensaft
1–2 Tl Zucker
50 g Müsliknäckebrot
etwas Zitronenmelisse

1. Die Erdbeeren waschen und putzen. 200 g Erdbeeren mit dem Schneidstab des Handrührers pürieren. Quark, Zitronensaft, Zucker und Erdbeerpüree verrühren. Die restlichen Erdbeeren, bis auf einige zum Garnieren, in Stücke schneiden und unter den Quark heben.

2. Das Knäckebrot zerbröckeln. Mit dem Erdbeerquark auf 2 Teller schichten und mit den restlichen Erdbeeren und der Zitronenmelisse garnieren.

Zubereitungszeit: 15 Minuten
Pro Portion
31 g E, 2 g F, 39 g KH = 1287 kJ

308 Kalorien

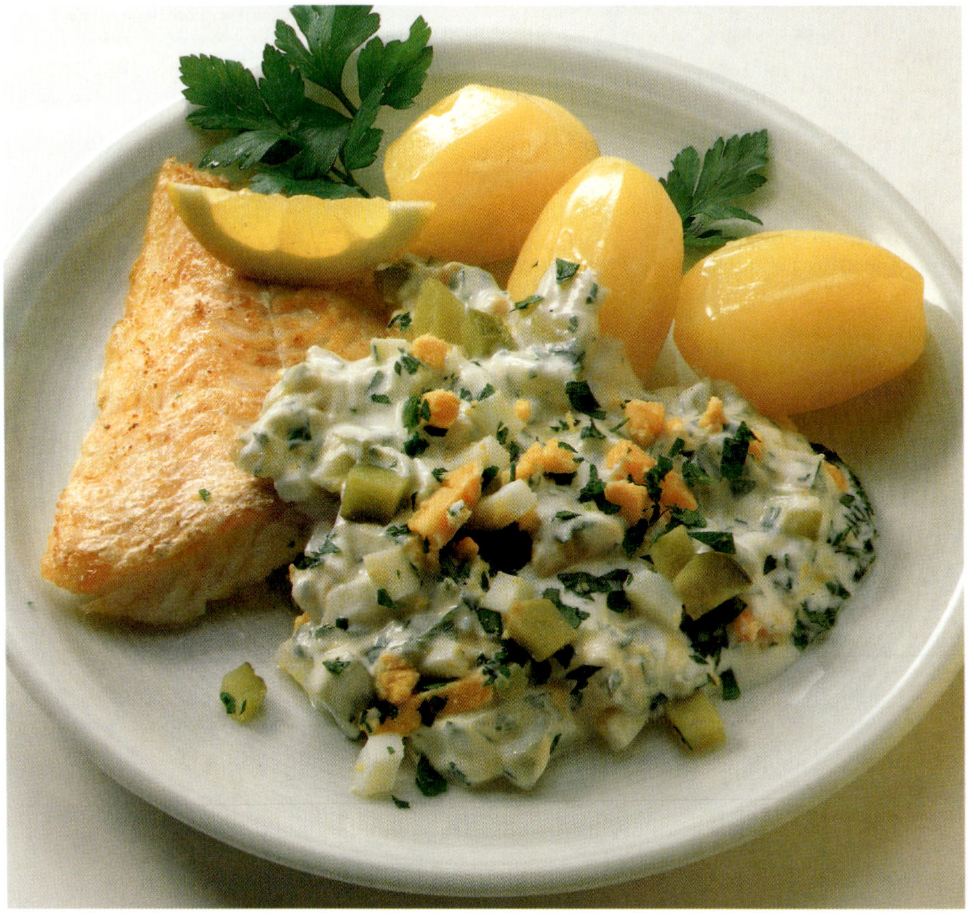

Quarkremoulade mit Kabeljau

Für 2 Portionen:
350 g Kartoffeln, Salz
1 Ei, 1 Gewürzgurke
1/2 Bund glatte Petersilie
200 g Magerquark
3 El Gewürzgurkensud
Pfeffer (a. d. Mühle)
2 Kabeljaufilets (à 100 g)
1 El Mehl, 2 Tl Öl

1. Die Kartoffeln schälen und in Salzwasser kochen. Das Ei 10 Minuten kochen, abschrecken, pellen und hakken. Die Gurke fein würfeln. Die Petersilienblätter von den Stielen zupfen und hacken.

2. Den Quark mit Petersilie, Ei, Gurke und Gurkensud verrühren. Mit Salz und Pfeffer würzen. Die Kabeljaufilets im Mehl wenden und im Öl auf jeder Seite 2 Minuten braten, salzen und pfeffern.

3. Das Fischfilet mit der Remoulade und den Kartoffeln servieren.

Zubereitungszeit: 30 Minuten
Pro Portion
39 g E, 9 g F, 30 g KH = 1572 kJ

376 Kalorien

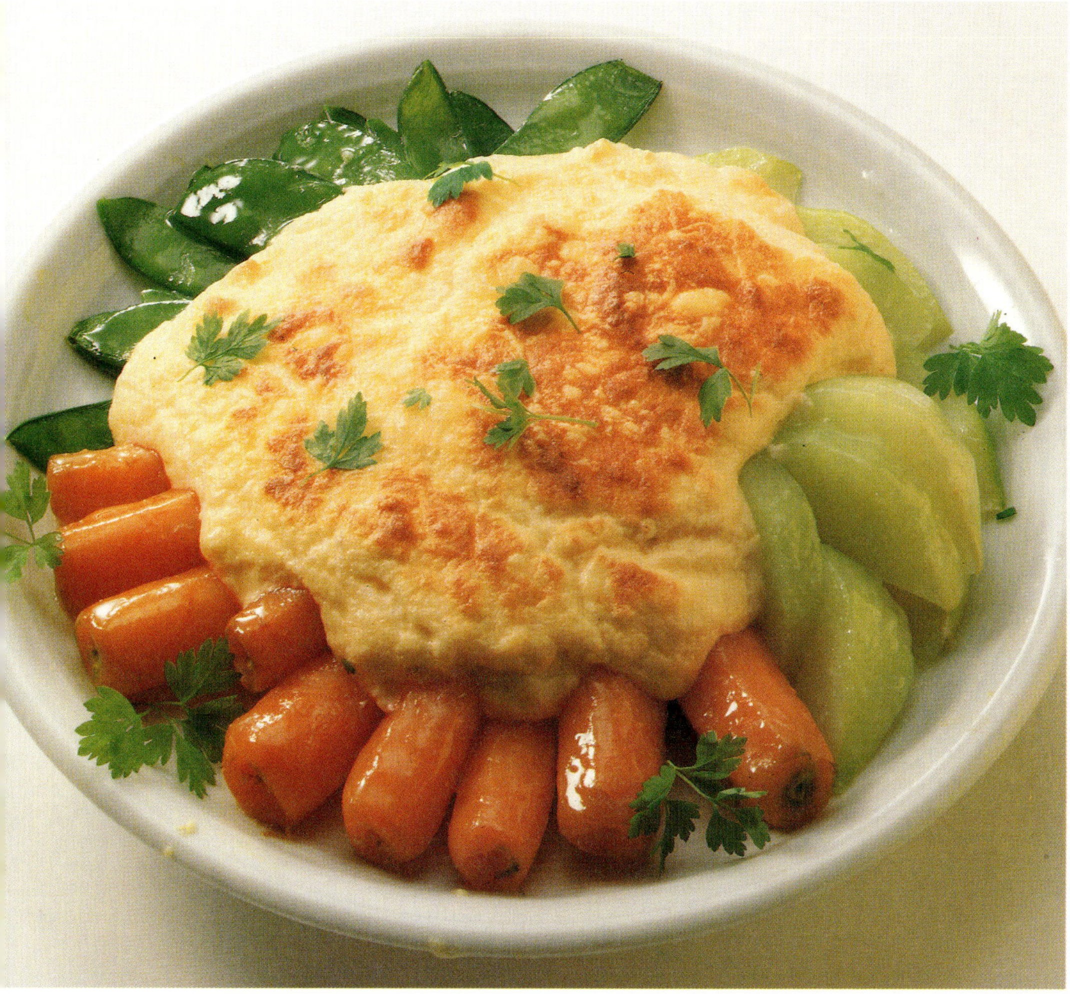

Gratiniertes Gemüse mit Quark

Für 2 Portionen:
400 g Kohlrabi
400 g kleine Möhren, Salz
100 g Zuckerschoten, 1 Tl Öl
2 Eier (getrennt)
200 g Magerquark
40 g Gouda
(30 %, frisch gerieben)
Pfeffer (a. d. Mühle)
etwas Kerbel

1. Kohlrabi schälen, in Spalten schneiden. Möhren schälen. Zusammen in wenig Salzwasser 9 Minuten dünsten.

2. Zuckerschoten waschen und putzen. Zum Gemüse geben, 1 Minute dünsten. Gemüse auf ofenfeste Teller geben, mit Öl bestreichen.

3. Eigelb, Quark und Käse verrühren. Eiweiß und 1 Prise Salz steif schlagen, unter die Quarkmasse heben, pfeffern, über das Gemüse geben.

4. Im Backofen bei 200 Grad (Gas 3, Umluft 200 Grad) auf der 2. Einschubleiste von oben 12–15 Minuten überbacken. Mit Kerbel garnieren.

Zubereitungszeit: 35 Minuten
Pro Portion
32 g E, 16 g F, 23 g KH = 1598 kJ

382 Kalorien

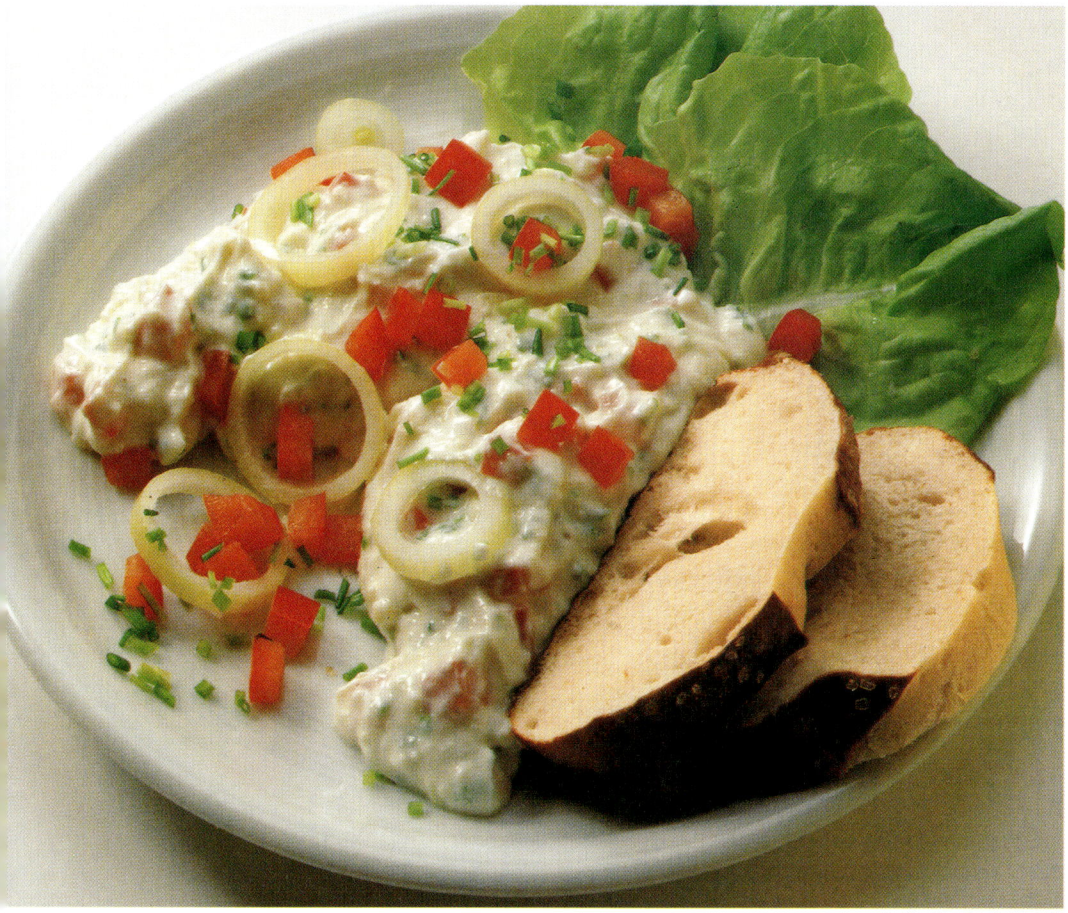

Quark-Obatzter mit rotem Paprika

Für 2 Portionen:
1 rote Paprikaschote
1 kleine Zwiebel
etwas Kopfsalat
100 g Camembert (16 %)
200 g Magerquark
Salz, Pfeffer (a. d. Mühle)
1/2 Bund Schnittlauch
1 Laugenbrötchen

1. Paprika putzen, waschen und würfeln. Zwiebel in Ringe schneiden. Salat waschen.

2. Camembert mit einer Gabel zerdrücken. Quark und Käse verrühren. Mit Salz und Pfeffer würzen. Schnittlauch in Röllchen schneiden.

3. 2 El gewürfelten Paprika und etwas Schnittlauch beiseite legen, den Rest unter den Quark rühren. Mit Zwiebelringen, restlichem Paprika und Schnittlauch bestreuen. Mit Salatblättern und dem Laugenbrötchen servieren.

Zubereitungszeit: 20 Minuten
Pro Portion
32 g E, 9 g F, 40 g KH = 1590 kJ

380 Kalorien

Schnell abnehmen

KRÄUTER-DIÄT

Schnittlauch, Dill oder Kerbel verleihen Putenröllchen und Pfannkuchen ihr spezielles Aroma. Außerdem sind Kräuter zum Abnehmen ideal

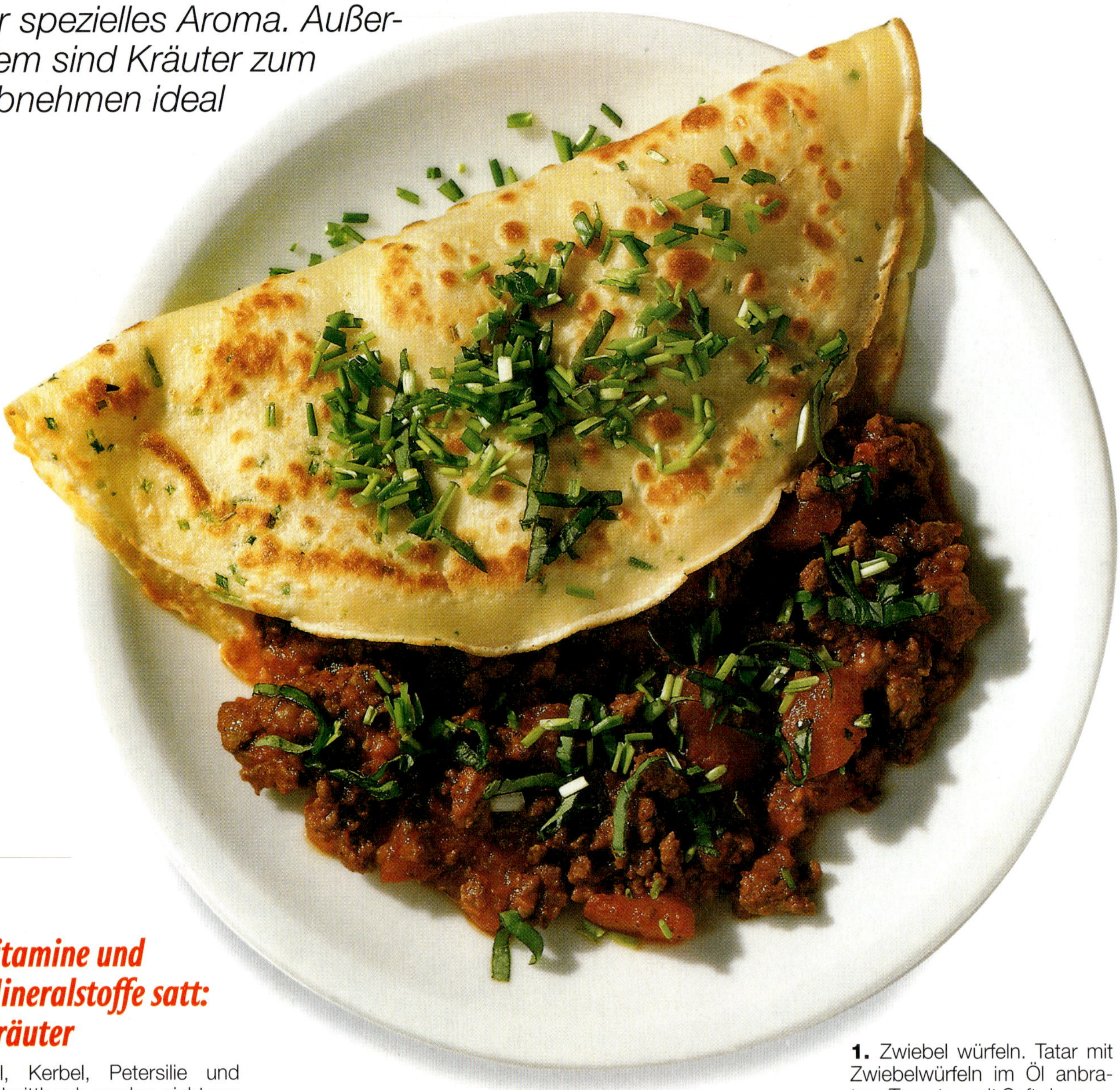

Vitamine und Mineralstoffe satt: Kräuter

Dill, Kerbel, Petersilie und Schnittlauch runden nicht nur jedes Essen ab, sie reichern es auch an mit Vitaminen und Mineralstoffen. Verdauung und Stoffwechsel kommen dadurch in Schwung. Und: Durch Kräuter läßt sich Kochsalz, das Wasser im Körper bindet, sparen. Sie verlieren durch Entschlacken in dieser Kräuterwoche 2 Kilo.

- Essen Sie **2 Kräutergerichte** am Tag. Oder tauschen Sie 1 Mahlzeit gegen 1 beliebiges Brot aus der Brot-Diät von den Seiten 104 bis 107.
- Morgens wählen Sie einen **Frühstücksvorschlag** von den Seiten 16 bis 21.
- Gönnen Sie sich vormittags und nachmittags **1 Snack**. Vorschläge finden Sie auf den Seiten 22 bis 25.
- Trinken Sie täglich 2 Liter Mineralwasser, Kaffee oder Tee beliebiger Sorte.
- Am Abend dürfen Sie sich 1 Glas trockenen Sekt, Rot- oder Weißwein genehmigen.

Gefüllter Kräuterpfannkuchen

Für 2 Portionen:
1 Zwiebel, 150 g Tatar
1 Tl Öl
150 g geschälte Tomaten (a. d. Dose)
1 Bund Schnittlauch
60 g Mehl, Salz
1/8 l Milch, 1 Ei
10 g Butter oder Margarine
etwas Basilikum
Pfeffer (a. d. Mühle)

1. Zwiebel würfeln. Tatar mit Zwiebelwürfeln im Öl anbraten. Tomaten mit Saft dazugeben, 10 Minuten kochen.

2. Schnittlauch in Röllchen schneiden. Mehl mit Salz, Milch, Ei und 1 El Schnittlauch verquirlen. Daraus in je 5 g Fett 2 Pfannnkuchen backen. Basilikumblätter hacken. Die Tomaten-Fleisch-Sauce mit Basilikum, Salz und Pfeffer würzen, in die Pfannkuchen füllen. Mit restlichem Schnittlauch bestreuen.

Zubereitungszeit: 25 Minuten
Pro Portion
27 g E, 15 g F, 30 g KH = 1571 kJ

376 Kalorien

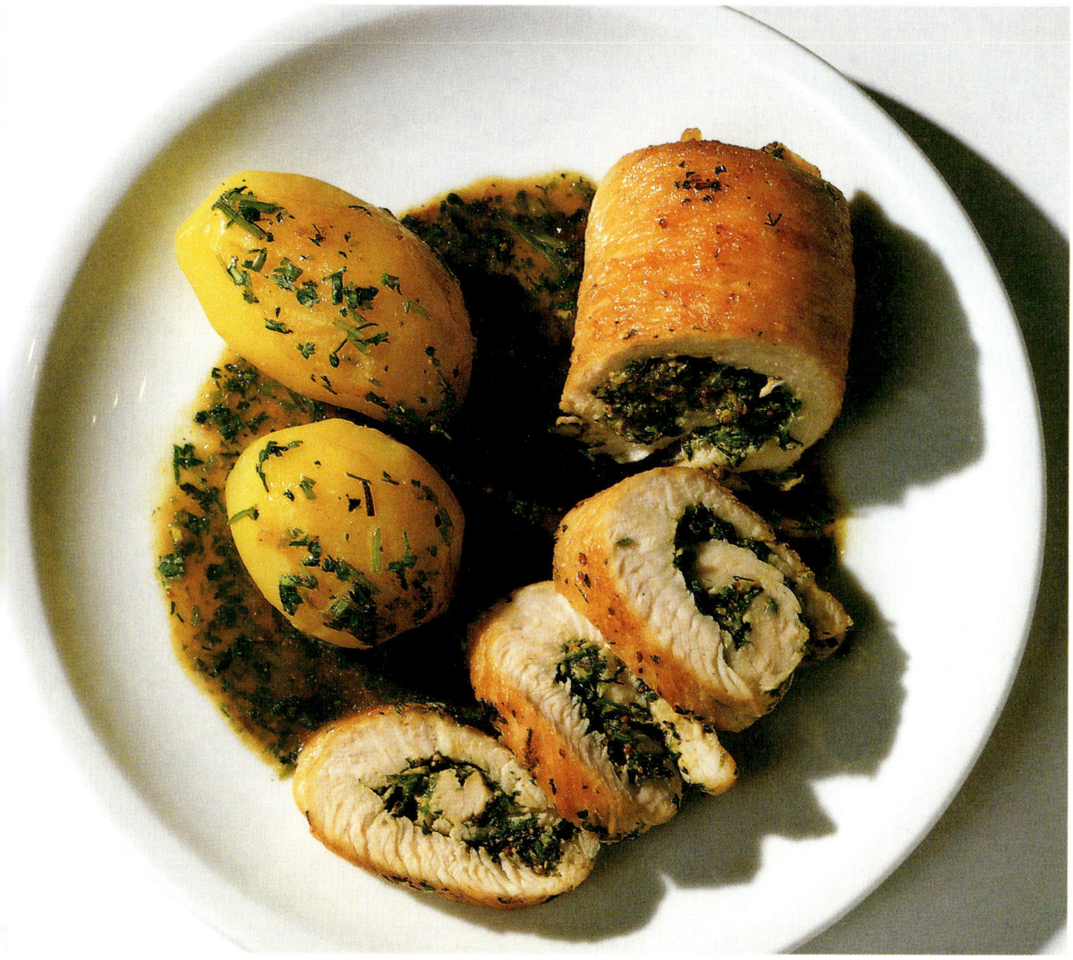

Putenröllchen mit Kerbelsauce

Für 2 Portionen:
300 g Kartoffeln
1 Bund Kerbel, 1 El Senf
2 dünne Putenschnitzel
(à 125 g)
Salz, Pfeffer (a. d. Mühle)
1 Tl Öl
1/4 l Gemüsebrühe (Instant)
1–2 Tl Saucenbindemittel

1. Kartoffeln als Pellkartoffeln 20 Minuten kochen. Kerbel abzupfen, hacken. Senf und 2 El Kerbel verrühren.

2. Schnitzel salzen, pfeffern, mit der Senfpaste bestreichen, aufrollen. Mit Holzstäbchen feststecken. Fleischröllchen im Öl anbraten. Brühe dazugießen und 20 Minuten schmoren. Putenröllchen aus der Brühe nehmen.

3. Brühe aufkochen und mit dem Saucenbindemittel andicken, mit Salz, Pfeffer und restlichem Kerbel würzen. Die Kartoffeln pellen. Mit Putenröllchen und Sauce servieren.

Zubereitungszeit: 30 Minuten
Pro Portion
34 g E, 5 g F, 22 g KH = 1173 kJ

279 Kalorien

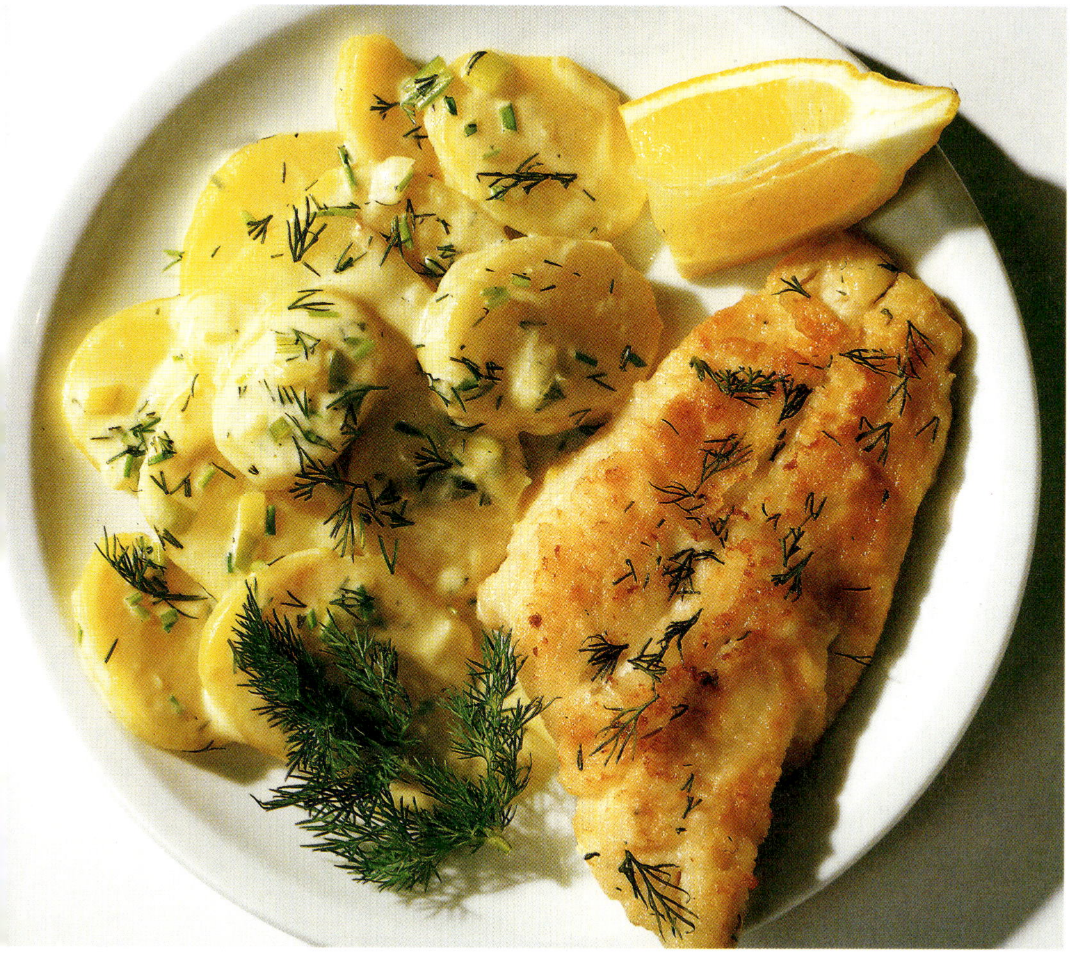

Kartoffel-Dill-Salat

Für 1 Portion:
200 g Kartoffeln
1/2 Bund Dill, 1 Zwiebel
1/8 l Gemüsebrühe (Instant)
1 Eigelb
50 g Magermilchjoghurt
Salz, Pfeffer (a. d. Mühle)
2 Stücke Rotbarschfilet
(à 150 g)
1–2 Tl Zitronensaft
20 g Butter oder Margarine
2 Zitronenspalten

1. Kartoffeln als Pellkartoffeln 20 Minuten kochen. Dill hacken. Zwiebel würfeln, in der Brühe aufkochen. Eigelb mit etwas Wasser verquirlen, unter die Brühe rühren. So lange weiterrühren, bis eine cremige Sauce entsteht.

2. Kartoffeln pellen, in die Sauce schneiden. Joghurt und 1 El Dill unterrühren. Mit Salz und Pfeffer würzen.

3. Fischfilet mit Zitronensaft beträufeln, salzen. Im Fett 6 Minuten braten. Mit Salat, Zitronen und restlichem Dill servieren.

Zubereitungszeit: 30 Minuten
Pro Portion
33 g E, 18 g F, 16 g KH = 1577 kJ

376 Kalorien

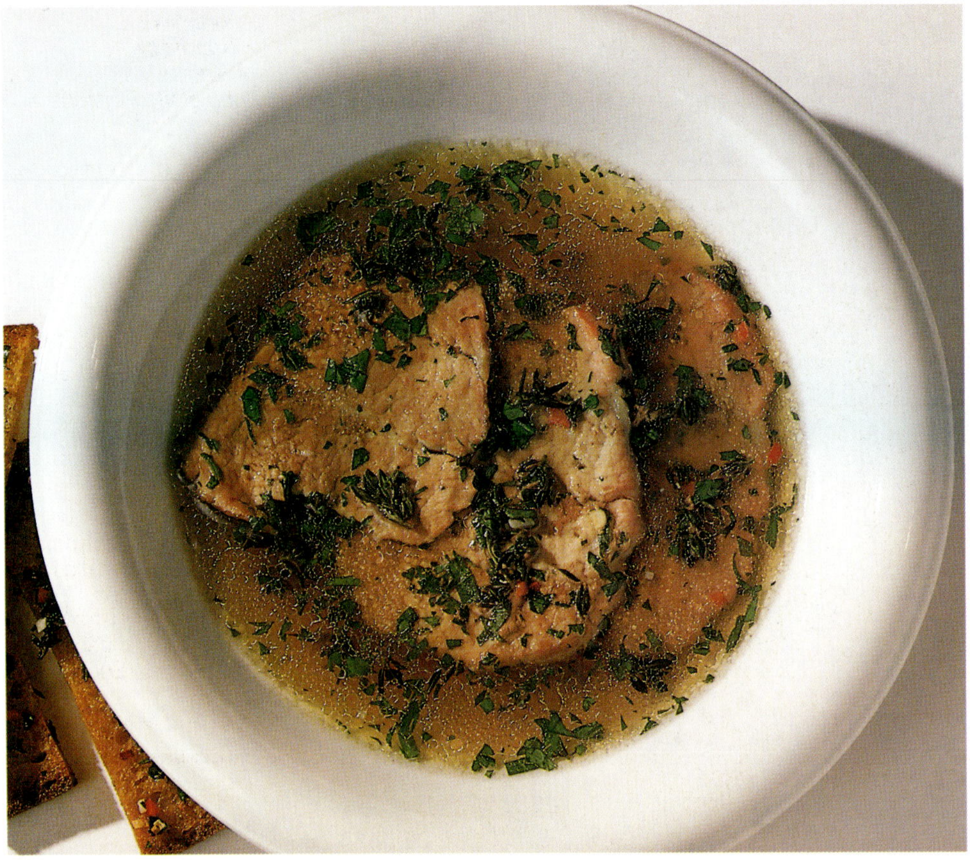

Rindfleischsuppe mit Kräutern

Für 2 Portionen:
1 rote Chilischote
1–2 Knoblauchzehen
etwas Thymian
1/2 Bund glatte Petersilie
3 El Öl, 180 g Rinderfilet
1/2 l Rinderfond (a. d. Glas)
1 Scheibe Graubrot

1. Chilischote aufschneiden, entkernen. Knoblauch und Chilischote fein würfeln. Thymian und Petersilie hacken. Chili, Knoblauch und die Kräuter mit dem Öl verrühren. Rinderfilet in 6 Scheiben schneiden und 20 Minuten im Kräuteröl marinieren. Fleisch abtropfen lassen.

2. Rinderfond aufkochen, abgetropftes Rinderfilet darin heiß werden lassen. Graubrot in Streifen schneiden, in 1 Tl Kräuteröl braten und zur Suppe servieren.

Zubereitungszeit: 30 Minuten
Pro Portion
24 g E, 19 g F, 10 g KH = 1316 kJ

315 Kalorien

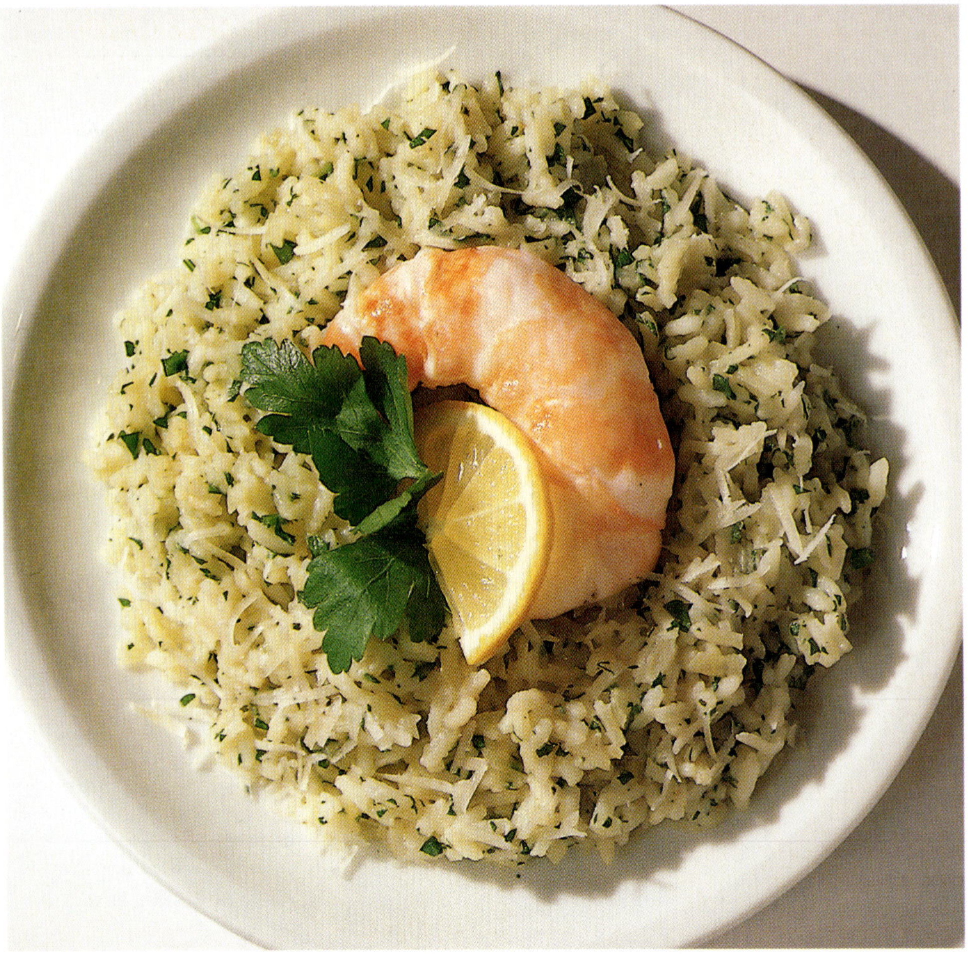

Parmesanrisotto mit Petersilie

Für 2 Portionen:
1 Zwiebel
10 g Butter oder Margarine
100 g Langkornreis
1/4 l Gemüsebrühe (Instant)
1/2 Bund glatte Petersilie
20 g Parmesan (frisch gerieben)
Salz, Pfeffer (a. d. Mühle)
300 g Riesengarnelen (ohne Kopf)
2 Zitronenscheiben

1. Zwiebel würfeln, im Fett glasig dünsten. Reis dazugeben, anschwitzen und mit der Brühe ablöschen. Zugedeckt 25 Minuten ausquellen lassen.

2. Petersilie abzupfen, hacken. Nach 20 Minuten Petersilie und Käse unter den Risotto rühren. Mit Salz und Pfeffer würzen.

3. Garnelen in kochendes Salzwasser geben, bei milder Hitze 5 Minuten gar ziehen lassen. Risotto mit Garnelen und Zitronen servieren.

Zubereitungszeit: 35 Minuten
Pro Portion
29 g E, 9 g F, 42 g KH = 1573 kJ

376 Kalorien

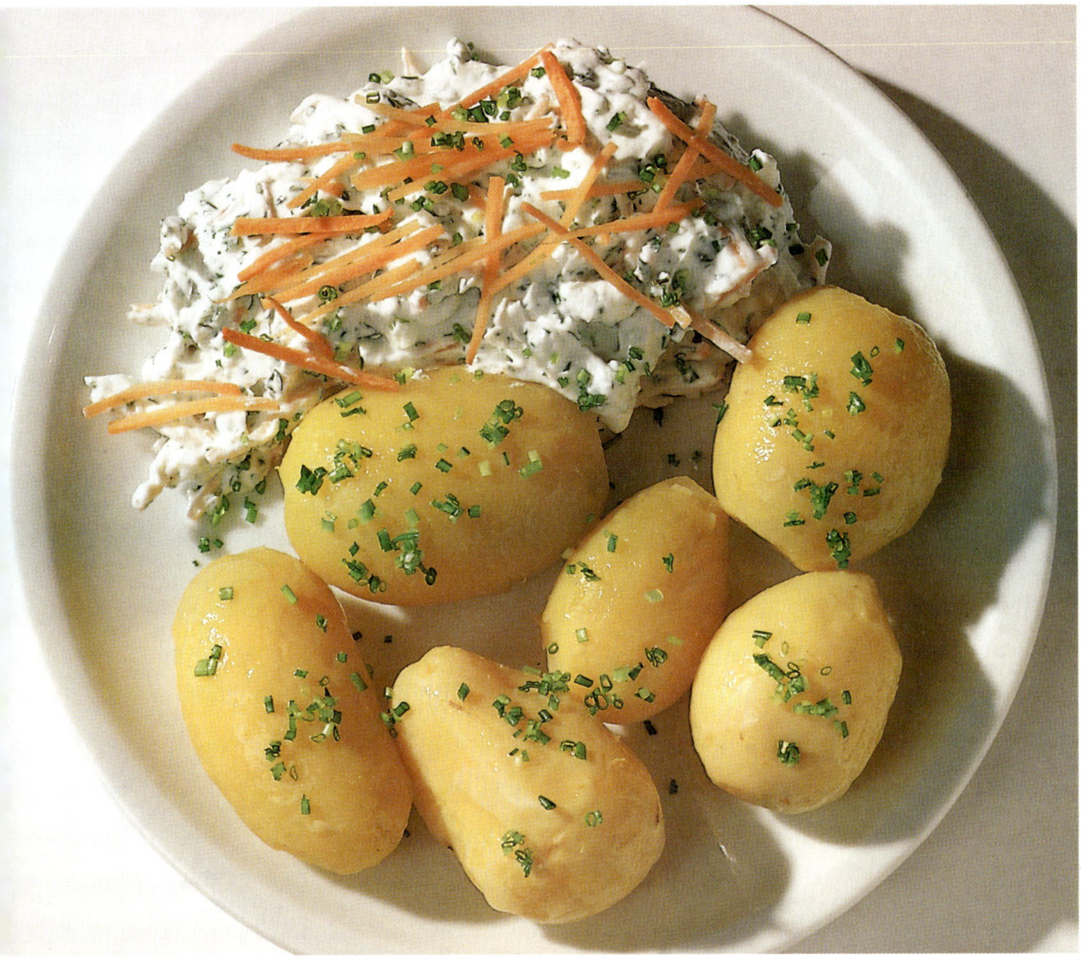

Pellkartoffeln mit Kräuterquark

Für 2 Portionen:
500 g Kartoffeln
1 Beet Kresse
1/2 Bund glatte Petersilie
250 g Magerquark
1 Tl Zitronensaft
Salz, Pfeffer (a. d. Mühle)
100 g Möhren
1 Tl Öl
etwas Schnittlauch

1. Kartoffeln als Pellkartoffeln in 20 Minuten kochen. Kresse vom Beet schneiden. Petersilienblätter von den Stielen zupfen und hacken. Magerquark mit den Kräutern verrühren. Mit Zitronensaft, Salz und Pfeffer würzen.

2. Möhren schälen und in dünne Streifen schneiden. Öl untermischen. Schnittlauch in Röllchen schneiden. Kartoffeln pellen. Möhrenstreifen auf den Kräuterquark geben. Mit Kartoffeln und Schnittlauch servieren.

Zubereitungszeit: 30 Minuten
Pro Portion
22 g E, 3 g F, 39 g KH = 1159 kJ

277 Kalorien

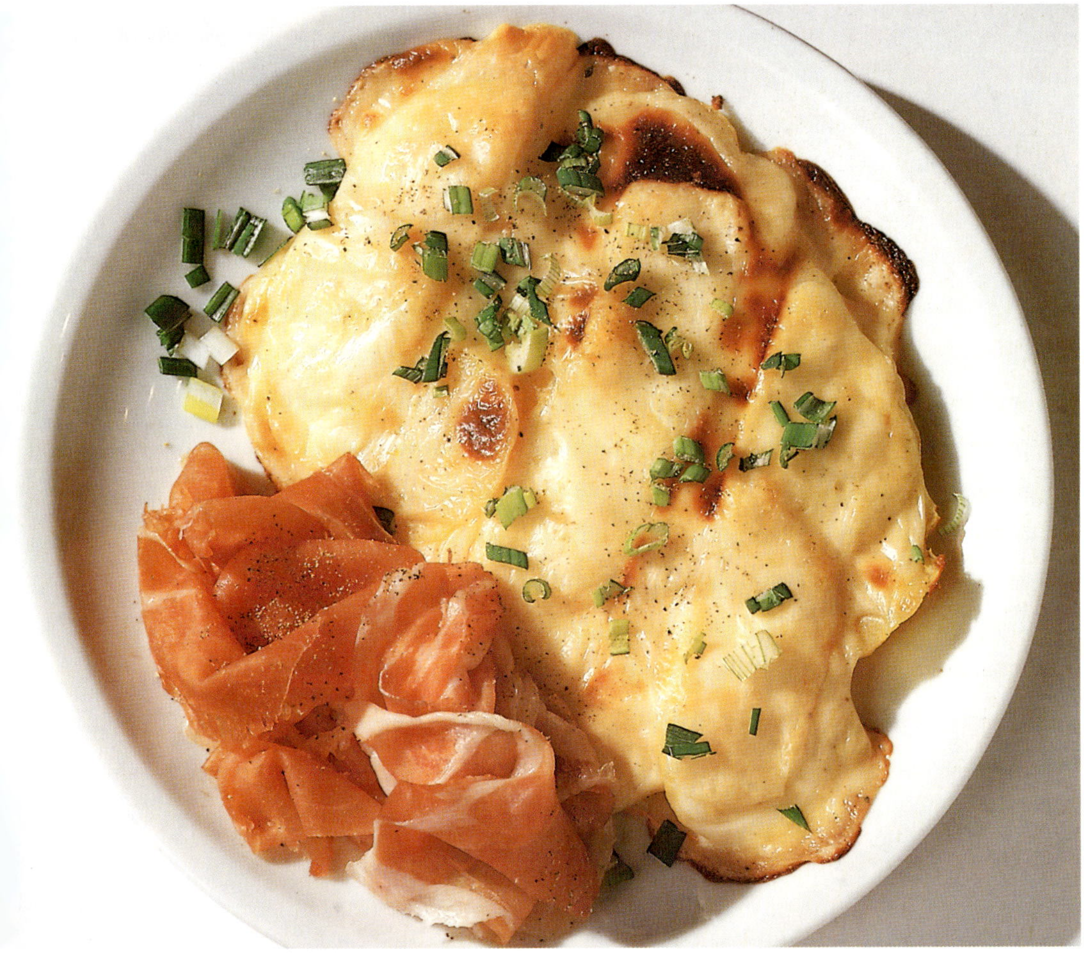

Kartoffelgratin

Für 2 Portionen:
350 g Kartoffeln
150 ml Gemüsebrühe (Instant)
10 g Mehl
10 g Butter oder Margarine
1/8 l Milch
40 g Schmelzkäse
Salz, Pfeffer (a. d. Mühle)
30 g mittelalter Gouda (frisch gerieben)
1 Frühlingszwiebel
50 g Parmaschinken

1. Die Kartoffeln schälen, in Scheiben schneiden und in der Brühe 5 Minuten kochen, herausheben.

2. Mehl im heißen Fett anschwitzen. Mit Milch und Kartoffelbrühe ablöschen. Käse unterrühren, salzen, pfeffern.

3. Kartoffeln, Sauce und Gouda in eine Auflaufform geben. Im vorgeheizten Backofen bei 200 Grad (Gas 3, Umluft 200 Grad) 20 Minuten backen. Frühlingszwiebelröllchen über den Gratin streuen. Mit Schinken servieren.

Zubereitungszeit: 40 Minuten
Pro Portion
17 g E, 24 g F, 29 g KH = 1740 kJ

416 Kalorien

SALAT-DIÄT

Sonnengereifte Gemüse und Blattsalate kombiniert mit Ei, Kabeljau oder Käse: Salate, geschaffen für eine leichte Sommerwoche

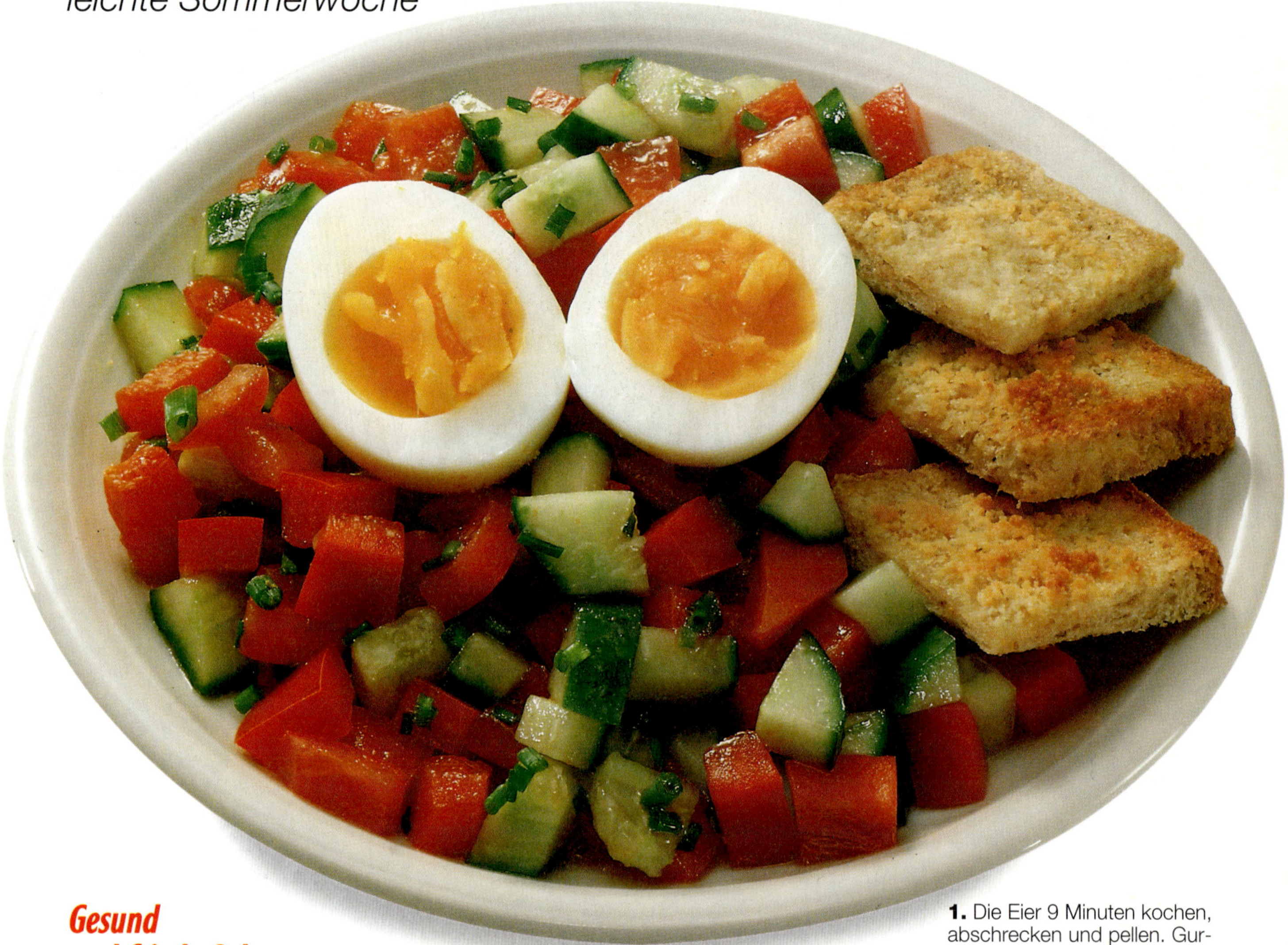

Gesund und frisch: Salate

Mit Salaten abzunehmen bedeutet nicht, lustlos an einem Kopfsalatblatt zu mümmeln. Wie abwechslungsreich sich Gurke, Paprikaschote oder Staudensellerie kombinieren lassen, zeigen diese raffinierten Salate. Wenn Sie besonders großen Hunger haben, können Sie die Gemüsemengen ohne schlechtes Gewissen erhöhen. Ihre wenigen Kalorien schlagen kaum zu Buche.

- Sie können **2 Salate** pro Tag essen. Oder wählen Sie 1 Salat und 1 beliebiges Brot aus der Brot-Diät von den Seiten 104 bis 107.
- Wählen Sie **1 Frühstück** von den Seiten 18 bis 21.
- Zwischendurch dürfen Sie **2 Snacks** von den Seiten 22 bis 25 essen.
- Trinken Sie sich schlank: Pro Tag 2 Liter Mineralwasser, schwarzer Tee, Früchte- und Kräutertee sind ideal.
- Wer Lust auf Alkoholisches hat, gönnt sich abends 1 Glas trockenen Sekt, trockenen Weiß- oder Rotwein.

Gazpachosalat

Für 2 Portionen:
2 Eier
250 g Salatgurke
200 g Tomaten
1 rote Paprikaschote
1–2 Knoblauchzehen
2 El Weißweinessig
2 El Gemüsefond (a. d. Glas)
3 El Tomatenpüree (a. d. Packung)
Salz, Pfeffer (a. d. Mühle)
1 Tl Olivenöl
1/2 Bund Schnittlauch
15 g Butter oder Margarine
15 g Parmesan (frisch gerieben)
2 Scheiben Vollkorntoast

1. Die Eier 9 Minuten kochen, abschrecken und pellen. Gurke, Tomaten und Paprika waschen, putzen und würfeln. Knoblauch durchpressen.

2. Essig, Fond, Tomatenpüree, Knoblauch, Salz, Pfeffer und Öl verrühren. Schnittlauch in Röllchen schneiden. Gemüse und Schnittlauch mit der Sauce mischen.

3. Butter oder Margarine und Parmesan verkneten, auf das Brot streichen. Toast unter den vorgeheizten Grill des Backofens schieben, kurz gratinieren, dann in Viertel schneiden. Eier halbieren. Salat mit Toast und Ei servieren.

Zubereitungszeit: 20 Minuten
Pro Portion
16 g E, 19 g F, 22 g KH = 1406 kJ

336 Kalorien

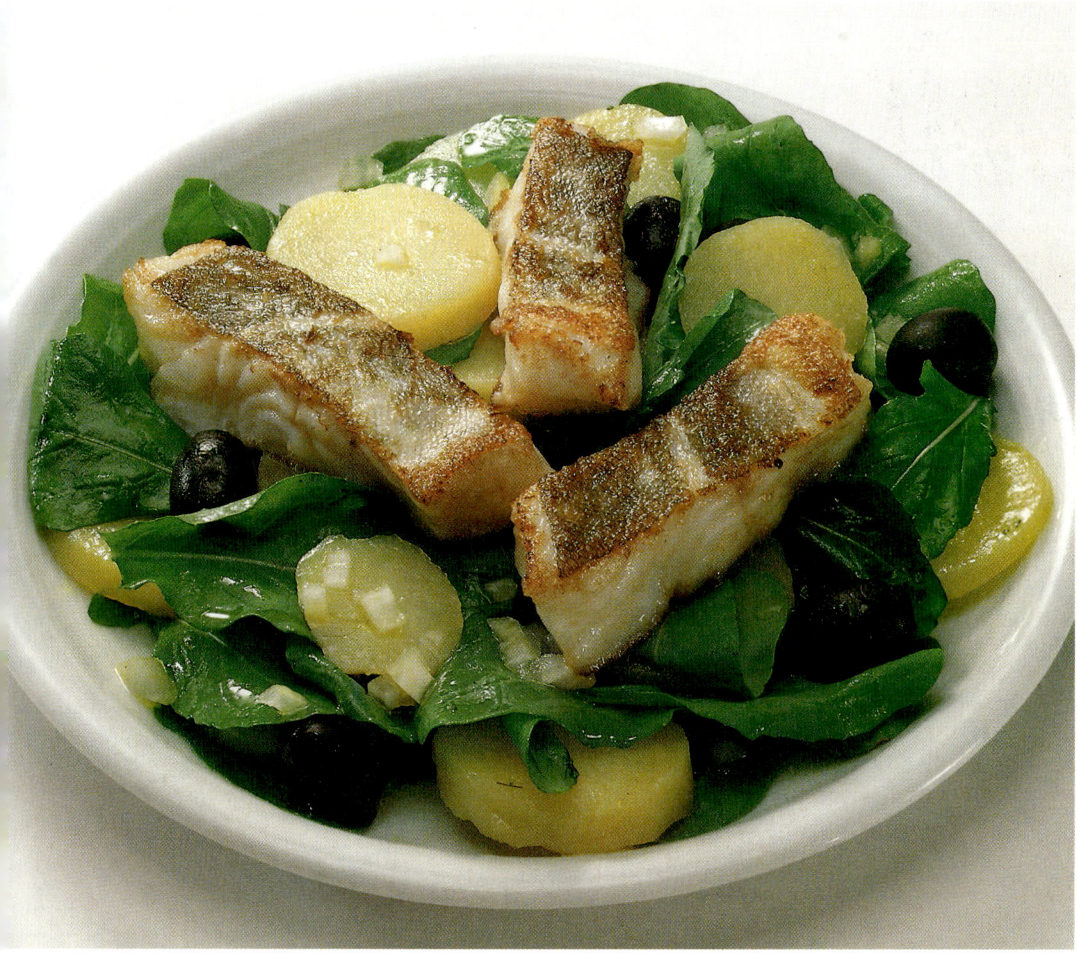

Kartoffelsalat mit Kabeljau

Für 2 Portionen:
250 g Kartoffeln, 1 Zwiebel
100 ml Gemüsefond (a. d. Glas)
1 Tl Senf, 3 Tl Weißweinessig
Salz, Pfeffer (a. d. Mühle)
2 Tl Öl, 50 g Rauke
250 g Kabeljaufilet (mit Haut)
40 g schwarze Oliven

1. Kartoffeln als Pellkartoffeln kochen. Zwiebel würfeln, im Gemüsefond erhitzen. Senf, Essig, Salz, Pfeffer und 1 Tl Öl dazugeben, verrühren.

2. Die Kartoffeln pellen, in Scheiben schneiden und in der Salatsauce mindestens 1 Stunde marinieren.

3. Rauke waschen, putzen, in kleine Stücke zupfen. Fischfilet in Streifen schneiden, salzen. Im restlichen Öl 2 Minuten von jeder Seite braten.

4. Die Rauke und die Oliven unter den Kartoffelsalat heben. Mit Fischfilet servieren.

Zubereitungszeit: 35 Minuten
(plus 1 Stunde zum Marinieren)
Pro Portion
26 g E, 13 g F, 18 g KH = 1289 kJ

308 Kalorien

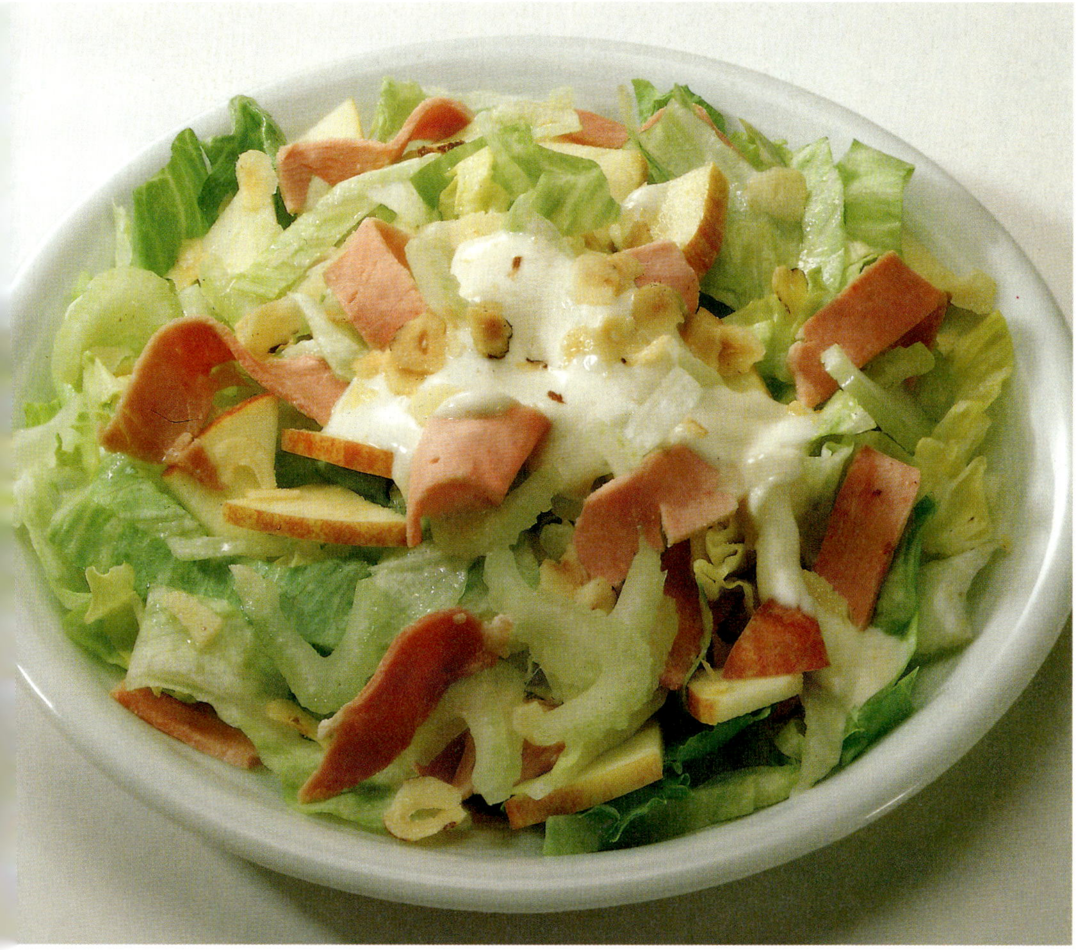

Staudenselleriesalat

Für 2 Portionen:
100 g Staudensellerie
1/2 Apfel
150 g Eisbergsalat
100 g gekochter Schinken
150 g Magermilchjoghurt
1 El Mayonnaise (50 %)
2 El fettarme Milch, Curry
Salz, Pfeffer (a. d. Mühle)
1 El gehobelte Haselnüsse

1. Den Staudensellerie waschen und in schmale Scheiben schneiden. Die Apfelhälfte vierteln, das Kerngehäuse entfernen. Das Fruchtfleisch quer in Scheiben schneiden.

2. Den Eisbergsalat und den Schinken in Streifen schneiden. Sellerie, Apfel, Salat und Schinken mischen.

3. Magermilchjoghurt, Mayonnaise, Milch, 1 Messerspitze Curry, Salz und Pfeffer verrühren. Die Sauce über den Salat geben. Mit den Nüssen bestreuen.

Zubereitungszeit: 20 Minuten
Pro Portion
17 g E, 15 g F, 12 g KH = 1104 kJ

264 Kalorien

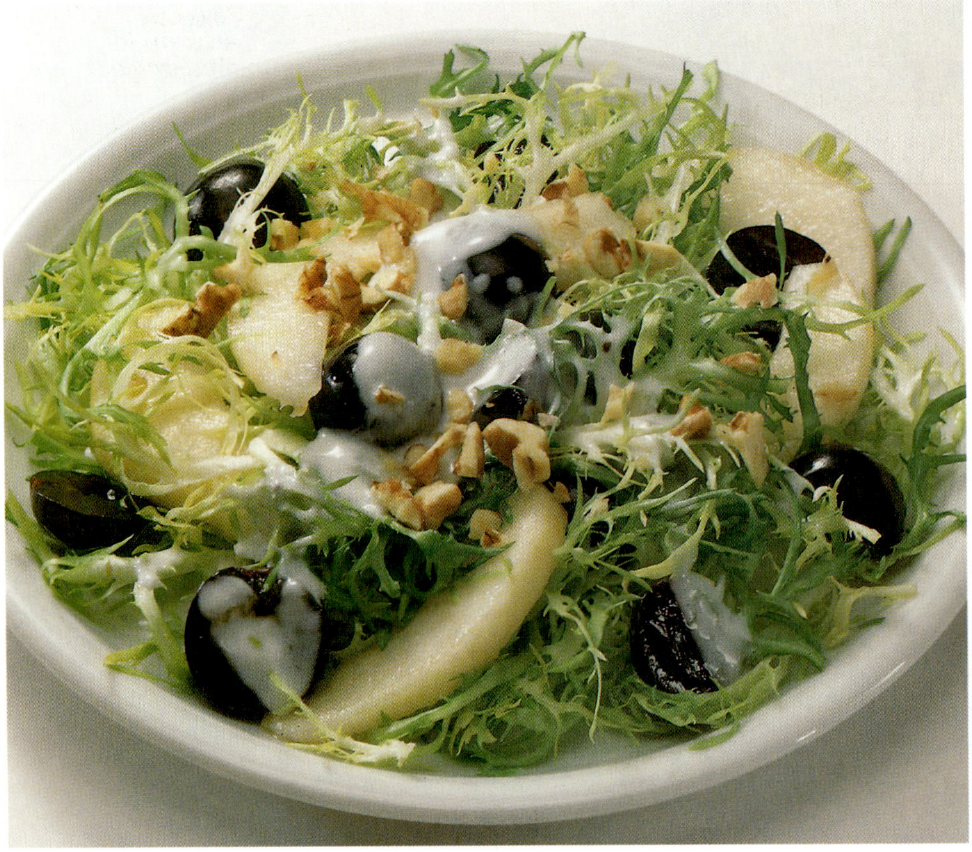

Trauben-Birnen-Salat

Für 2 Portionen:
200 g Friséesalat
200 g blaue Weintrauben
1 Birne
40 g Roquefort
150 g Magermilchjoghurt
3 El Milch
Salz, Pfeffer (a. d. Mühle)
1 El Zitronensaft
1 El Walnußkerne

1. Friséesalat waschen, putzen und zerteilen. Trauben waschen, halbieren und entkernen. Birne schälen und vierteln. Das Kerngehäuse herausschneiden, die Viertel in Spalten schneiden.

2. Roquefort, Joghurt und Milch verrühren. Mit Salz, Pfeffer und Zitronensaft würzen. Salatzutaten mit Sauce mischen. Die Walnüsse hakken, über den Salat streuen.

Zubereitungszeit: 20 Minuten
Pro Portion
11 g E, 11 g F, 29 g KH = 1089 kJ

260 Kalorien

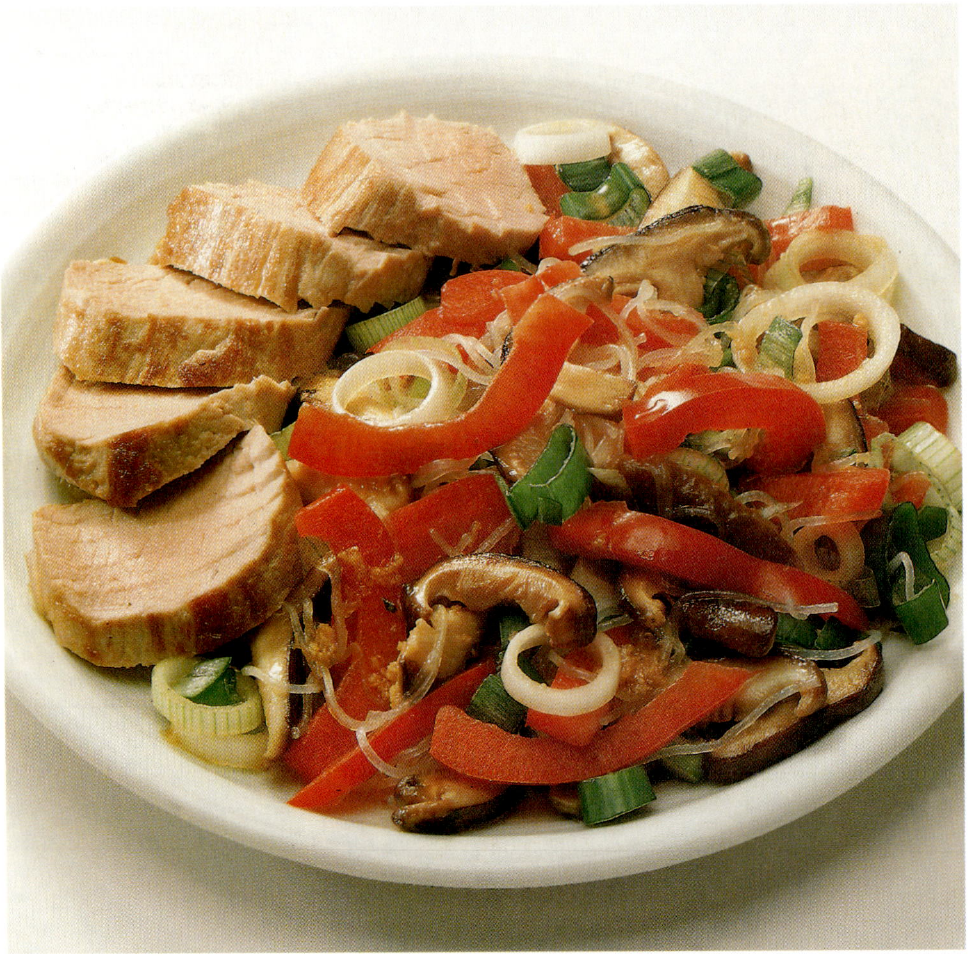

Chinasalat

Für 2 Portionen:
150 g Schweinefilet
Salz, Pfeffer (a. d. Mühle)
2 Tl Öl, 150 g Shiitake-Pilze
20 g Glasnudeln
1 rote Paprikaschote
150 g Frühlingszwiebeln
1 kleines Stück Ingwer (15 g)
2 El Sojasauce
2 El Limettensaft

1. Filet salzen, pfeffern. In 1 Tl Öl 10 Minuten bei mittlerer Hitze braten. Pilze putzen, in Scheiben schneiden. Im Bratfett 5 Minuten dünsten.

2. Glasnudeln in heißes Wasser legen. Paprika putzen, in Streifen schneiden. Frühlingszwiebeln putzen, schräg in Ringe schneiden. Glasnudeln abtropfen lassen.

3. Pilze, Glasnudeln, Paprika und Frühlingszwiebeln mischen. Ingwer schälen, fein reiben. Sojasauce, Limettensaft, Ingwer und restliches Öl verquirlen, unter den Salat heben. Mit kaltem, aufgeschnittenem Filet servieren.

Zubereitungszeit: 25 Minuten
Pro Portion
21 g E, 7 g F, 17 g KH = 902 kJ

216 Kalorien

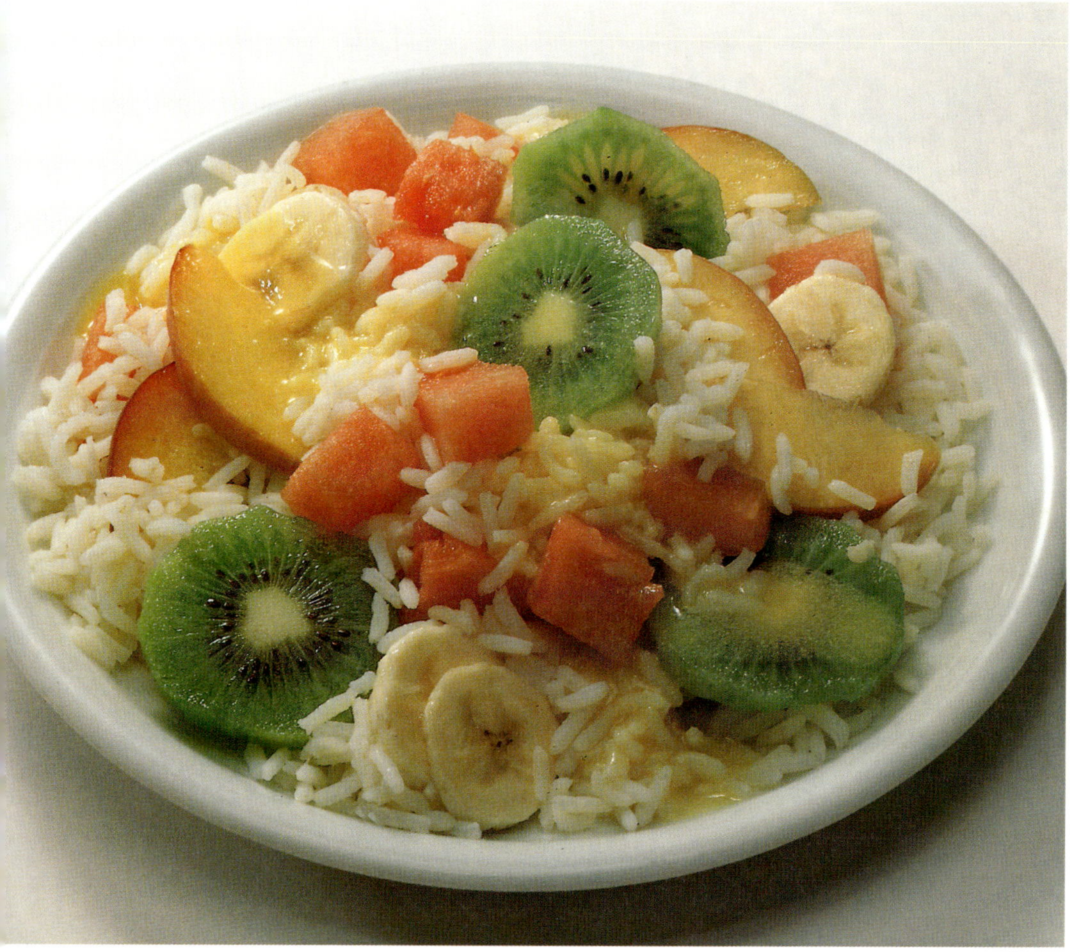

Süßer Reis-Obst-Salat

Für 2 Portionen:
80 g Langkornreis
400 g Wassermelone
1 Kiwi
1 Banane
2 Nektarinen
1/8 l Orangensaft
1 Tl Zucker
1–2 El Limettensaft

1. Den Reis in Wasser ca. 15 Minuten kochen. Abkühlen lassen. Inzwischen die Wassermelone schälen, entkernen und in Würfel schneiden. Die Kiwi und die Banane schälen und in Scheiben schneiden.

2. Die Nektarinen waschen und in Spalten vom Stein schneiden. Die Hälfte davon mit dem Schneidstab des Handrührers im Orangensaft pürieren. Mit Zucker und Limettensaft abschmecken. Den Reis und das Obst mischen. Die Fruchtsauce darüber geben.

Zubereitungszeit: 25 Minuten
Pro Portion
6 g E, 1 g F, 72 g KH = 1340 kJ

320 Kalorien

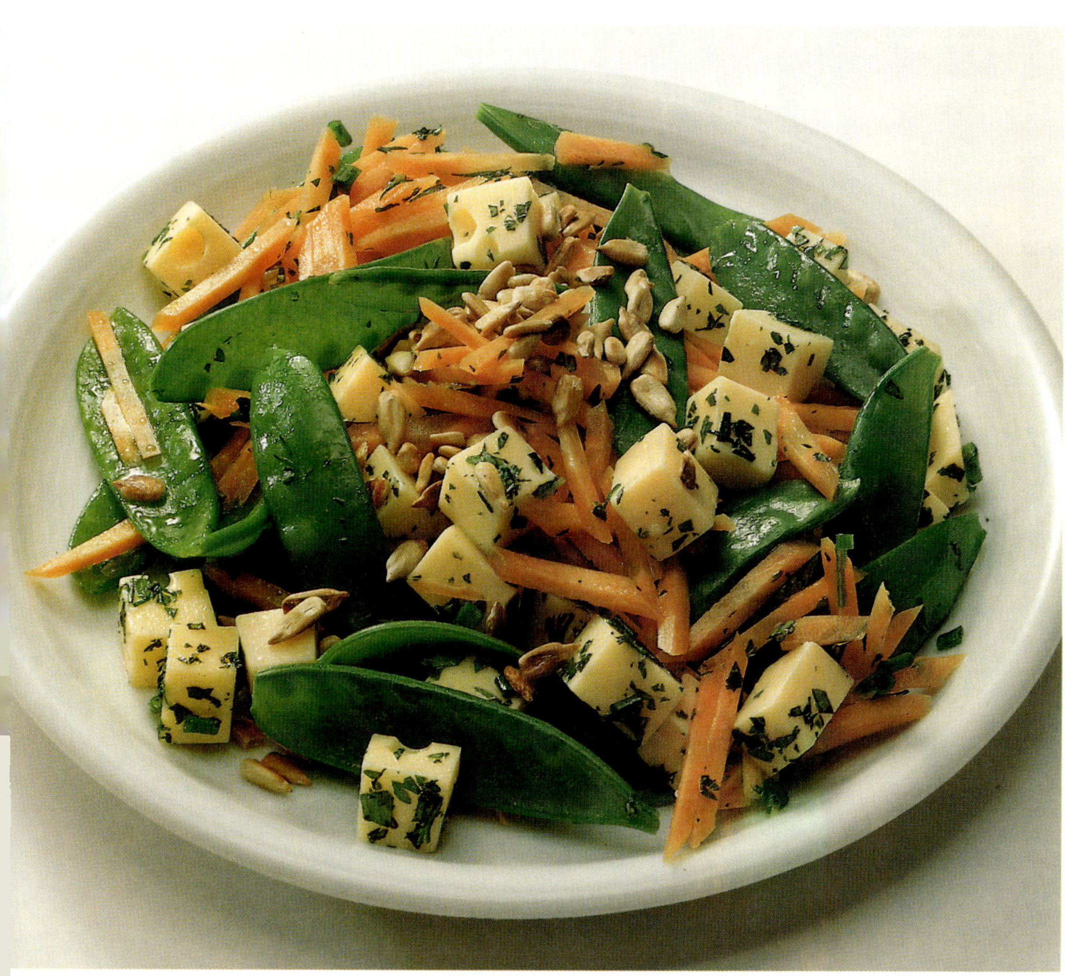

Käsesalat

Für 2 Portionen:
200 g Zuckerschoten
150 g Möhren
150 g Gouda (20 %)
1/2 Bund gemischte Kräuter (für Grüne Sauce)
1 El Apfelessig
2 El Gemüsefond (a. d. Glas)
1 Tl Öl
Salz, Pfeffer (a. d. Mühle)
1 El Sonnenblumenkerne

1. Die Zuckerschoten waschen, putzen und 2 Minuten blanchieren. Möhren schälen und in 4 cm lange Streifen schneiden. Den Gouda würfeln. Die Kräuter hacken und mit Zuckerschoten, Möhren und Gouda mischen.

2. Apfelessig, Gemüsefond und Öl verquirlen. Mit Salz und Pfeffer würzen und unter den Salat heben. Die Sonnenblumenkerne in einer Pfanne ohne Fett rösten, über den Salat streuen.

Zubereitungszeit: 20 Minuten
Pro Portion
27 g E, 18 g F, 15 g KH = 1433 kJ

342 Kalorien

Schnell abnehmen

TRAUBEN-DIÄT

Sie sind die idealen Schlankmacher im Herbst: Weintrauben. Ob blau oder grün, die Früchte sind auch pikant zubereitet ein Genuß

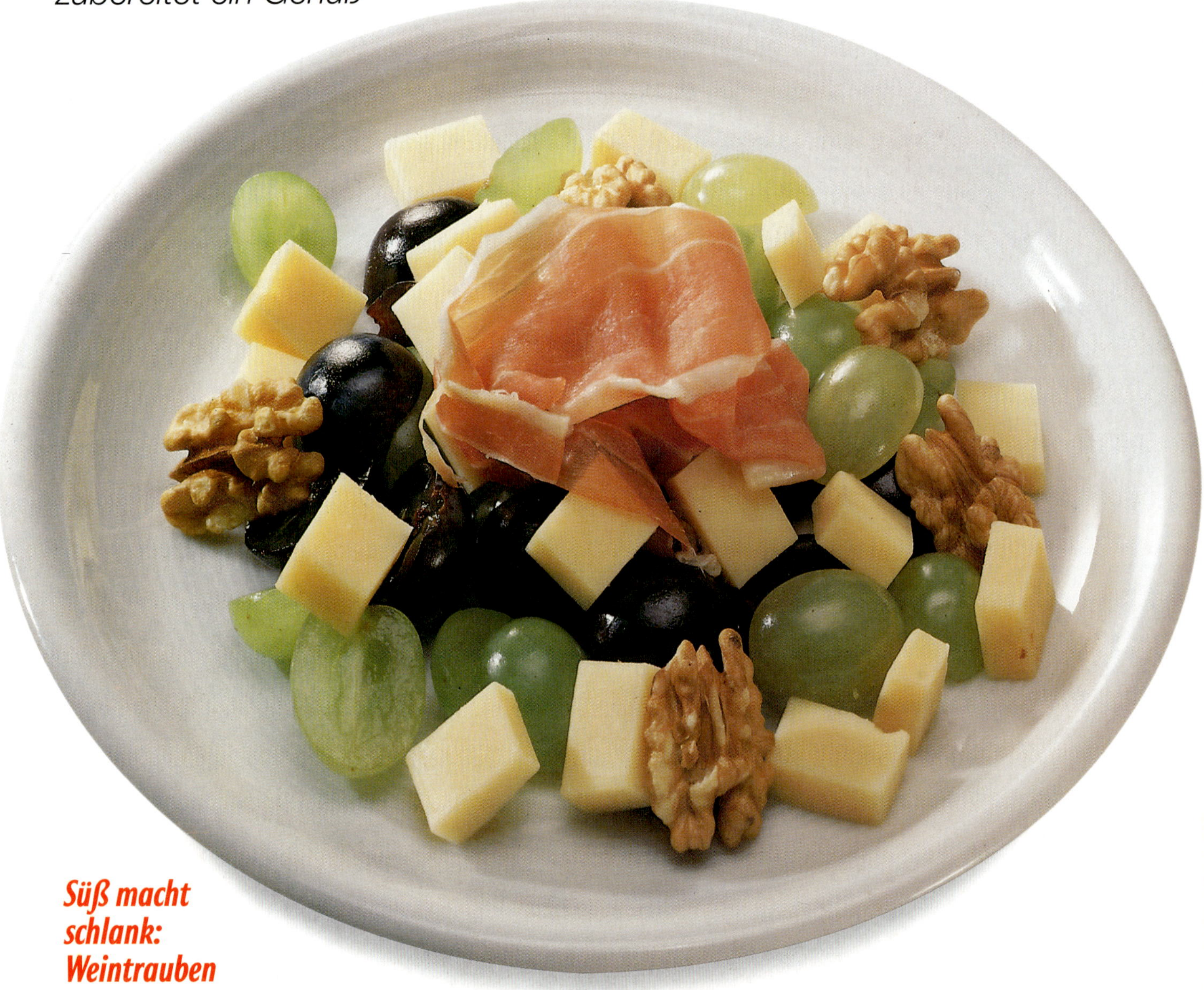

Süß macht schlank: Weintrauben

Zu den kalorienarmen Früchten zählen sie nicht, weil sie viel Zucker enthalten. Und trotzdem sind grüne und blaue Weintrauben zum Abnehmen ideal: Sie wirken nämlich entwässernd. So nehmen Sie bis zu 2 Kilo in dieser Traubenwoche ab.

- Sie dürfen **2 Traubengerichte** pro Tag essen. Oder tauschen Sie mittags oder abends 1 Gericht aus gegen 1 beliebiges Brot aus der Brot-Diät auf den Seiten 104 bis 107.
- Wählen Sie zum **Frühstück** einen Vorschlag von den Seiten 18 bis 21.
- Zwischendurch dürfen Sie sich **2 Snacks** leisten von den Seiten 22 bis 25.
- Nur wer viel trinkt, nimmt auch viel ab: 2 Liter Mineralwasser, Tee und Kaffee pro Tag sind ideal.
- Abends können Sie noch einmal Trauben genießen – in Form 1 Glases trockenen Rot- oder Weißweins.

Traubensalat mit Käse

Für 2 Portionen:
250 g blaue Trauben
250 g grüne Trauben
80 g Gouda (30 %)
2 Tl Zitronensaft
Salz, Pfeffer (a. d. Mühle)
20 g Walnußkerne
2 Scheiben Parmaschinken (à 20 g)

1. Die Trauben heiß abspülen, halbieren und entkernen. Den Käse in Würfel schneiden.

2. Zitronensaft, Salz, Pfeffer und 2 El Wasser zu einer Salatsauce verrühren. Die Weintrauben, den Käse und die Walnußkerne mit der Sauce vermischen. Auf 2 Tellern anrichten und mit je 1 Scheibe Parmaschinken garnieren.

Zubereitungszeit: 15 Minuten
Pro Portion
17 g E, 20 g F, 40 g KH = 1777 kJ

425 Kalorien

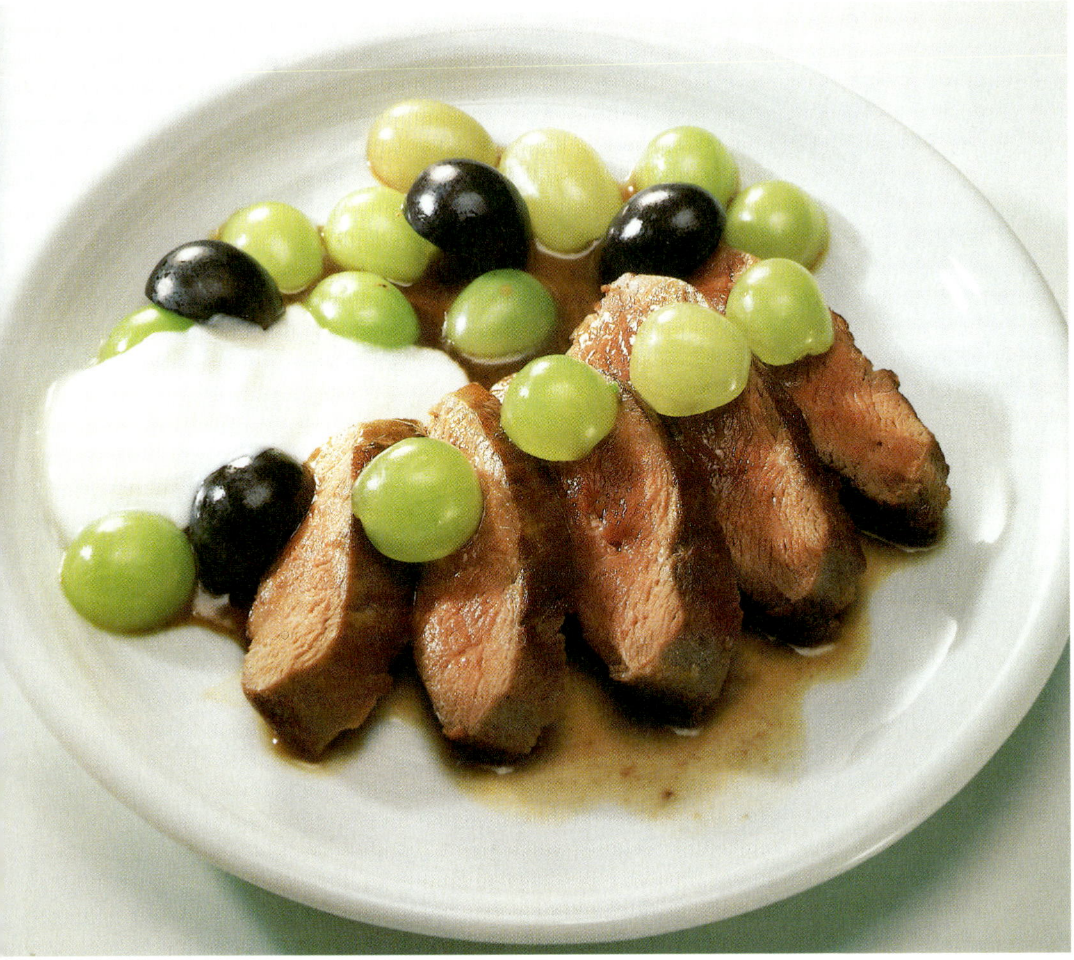

Entenbrust mit Trauben

Für 2 Portionen:
150 g blaue Weintrauben
150 g grüne Weintrauben
250 g Entenbrustfilet
1 Tl Öl
Salz
Pfeffer (a. d. Mühle)
1/8 l Roséwein
1 Tl helles Saucenbindemittel
2 Tl Schmand

1. Die Trauben heiß abspülen, halbieren und entkernen. Das Entenbrustfilet häuten, im Öl von jeder Seite 3–4 Minuten braten und mit Salz und Pfeffer würzen.

2. Den Wein zum Fleisch geben und aufkochen. Das Saucenbindemittel unterrühren, aufkochen. Die Trauben in der Sauce erhitzen.

3. Das Fleisch in Scheiben schneiden, mit der Sauce und dem Schmand servieren.

Zubereitungszeit: 20 Minuten
Pro Portion
24 g E, 26 g F, 26 g KH = 1901 kJ

454 Kalorien

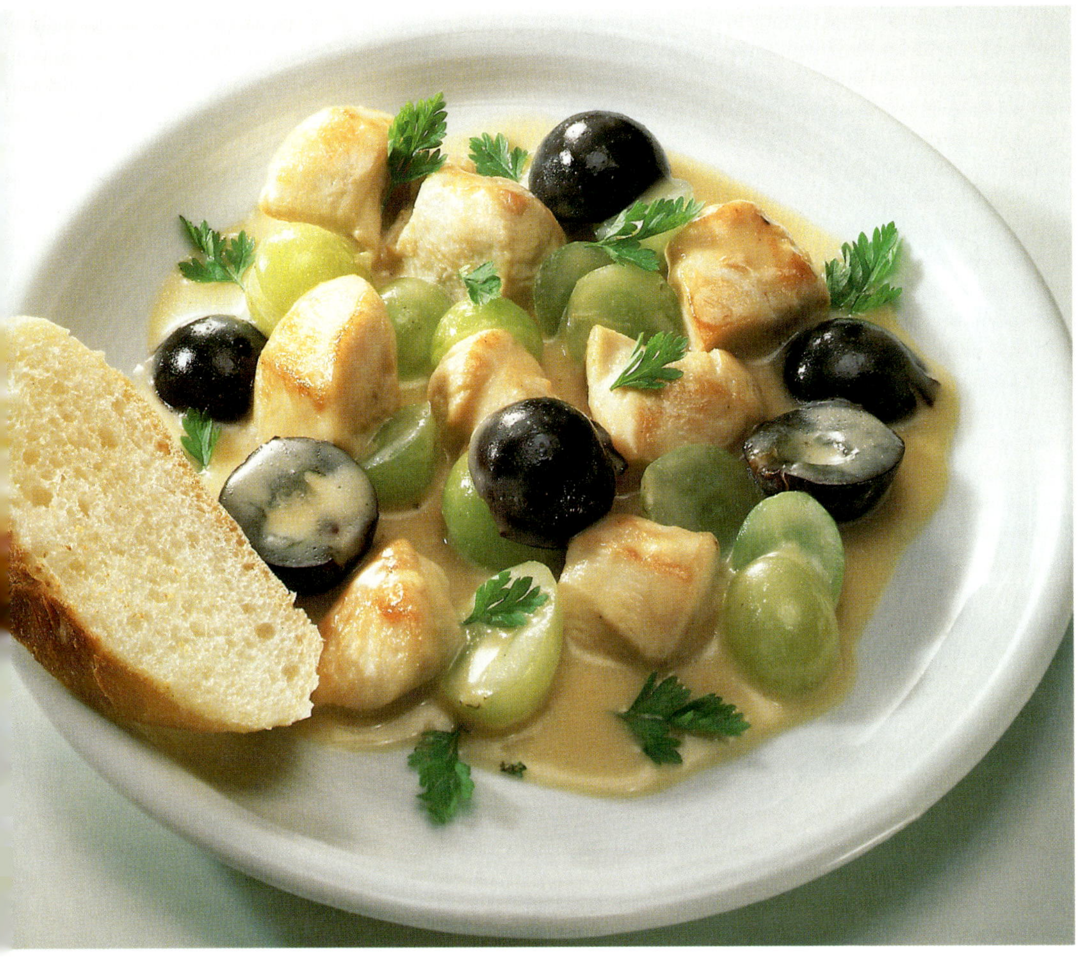

Hähnchenragout mit Trauben

Für 2 Portionen:
170 g blaue Weintrauben
170 g grüne Weintrauben
250 g Hähnchenbrustfilet
1 Tl Öl
Salz, Pfeffer (a. d. Mühle)
1/8 l Gemüsebrühe (Instant)
100 g Magermilchjoghurt
1 Tl Mehl
1–2 Tl Zitronensaft
etwas glatte Petersilie
2 Scheiben Baguette

1. Die Trauben heiß abspülen, halbieren und entkernen.

2. Das Hähnchenfleisch in Würfel schneiden und im Öl anbraten, salzen und pfeffern. Die Brühe dazugeben.

3. Den Joghurt und das Mehl verrühren, unter die kochende Brühe rühren, nochmals aufkochen. Die Trauben dazugeben, 5 Minuten ziehen lassen.

4. Das Ragout mit Zitronensaft, Salz und Pfeffer würzen, mit Petersilienblättern und Baguette servieren.

Zubereitungszeit: 25 Minuten
Pro Portion
33 g E, 4 g F, 36 g KH = 1339 kJ

320 Kalorien

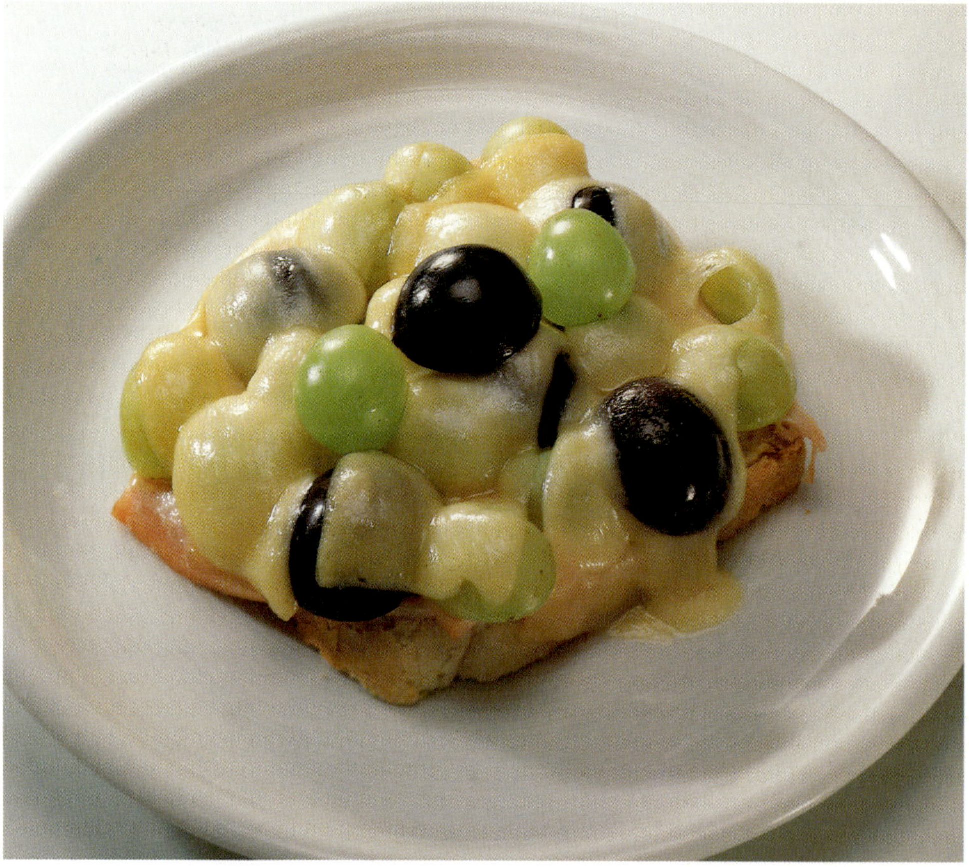

Traubentoast mit Putenbrust

Für 2 Portionen:
120 g blaue Trauben
120 g grüne Trauben
2 Scheiben Vollkorntoast
10 g Butter oder Margarine
2 Scheiben geräucherte Putenbrust (à 40 g)
2 Scheiben Edamer (à 30 g, 30 %)

1. Die Trauben heiß abspülen, halbieren und entkernen. Die Brotscheiben toasten und mit Butter oder Margarine bestreichen.

2. Die Putenbrust und die Trauben auf die Toasts legen. Mit Käse belegen.

3. Unter den vorgeheizten Grill des Backofens schieben und goldbraun überbacken.

Zubereitungszeit: 15 Minuten
Pro Portion
20 g E, 11 g F, 31 g KH = 1301 kJ

311 Kalorien

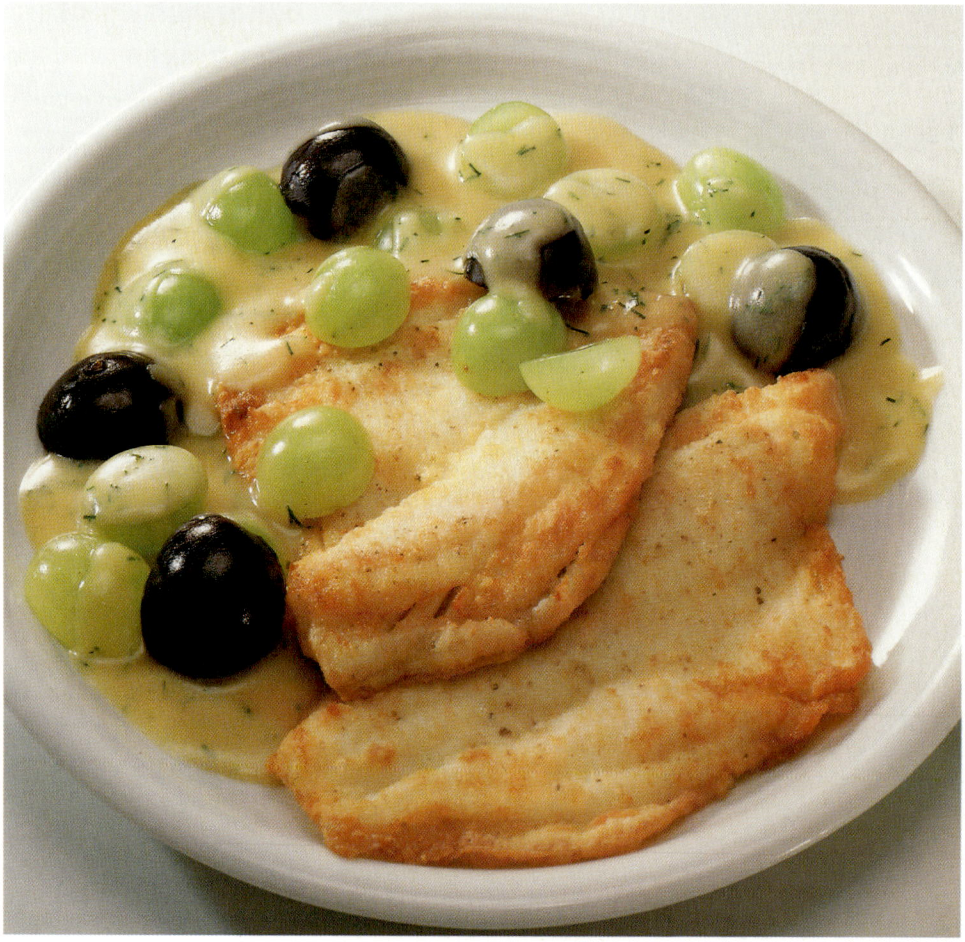

Schollenfilets mit Traubensauce

Für 2 Portionen:
150 g blaue Trauben
150 g grüne Trauben
2 Schollenfilets (à 125 g)
Salz, Pfeffer (a. d. Mühle)
1 El Mehl, 1 Tl Öl
1/8 l Gemüsebrühe
1 Tl Senf
2 El Schmand
4 El Weißwein
1 Tl helles Saucenbindemittel
etwas Dill

1. Die Trauben heiß abspülen, halbieren und entkernen.

2. Die Schollenfilets mit Salz und Pfeffer würzen, im Mehl wenden und im Öl goldbraun braten.

3. Brühe, Senf, Schmand und Weißwein verrühren und aufkochen. Das Saucenbindemittel unterrühren und aufkochen. Die Trauben dazugeben und erhitzen. Den Dill hacken. Dic Sauce mit Salz, Pfeffer und Dill würzen. Zum Fisch servieren.

Zubereitungszeit: 20 Minuten
Pro Portion
24 g E, 8 g F, 30 g KH = 1267 kJ

303 Kalorien

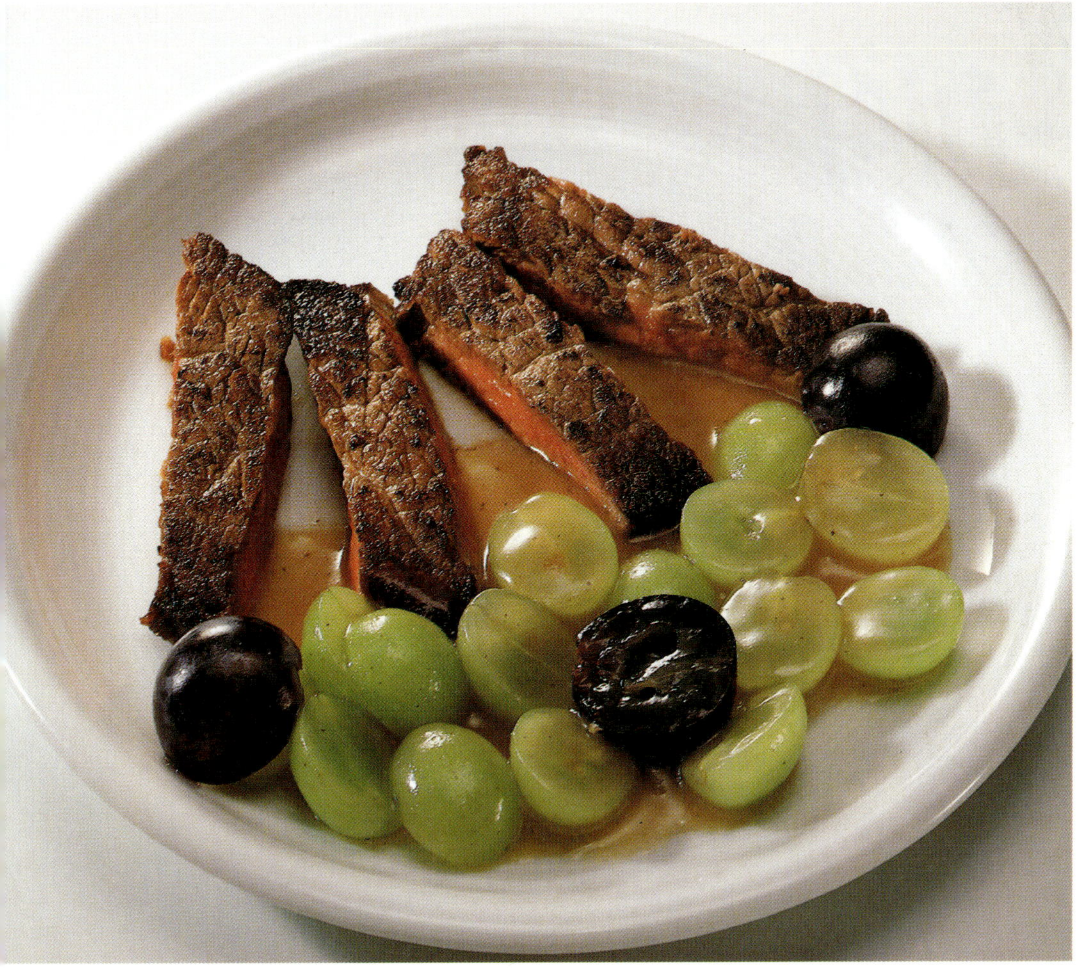

Filetsteaks mit Trauben

Für 2 Portionen:
150 g blaue Trauben
150 g grüne Trauben
2 Filetsteaks (à 150 g)
1 Tl Öl
Salz
Pfeffer (a. d. Mühle)
1/8 l weißer Traubensaft
1/2 Tl Speisestärke
1–2 Tl Weißweinessig

1. Die Trauben heiß abspülen, halbieren und entkernen.

2. Die Steaks im Öl anbraten, salzen und pfeffern. Auf jeder Seite 2 Minuten weiterbraten. Aus der Pfanne nehmen.

3. Traubensaft, Stärke und Essig verrühren, zum Bratensatz geben und unter Rühren aufkochen. Die Trauben in der Sauce erhitzen. Mit Salz und Pfeffer würzen. Das Steak aufschneiden und mit der Traubensauce servieren.

Zubereitungszeit: 20 Minuten
Pro Portion
33 g E, 8 g F, 35 g KH = 1435 kJ

351 Kalorien

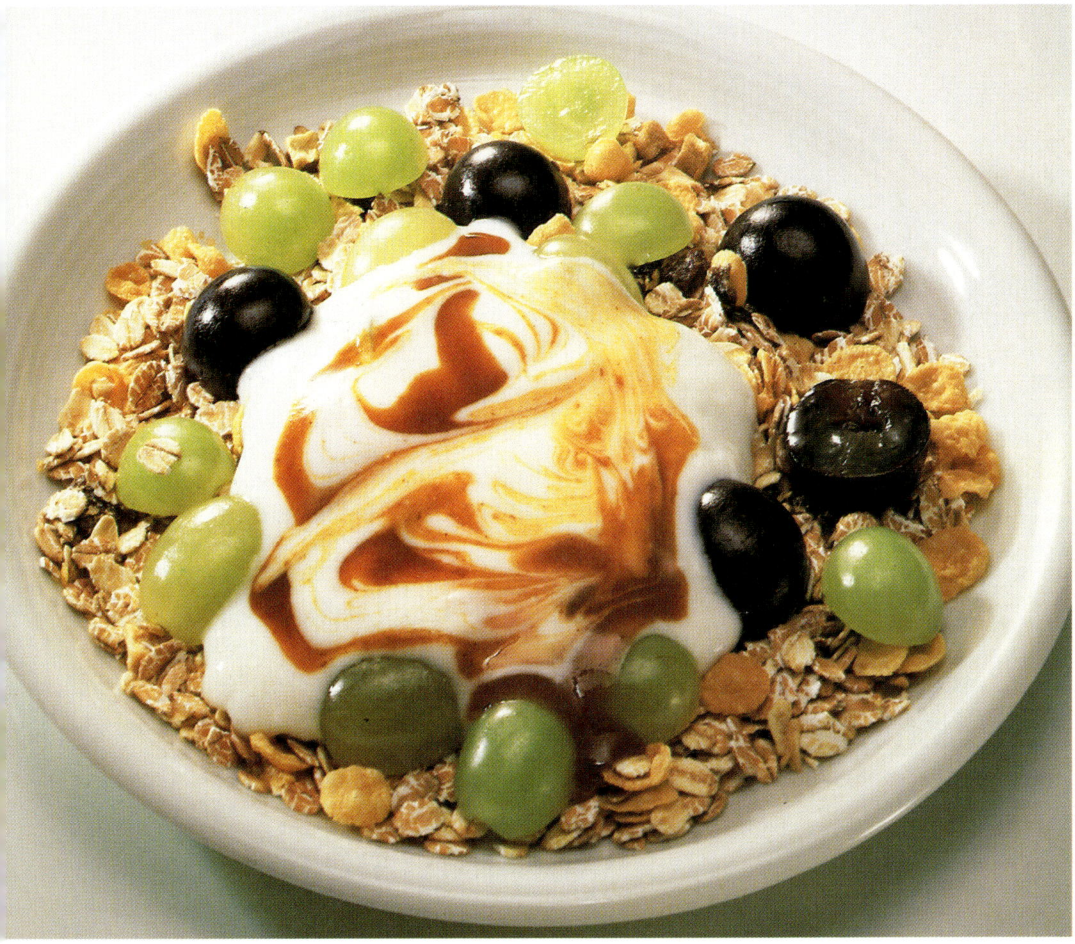

Traubenmüsli mit Kefir

Für 2 Portionen:
150 g blaue Weintrauben
150 g grüne Weintrauben
100 g Früchtemüsli
(ungesüßt)
250 g Kefir
3 El Sanddornsirup
(a. d. Reformhaus)
Zimt

1. Die Weintrauben heiß abspülen, halbieren und entkernen. Mit dem Müsli vermischen und auf 2 Tellern anrichten.

2. Den Kefir auf das Müsli geben. Den Sanddornsirup mit etwas Zimt und dem Kefir verrühren.

Zubereitungszeit: 10 Minuten
Pro Portion
12 g E, 6 g F, 69 g KH = 1615 kJ

386 Kalorien

Schnell abnehmen

ITALIEN-DIÄT

Einfach, leicht, gut: Verwöhnen Sie sich 7 Tage mit Klassikern aus der italienischen Küche – und schlank werden Sie dadurch auch noch

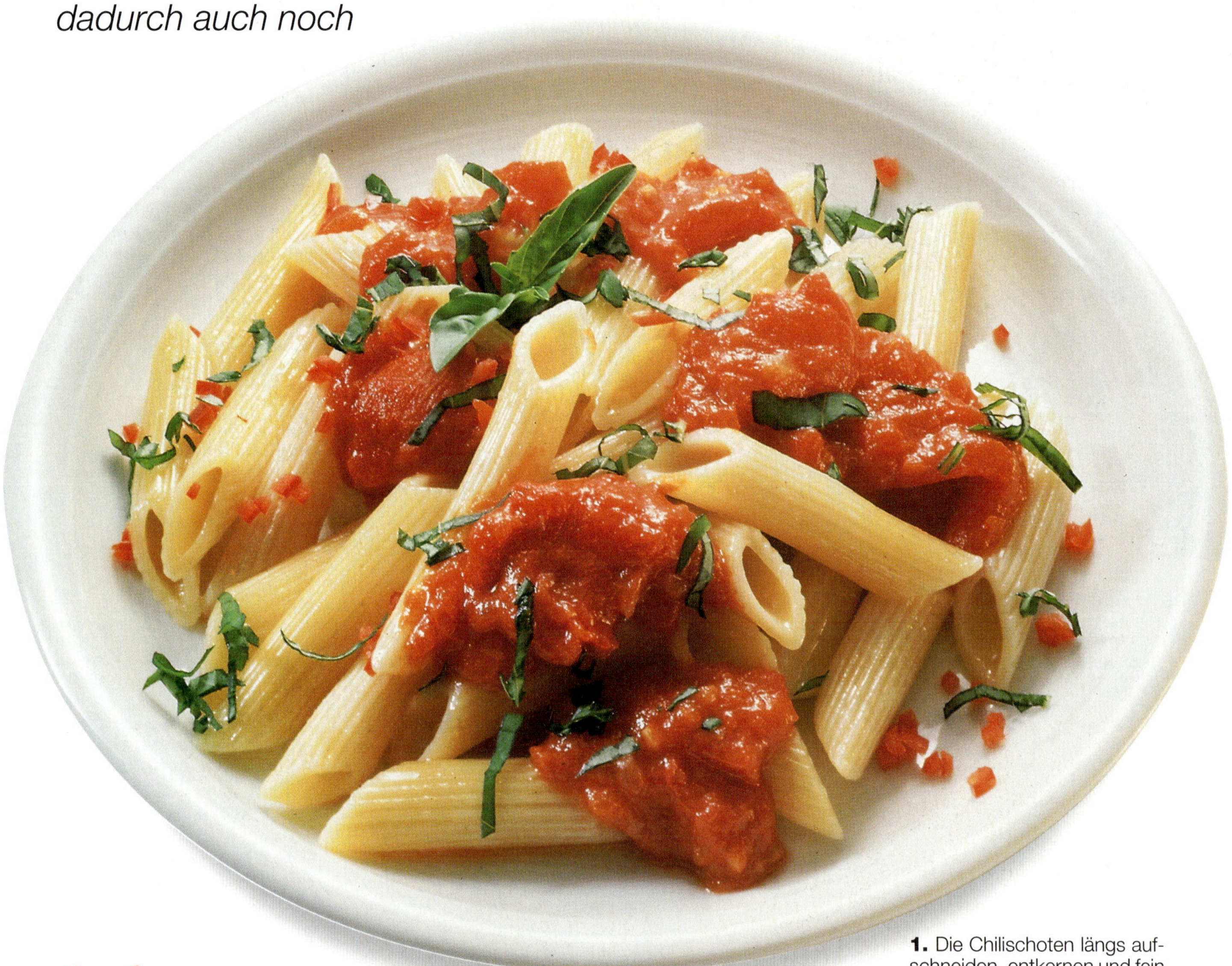

Genuß pur

Die italienische Küche bietet viel mehr als Spaghetti alla carbonara und Pizza Margherita: Probieren Sie eine Woche lang Risotto, Scampi und Saltimbocca. Die Köstlichkeiten sind nicht nur kalorienarm und schnell gemacht, sie sind Genuß pur.

● Essen Sie pro Tag **2 Gerichte**. Oder tauschen Sie 1 Gericht aus gegen 1 belegtes Brot aus der Brot-Diät auf den Seiten 104 bis 107.

● Ihr **Frühstück** wählen Sie aus den Vorschlägen auf den Seiten 18 bis 21.

● **2 Zwischenmahlzeiten** können Sie täglich zu sich nehmen. Snacks finden Sie auf den Seiten 22 bis 25.

● Trinken Sie sich schlank mit Mineralwasser, Kräuter- oder Früchtetee. 2 Liter Flüssigkeit pro Tag sollten es sein.

● Wie in Italien: Genießen Sie am Abend trockenen Rot- oder Weißwein. Aber nicht mehr als 1 (!) Glas.

Penne all´arrabbiata

Für 2 Portionen:
1–2 rote Chilischoten
1–2 Knoblauchzehen
1 Zwiebel
1 El Olivenöl
1 Dose geschälte Tomaten (EW 420 g)
1 El Paprikamark (a. d. Tube)
100 g Penne
etwas Basilikum
Salz
2 El Parmesan (frisch gerieben)

1. Die Chilischoten längs aufschneiden, entkernen und fein würfeln. Knoblauch und Zwiebel würfeln. Knoblauch, Chilis, Zwiebel im Öl andünsten.

2. Die Tomaten mit einer Gabel in der Dose grob zerkleinern. Die Tomaten und das Paprikamark zu den Zwiebeln geben, dicklich einkochen.

3. Die Penne nach Packungsanweisung kochen. Basilikum abzupfen und in Streifen schneiden. Das Tomatensugo mit Salz und Basilikum würzen. Mit den Nudeln mischen und mit Parmesan bestreuen.

Zubereitungszeit: 20 Minuten
Pro Portion
14 g E, 10 g F, 45 g KH = 1403 kJ

336 Kalorien

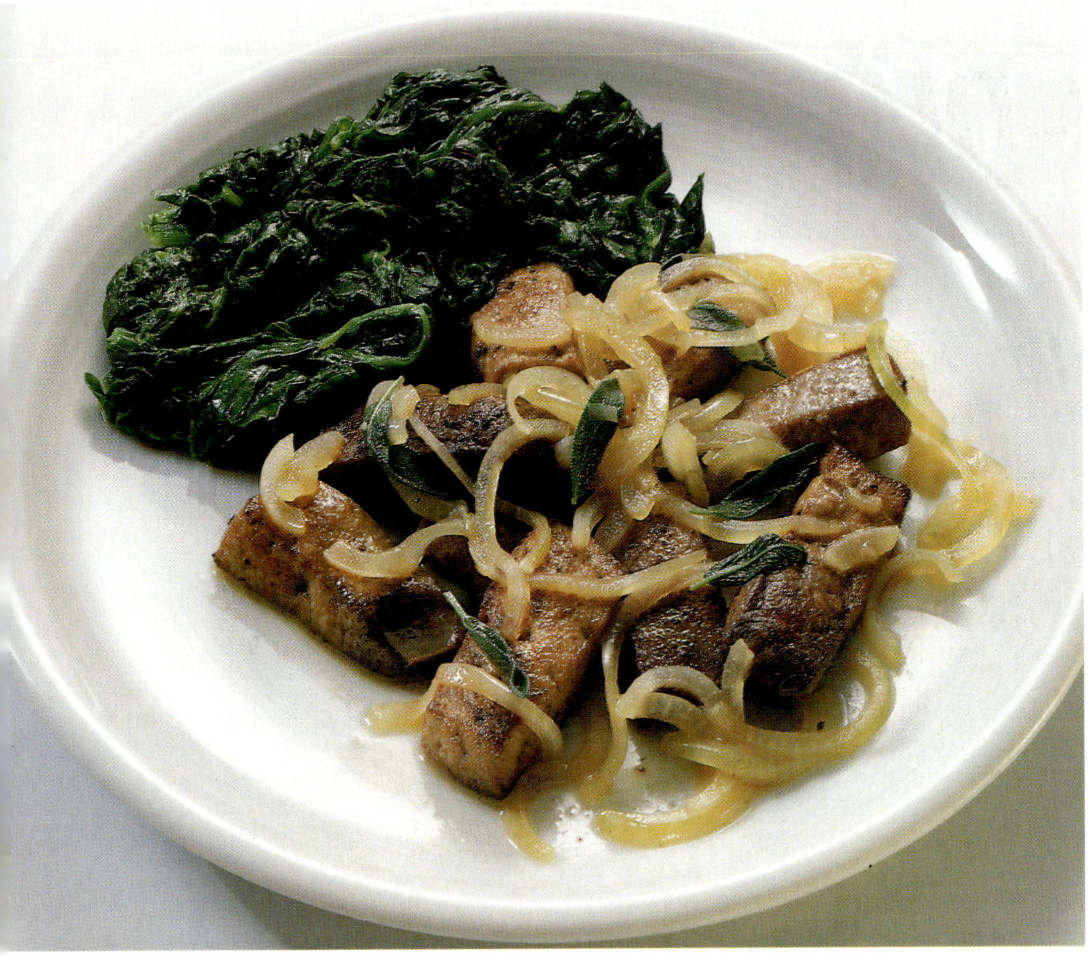

Venezianische Leber

Für 2 Portionen:
300 g Blattspinat (TK)
10 g Butter oder Margarine
Salz
Muskatnuß (frisch gerieben)
2 Zwiebeln
300 g Kalbsleber
1 El Öl
8–10 Salbeiblätter
Pfeffer (a. d. Mühle)
6 El Weißwein

1. Den Blattspinat in der Butter oder Margarine und etwas Wasser 10–15 Minuten dünsten. Mit Salz und Muskat würzen.

2. Die Zwiebeln in Ringe schneiden. Die Kalbsleber in Streifen schneiden und im Öl anbraten. Die Zwiebeln und den Salbei dazugeben und 5–8 Minuten dünsten. Mit Salz, Pfeffer und Weißwein würzen. Mit dem Spinat servieren.

Zubereitungszeit: 25 Minuten
Pro Portion
33 g E, 16 g F, 11 g KH = 1378 kJ

329 Kalorien

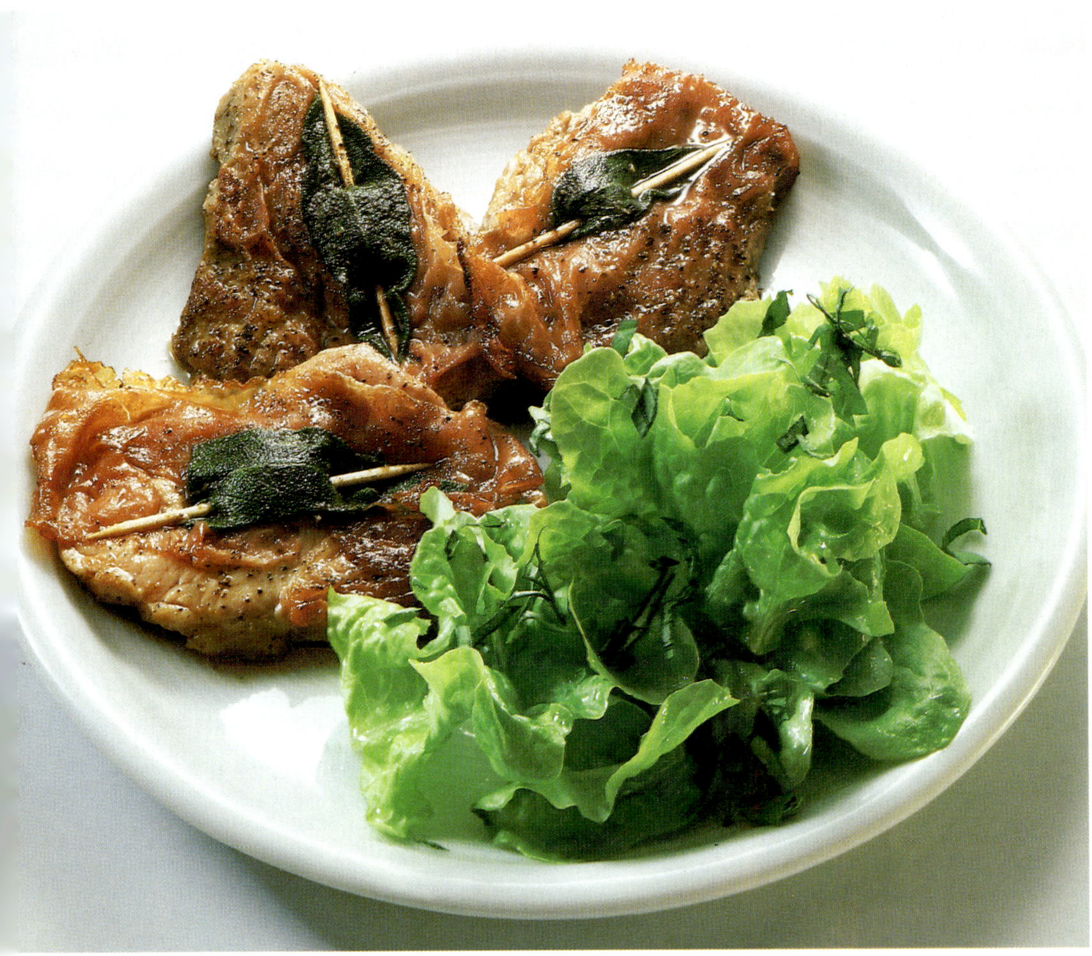

Saltimbocca mit Kopfsalat

Für 2 Portionen:
1 Kopfsalat
6 dünne Kalbsschnitzel (à 40 g)
Salz, Pfeffer (a. d. Mühle)
6 Scheiben Parmaschinken
6 Salbeiblätter
2 El Öl
etwas glatte Petersilie
1 El Weißweinessig

1. Den Kopfsalat waschen und trockenschleudern. Die Kalbsschnitzel mit Salz und Pfeffer würzen. Mit je 1 Scheibe Parmaschinken und 1 Salbeiblatt belegen und feststecken. In 1 El Öl von beiden Seiten kurz braten.

2. Die Petersilie von den Stielen zupfen und hacken. Essig, Salz, Pfeffer, Petersilie und das restliche Öl verrühren und unter den Salat heben. Mit den Schnitzeln servieren.

Zubereitungszeit: 15 Minuten
Pro Portion
32 g E, 22 g F, 1 g KH = 1474 kJ

353 Kalorien

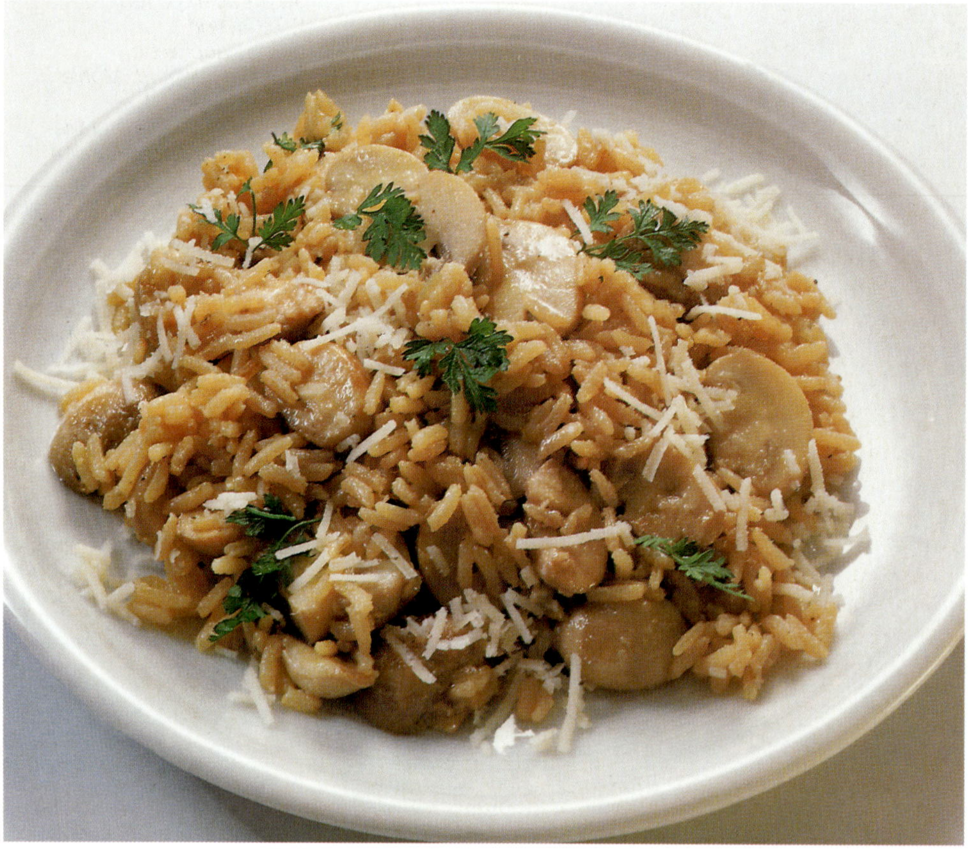

Risotto mit Champignons

Für 2 Portionen:
400 g Champignons
1 Zwiebel
1 El Öl
100 g Langkornreis
400 ml Kalbsfond (a. d. Glas)
Salz, Pfeffer (a. d. Mühle)
2 El Parmesan (frisch gerieben)
etwas Kerbel

1. Die Champignons putzen und in Scheiben schneiden. Die Zwiebel würfeln und im Öl glasig dünsten. Den Reis dazugeben und unter Rühren andünsten.

2. Die Champignons und den Kalbsfond dazugeben. Den Reis zugedeckt 20 Minuten ausquellen lassen, mit Salz und Pfeffer abschmecken. Mit Parmesan und Kerbelblättern bestreuen.

Zubereitungszeit: 30 Minuten
Pro Portion
19 g E, 11 g F, 44 g KH = 1254 kJ

319 Kalorien

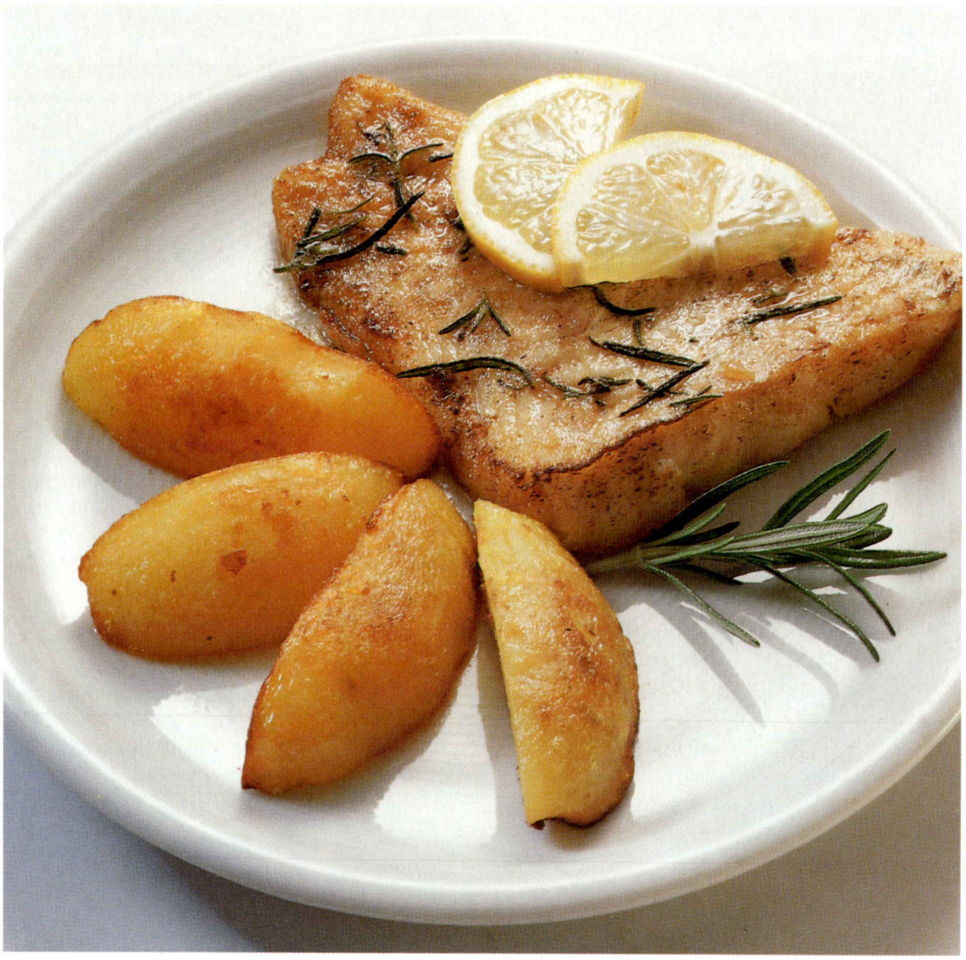

Kabeljau in Rosmarinbutter

Für 2 Portionen:
200 g Kartoffeln
1 Tl Öl
Salz
2 Kabeljaufilets (à 150 g)
1 El Zitronensaft
Pfeffer (a. d. Mühle)
1 El Mehl
1 kleiner Zweig Rosmarin
20 g Butter
2 Zitronenscheiben

1. Die Kartoffeln als Pellkartoffeln 15–20 Minuten kochen, pellen und längs vierteln. Im Öl 10–15 Minuten braten, salzen.

2. Inzwischen die Kabeljaufilets mit Zitronensaft, Salz und Pfeffer würzen. Im Mehl wenden, gut abklopfen und mit Rosmarin in der Butter von beiden Seiten bei mittlerer Hitze 2–3 Minuten braten. Mit den Kartoffeln und halbierten Zitronenscheiben servieren.

Zubereitungszeit: 40 Minuten
Pro Portion
29 g E, 12 g F, 16 g KH = 1250 kJ

299 Kalorien

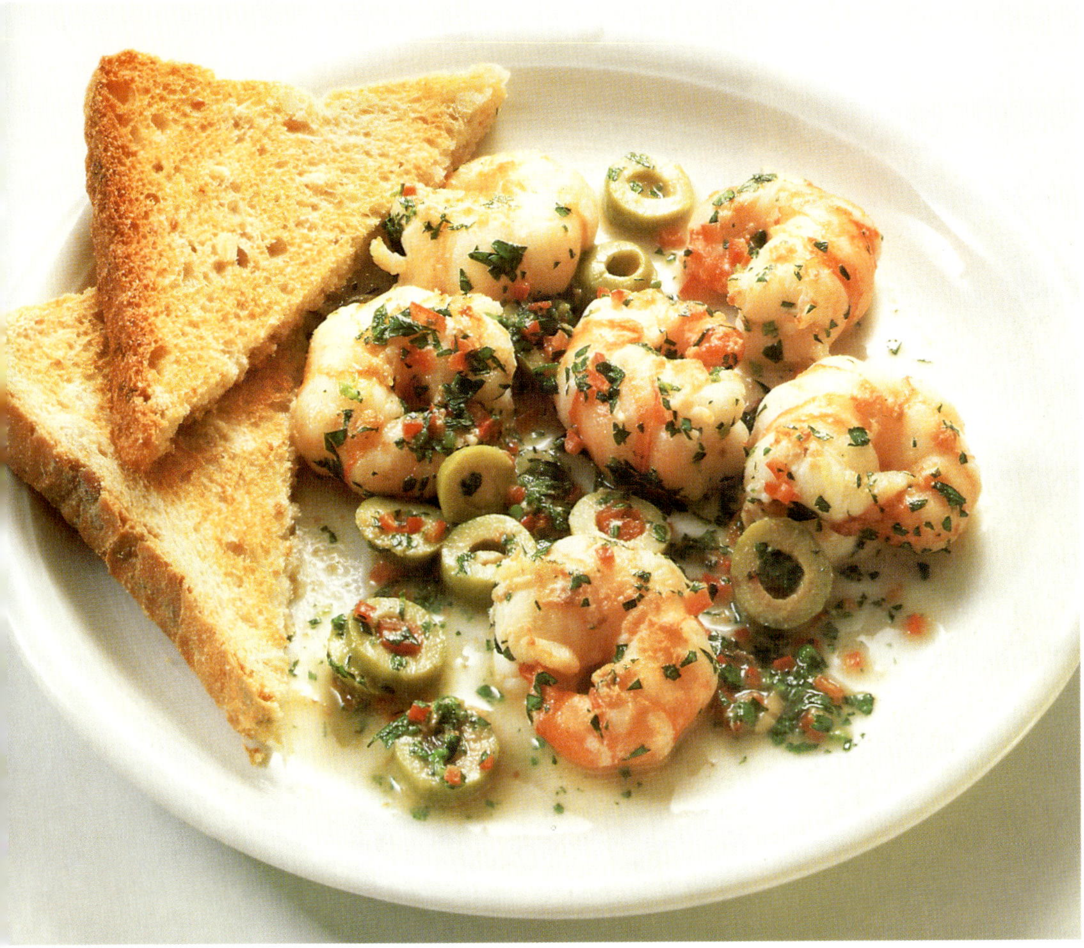

Gebratene Scampi

Für 2 Portionen:
500 g Scampi (roh)
2 El Olivenöl
1 Knoblauchzehe
Salz, Pfeffer (a. d. Mühle)
2 El Zitronensaft
1/2 Bund glatte Petersilie
40 g gefüllte grüne Oliven (a. d. Glas)
2 Scheiben Weizentoastbrot

1. Die Scampi aus den Schalen brechen. Die Därme entfernen, die Scampi im Olivenöl anbraten. Den Knoblauch durchpressen und unterrühren. Mit Salz, Pfeffer und Zitronensaft würzen.

2. Die Petersilienblätter von den Stielen zupfen und hacken. Die Oliven in Scheiben schneiden. Die Oliven und die Petersilie mit den Scampi mischen. Mit je 1 Scheibe geröstetem Toastbrot servieren.

Zubereitungszeit: 20 Minuten
Pro Portion
36 g E, 16 g F, 14 g KH = 1544 kJ

370 Kalorien

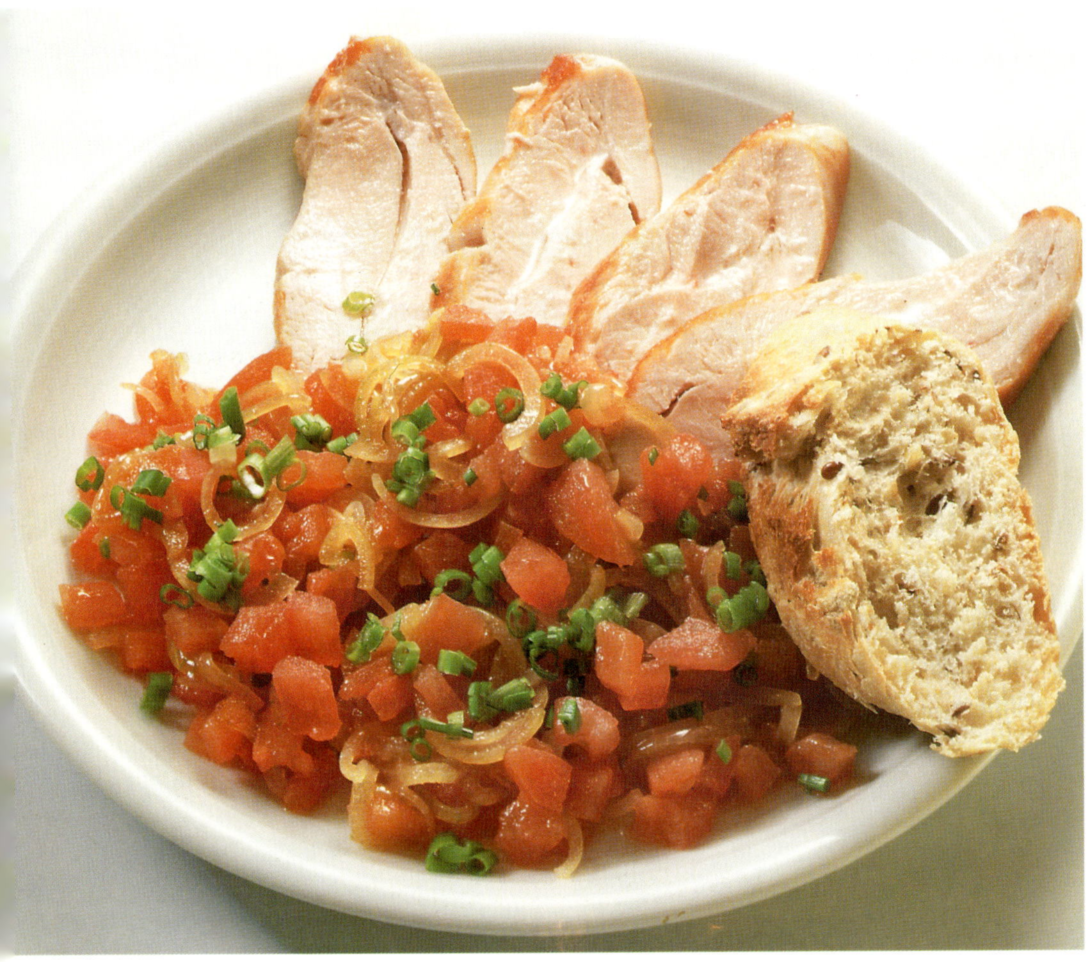

Hähnchenbrust mit Tomatensauce

Für 2 Portionen:
2 Zwiebeln
300 g Tomaten
1/2 Bund Schnittlauch
300 g Hähnchenbrustfilet
Salz, Pfeffer (a. d. Mühle)
1 El Öl
5 cl weißer Wermut
2 Scheiben Baguette

1. Die Zwiebeln in Ringe schneiden. Die Tomaten kreuzweise einritzen, in siedendes Wasser geben, herausnehmen, abschrecken, häuten, vierteln, entkernen und in Würfel schneiden. Den Schnittlauch in Röllchen schneiden.

2. Das Hähnchenfleisch mit Salz und Pfeffer würzen. Im Öl rundherum anbraten. Die Zwiebeln und den Wermut dazugeben. Die Tomaten und den Schnittlauch darin erhitzen. Mit Salz und Pfeffer würzen. Das Fleisch in Scheiben schneiden, mit den Tomaten und dem Baguette servieren.

Zubereitungszeit: 25 Minuten
Pro Portion
37 g E, 7 g F, 16 g KH = 1152 kJ

275 Kalorien

SCHLANKE MENÜS Wenn Sie Ihren Gästen ein kalorienarmes Essen

FRÜHLINGSMENÜ

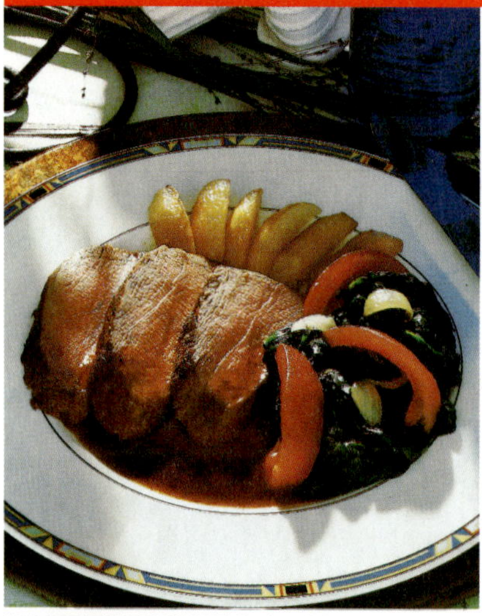

HAUPTGERICHT Seite 29

VORSPEISE
Frühlingsfrisch: Spargel mit Pfannkuchen-Schinken-Röllchen

HAUPTGERICHT
Zart und mild: geschmortes Kalbsfilet mit gedünstetem Blattspinat und Kartoffeln

DESSERT
Knackig: Erdbeeren mit Kefir und braunem Zucker

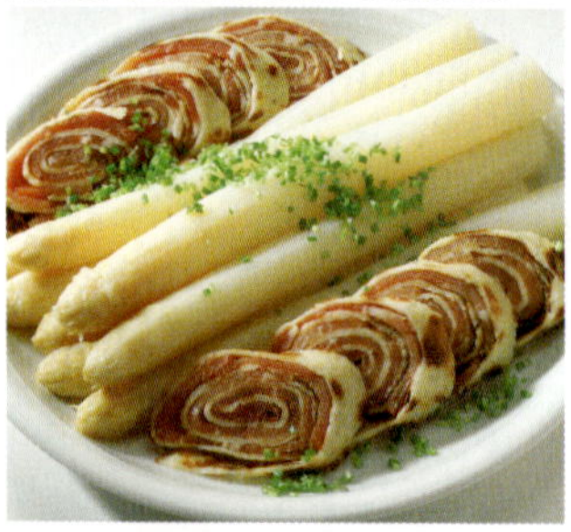

VORSPEISE Seite 118

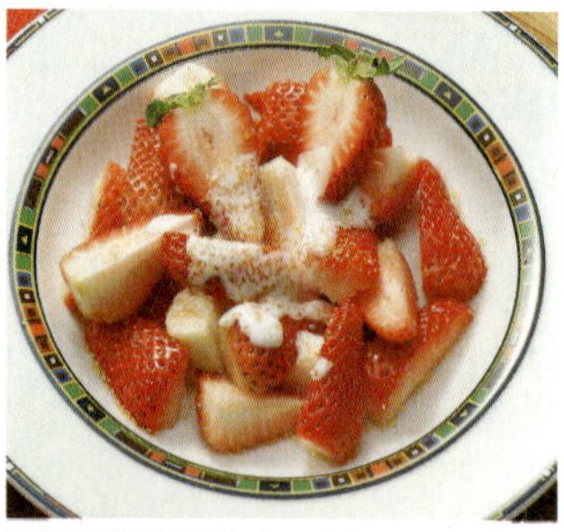

DESSERT Seite 22

SOMMERMENÜ

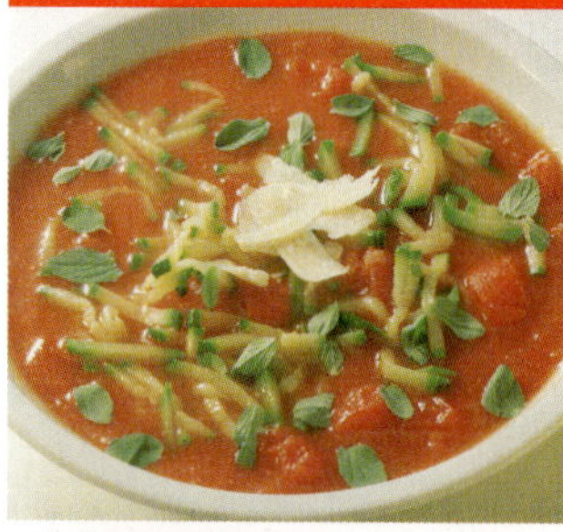

VORSPEISE Seite 111

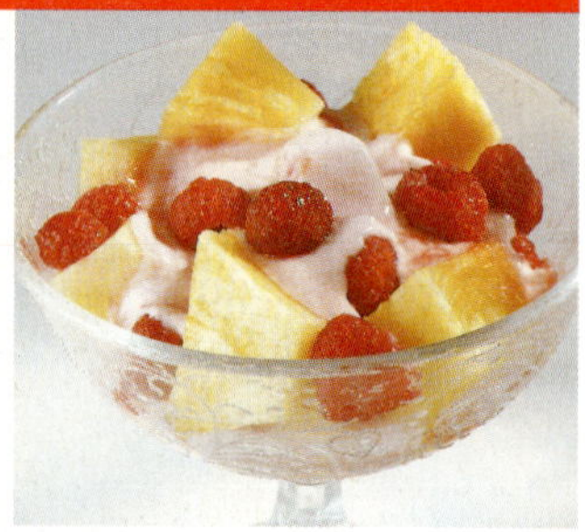

DESSERT Seite 25

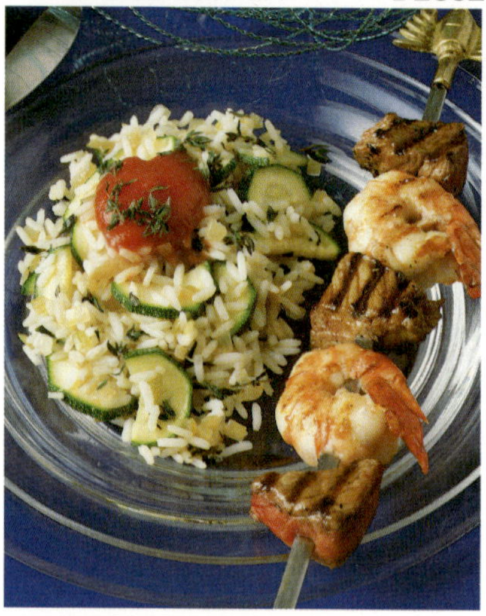

HAUPTGERICHT Seite 59

VORSPEISE
Tomatensuppe mit Zucchini schmeckt italienisch durch frischen Oregano und Parmesan

HAUPTGERICHT
Surf and Turf ist eine ungewöhnliche Kombination aus Rumpsteak und Riesengarnelen. Dazu gibt's Zucchinireis

DESSERT
Erfrischend: Ananas und Himbeeren mit süßer Joghurtsauce

HERBSTMENÜ

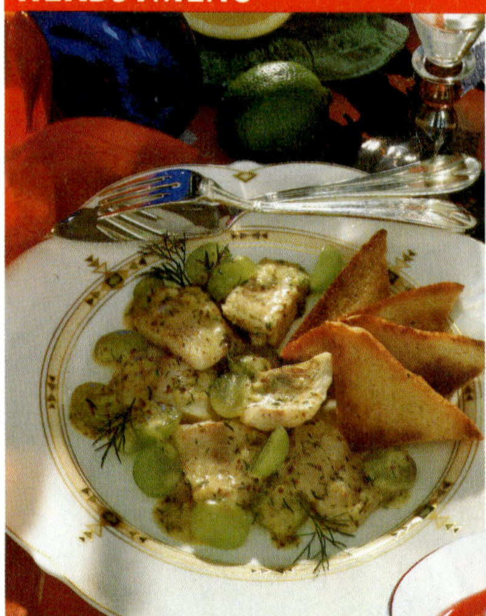

HAUPTGERICHT Seite 34

VORSPEISE
Nudeln mit Zucchini, verfeinert mit gehackten Walnüssen

HAUPTGERICHT
Zander in Senf-Weintrauben-Sauce, serviert mit geröstetem Weißbrot

DESSERT
Einfach und schnell: Quarkcreme mit Kirschen

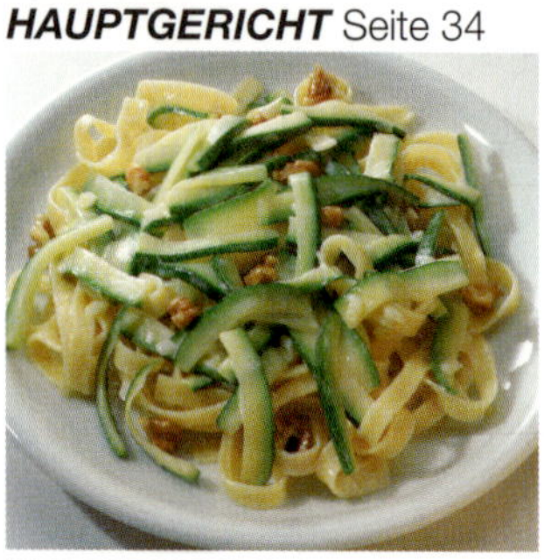

VORSPEISE Seite 130

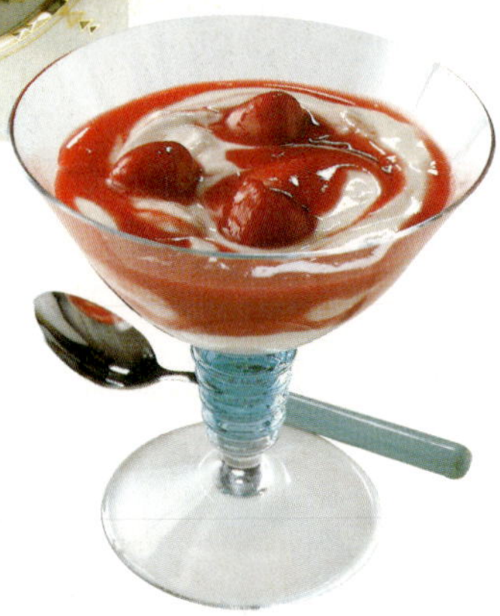

DESSERT Seite 23

WINTERMENÜ

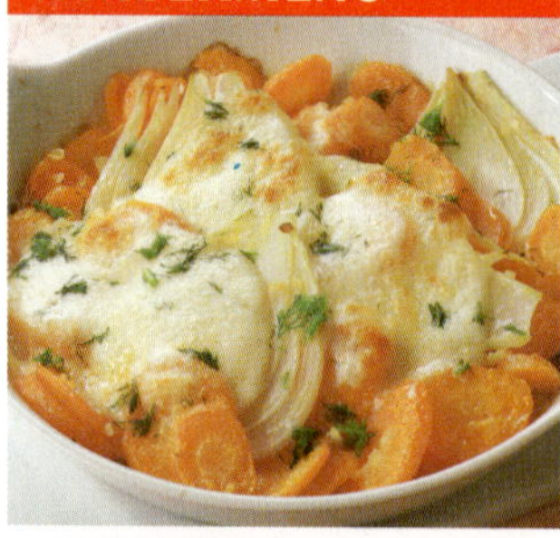

VORSPEISE Seite 53

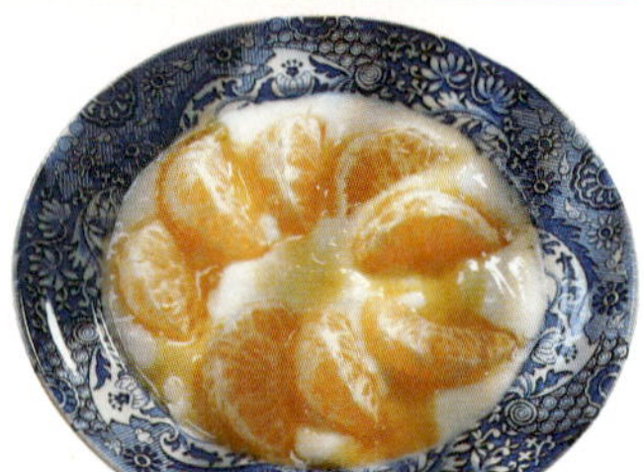

DESSERT Seite 22

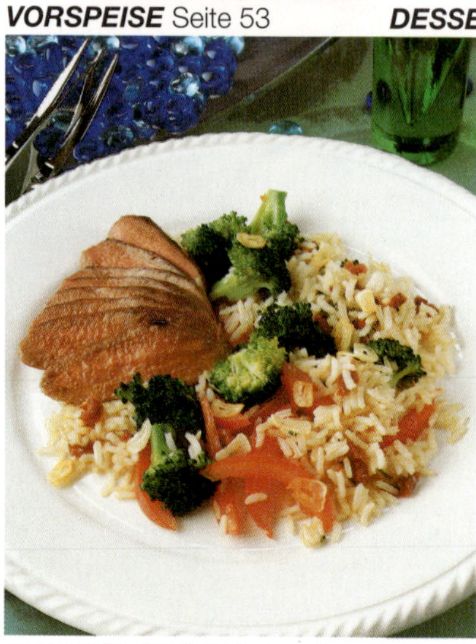

HAUPTGERICHT Seite 71

VORSPEISE
Heißer Auftakt mit Wintergemüsen: Möhren-Fenchel-Gratin

HAUPTGERICHT
Kräftig: gebratene Entenbrust mit Rosmarinreis, Brokkoli und Tomaten

DESSERT
Süß und sauer: Mandarinenspalten auf Zitronenjoghurt

servieren möchten, wählen Sie eines aus diesen acht Menüvorschlägen

SCHNELLES MENÜ

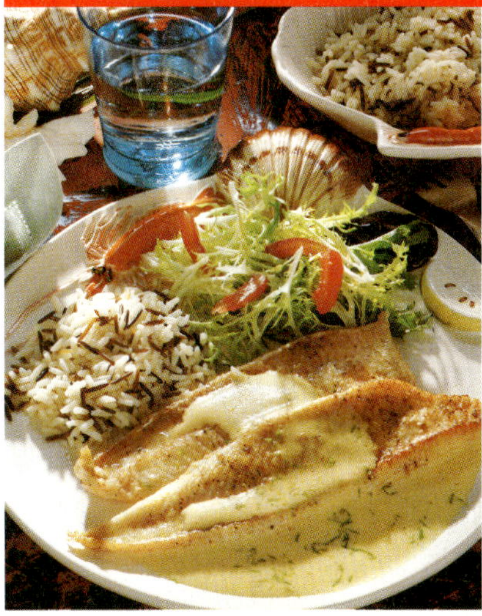

HAUPTGERICHT Seite 31

VORSPEISE
Herzhaft und fein: Rindfleischsuppe mit mariniertem Rinderfilet und gerösteten Graubrotstreifen

HAUPTGERICHT
Raffiniert: gebratenes Seezungenfilet, serviert mit Joghurt-Hollandaise, Wildreismischung und grünem Salat

DESSERT
Fruchtig-süß: zerbröselter Baiser auf Nektarinenpüree und Nektarinenspalten

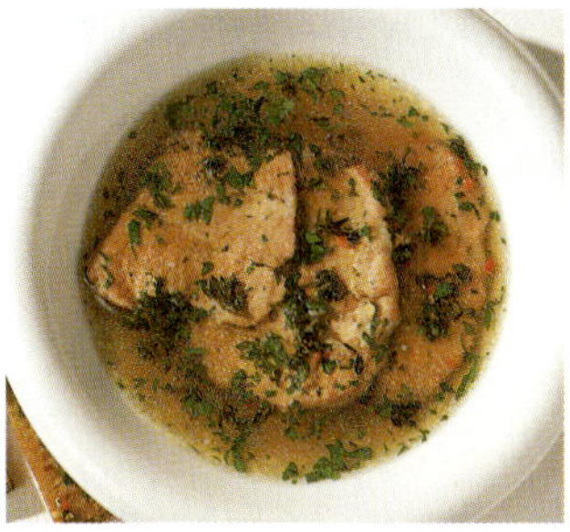

VORSPEISE Seite 138

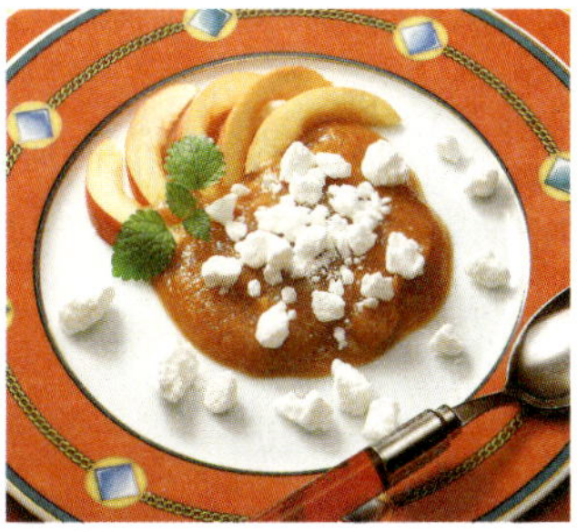

DESSERT Seite 25

RAFFINIERTES MENÜ

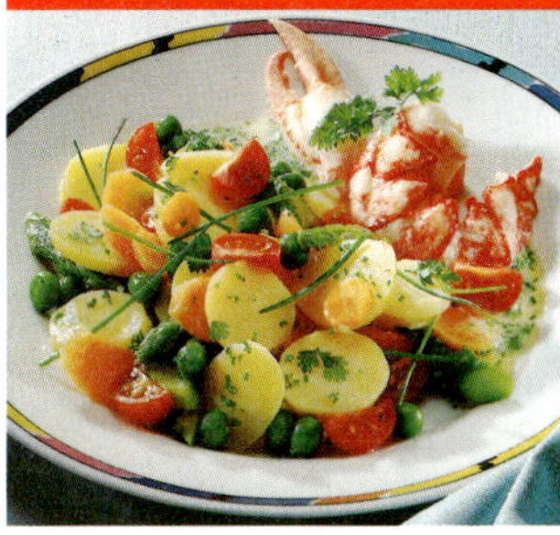

VORSPEISE Seite 38

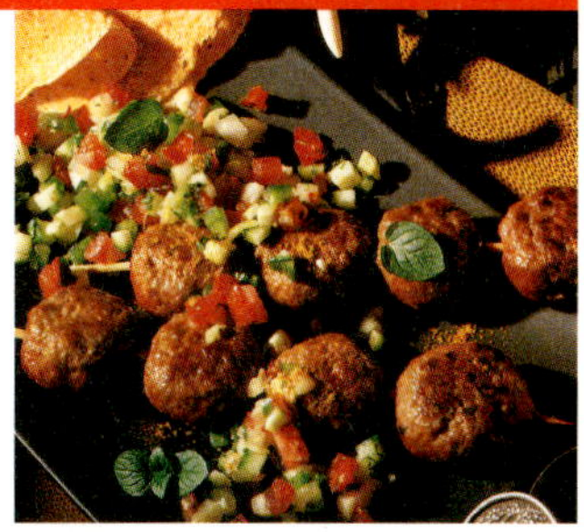

HAUPTGERICHT Seite 93

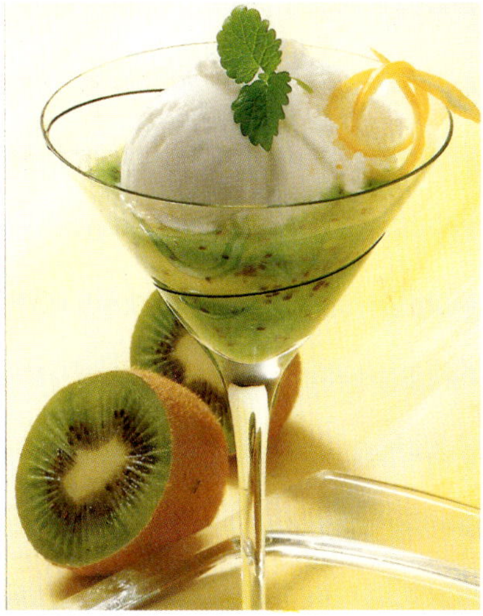

DESSERT Seite 22

VORSPEISE
Edel: Hummer mit Kartoffel-Spargel-Salat und milder Schnittlauchsauce

HAUPTGERICHT
Asiatisch: gebratene Hack-Curry-Spießchen mit scharf gewürzten Kichererbsenpfannkuchen

DESSERT
Fruchtig und eiskalt: Zitronensorbet auf Kiwipüree

VEGETARISCHES MENÜ

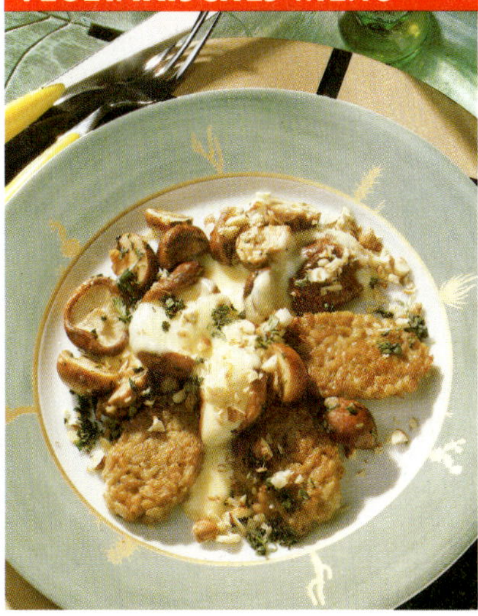

HAUPTGERICHT Seite 99

VORSPEISE
Süß und pikant kombiniert: Trauben-Birnen-Salat mit Frisée und herber Roquefort-Joghurt-Sauce

HAUPTGERICHT
Deftig: Grünkernplätzchen mit einem Ragout aus Shiitake-Pilzen, Champignons und Haselnüssen

DESSERT
Süß und saftig: Früchtemix aus Orangen und Erdbeeren

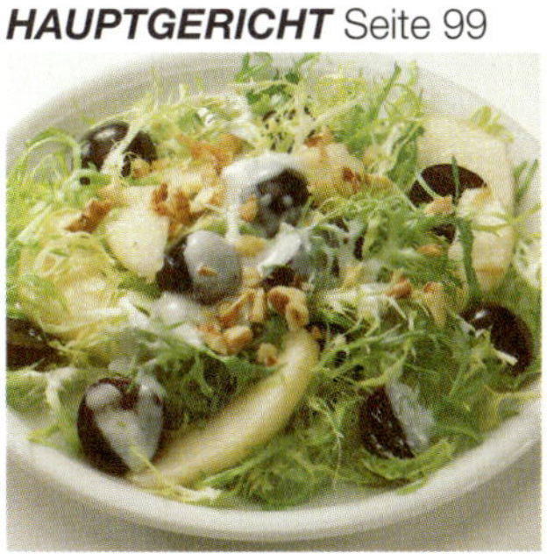

VORSPEISE Seite 142

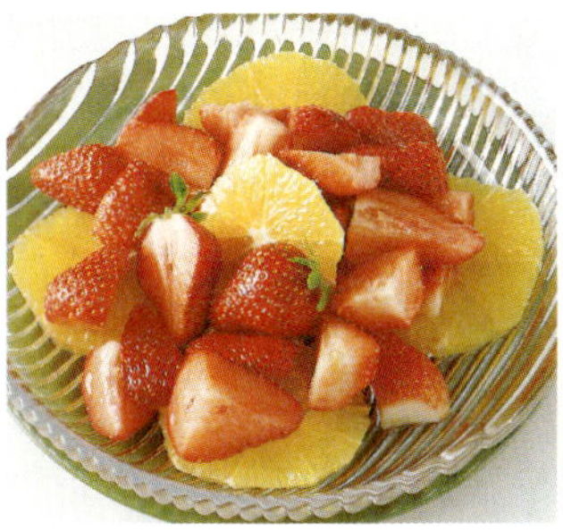

DESSERT Seite 24

EXOTISCHES MENÜ

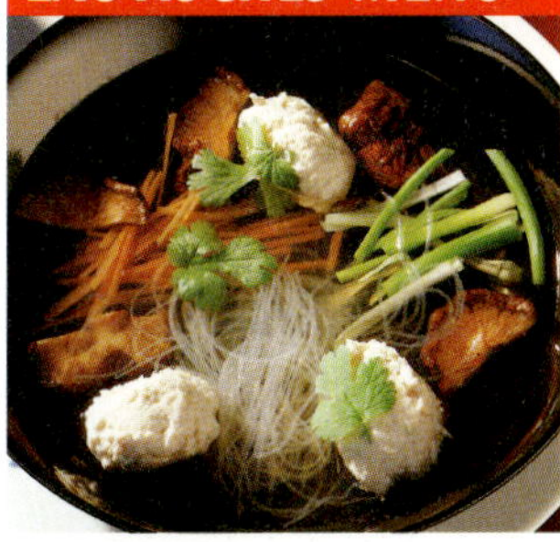

VORSPEISE Seite 89

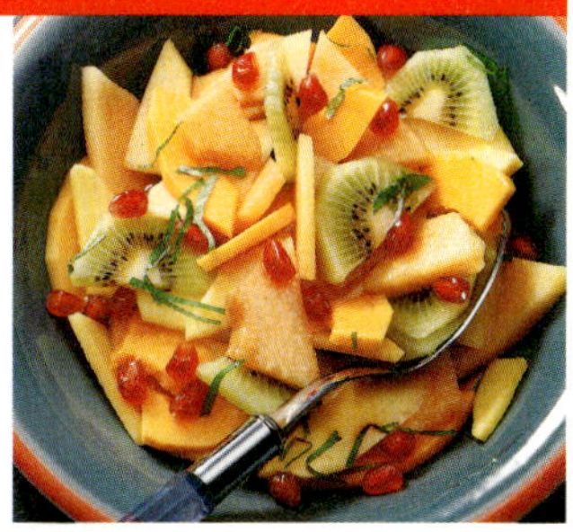

DESSERT Seite 23

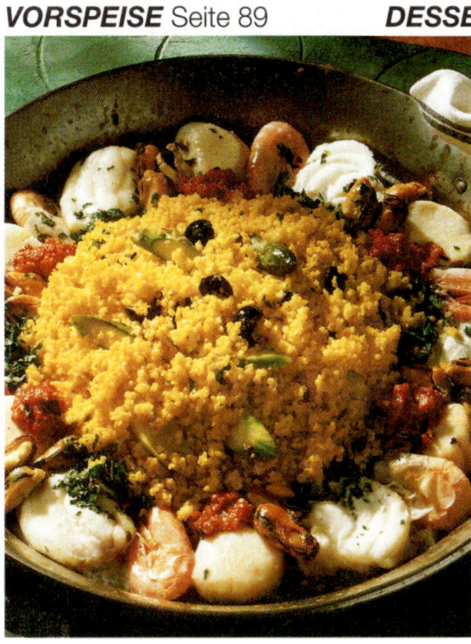

HAUPTGERICHT Seite 97

VORSPEISE
Hühnerbouillon mit Tofuklößchen, Glasnudeln und Shiitake-Pilzen

HAUPTGERICHT
Scharfe Safranhirse mit Oliven und Spargel, im Ofen gebacken mit Mies- und Jakobsmuscheln und Seeteufelfilet

DESSERT
Allerlei Obst: Fruchtsalat aus Melone, Papaya, Mango und Granatapfelkernen, gesüßt mit Grenadinesirup

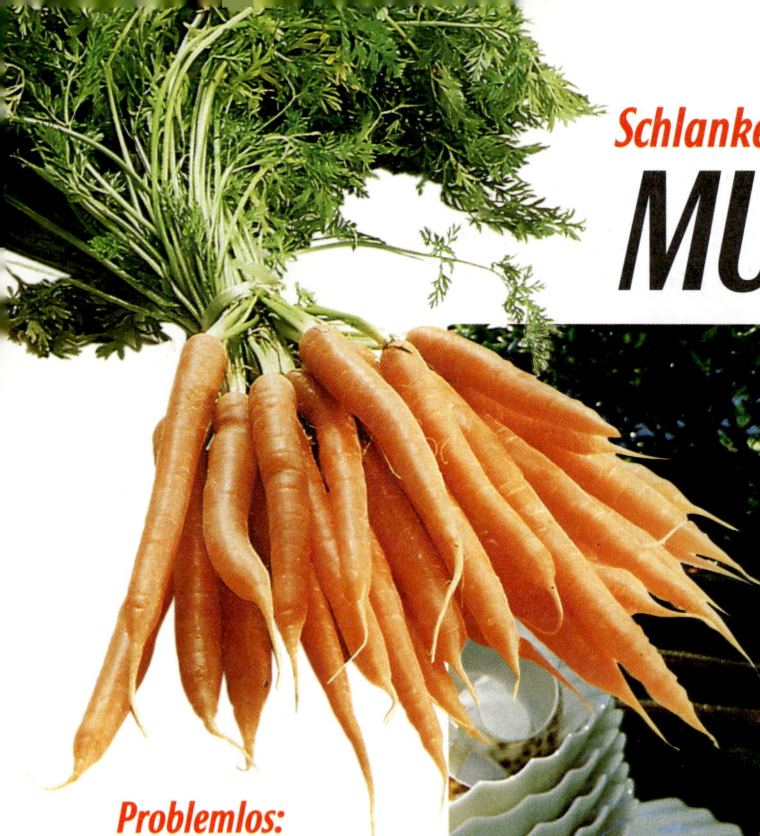

Schlanke Gastlichkeit

MUSCHEL-PARTY

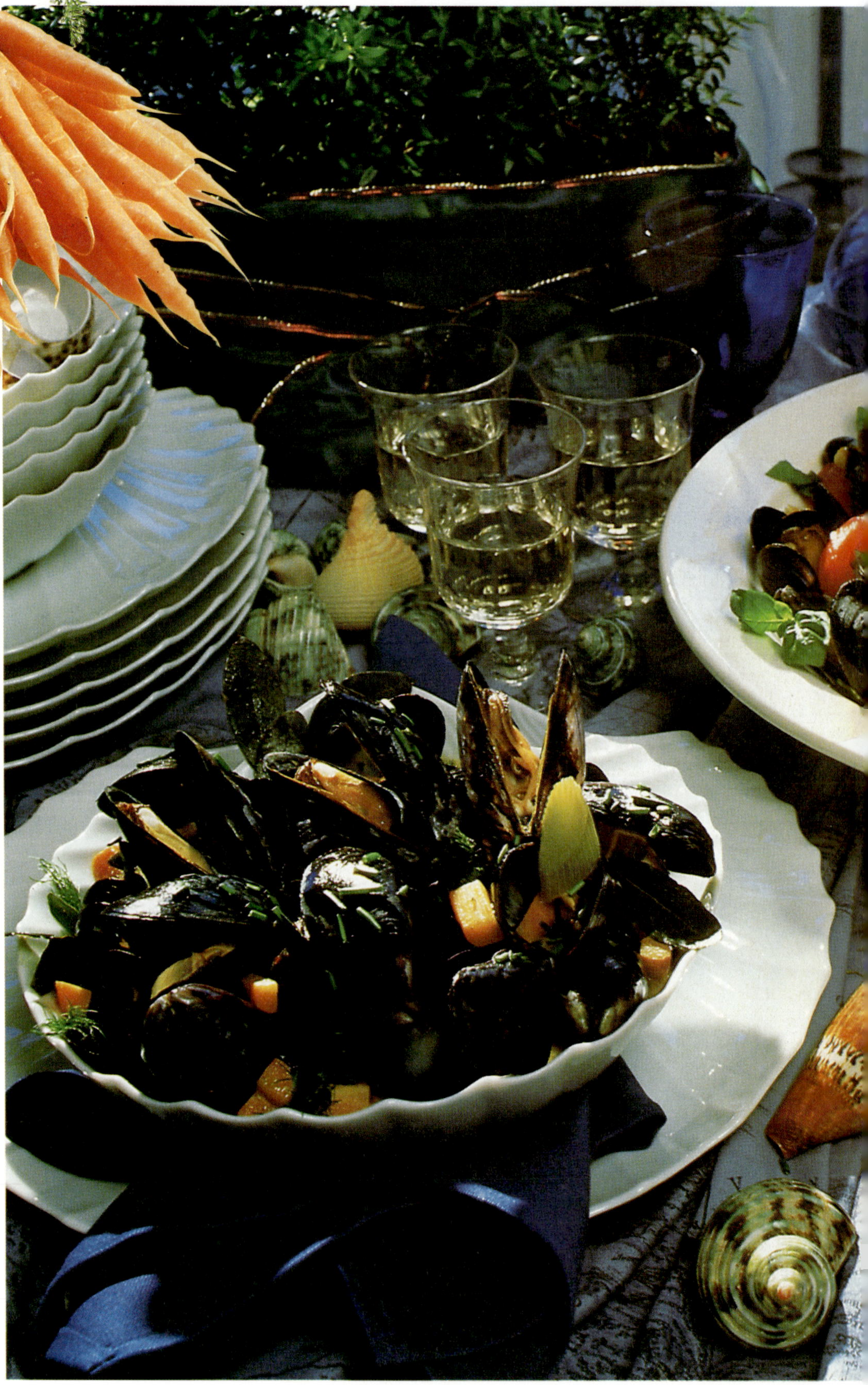

Problemlos: Feiern und trotzdem abnehmen

Die Muschel-Party macht es möglich: Sie können sich satt essen an Muschelsuppe mit Anis und Pernod, Muscheltopf mit Fenchel und Möhren oder Muscheltopf mit Kapernäpfeln und Tomaten, Rösti mit Parmesan und Weißweinbirnen mit Vanille-Rum-Sauce. Am nächsten Tag werden Sie nicht zugenommen haben: **Denn keines der Gerichte enthält mehr als 275 Kalorien pro Portion!**

- Zu Beginn der Party gibt es einen erfrischenden Sekt-Cocktail mit Aperol und Limette. Als Beilage zu den Muscheln paßt Baguette am besten, als Getränk ein Weißwein, zum Beispiel ein Muscadet de Sèvres-et-Maine sur Lie. Allerdings sollten Sie, falls Sie gerade eine Diät machen, Ihren Abnahmeerfolg nicht durch zuviel Weißbrot und zuviel Weißwein zunichte machen.
- Feiern Sie die Muschel-Party am besten in einem Monat mit „r" – also von September bis April. Dann haben Miesmuscheln den besten Geschmack und sind fest im Fleisch. Denn im Sommer laichen sie und sind deshalb weniger aromatisch.
- Gekochte Muscheln, die sich nicht geöffnet haben, müssen Sie unbedingt aussortieren.

Von September bis April ist Muschelzeit. Grund genug, Ihre Freunde mit pikanten Muschelgerichten zu verwöhnen. Und die Figur belasten diese Köstlichkeiten auch nicht

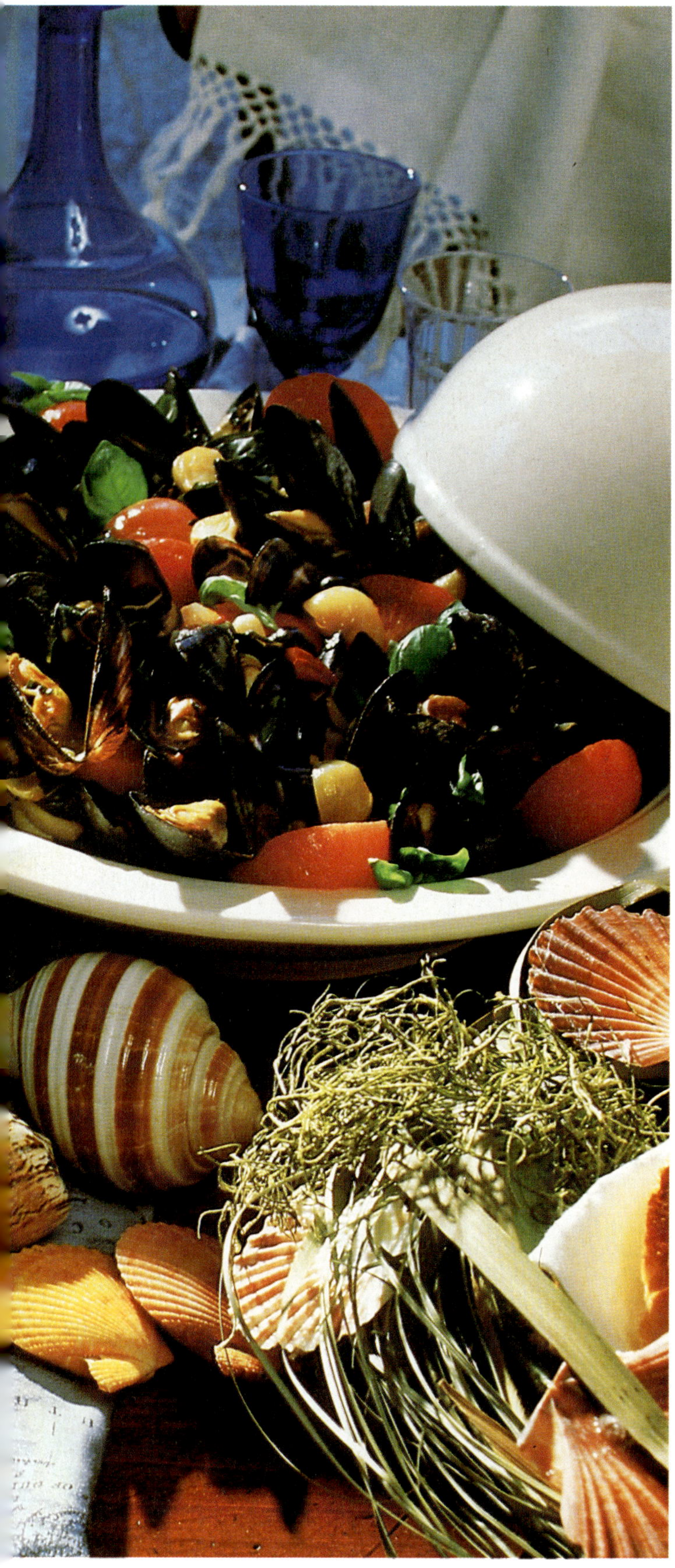

Muscheltopf mit Kapernäpfeln und Tomaten

(im Foto rechts)

Für 6 Portionen:
2,5 kg Miesmuscheln
250 g Schalotten
3 Knoblauchzehen
2 rote Chilischoten
1 kg Tomaten
5 Sardellen (in Salzlake)
50 g Butter
2 El Olivenöl
2 El Tomatenmark
400 ml Gemüsefond (a. d. Glas)
Cayennepfeffer, Salz
200 g Kapernäpfel (ersatzweise Kapern a. d. Glas)
85 g schwarze Oliven (a. d. Glas)
1–1 1/2 Bund Basilikum

1. Die Miesmuscheln waschen und putzen.

2. Die Schalotten halbieren. Den Knoblauch in dünne Scheiben schneiden. Die Chilischoten längs aufschneiden, entkernen und würfeln.

3. Die Tomaten kreuzweise einritzen, in siedendes Wasser geben, herausnehmen, abschrecken, häuten und quer halbieren. Die Sardellen abtropfen lassen, fein hacken.

4. Die Butter und das Öl in einem großen Topf erhitzen. Schalotten, Knoblauch, Chillies und die Hälfte der Tomaten darin andünsten. Das Tomatenmark und die Sardellen unterrühren. Mit dem Fond ablöschen und etwa 10 Minuten bei starker Hitze einkochen lassen. Mit Cayennepfeffer und Salz würzen.

5. Die Muscheln, die Kapernäpfel und die Oliven dazugeben. Zugedeckt bei starker Hitze 8–10 Minuten kochen, bis sich die Muscheln geöffnet haben.

6. Die Basilikumblätter von den Stielen zupfen und mit den restlichen Tomaten unter die Muscheln heben.

Zubereitungszeit: 40 Minuten
Pro Portion
12 g E, 17 g F, 10 g KH = 1035 kJ

247 Kalorien

Muscheltopf mit Fenchel und Möhren

(im Foto links)

Für 6 Portionen:
3 kg Miesmuscheln
700 g Fenchelknollen
250 g Möhren
300 g Gemüsezwiebel
70 g Butter
2 El Olivenöl
1/2 Tl Kümmel
3 Lorbeerblätter
400 ml Gemüsefond (a. d. Glas)
1/8 l trockener Weißwein
10 El trockener Wermut (z. B. Noilly Prat)
Salz
schwarzer Pfeffer (a. d. Mühle)
Zucker
1 Bund Schnittlauch

1. Die Muscheln waschen und putzen. Den Fenchel putzen und grob würfeln, das Grün beiseite legen. Die Möhren schälen. Die Gemüsezwiebel und die Möhren würfeln.

2. Die Butter und das Öl in einem großen Topf erhitzen. Das vorbereitete Gemüse, den Kümmel und die Lorbeerblätter andünsten. Mit Gemüsefond, Weißwein und Wermut ablöschen. 15–20 Minuten offen kochen lassen. Mit Salz, Pfeffer und 1 Prise Zucker würzen.

3. Die Muscheln dazugeben und 8–10 Minuten zugedeckt bei starker Hitze kochen, bis sie sich geöffnet haben.

4. Den Schnittlauch in Röllchen schneiden, das Fenchelgrün hacken. Beides über die Muscheln streuen und sofort servieren.

Zubereitungszeit: 40 Minuten
Pro Portion
13 g E, 15 g F, 18 g KH = 1115 kJ

267 Kalorien

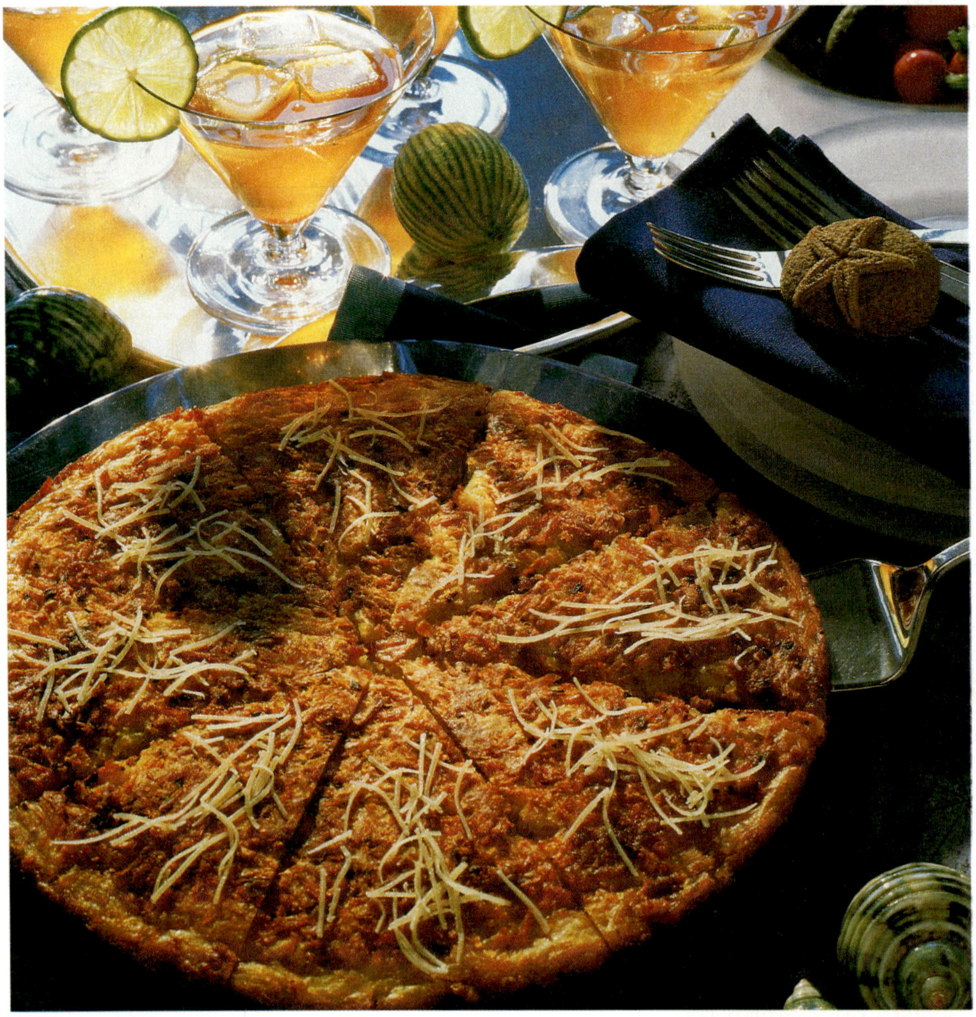

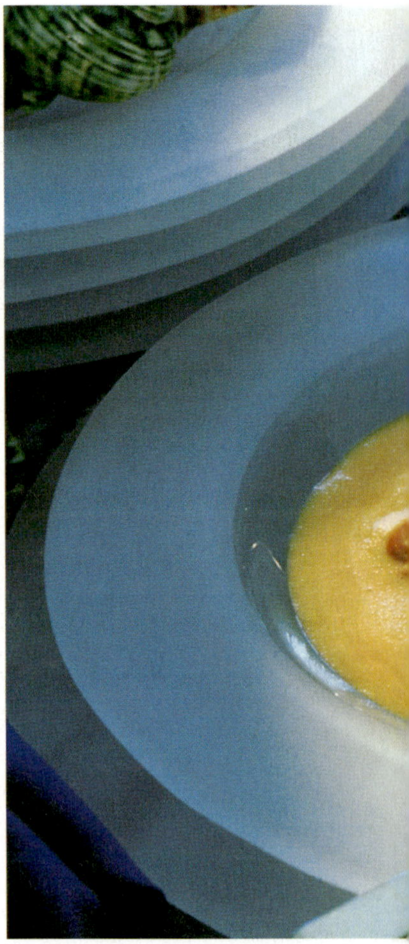

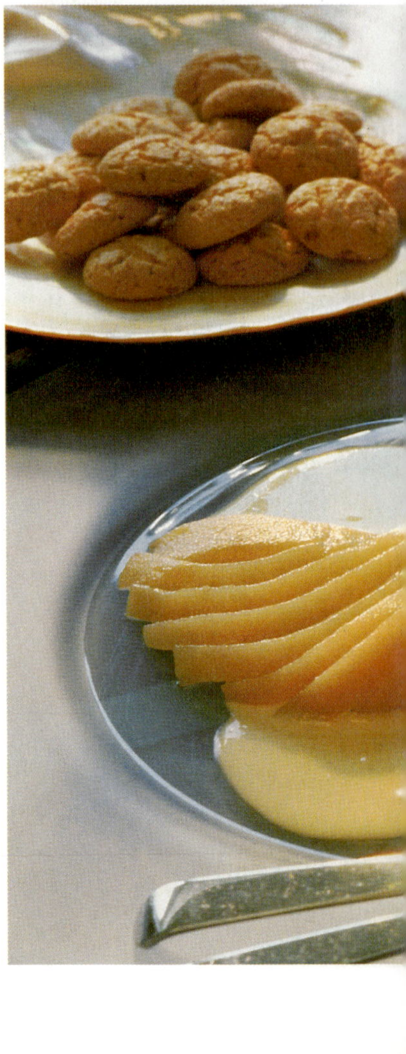

Sekt-Cocktail mit Aperol und Limette

(im Foto oben)

Für 6 Gläser:
2 Limetten
10 cl Aperol
(italienischer Aperitif)
1 Flasche trockener Sekt

1. Die Schale einer Limette dünn abschälen und in feine Streifen schneiden. Die Limette auspressen. Die zweite Limette in Scheiben schneiden, jede Scheibe einmal quer bis zur Mitte einschneiden.

2. Aperol, Limettensaft und einige Eiswürfel in einen Shaker geben, kräftig schütteln.

3. Frische Eiswürfel, Limettenschale und den Cocktail in 6 Gläser geben. Mit Sekt auffüllen. Auf jeden Glasrand eine Limettenscheibe setzen.

Zubereitungszeit: 7 Minuten
Pro Glas
0 g E, 0 g F, 4 g KH = 616 kJ

148 Kalorien

Große Rösti mit Parmesan

Ergibt 6–8 Stücke:
1 kg Kartoffeln (festkochend)
100 g durchwachsener Speck
100 g Zwiebeln
60 g Parmesan (im Stück)
Salz
schwarzer Pfeffer
(a. d. Mühle)
Öl für die Form

1. Die Kartoffeln als Pellkartoffeln kochen, pellen und auskühlen lassen. Den Speck und die Zwiebeln fein würfeln. Den Parmesan reiben. Die Kartoffeln raspeln, mit 50 g Parmesan, dem Speck und den Zwiebeln mischen. Mit Salz und Pfeffer würzen.

2. Eine Tarteform (30 cm Durchmesser) ölen. Die Kartoffelmasse in die Form geben und andrücken. Im vorgeheizten Backofen bei 200 Grad (Gas 3, Umluft 200 Grad) auf der 2. Einschubleiste von unten 50 Minuten goldbraun backen. Dann die Rösti 5 Minuten auf dem Backofenboden backen.

3. Die Rösti auf einem Rost in der Tarteform abkühlen lassen, in Stücke schneiden und mit dem restlichen Parmesan bestreut servieren.

Zubereitungszeit: 1 1/4 Stunden
Pro Stück (bei 8 Stücken)
6 g E, 11 g F, 16 g KH = 826 kJ

197 Kalorien

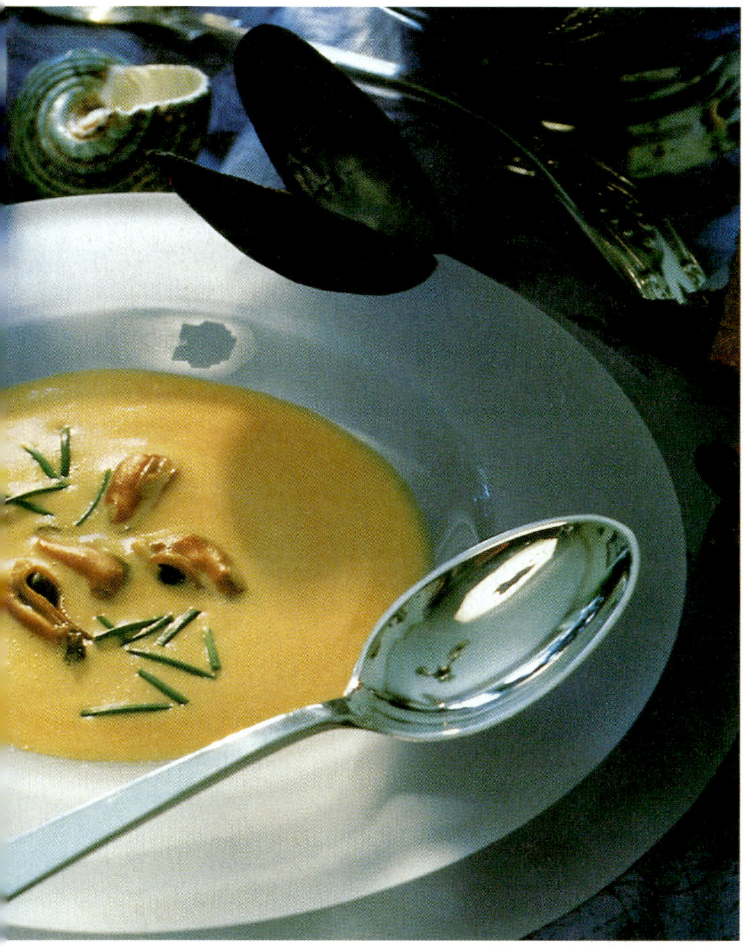

Muschelsuppe mit Anis und Pernod

Für 6 Portionen:
1,5 kg Miesmuscheln
abgeriebene Schale einer Limette
1 Lorbeerblatt
3 Thymianzweige
1 kleiner Rosmarinzweig
1 Bund glatte Petersilie
1 Tl Fenchelsaat
100 g Möhren
150 g Kartoffeln
1 rote Chilischote
200 g Gemüsezwiebel
2 Knoblauchzehen
2 El Olivenöl
800 ml Geflügelfond (a. d. Glas)
3 Eigelb
2–3 El Pernod (französischer Anisschnaps)
weißer Pfeffer (a. d. Mühle)
Salz
Cayennepfeffer
1 Bund Schnittlauch

1. Miesmuscheln waschen und putzen. 1/8 l Wasser, Limettenschale, Lorbeer, Thymian, Rosmarin, Petersilie und Fenchelsaat aufkochen. Muscheln dazugeben und zugedeckt 8–10 Minuten bei starker Hitze kochen lassen, bis sich die Muscheln geöffnet haben. Muscheln abgießen und abkühlen lassen. Muschelsud auffangen.

2. Die Möhren und die Kartoffeln schälen. Die Chilischote längs aufschneiden und entkernen. Möhren, Kartoffeln, Chili, Zwiebeln und Knoblauch würfeln.

3. Im Olivenöl 5 Minuten andünsten. Geflügelfond dazugießen und zugedeckt 15 Minuten bei milder Hitze kochen, Gemüse pürieren.

4. Muschelfleisch aus den Schalen lösen. Muschelsud durch ein feines Sieb zum Gemüsepüree gießen.

5. Eigelb, Pernod und 2 El der Suppe verrühren. Mit einem Schneebesen unter die Suppe rühren, nicht mehr kochen lassen! Muscheln in die Suppe geben und erwärmen. Mit Pfeffer, Salz und Cayenne würzen. Schnittlauch in Röllchen schneiden und über die Suppe streuen.

Zubereitungszeit: 1 Stunde
Pro Portion
9 g E, 8 g F, 6 g KH = 601 kJ

144 Kalorien

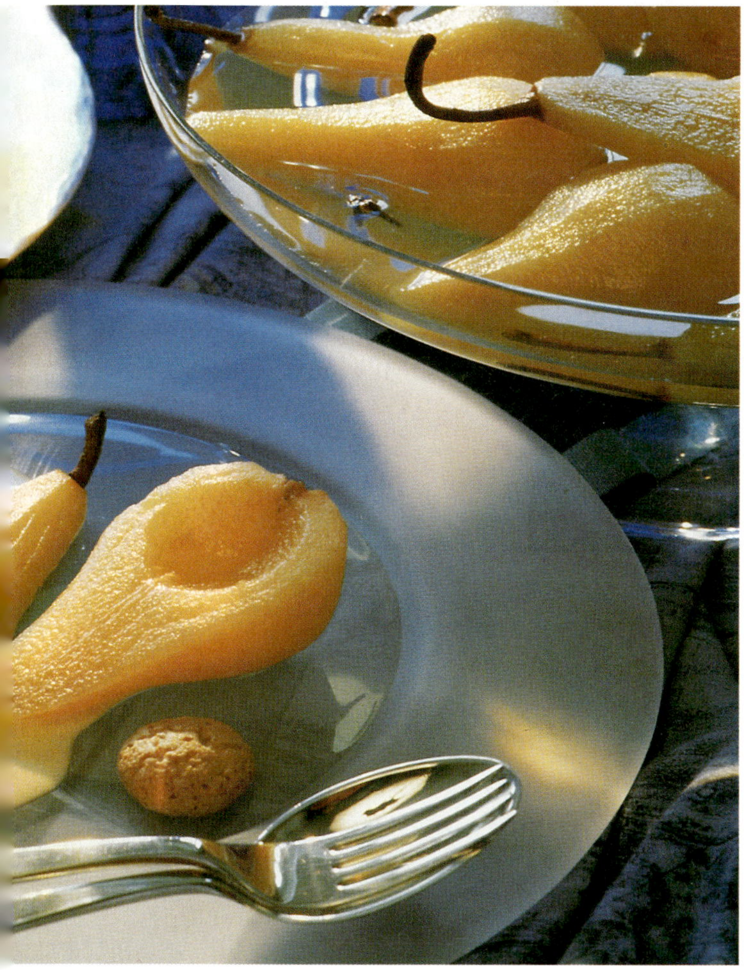

Weißweinbirnen

Für 6 Portionen:
1 große unbehandelte Zitrone
2–3 El Zucker
425 ml trockener Weißwein
1/2 Zimtstange
2 Gewürznelken
6 Birnen (1,2 kg)

1. Die Zitronenschale dünn abschälen, die Zitrone auspressen. Den Zucker in einen hohen Topf mit dickem Boden geben. Zucker bei mittlerer Hitze goldgelb karamelisieren lassen. 425 ml Wasser, Weißwein, Zimt, Nelken, 3 El Zitronensaft und Zitronenschale dazugeben. Einmal aufkochen lassen.

2. Die Birnen schälen und so halbieren, daß die Stiele an den Früchten bleiben. Kerngehäuse mit einem Kugelausstecher entfernen. Die Birnen in den Sud geben. Zugedeckt bei milder Hitze 10 Minuten dünsten. Im Sud auskühlen lassen. Mit kalter Vanille-Rum-Sauce und nach Belieben mit Amaretti, den italienischen Mandelkeksen, servieren.

Zubereitungszeit: 25 Minuten
Pro Portion
1 g E, 0 g F, 23 g KH = 419 kJ

101 Kalorien

Vanille-Rum-Sauce

Für 6 Portionen:
2 Vanilleschoten
1/4 l Milch
1/4 l Schlagsahne
5 Eigelb
60 g Zucker
3 El brauner Rum

1. Die Vanilleschoten aufschlitzen und das Mark herauskratzen. Milch, Sahne und Vanillemark aufkochen.

2. Inzwischen das Eigelb und den Zucker mit dem Schneebesen aufschlagen. Die heiße Milch langsam unterrühren. Mit einem Kochlöffel bei milder Hitze so lange weiterrühren, bis die Milch dicklich wird. Die Milch darf nicht mehr kochen! Den Rum dazugeben, die Sauce kalt stellen und zu den Weißweinbirnen servieren.

Zubereitungszeit: 20 Minuten
(plus Kühlzeit)
Pro Portion
5 g E, 20 g F, 13 g KH = 1150 kJ

275 Kalorien

REGISTER

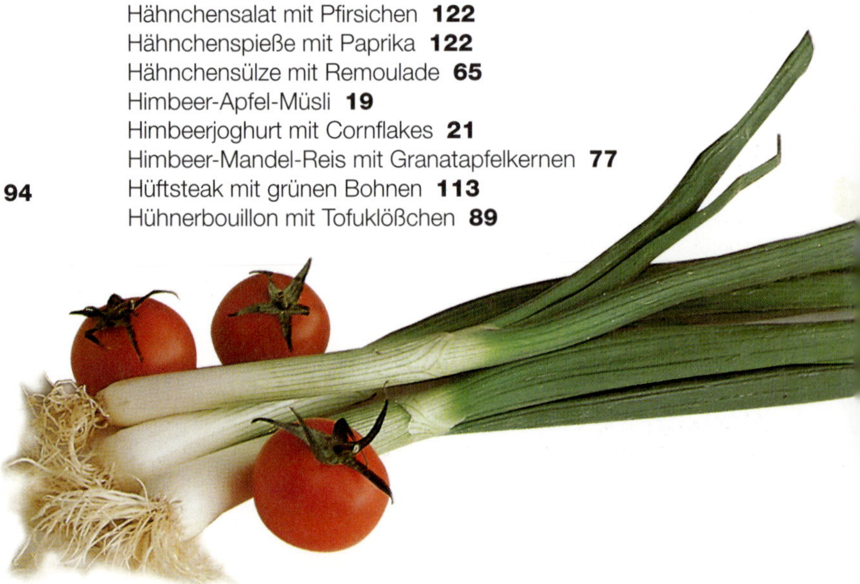

REGISTER

S

T

U

V

W

Z

RUND UMS ABNEHMEN